末梢血管疾患診療マニュアル

Complete Manual of Peripheral Vascular Disease

編集 東谷迪昭　尾原秀明　金岡祐司　水野　篤

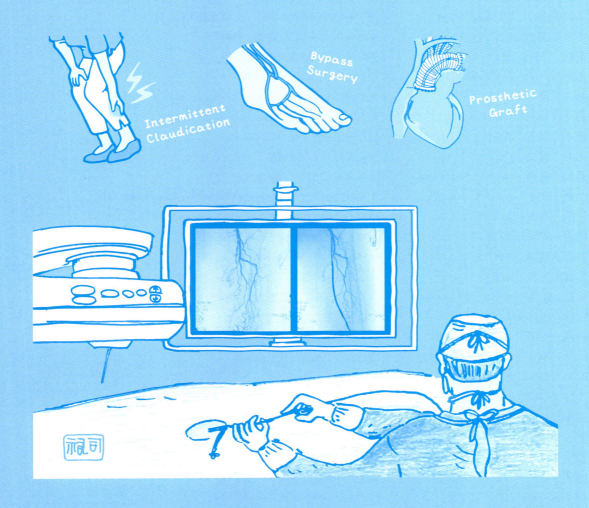

南江堂

◆編集者

東谷	迪昭	ひがしたに みちあき	東京医科大学茨城医療センター循環器内科
尾原	秀明	おばら ひであき	慶應義塾大学外科
金岡	祐司	かなおか ゆうじ	川崎医科大学心臓血管外科
水野	篤	みずの あつし	聖路加国際病院循環器内科

◆執筆者（執筆順）

尾原	秀明	おばら ひであき	慶應義塾大学外科
村田	直隆	むらた なおたか	東京医科大学循環器内科
菱刈	景一	ひしかり けいいち	横須賀共済病院循環器内科
松野	俊介	まつの しゅんすけ	心臓血管研究所付属病院循環器内科
髙原	充佳	たかはら みつよし	大阪大学大学院糖尿病病態医療学寄附講座
飛田	一樹	とびた かずき	湘南鎌倉総合病院循環器科
東谷	迪昭	ひがしたに みちあき	東京医科大学茨城医療センター循環器内科
渋谷慎太郎		しぶたに しんたろう	済生会横浜市東部病院血管外科
河原田修身		かわらだ おさみ	国立循環器病研究センター心臓血管内科
下河原達也		しもがわら たつや	東京歯科大学市川総合病院外科
小松	一貴	こまつ いっき	聖路加国際病院循環器内科
水野	篤	みずの あつし	聖路加国際病院循環器内科
酒井	晋介	さかい しんすけ	東京医科大学茨城医療センター整形外科
石井	朝夫	いしい ともお	東京医科大学茨城医療センター整形外科
新本	春夫	あらもと はるお	榊原記念病院末梢血管外科
川内	康弘	かわち やすひろ	東京医科大学茨城医療センター皮膚科
新城	孝道	しんじょう たかみち	メディカルプラザ篠崎駅西口
中島里枝子		なかしま りえこ	東京医科歯科大学大学院総合外科学分野末梢血管外科
松下	友美	まつした ともみ	榊原記念病院臨床検査科
橘内	秀雄	きつない ひでお	総合高津中央病院臨床検査部
井上	政則	いのうえ まさのり	慶應義塾大学放射線診断科
長谷部光泉		はせべ てるみつ	東海大学医学部専門診療学系画像診断学領域/付属八王子病院
松本	知博	まつもと ともひろ	東海大学医学部専門診療学系画像診断学領域/付属八王子病院
藤原	昌彦	ふじはら まさひこ	岸和田徳洲会病院循環器内科
横井	良明	よこい よしあき	岸和田徳洲会病院循環器内科
中林	圭介	なかばやし けいすけ	春日部中央総合病院循環器科
岸	翔平	きし しょうへい	東京医科大学茨城医療センター循環器内科
大住	幸司	おおすみ こうじ	国立病院機構東京医療センター外科
鈴木	健之	すずき けんじ	東京都済生会中央病院循環器科
新谷	恒弘	しんたに つねひろ	静岡赤十字病院血管外科
相原	英明	あいはら ひであき	筑波メディカルセンター病院循環器内科
船田	竜一	ふなだ りゅういち	群馬大学医学部附属病院循環器内科
和多田	晋	わただ すすむ	川崎市立川崎病院血管外科
松原健太郎		まつばら けんたろう	慶應義塾大学外科

鈴木　利章	すずき　としあき	東京医科大学茨城医療センター循環器内科
望月　宏樹	もちづき　ひろき	聖路加国際病院循環器内科
山内　靖隆	やまうち　やすたか	総合高津中央病院心臓血管センター
森口　暁	もりぐち　あきら	河内総合病院循環器内科
高橋　保裕	たかはし　やすひろ	同愛記念病院循環器科
田中　悌史	たなか　ともふみ	榊原記念病院循環器内科
服部　努	はっとり　つとむ	相模原協同病院血管外科
藤村　直樹	ふじむら　なおき	東京都済生会中央病院心臓血管外科
小林　範弘	こばやし　のりひろ	済生会横浜市東部病院循環器内科
平野　敬典	ひらの　けいすけ	済生会横浜市東部病院循環器内科
大野　雅文	おおの　まさふみ	聖路加国際病院循環器内科
真木山八城	まきやま　やしろ	佐渡総合病院循環器内科
亀井真由美	かめい　まゆみ	東海大学医学部付属病院看護部
篠崎　法彦	しのざき　のりひこ	東海大学循環器内科
上口　茂徳	うわぐち　しげのり	日本フットケアサービス株式会社
朝本　有紀	あさもと　ゆうき	東京医科大学形成外科学分野
長﨑　和仁	ながさき　かずひと	下北沢病院足病総合センター血管外科
松井　朗裕	まつい　あきひろ	春日部中央総合病院循環器科
安藤　弘	あんどう　ひろし	春日部中央総合病院循環器科
山岡　輝年	やまおか　てるとし	松山赤十字病院血管外科
宇都宮　誠	うつのみや　まこと	東京労災病院循環器科
金子　喜仁	かねこ　のぶひと	春日部中央総合病院循環器科
太良　修平	たら　しゅうへい	日本医科大学付属病院循環器内科
大関　直也	おおせき　なおや	東京医科大学茨城医療センターリハビリテーション療法部
浦山　佳代	うらやま　かよ	吉川内科医院
吉川　昌男	よしかわ　まさお	吉川内科医院
髙橋知世美	たかはし　ちよみ	東葛クリニック病院看護部
土井尻達紀	どいじり　たつき	大和成和病院循環器内科
坂元　博	さかもと　ひろし	板橋中央総合病院循環器内科
尾崎　俊介	おざき　しゅんすけ	板橋中央総合病院循環器内科
朴澤　耕治	ほうざわ　こうじ	新東京病院心臓内科
児玉　隆秀	こだま　たかひで	虎の門病院循環器センター内科
登坂　淳	とさか　あつし	河北総合病院心臓・血管センター
安齋　均	あんざい　ひとし	太田記念病院循環器内科
岩田　曜	いわた　よう	船橋市立医療センター循環器内科
滝村　英幸	たきむら　ひでゆき	総合東京病院循環器内科
工藤　敏文	くどう　としふみ	東京医科歯科大学血管外科
小久保　拓	こくぼ　たく	江戸川病院血管外科
原田　裕久	はらだ　ひろひさ	東京都済生会中央病院外科
金岡　祐司	かなおか　ゆうじ	川崎医科大学心臓血管外科
萩原　慎	はぎわら　しん	AOI国際病院心臓・血管外科

佐久田　斉	さくだ ひとし	AOI国際病院心臓・血管外科
徳山　榮男	とくやま ひでお	かわぐち心臓呼吸器病院循環器内科
桒田　憲明	くわだ のりあき	川崎医科大学心臓血管外科
柚木　靖弘	ゆのき やすひろ	川崎医科大学心臓血管外科
中村　賢	なかむら けん	明理会中央総合病院心臓血管外科（現 埼玉県立循環器呼吸器病センター心臓血管外科）
前田　剛志	まえだ こうじ	東京慈恵会医科大学血管外科
村上　貴志	むらかみ たかし	大阪市立大学心臓血管外科
松本　三明	まつもと みつあき	津山中央病院心臓血管外科
小澤　博嗣	おざわ ひろつぐ	新百合ヶ丘総合病院血管外科
金子健二郎	かねこ けんじろう	新百合ヶ丘総合病院血管外科
南　一司	みなみ ひとし	兵庫県立淡路医療センター外科
大村　篤史	おおむら あつし	国立循環器病研究センター心臓血管外科
東浦　渉	ひがしうら わたる	沖縄県立中部病院放射線科
黒澤　弘二	くろさわ こうじ	厚木市立病院血管外科
長谷聡一郎	はせ そういちろう	川崎幸病院川崎大動脈センター血管内治療科
候　聡志	こう としゆき	東京大学医学部附属病院循環器内科
乗松　東吾	のりまつ とうご	大和成和病院心臓血管外科
森本　智	もりもと さとし	東京慈恵会医科大学内科学講座循環器内科
長沼　宏邦	ながぬま ひろくに	東京慈恵会医科大学附属柏病院心臓外科
戸谷　直樹	とや なおき	東京慈恵会医科大学附属柏病院血管外科
墨　誠	すみ まこと	埼玉県立循環器呼吸器病センター心臓血管外科（血管外科）
宮崎　徹	みやざき とおる	青梅市立総合病院循環器内科
梅本　朋幸	うめもと ともゆき	東京医科歯科大学循環器内科
佐藤　慎祐	さとう しんすけ	聖路加国際病院脳神経外科
重松　邦広	しげまつ くにひろ	国際医療福祉大学三田病院血管外科
大橋　智生	おおはし ともお	東京医科大学茨城医療センター脳神経外科
増田　光一	ますだ こういち	東京医科大学茨城医療センター放射線部
平森　誠一	ひらもり せいいち	小倉記念病院循環器内科
曽我　芳光	そが よしみつ	小倉記念病院循環器内科
山田　典弘	やまだ のりひろ	水戸済生会総合病院循環器内科
松本　真明	まつもと みちあき	JCHO横浜中央病院循環器内科
関本　康人	せきもと やすひと	国立病院機構東京医療センター外科
東森　亮博	ひがしもり あきひろ	岸和田徳洲会病院循環器内科
山中　哲雄	やまなか てつお	東京逓信病院循環器内科
下郷　卓史	しもざと たかし	名古屋徳洲会総合病院循環器内科
亀谷　良介	かめたに りょうすけ	名古屋徳洲会総合病院循環器内科
宮原　拓也	みやはら たくや	公立昭和病院心臓血管外科
保科　克行	ほしな かつゆき	東京大学腫瘍外科・血管外科
福田　圭祐	ふくだ けいすけ	岸和田徳洲会病院循環器内科
志村　吏左	しむら つかさ	横浜市立みなと赤十字病院循環器内科
重城健太郎	じゅうじょう けんたろう	東京女子医科大学循環器内科

金剛寺　謙	こんごうじ けん	杏林大学医学部第二内科学
山口　徹雄	やまぐち てつお	武蔵野赤十字病院循環器科
中井　資貴	なかい もとき	和歌山県立医科大学放射線医学講座
園村　哲郎	そのむら てつお	和歌山県立医科大学放射線医学講座
長谷川敦史	はせがわ あつし	千葉市立海浜病院循環器内科
宮原　啓史	みやはら ひろふみ	千葉市立海浜病院循環器内科
林　啓太	はやし けいた	慶應義塾大学外科
植島　大輔	うえしま だいすけ	東京医科歯科大学循環器内科
遠田　譲	とおだ じょう	東京女子医科大学八千代医療センター画像診断・IVR 科
富田　晃一	とみた こういち	東京医科大学八王子医療センター消化器外科・移植外科
齊藤　輝	さいとう あきら	三井記念病院循環器内科
松下　真嘉	まつした まさよし	東京医科大学茨城医療センター放射線部
小野　滋司	おの しげし	東京歯科大学市川総合病院外科
川松　直人	かわまつ なおと	水戸済生会総合病院循環器内科
阿部　憲弘	あべ のりひろ	東京医科大学茨城医療センター循環器内科
千葉　義郎	ちば よしろう	水戸済生会総合病院循環器内科
山下　淳	やました じゅん	東京医科大学循環器内科
林　応典	はやし まさのり	慶應義塾大学外科
杉山　悟	すぎやま さとる	広島逓信病院外科
田淵　篤	たぶち あつし	川崎医科大学心臓血管外科
庄司　高裕	しょうじ たかひろ	杏林大学医学部救急医学
岩嵜　友視	いわさき ともみ	秀和綜合病院外科・血管外科/新宿外科クリニック

序　文

　世界でも類を見ない速度で超高齢化社会に突入したわが国では，血管疾患の増加が一つの問題となっています．冠動脈疾患に対する治療の標準化が進む一方，末梢血管疾患に対する治療は，施設ごとに，また診療科によっても方針が大きく異なっているのが現状です．末梢血管疾患に携わる診療科は，循環器内科，血管外科，総合内科，整形外科，形成外科，皮膚科など多岐にわたっており，どの診療科を受診するかによってその後の診療内容も変わってくると考えられます．さまざまな診療科が関与することでかえって診療内容が不均一となることもあると思われます．

　一方，末梢血管疾患の症状の多様性から，単一の診療科で解決できるものではないことも確かです．この超高齢化社会における末梢血管疾患の増加を契機とし，多くの診療科，看護師，検査技師，理学療法士，臨床工学技士，ソーシャルワーカーをはじめとした医療従事者あるいは義足などの装具士と協力した適切な診療体制を，各医療機関で作ることが重要と思われます．こうした際に，参考となり指針となる書籍があると有用ですが，末梢血管疾患全体を包括し，かつわが国の実情に沿ったガイドブックはこれまで見あたりません．末梢血管疾患の分野は，多くの論文や研究内容が日進月歩であるのと同時に，未だ解決できていない問題点が多く存在することがその要因かもしれません．

　そのような状況の中，現時点までにわかっている知見をまとめ，臨床現場に活かすことのできるガイドブックは自分たちで作るしかないと立ち上げたのが本書です．実際に書籍を作るとなるとそのあまりに広い末梢血管疾患の範囲に茫然自失となったのも偽らざるところで，途方に暮れているわれわれの頭に浮かんだのは同じような志を持った，診療科を越えた方々でした．2013年より年1回7月に開催している，診療科の垣根を越えて末梢血管疾患を議論し合う研究会（J-ReSCUE：Japan-Relationship of Surgeon and Cardiologist for Universal Endovascular treatment）でできた大きな絆，そして下肢動脈に対する血管内治療を行った患者を多施設で前向き登録するTOMA-CODE（TOkyo taMA peripheral vascular intervention research COmraDE）Registryに参加いただいた34施設の仲間たちが核となり，さまざまな研究会や学会などを通じて知り合った医師やメディカルスタッフなど，いずれも末梢血管疾患の診療の第一線で活躍する方々が，快く本書の執筆を引き受けてくれました．

　そして138人もの臨床家が結集して，下肢動脈に始まり，大動脈，頸動脈，鎖骨下動脈，腎動脈，内臓動脈の各疾患に静脈疾患（深部静脈血栓症，下肢静脈瘤）まで網羅した書籍に結実しました．透析患者に対するバスキュラーアクセスについて，独立して1章を設けていることも本書の特長です．末梢血管疾患患者の治療やケアの課題に直面した際に該当の解説部分をご一読いただく，あるいは体系的に熟読いただくなどいずれにも耐えうるものであると自負しています．

　本書の作成に際しては，この膨大かつ日進月歩の末梢血管疾患治療において，じっくりと執筆し，編集していたのでは発刊時に内容が古くなってしまうという事情に鑑み，「情報の旬」を意識して急ピッチで作業を進めました．執筆していただいた方々には短い時間で大変ご苦労をおかけしました．この場を借りてお詫びとともに感謝の気持ちを表します．また，編集作業におきましても内容の鮮度を意識するあまり，十分ではなかったかもしれません．そのあたりは，一刻も早く現状の末梢血管疾患治療のガイドブックを出版したいという熱い想いのこもった書籍ですので，読者のみなさまにおかれましてはこうした事情をお汲み取りいただければとお願い申し上げる次第です．

そして熱を帯びた本書を温かく包む表紙・カバーの中心となっている医師の絵は，編集者の一人，金岡祐司の描いたものです．人柄が滲み出たこの絵は末梢血管疾患診療に全身全霊で取り組むわれわれの象徴です．皆のつながりと信念によって完成した本書が，日夜奮闘されている皆様の日常臨床に少しでも寄与できれば，望外の喜びです．

2018年1月

東谷迪昭
尾原秀明
金岡祐司
水野　篤

本書の編集にあたって

【用語の定義】

◆ "末梢血管疾患" および PAD について
- 本書で扱う疾患は欧文書名（Complete Manual of Peripheral Vascular Disease）に示しているように末梢血管疾患（peripheral vascular disease）である．
- peripheral vascular disease は広義の PAD（peripheral artery/arterial disease；末梢動脈疾患）に静脈疾患（venous disease）を含めたものとする．
- 広義の PAD には，下肢動脈病変のみならず，頸動脈・腎動脈・腹部内臓動脈・胸腹部大動脈を含め，閉塞性病変だけでなく瘤などの拡張性病変を含む．
- 狭義の PAD を下肢動脈疾患（下肢 PAD；peripheral artery/arterial disease of lower limb）とし，この場合は閉塞性病変のみで拡張性病変は含まない．

◆ 用語の示す内容の背景
- 『末梢閉塞性動脈疾患の治療ガイドライン（2015年改訂版）』（日本循環器学会ほか）では，PAD（peripheral artery/arterial disease；末梢動脈疾患）を末梢閉塞性動脈疾患と同義と扱うとされている．
- "peripheral（末梢）" については AHA/ACC ガイドラインでは下肢動脈・腎動脈・腹部内臓動脈・腹部大動脈と定義されているが，TASC では下肢に限定している．
- 一方，血管外科の教科書では「冠動脈，頭蓋内を除く血管はすべて peripheral である」という定義もあり，用語として統一されているとはいえないのが現状である．
- 本書では，実践的かつ幅広く疾患を網羅するように，対象疾患を前述の定義による peripheral vascular disease とし，下肢 PAD 以外の下肢虚血をきたす疾患群，頸動脈・腎動脈・腹部内臓動脈・胸部大動脈・腹部大動脈の疾患（拡張病変である動脈瘤を含む），そして静脈疾患についても広く解説している．詳細は歴史的流れも含めて本文で解説している（p4 参照）．

【その他の留意事項】

- 下肢動脈疾患におけるアンジオサム概念は，"創部に血流を供給するのは主としてどの血管なのか" を議論するために，重症下肢虚血患者の膝下動脈に対する血管内治療において多く用いられている．一方，これは外科領域で使われる真のアンジオサム概念とは異なり，下肢動脈疾患で用いられているのはより単純化した "仮のアンジオサム概念" である．このように 2 つのアンジオサム概念が存在するため，執筆者間でアンジオサム概念について多少見解の相違が生じている．いずれにせよ "創部に血流を供給する" ための議論であり，著者の意向を尊重しそのままの記載としている．各項目を熟読のうえご理解いただきたい．
- CTO（chronic total occulusion）〔慢性完全閉塞〕について：occulusion はその一語で閉塞を意味するため，total occulusion という用語は不適切という意見もある．本書の略語一覧では CTO は（ ）の中で掲載した．

略語一覧

AAA	abdominal aortic aneurysm	腹部大動脈瘤
AAS	acute aortic syndrome	急性大動脈症候群
ABI	ankle brachial pressure index	足関節上腕血圧比
ALI	acute limb ischemia	急性下肢虚血
ASO	arteriosclerosis obliterans	閉塞性動脈硬化症
ATA	anterior tibial artery	前脛骨動脈
ATIS	atherothrombosis	アテローム血栓症
BPA	balloon pulmonary angioplasty	バルン肺動脈形成術
CAD	coronary artery disease	冠動脈疾患
CAS	carotid artery stenting	頸動脈ステント留置術
CDT	catheter-directed thrombolysis	カテーテル血栓溶解療法
CEA	carotid endarterectomy	頸動脈内膜剥離術
CFA	common femoral artery	総大腿動脈
CLI	critical limb ischemia	重症下肢虚血
COPD	chronic obstructive pulmonary disease	慢性閉塞性肺疾患
(CTO	chronic total occlusion	慢性完全閉塞)
CVD	cerebrovascular disease	脳血管疾患
DCB	drug coated balloon	薬剤溶出性バルン
DFA	deep femoral artery	大腿深動脈
DVT	deep vein thrombosis	深部静脈血栓症
ETA	endovenous thermal ablation	（静脈）血管内焼灼術
EVAR	endovascular aortic repair	ステントグラフト内挿術
EVLA	endovenous laser ablation	血管内レーザー治療
FMD	fibromuscular dysplasia	線維筋性異形成
IAA	iliac artery aneurysm	腸骨動脈瘤
IIA	internal iliac artery	内腸骨動脈
MIVS	minimally invasive vascular surgery	低侵襲性血管外科手術
MNMS	myonephropathic metabolic syndrome	代謝性筋腎症候群，虚血再灌流障害
NIRS	near-infrared spectroscopy	近赤外線法
NOMI	non-occlusive mesenteric ischemia	非閉塞性腸管虚血症
NPWT	negative pressure wound therapy	局所陰圧閉鎖療法
PAD	peripheral arterial disease	末梢動脈疾患
PAT	percutaneous aspiration thrombectomy	経皮的カテーテル血栓吸引術
PAU	penetrating atherosclerotic ulcer	
PEA	pulmonary endarterectomy	外科的肺動脈血栓内膜切除術
PEVAR	percutaneous EVAR	経皮的ステントグラフト内挿術
PMT	percutaneous mechanical thrombectomy	経皮的機械的血栓除去術
POBA	plain old balloon angioplasty	
PopA	popliteal artery	膝窩動脈
PSA	persistent sciatic artery	遺残坐骨動脈
PTA	posterior tibial artery	後脛骨動脈

PTE	pulmonary thromboembolism	肺血栓塞栓症
PTRA/PTRAS	percutaneous transluminal renal artery angioplasty/stenting	
PTS	post thrombotic syndrome	血栓後症候群
PVD	polyvascular disease	多発血管疾患
RAI	recovery ability index	回復・総運動時間比
RFSA	radio frequency segmental ablation	高周波焼灼術
RIAI	radiation-induced arterial injury	（放射線性血管障害）
SFA	superficial femoral artery	浅大腿動脈
SPP	skin perfusion pressure	皮膚灌流圧
TAA	thoracic aortic aneurysm	胸部大動脈瘤
TAAA	thoracoabdominal aortic aneurysm	胸腹部大動脈瘤
TAO	thromboangiitis obliterans	閉塞性血栓血管炎（Buerger 病）
TASC	Trans Atlantic Inter-Society Consensus	
TBI	toe brachial pressure index	足趾上腕血圧比
TEA	thromboendarterectomy	血栓内膜切除術
TEAVR	thoracic endovascular aortic repair	胸部ステントグラフト内挿術
ULP	ulcer-like projection	潰瘍様突出像
VAIVT	vascular access interventional therapy	バスキュラーアクセス血管内治療

目　次

第 1 部

I. 下肢動脈疾患

1 総　論 —— 4
- A 定義と病因の変遷 …… 尾原秀明 …… 4
- B 予後と疫学 …… 村田直隆 …… 6
- C リスクファクター …… 菱刈景一 …… 9
- D 併存疾患 …… 12
  1. 動脈硬化性疾患の併存 …… 松野俊介 …… 12
  2. 糖尿病の併存 …… 髙原充佳 …… 15
  3. 慢性腎不全の併存（透析患者） …… 飛田一樹 …… 17

2 解　剖 —— 20
- A 解剖と症状の関係 …… 東谷迪昭 …… 20
- B 膝窩動脈とその周囲疾患 …… 渋谷慎太郎 …… 24
- C 膝下動脈〜足動脈まで …… 河原田修身 …… 28
- TOPICS　遺残坐骨動脈 …… 下河原達也・尾原秀明 …… 33

3 診　断 —— 36
- A 病歴 …… 小松一貴・水野　篤 …… 36
- TOPICS　整形外科から診た間欠性跛行 …… 酒井晋介・石井朝夫 …… 39
- B 身体所見 …… 新本春夫 …… 42
- TOPICS　皮膚から診た虚血所見 …… 川内康弘 …… 44
- C 重症度診断 …… 東谷迪昭 …… 47
- D 下肢血流の機能的検査 …… 49
  1. ABI・TBI，SPP，tcPO$_2$ …… 新城孝道 …… 49
  2. 負荷 ABI …… 中島里枝子 …… 52
  3. 近赤外線法（NIRS） …… 松下友美・新本春夫 …… 54
- E 血管エコー・ドプラ検査 …… 橘内秀雄 …… 57
- F CT …… 井上政則 …… 61
- G MRA …… 長谷部光泉・松本知博 …… 64
- H 血管造影 …… 藤原昌彦・横井良明 …… 67

4 治療総論 —— 70
- A 動脈硬化性疾患としての介入 …… 中林圭介・東谷迪昭 …… 70
- B 薬物治療 …… 岸　翔平・東谷迪昭 …… 73
- C 運動療法 …… 大住幸司 …… 75
- D 血行再建治療 …… 77
  1. カテーテル治療：基本的な考え方 …… 鈴木健之 …… 77
  2. 外科的血行再建術：基本的な考え方 …… 新谷恒弘 …… 80
  3. 血行再建術の選択 …… 相原英明 …… 83
  4. カテーテル治療後の抗血栓療法 …… 船田竜一 …… 86
  5. 外科的血行再建術後の抗血栓療法 …… 和多田　晋 …… 88

5 急性下肢虚血 —— 89
- A 総論 …… 松原健太郎・東谷迪昭 …… 89
- B 診断 …… 鈴木利章・東谷迪昭 …… 92
- C 治療 …… 95

	1	血栓溶解療法：全身性	望月宏樹・水野　篤	95
	2	血栓溶解療法：CDT	山内靖隆	97
	3	カテーテル治療：吸引，破砕	森口　暁	101
	4	カテーテル治療：血栓移動	松野俊介	103
	5	カテーテル治療：経皮的 Fogarty カテーテル血栓除去術	高橋保裕	105
	6	カテーテル治療：ステント	田中悗史・東谷迪昭	110
	7	外科的治療	服部　努	112
	8	ハイブリッド治療	藤村直樹	117

6　重症下肢虚血 — 120

A	総論		小林範弘・平野敬典	120
B	診断		大野雅文・水野　篤	123
C	治療			125
	1	薬物治療	真木山八城	125
	2	フットケア	亀井真由美・篠崎法彦	128
	3	靴・装具	上口茂徳	132
	4	創傷管理	朝本有紀	135
	5	感染管理	新城孝道	138
	6	疼痛管理	長﨑和仁	141
	7	血行再建治療：カテーテル	松井朗裕・安藤　弘	143
	8	血行再建治療：外科的治療	山岡輝年	147
	9	カテーテル治療のエンドポイント	宇都宮　誠	150
	10	その他の治療①：Buerger 病の治療	河原田修身	152
	11	その他の治療②：マゴット療法	金子喜仁	156
	12	その他の治療③：血管再生治療	太良修平	159
	13	重症下肢虚血のリハビリテーション	大関直也	161
	14	在宅管理・退院調整	浦山佳代・吉川昌男	164
	15	医療連携	髙橋知世美	168

7　無症候性の下肢動脈疾患の問題点　髙原充佳 — 170

TOPICS　カテーテル治療の匠！

・	逆行性アプローチ	松井朗裕・安藤　弘	174
・	wire rendezvous technique	土井尻達紀	178
・	ステント留置禁止部位（non stenting zone）	坂元　博	180
・	ワイヤの選択	鈴木健之	182
・	真腔と偽腔	相原英明	184
・	鈍的な病変貫通	尾崎俊介	187
・	SUICA 法（内膜下造影法）	朴澤耕治	189
・	慢性完全閉塞病変へのアプローチ	児玉隆秀	192
・	ステント血栓症・ステント再狭窄	登坂　淳	195
・	ステント治療の功罪と今後の発展	宇都宮　誠	199
・	石灰化病変に対する EVT テクニック	安齋　均	202
・	勃起障害に対するカテーテル治療	岩田　曜	206
・	体表エコーを利用した血管内治療	滝村英幸・平野敬典	208

TOPICS　外科的血行再建術の匠！

・	血栓内膜切除術	工藤敏文	212
・	バイパス術	小久保　拓	216
・	ハイブリッド治療	原田裕久	220
・	血管吻合のこだわり	金岡祐司	223
・	生体肝移植における顕微鏡下肝動脈再建	尾原秀明	227

第 2 部

I．大動脈瘤

1 総　論 　金岡祐司　234
2 診　断 　萩原　慎・佐久田　斉　237
3 治　療 　240
　A　内服治療 　徳山榮男　240
　B　ステントグラフト治療の基本的な考え方とフォローアップならびに予後 　菜田憲明・柚木靖弘　242
　C　胸部大動脈瘤 　246
　　1　外科的治療 　中村　賢　246
　　2　ステントグラフト治療 　前田剛志　251
　　3　ハイブリッド治療 　村上貴志　255
　D　腹部大動脈瘤 　258
　　1　外科的治療 　松本三明　258
　　2　ステントグラフト治療 　小澤博嗣・金子健二郎　261
　E　胸腹部大動脈瘤 　265
　　1　外科的治療 　南　一司・大村篤史　265
　　2　ステントグラフト治療 　東浦　渉　268
　F　腸骨動脈瘤 　黒澤弘二　271
　G　大動脈瘤外科的治療後のフォローアップ 　長谷聡一郎　275
　TOPICS　ステントグラフト留置術後のエコーでのフォローアップ 　松下友美・新本春夫　276

II．急性大動脈症候群

1 総　論 　候　聡志　280
2 診　断 　乗松東吾　283
3 治　療 　286
　A　内科的治療 　森本　智　286
　B　急性大動脈解離に対する外科的治療 　長沼宏邦　288
　C　急性大動脈解離に対するステントグラフト治療 　戸谷直樹　292
　D　臓器虚血に対する治療オプション 　墨　誠　295
　TOPICS　急性大動脈解離に対する経皮的開窓術 　安齋　均　299
　TOPICS　Marfan 症候群：見逃してはいけない大動脈瘤・急性大動脈解離の背景疾患① 　児玉隆秀　302
　TOPICS　IgG4 関連疾患：見逃してはいけない大動脈瘤・急性大動脈解離の背景疾患② 　宮崎　徹　305

III．頸動脈狭窄症

1 総　論 　篠崎法彦　310
2 診　断 　梅本朋幸　313
3 治　療 　317
　A　内服治療 　佐藤慎祐　317
　B　外科的治療 　重松邦広　320
　C　carotid artery stenting の実際 　大橋智生　323
　TOPICS　体表エコーガイド下の血管内治療 　増田光一・大橋智生　327
　TOPICS　bow hunter's syndrome 　梅本朋幸　328

IV. 鎖骨下動脈狭窄症

1 総　論 ……………………………………………………………… 平森誠一・曽我芳光 ── 332
2 診　断 ………………………………………………………………………… 山田典弘 ── 335
3 治　療 ……………………………………………………………………………………… 339
　A 内服治療 …………………………………………………………………… 松本真明 ── 339
　B 外科的治療 ……………………………………………………… 関本康人・原田裕久 ── 341
　C カテーテル治療 …………………………………………………………… 東森亮博 ── 343
　TOPICS 特殊な原疾患に対する治療：radiation induced arterial injury（RIAI）… 山中哲雄 ── 346
　TOPICS 末梢塞栓症予防は必要か：鎖骨下動脈狭窄症の治療 ………… 下郷卓史・亀谷良介 ── 348
　TOPICS 胸郭出口症候群 ……………………………………………… 宮原拓也・保科克行 ── 350

V. 腎動脈狭窄症

1 総　論 ………………………………………………………………………… 藤原昌彦 ── 354
2 診　断 ……………………………………………………………… 福田圭祐・東森亮博 ── 358
3 治　療 ……………………………………………………………………………………… 361
　A 内服治療 …………………………………………………………………… 志村吏左 ── 361
　B カテーテル治療 ………………………………………………………… 重城健太郎 ── 362
　TOPICS 末梢塞栓症予防は必要か：腎動脈狭窄症の治療 ………………… 金剛寺　謙 ── 367
　TOPICS 線維筋性異形成 ……………………………………………………… 山口徹雄 ── 368

VI. 内臓動脈病変

1 総　論 ……………………………………………………………… 望月宏樹・水野　篤 ── 374
2 診　断 ……………………………………………………………… 中井資貴・園村哲郎 ── 376
3 治　療 ……………………………………………………………………………………… 381
　A 内服治療 ………………………………………………………… 長谷川敦史・宮原啓史 ── 381
　B 外科的治療 ………………………………………………………… 林　啓太・尾原秀明 ── 383
　C 急性腸管虚血に対するカテーテル治療 …………………………………… 植島大輔 ── 386
　TOPICS 慢性腸管虚血に対するカテーテル治療 ……………………………… 東谷迪昭 ── 389
　TOPICS 内臓動脈瘤に対する血管内治療 …………………………………… 遠田　譲 ── 391
　TOPICS 孤立性上腸間膜動脈解離 …………………………………… 富田晃一・尾原秀明 ── 394

VII. 深部静脈血栓症

1 総　論 ………………………………………………………………… 齊藤　輝・水野　篤 ── 400
2 診　断 ……………………………………………………………………………………… 403
　A 一般的な診断法（エコー検査を除く）……………………………………… 山口徹雄 ── 403
　B 静脈エコー ……………………………………………………… 松下真嘉・増田光一 ── 407
3 治　療 ……………………………………………………………………………………… 411
　A 内服治療 ………………………………………………………… 大野雅文・水野　篤 ── 411
　B 外科的治療 ………………………………………………………………… 小野滋司 ── 414
　C カテーテル治療 ………………………………………………… 川松直人・水野　篤 ── 417
　TOPICS 下大静脈フィルター …………………………………………… 阿部憲弘・東谷迪昭 ── 420
　TOPICS 深部静脈血栓症の予防方法と医療連携 …………………………… 千葉義郎 ── 422
　TOPICS 慢性肺血栓塞栓症に対するカテーテル治療 ……………………… 山下　淳 ── 424
　TOPICS Paget-Schrötter syndrome（PSS）……………………………… 林　応典・尾原秀明 ── 428

VIII. 下肢静脈瘤

1 総論 .... 杉山 悟 432
2 診断 .... 杉山 悟 434
3 治療 437
   A 弾性ストッキング .... 佐久田 斉 437
   B 外科的治療 .... 新本春夫 440
   C カテーテル治療 .... 田淵 篤 443

IX. バスキュラーアクセス

1 総論 .... 原田裕久 448
2 バスキュラーアクセスの作製・再建手術 .... 庄司高裕・原田裕久 451
3 バスキュラーアクセスの血管内治療 .... 岩嵜友視 457
   TOPICS 中心静脈への血管内治療 .... 山田典弘 462
   TOPICS 手指虚血への血管内治療 .... 東森亮博 465
   TOPICS 手指虚血に対する外科的アプローチ ...... 関本康人・原田裕久 467

索引 469

謹告
　編集者・著者ならびに出版社は，本書に記載されている内容について最新かつ正確であるように最善の努力をしております．しかし，治療法や薬の情報などは医学の進歩や新しい知見により変わる場合があります．高難度の手技には訓練と事前の十分な準備が必要です．治療に際しましては，読者ご自身で十分に注意を払われることを要望いたします．
株式会社　南江堂

第1部

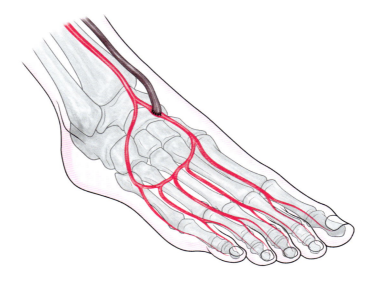

第Ⅰ章

下肢動脈疾患

1 総論

A 定義と病因の変遷

1 TASC-ⅡとPADの概念

　2000年1月に発表されたTrans Atlantic Inter-Society Consensus（TASC）[1]は，欧米の脈管学関連の14学会が末梢動脈疾患の診療に関して初めて国際的に検討を重ねて作成したガイドラインであり，その後，欧米に加えてオーストラリア，南アフリカ，日本が新たに参加し，改訂版としてInter-Society Consensus for the Management of Peripheral Arterial Disease（TASC-Ⅱ）[2]が2007年1月に発表された．このTASC-Ⅱの発表以降，PAD（peripheral arterial disease）という疾患概念が普及し始めた．

2 わが国における末梢閉塞性動脈疾患

　一方，「peripheral artery＝末梢動脈」の定義は「心臓および冠動脈以外の動脈」とされており，元来，PADはその言葉どおり末梢動脈の疾患群を包括するものである．それゆえ，PADは一般的に，拡張性疾患（動脈瘤）と閉塞性疾患に分類される．閉塞性疾患の原因は，動脈硬化や血管炎，慢性的反復外傷，解剖学的走行異常，形成異常など極めて多彩であり，閉塞様式も急性閉塞と慢性閉塞に大別される．このPADのうちの閉塞性疾患（末梢閉塞性動脈疾患）に限ってみると，1970年代までは，わが国ではその大多数をいわゆるBuerger病〔閉塞性血栓血管炎（thromboangiitis obliterans：TAO）〕が占めてきた．しかしながらTAOは欧米諸国では極めてまれな疾患であったため，わが国ではTAOの存在を重視する立場から，動脈硬化に起因する閉塞性病変を閉塞性動脈硬化症（arteriosclerosis obliterans：ASO）として，TAOと明確に区別してきた歴史がある．

　しかし，近年，原因は明確ではないが，TAOの新規発生患者数は激減している．わが国のTAO患者数は厚労省の特定疾患医療受給者証によると，現在8,000人程度であるが，受給者総数は1997年をピークに減少している（図1）．TAO新規発生患者数の正確なデータは発表されておらず，図1からも近年のTAO患者の総数に大きな変化は認められない．しかしながら，TAOの発病年齢が30〜40歳代と若年層で生命予後が良好であることから，近年のTAO新規患者数の減少は明らかである．また，いずれの血管外科施設も，TAO新規患者は1980年初頭を境に激減していることを示しており，日常臨床で20年以上PAD診療に携わっている血管外科医にとっては，TAO新規患者数の激減はいうまでもない．

　TAOの病因は今なお明らかでないが，喫煙がその発症と増悪に強く関連していることは異論のないところである．最近，岩井ら[3]が，歯周病菌（*Treponema denticola*）の関与を報告し，わが国の歯科衛生や衛生環境の改善，喫煙率の低下がTAO患者減少の一因であることが示唆されている．

　一方，急速な高齢化社会の出現と生活様式の変化などを原因として，わが国でも糖尿病や高血圧，脂質代謝異常，肥満に代表されるいわゆる生活習慣病と，さらに慢性腎臓病患者の増加が加わり，動脈硬化性血管疾患であるASOが急増している．1980年代から始まったTAO患者数の急激な減少と，1990年代から顕

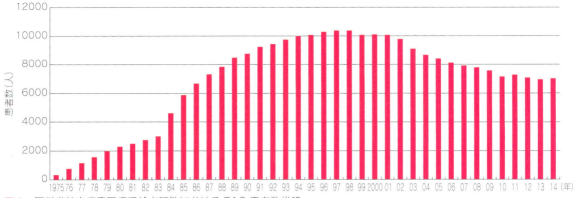

図1 厚労省特定疾患医療受給者証数におけるTAO患者数推移

表1 PADの定義（ACC/AHAガイドライン，2006）

For the purposes of these guidelines, the term "peripheral arterial disease" broadly encompasses the vascular diseases caused primarily by atherosclerosis and thromboembolic pathophysiological processes that alter the normal structure and function of the aorta, its visceral arterial branches, and the arteries of the lower extremity. Peripheral arterial disease is the preferred clinical term that should be used to denote stenotic, occlusive, and aneurysmal diseases of the aorta and its branch arteries, exclusive of the coronary arteries.

（Hirsch AT, et al：Circulation 113：e463-654, 2006）

著になったASO患者数の増加により，わが国でも西欧諸国と同様，ASOが末梢閉塞性動脈疾患の大多数を占めるに至った．このような近年の急激な疾病構造の変化から，現在ではわが国でもPADはASOとほぼ同義語として認識されている．内閣府の高齢化白書によると，2015年度は全人口の4人に1人が65歳以上，8人に1人が75歳以上の後期高齢者であるが，2060年には2.5人に1人が65歳以上，4人に1人が75歳以上と超高齢化社会に突入し，必然的に人口に占めるASO患者の割合も増加していくこととなる．

3　末梢閉塞性動脈疾患の現時点の捉え方

前述のTASC-Ⅱでの対象疾患は，アテローム性動脈硬化症によるPADの中の下肢病変に限定され，TAOや血管炎などのまれな病態によるものは除外されていることから，PAD＝下肢ASOという認識が強まってきた．一方，2006年に発表されたAmerican College of Cardiology/American Heart Association（ACC/AHA）のPADガイドライン[4]では，下肢動脈のみならず，腹部大動脈や内臓動脈，腎動脈等の閉塞性疾患および拡張性疾患が含まれている．誤解のないよう，このACC/AHAガイドラインでの定義をそのまま全文紹介する（表1）．

以上のように，PADは広義のPADとして「拡張性疾患と閉塞性疾患のすべてを含む末梢動脈疾患」と，狭義のPADとしての「下肢ASO」との双方が，臨床現場や各々のガイドラインに応じて使用されており，PADの定義に多少の混乱を生じているのが実情である．

本書では，実践的かつ幅広く疾患を網羅するよう，広義のPADに加え，静脈疾患を含めたpolyvascular disease（PVD）を対象とし，ASO以外の下肢虚血をきたす疾患群や内臓動脈疾患，動脈瘤および静脈瘤などについても解説している．

文献

1) Dormandy JA, et al：J Vasc Surg **31**：S1-S296, 2000
2) Norgren L, et al：J Vasc Surg **45** Suppl S：S5-67, 2007
3) Iwai T, et al：J Vasc Surg **42**：107-115, 2005
4) Hirsch AT, et al：Circulation **113**：e463-654, 2006

【尾原秀明】

 Take Home Message（編集者より）

- PADを深く理解するためには，定義と病因を含めた歴史的変遷を把握することが不可欠である．

B 予後と疫学

1 PADの有病率

最近のメタアナリシスによるとPAD（安静時ABI 0.90未満，無症候性を含む）の有病率は全世界で2000年から2010年にかけて23％増加し，少なくとも2億人以上の患者（有病率8％）が存在するとされる[1]．この報告によると増加が目立つのは途上国（10年間で28.7％増加）であるが，先進国でも明らかに増加している（同13.1％）．その背景としては，高齢化，糖尿病罹患率の増加，喫煙などが挙げられているが，この傾向が続く限りPADも増加していくと考えられている．特に加齢との相関は強く，50歳未満での罹患は1％前後とまれであるが，年齢とともに増加し70歳以上では15～20％に達する[2]．性差についてはさまざまな報告があるが，若年では男性に多く，高齢になるにつれその差はほぼなくなるという見解が有力である[3]．

一方，わが国における有病率は一般成人で1～3％とされ[4]，冠動脈疾患と同様に東南アジアや欧米と比べると低いといえる．しかしながら65歳以上の高齢者では3～6％，糖尿病患者で5～10％，心血管疾患患者または脳血管疾患患者では10～20％，血液透析患者では10～20％と推定され，われわれの日常診療において高頻度に接する疾患であることを認識しなくてはならない[4]．特にわが国では糖尿病性末期腎不全による維持透析患者のPADが多く，併存疾患や治療対象病変の複雑性も相俟ってPAD診療において大きなウェイトを占めており，諸外国にはない特徴といえる．

罹患率については，ドイツからの前向き調査によると65歳以上の一般住民で年間2％程度と報告されているが，一般に心血管疾患の罹患率が欧米各国より低い傾向にあるわが国ではPADの罹患率も2％より低いと考えられる[5]．

2 予後

下肢虚血に伴う局所症状（間欠性跛行や難治性潰瘍）はPAD患者の生活の質を著しく損ねる．また同時にPADは全身性動脈硬化疾患の一表現型でもあり，冠動脈疾患や脳血管障害と同様の位置づけの，生命予後不良の全身疾患として認識することも重要である．したがって，PADの予後を考えるうえでは罹患肢の予後（局所）と生命予後（全身）を別々に検討する必要がある．

以下で解説するデータの概要を表1にまとめる．

表1 PADの各病型における患肢・生命予後

	PAD（65歳以上の一般住民における有病率：5％）		
病型	無症候性	IC	CLI
比率	80％	15％	5％
患肢予後	良好		不良
	5年後の転帰		1年後の転帰
	・ICの出現：10％ ・CLIへ進展：<5％ ・血行再建：<1％	・ICが安定化：70％ ・ICが悪化：30％ ・CLIへ進展：<5％ ・大切断：<2％	切断回避率 ・血行再建可能例：70％ ・不可能例：45％
生命予後	不良		極めて不良
	5年生存率		
	70～80％		30～60％
	死因		
	①心血管死（40～60％），②脳血管死（10～20％）*非血管死：20～30％		

IC：intermittent claudication，CLI：critical limb ischemia

a 患肢予後

PAD患者の下肢予後は重症下肢虚血（critical limb ischemia：CLI）を呈するか否かによって大きく異なる．

1）無症候性/間欠性跛行

下肢動脈に器質的狭窄や閉塞を有しながら間欠性跛行や潰瘍のない無症候性PADは，有症候性PADの3～4倍に上ると推測されている[6]．その患肢予後はおおむね良好とされ，5年間の前向き調査によると無症候性PAD患者において間欠性跛行を生じたのは7～15%，血行再建術を要したのは1%未満であった[7]．無症候性虚血肢からCLIに進展する割合は欧米のデータではおおむね5%以下と推測される[8]．ただし，わが国に多い超高齢者や血液透析患者においては日常生活活動レベルが低いことやその虚弱性により，高度下肢虚血が存在していても間欠性跛行としての自覚に乏しいことも多い．結果として重症下肢虚血がPADの初発症状となる（下肢潰瘍ができて初めてPADの存在が覚知される）ことを日常臨床でしばしば経験するため注意が必要である[9]．

一方で間欠性跛行はPADにおいて最もよく見られる臨床症状であるが，無症候性PADと同様にその患肢予後は良好である．5年間で70～80%の患者で症状が安定化（不変または改善）し，増悪するのは20～30%と少ない．さらに，CLIに進展するのは2～5%にすぎず，大切断にまで至るのは1～2%と極めて低い[10,11]．わが国においても576人の間欠性跛行患者における5年の追跡調査によると，CLIに至ったのはわずか1.4%と欧米の報告よりもさらに低いという良好な患肢予後であった[12]．

このように無症候性PADならびに間欠性跛行の患肢予後は基本的に良好である．したがって安易な侵襲治療介入で逆に悪化させることは避けなくてはならず，むしろ生命予後を規定する高率な心血管イベントのリスク管理に十分注力すべきである．

2）重症下肢虚血肢（CLI）

CLIは高度の下肢虚血により安静時疼痛や難治性潰瘍を呈する病態であり，PAD全体に占める割合は多くて10%と推定されている[13]．日常臨床においてはRutherford分類の4-6とすることが一般的だが，客観的指標での定義は必ずしも明確ではない．また疾患の性質上，予後報告も後ろ向きのデータがほとんどでありCLIの正確な患肢予後には不明な点が多いのが現状である．

数少ない前向き試験であるBASIL trailからの報告では，血行再建可能と判断されたCLI患者を外科的バイパス術firstと血管内治療firstとに無作為に割り付けたところ，1年後の下肢切断回避率は70%程度（有意差なし），3年後の下肢切断回避生存率は50～55%であった（有意差なし）[14]．一方で，何らかの理由でprimary therapyとしての血行再建が行われなかったCLI患者に対して薬物療法を行った前向きの報告では，1年後の下肢切断回避率は45%と極めて不良であった[11]．

わが国の状況としては，血管内治療による血行再建を受けたCLI患者を対象とした多施設前向き研究（OLIVE registry）によると3年後の下肢切断回避生存率は55.2%とBASIL trialの結果とほぼ一致している[15]．ただし，わが国のCLI患者の特徴として，欧米からの報告と比較し，より全身状態が不良で複雑病変を伴う患者を対象としているのが特徴である．

b 生命予後

1）PAD全体

一般にPADの生命予後は不良である．65歳以上の一般住民6,880人を前向きに追跡したGETABI研究によると，5年後の全死亡率は非PAD 9%（1.9%/年）に対し，PAD 21%（4.6%/年）と有意に高かった[16]．また，45歳以上かつ外来通院中の安定したアテローム血栓性動脈硬化症患者約68,000人を対象とした前向き観察研究（REACH registry）によると，1年の追跡でPADの全死亡率は約4%とGETABI研究と近い結果であり，高率であった[17]．冠動脈疾患や脳血管障害のどちらか，あるいは両方を合併するpolyvascular disease（PVD）がPADのうち61.5%と多いことがその背景にあると推測される．

以上から，病状の安定性や症候の有無によらず，PAD（ABI<0.9）の存在自体が原因を問わず死亡のリスクファクターであると捉えなければならない．PAD患者の死因としては心血管イベントが40～60%と最も多く，心筋梗塞発症リスクは非PADと比較して約4倍にも増加する．脳血管イベントによる死亡が10～20%とそれに続き，脳卒中発症リスクは約2倍といわれている[18]．非血管死は20～30%と少ない[11]．

2）CLI

PADのうちCLI患者の生命予後は特に不良である．発症1年で生存率はすでに80%まで低下し，5年生存率は間欠性跛行70～80%に対しCLI 40%と極めて不

良で，進行悪性腫瘍の予後と近似している[11]．確かにこれらの数字は10〜20年以上前の報告が根拠となっており，近年の治療（特に血行再建術の発展）の進歩を反映していないのは事実である．しかし，最近のメタアナリシスや大規模な後ろ向き調査でも短期予後はやや改善傾向であるものの，5年生存率は40〜60％と推測されており，依然として生命予後は厳しい[19]．局所治療技術の普及が必ずしも生命予後改善には寄与していないことを示唆している．

CLIに関する詳細なデータはわが国からも多く報告されている．CLI患者151人の追跡調査では5年生存率27.2％と極めて不良であった[12]．また，CLIの予後規定因子として，高齢，低アルブミン血症，低BMI，歩行不能状態，組織欠損，腎機能障害などが指摘されている．たとえば低BMI（$<18.5\,\text{kg/m}^2$）のCLIの予後は3年生存率33.3％と極めて不良であった[20]．

ただし，わが国のCLIの特徴は，高齢者が多く，80％が糖尿病を合併し，50％が血液透析という患者背景である[15]．結果として虚血の主体が膝下病変単独であることが多く，欧米とは母集団のベースラインがかなり異なっており，直接の比較は困難である．

文献

1) Fowkes FG, et al：Lancet **382**：1329-1340, 2013
2) Selvin E, et al：Circulation **110**：738-743, 2004
3) Vouyouka AG, et al：J Vasc Surg **52**：1196-1202, 2010
4) Guidelines for the management of peripheral arterial occlusive diseases（JCS 2015）
5) Dietmar K, et al：Vasa **45**：403-410, 2016
6) Alahdab F, et al：J Vasc Surg **61**：42S-53S, 2015
7) Leng GC, et al：Int J Epidemiol **25**：1172-1181, 1996
8) Belch J, et al：Br Med J **337**：a1840, 2008
9) Dormandy J, et al：Br J Surg **81**：33-37, 1994
10) Hirsch AT, et al：Circulation **113**：e463-654, 2006
11) Norgren L, et al：J Vasc Surg **45**（Suppl S）：S5-67, 2007
12) Kumakura H, et al：J Vasc Surg **52**：110-117, 2010
13) NehlerMR, et al：J Vasc Surg **60**：686-695.e2.2014
14) Adam DJ, et al：Lancet **366**：1925-1934, 2005
15) Iida O, et al：JACC Cardiovasc Interv **8**：1493-1502, 2015
16) Curt D, et al：Circulation **120**：2053-2061, 2009
17) Abola MT, et al：Atherosclerosis **221**：527-535, 2012
18) Zheng ZJ, et al：Am J Prev Med **29**：42-49, 2005
19) Holger R, et al：Eur Heart J **36**：932-938, 2015
20) Murata N, et al：Eur J Vasc Endovasc Surg **49**：297-305, 2015

【村田直隆】

Take Home Message（編集者より）

- 下肢PAD患者の最も強い予後規定因子である症状を把握して，局所予後と生命予後を捉えよう．

C リスクファクター

1　PADにおけるリスク

PADの治療としては，リスクファクターを評価して管理することが重要となる．本項では，2007年に改訂された欧米のガイドラインTASC-II[1]に従い，PADのリスクファクターについて解説する．

PADのリスクファクターとしてはまず加齢，糖尿病である．動脈硬化性疾患であるため，動脈硬化のリスクファクターである喫煙や脂質異常症，高血圧も含まれる（図1）．TASC-IIでは，PAD患者の管理において，喫煙などの生活習慣を改善し，脂質異常症や高血圧，糖尿病を正常化することが推奨されている．

図2のチャートに示すように，リスクファクターの修正後に，個々の患者に適した治療法を選択する．QOLに制限のない患者は肢機能を慎重に外来で経過観察し，QOLに制限のある患者には運動療法などを行う．運動療法により改善が認められない場合には，抗血小板薬による薬物療法や，中枢側の病変であれば血管内治療や外科的血行再建術を考慮することとなる．

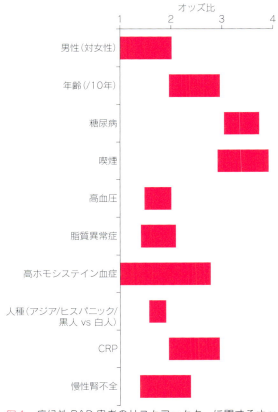

図1　症候性PAD患者のリスクファクターに関するオッズ比の範囲
(Norgren L, et al：J Vasc Surg 45：S5-S67, 2007 より引用)

2　リスクファクター各論

a　年齢・性別

好発年齢は虚血性心疾患や脳血管疾患と比較して高齢であり，65歳以上でピークに達する．わが国での60歳以上におけるABI 0.9未満での頻度は約3%，70歳以上では約5%との報告がある[2]．男性は女性に比較して約2倍リスクが高いことが報告されている．

b　喫煙

喫煙はオッズ比が3〜4倍と高い重要なリスクファクターとされている[1]．喫煙はPADの発症だけでなく，喫煙本数の増加と重症度が関連し，下肢切断や血管内治療後および外科的血行再建術後の再血行再建術，死亡の増加との関連が報告されている[3]．

禁煙によって発症頻度が低下することも明らかにされており，喫煙者のPADの相対的発症リスクが非喫煙者に比して3.7倍に対して，5年間禁煙した場合には相対的発症リスクが3.0倍に低下すると報告されている[2]．TASC-IIでは，患者に禁煙を勧めるように推奨している（レベルB）．

c　糖尿病

糖尿病は，喫煙と同様にオッズ比が3〜4倍と高い重要なリスクファクターとされている[1]．糖尿病を基礎

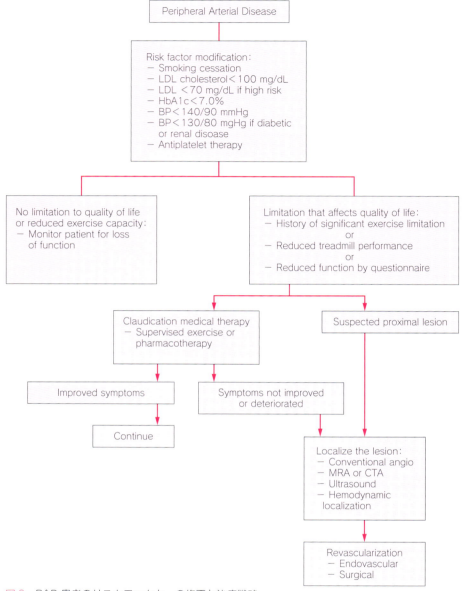

図2　PAD患者のリスクファクターの修正と治療戦略
(Norgren L, et al：J Vasc Surg 45：S5-S67, 2007 より引用)

疾患として併存したPADは，高血糖による血液凝固能の亢進や易感染性を伴って，下肢切断や潰瘍形成などの大きなリスクファクターとなる．糖尿病患者はHbA1cが1％上昇するとPAD発症のリスクが26％増加するとの報告があり[4]，糖尿病を発症してなくても，インスリン抵抗性がPAD発症のリスクを40〜50％上昇させると報告されている[5]．このため，TASC-Ⅱでは，糖尿病を併存したPAD患者は，HbA1cを7％未満，可能な限り6％に近づけるように推奨している（レベルC）．

d 高血圧

TASC-Ⅱでは，高血圧のPAD発症へのオッズ比は約2倍とされており[1]，動脈硬化の重要なリスクファクターではあるが，脳血管疾患（cerebrovascular disease：CVD）に対する関与ほど強くない．高血圧を合併したPAD患者は，血圧を140/90 mmHg未満に，さらに糖尿病や腎不全の併存があれば130/80 mmHg未満に調整するように推奨されている（レベルA）．

e 脂質異常症

脂質異常症のPAD発症へのオッズ比は1.5〜2倍とされているが，寄与度は糖尿病や喫煙ほど高くない．高LDLコレステロール血症以外に低HDLコレステロール血症や高トリグリセライド血症，高リポプロテイン（a）血症が独立したリスクファクターとして報告されている[6]．TASC-Ⅱでは，脂質異常症を併存した症候性PAD患者は，LDLコレステロールを100 mg/dL未満に（レベルA），他の血管疾患（CADなど）の合併がある場合は70 mg/dL未満に（レベルB）調整するように推奨されている（レベルA）．

f 炎症マーカー

近年の研究で，もともとの血中CRP高値が，5年間における無症候性から症候性PAD発症へのリスクファクターであることが報告されている[6]．

g 慢性腎不全

TASC-Ⅱでは，慢性腎不全がPAD発症のリスクファクターとして記載されている．特に透析患者の多いわが国では，日本循環器学会「血管機能の非侵襲的評価法に関するガイドライン」において，透析患者はABI測定を考慮する対象とされた．わが国の透析患者におけるABI 0.9未満の頻度は，約20％と報告されている[7]．

h その他のリスクファクター

TASC-Ⅱでは，ここまで解説したもののほかに，高ホモシステイン血症，血漿フィブリノーゲン高濃度などが挙げられている．近年では動脈硬化性疾患のリスクファクターとして，血中脂肪酸分画から測定されるエイコサペンタエン酸（EPA）とアラキドン酸（AA）の比である，EPA/AA比が注目されている．筆者らは浅大腿動脈に病変を持つ132人の症候性PAD患者に血管内治療を施行して，中央値24ヵ月（17〜30ヵ月）でフォローしたところ，EPA/AA比0.30以下であることが，血管内治療後の主要下肢虚血事象の独立した予測因子であることを報告した[8]．血中のEPA/AA比を上昇させるEPA製剤の，PAD患者に対する投与の有

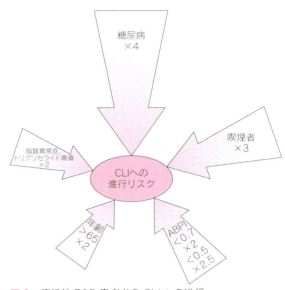

図3　症候性PAD患者からCLIへの進行
(Norgren L, et al：J Vasc Surg **45**：S5-S67, 2007より引用)

効性に関しては，現在多施設前向き研究が進んでいるところである．

また，症候性PAD患者のリスクファクターの管理を怠ると，より予後の悪い重症下肢虚血症（CLI）へ進行する可能性がある．これに該当するリスクファクターを図3に示す．

文献

1) Norgren L, et al：J Vasc Surg **45**：S5-S67, 2007
2) Fowkes FG, et al：Int J Epidemiol **20**：384-392, 1991
3) Willigendael EM, et al：J Vasc Surg **42**：67-74, 2005
4) Selvin E, et al：Ann Intern Med **141**：421-431, 2004
5) Muntner P, et al：Diabetes Care **28**：1981-1987, 2005
6) Ridker PM, et al：JAMA **285**：2481-2485, 2001
7) Ogata H, et al：Clin J Am Soc Nephrol **5**：2199-2206, 2010
8) Hishikari K, et al：Atherosclerosis **239**：583-538, 2015

【菱刈景一】

📝 Take Home Message（編集者より）

- なんといってもリスクファクターの代表は，男性・喫煙・糖尿病である．
- 注意するのはCLIとPADのリスクオッズは同一ではないという点である．
- オッズ比の臨床的感覚を身に着けてほしい．

D 併存疾患

1 動脈硬化性疾患の併存

1 ATIS の概念

　動脈硬化に起因する急性冠症候群・虚血性脳卒中は，現代の死因の筆頭格であり，日本のみならず全世界において大きな問題となっている．これらの疾患と末梢動脈疾患（PAD）は，従来まったく別の疾患として扱われていたが，いずれにおいても発症の基盤にあるのは動脈硬化性プラークの成長と破綻，それに引き続く血小板血栓の形成という共通のプロセスである．そこで，冠動脈疾患（coronary artery disease：CAD）と脳血管疾患（cerebrovascular disease：CVD）およびPAD を包括した新たな概念としてアテローム血栓症（atherothrombosis：ATIS）が提唱された．

2 REACH registry

a 研究デザインと結果の概要

　ATIS については，日本を含む 44 ヵ国から 68,000 人を超える外来患者が登録された国際的前向き観察コホート研究である Reduction of atherothrombosis for continued health（REACH）registry[1]が大きな情報を与えてくれる．REACH registry には，45 歳以上ですでに動脈硬化性疾患（CAD・CVD・PAD）に罹患している症候性 ATIS 患者，あるいは 3 つ以上の ATIS リスクファクター〔薬物治療中の糖尿病・糖尿病腎症・ABI＜0.9・頸動脈プラーク・無症候性の頸動脈重度狭窄・治療中にもかかわらず収縮期血圧≧150 mmHg・治療中の脂質異常症・現喫煙・高齢（男性≧65 歳，女性≧70 歳）〕を有する無症候性 ATIS 患者が登録され，患者背景や処方薬剤，リスクファクターの管理状況，心血管死・心筋梗塞・脳卒中の発生率などが調査された．

　REACH registry に登録された患者は，高血圧・脂質異常症・糖尿病などのリスクファクターを高頻度に保有する，心血管イベントの新規発症あるいは再発リスクの高い集団であったが，どの地域においても高血圧・耐糖能異常・脂質異常症の未診断が認められ，抗血小板薬・降圧薬・脂質降下薬・糖尿病治療薬の処方率は低く，血圧・脂質・血糖の管理目標達成率も低率であった[2]．すなわち，リスクファクターの見逃しがあること，ガイドラインでの推奨内容と実臨床での患者ケアの間には大きなギャップが存在することがまず明らかにされたのである．

b フォローアップ結果

　REACH registry の 1 年フォローアップ結果[3]によると，心血管死＋非致死性心筋梗塞＋非致死性脳卒中＋アテローム血栓性イベントによる入院の複合エンドポイントの発生率は，症候性 ATIS 患者において 14.41％と高率であり，実に 7 人に 1 人にイベントが発生する結果となった．また PAD 患者においては，心血管死の発生率が 2.51％と ATIS サブセットの中で最も高いだけでなく，1 年で約 10％の患者が下肢動脈の血行再建を必要とし，1.63％が下肢切断に至り，2.38％が冠動脈に対する血行再建も必要とすることがわかった．

　さらに興味深いことに，CAD・CVD・PAD の間には少なからぬ頻度でオーバーラップが存在し，症候性 ATIS 患者の 15.9％は複数の動脈床に動脈硬化性疾患を有する polyvascular disease（PVD）であることが判明した．中でも，CAD 患者（約 25％）・CVD 患者（約 40％）と比較して，PAD 患者においては約 60％と非常に高い頻度で PVD を認めることがわかった．そして，無症候性の ATIS 患者・単一の動脈床のみに疾患を有する患者・PVD 患者において，心血管イベントの発生率を調べてみると，罹患する動脈床の数が増加するごとに，イベント発生率が段階的に上昇することがわかった（図 1）．PAD のみを有する患者の心血管イ

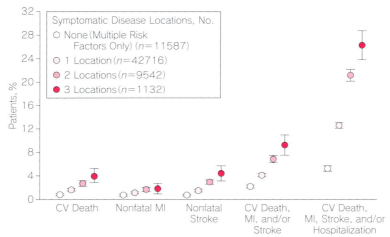

図1 症候性疾患が存在する動脈床数ごとの，1年での心血管イベント発生率

無症候性患者（none）から polyvasucular disease 患者（2,3 Locations）まで，罹患する動脈床の数が増加するにつれて，心血管イベントの発生率は有意に上昇している．
All P values <0.001. CV indicates cardiovascular ; MI, myocardial infarction. Patients with at least 3 factors but no symptoms are counted as 0, even in the presence of asymptomatic carotid plaque or reduced ankle brachial index. Error bars represent 95% confidence intervals.
（Steg PG, et al : JAMA 297 : 1197-1206, 2007 より引用）

ベント発生率は，CAD・CVD 患者と比較してかえって低値であるものの，PAD 患者は PVD であることが多いため，オーバーラップを含めた PAD 全体としては予後が不良になっていることが示唆された．これは，ATIS，中でも PAD は全身動脈にびまん性に動脈硬化の及んだ全身疾患として治療にあたるべきであることが強く示唆される結果であった．

Alberts らにより報告された REACH registry に登録された症候性 ATIS 患者の3年フォローアップ結果[4]においても，PAD 患者では心血管死＋非致死性心筋梗塞＋非致死性脳卒中＋心血管イベントによる入院の複合エンドポイントが3年で40.4％も発生すること，ベースラインで PAD と診断された患者の約10％が3年の間に PVD に進行し，その頻度は CAD・CVD よりも多いこと，やはり PVD 患者においては単一動脈床の疾患と比較して心血管イベントの発生率が有意に高いことが示された．

C 日本の症例について

日本から登録された症例のサブ解析[5]からは，世界の他地域（非アジア地域・日本を除くアジア地域）とのいくつかの相違点が指摘されている．まず，REACH registry のグローバルコホートと比較して，CVD の有病率が高いことが挙げられる（39.2％ vs 27.8％）．またリスクファクターの管理については，40％を超える有症候性 ATIS 患者において血圧または血清コレステロール値の管理が不十分であり，CAD よりも CVD・PAD 患者においてより不十分な傾向が認められた．抗血小板薬については，PAD 患者において aspirin の処方率が38.1％と低く，他の抗血小板薬（cilostazol・ticlopidine）・抗凝固薬の処方率が高かった．糖尿病については，有症候性 ATIS 患者における薬物療法施行率が30％程度と無症候性患者と比較して著しく低く，十分な血糖管理が得られている患者の割合も少なかった．脂質降下薬についても，無症候性患者や CAD 既往のある患者へは多くで処方されていたが，CVD・PAD 患者には30％程度しか処方されていなかった．

これらを受けて，1年フォローアップの結果[6]を日本・日本を除くアジア地域・非アジア地域で見てみると，心血管死＋非致死性心筋梗塞＋非致死性脳卒中の複合エンドポイントの発生率は，非アジア地域と日本を除くアジア地域とでは同等（4.38％ vs 4.65％）であったが，日本から登録された患者においては有意に低率（3.40％）であった．日本人患者における心血管死の発生率は，非アジア地域・日本を除くアジア地域の約半分であり，非致死性心筋梗塞は非アジア地域の約80％，非致死性脳卒中も日本を除くアジア地域よりも低値であった．

不十分な薬物療法のもとでも他地域より良好な予後が示されている理由としては，日本の恵まれた医療保険制度・専門医療機関への容易なアクセス・生魚の摂取など生活習慣などの寄与があるかもしれないが，1年以降の長期フォローアップのデータは明らかにされておらず，より適切な薬物療法・リスクファクターの管理を行っていく必要があることに間違いはない．

3 動脈硬化性疾患合併をどのように理解するか

これまでの解説のように，PADはPVDである頻度が高く，それだけに心血管イベントのハイリスク群である．そこで，PAD患者を見逃さずに診断するのはもちろんのこと，潜在しているおそれのあるCAD・CVDを積極的に見つけに行き，必要な介入を行うことが，PAD患者の予後改善につながるのではないかと筆者は考えている．実際に筆者の所属施設では，PAD患者に遭遇した場合，自覚症状の有無にかかわらず，基本的にルーチンでCADおよびCVDのスクリーニングを行うようにしている．具体的には，外来で薬物療法を施行するPAD患者であれば，負荷心電図・冠動脈CT・負荷心筋シンチグラフィーいずれかと頸動脈エコーを，PADに対する血管内治療（endovascular therapy：EVT）で入院した患者に対しては，頸動脈エコーのほか，EVTと同時に冠動脈造影も行うことが多い．さらに，薬剤抵抗性の高血圧や進行性の腎機能障害などの臨床徴候や，複数のリスクファクターを有する患者では，適宜腎動脈エコーを追加するようにしている．

しかしながら，2011年のESCガイドライン[7]では，PAD患者全例において無症候の他の動脈床の疾患をスクリーニングすることが臨床転帰を改善するとのエビデンスはないと明記されている．そもそも，スクリーニングを通して他の動脈床の疾患を発見したところで，それに対する血行再建が心筋梗塞・脳卒中・死亡のリスクを減少させるエビデンスが現時点ではないからである．ガイドライン上で強調されているのは，PAD以外の他の動脈床の疾患の有無にかかわらず，ガイドラインに沿った薬物療法で厳密な動脈硬化のリスクファクターの管理に注力することが，心血管イベントの抑制に最重要であるということである．

現行ガイドラインやREACH registryからのメッセージからいっても，PAD患者において最重要なのが，現状では不十分とされている薬物療法の徹底とそれによるリスクファクターの厳密な管理であることに疑う余地はない．しかしながらその一方で，全身疾患と対峙する中でも局所にも意識を向け，CADやCVDの綿密な診断・早期介入を行うことは，重大イベントの回避や患者QOL改善，そして究極的には生命予後改善につながるのではないかと筆者は考える．

文献

1) Ohman EM, et al：Am Heart J **151**：786. e1-10, 2006
2) Bhatt DL, et al：JAMA **295**：180-189, 2006
3) Steg PG, et al：JAMA **297**：1197-1206, 2007
4) Alberts MJ, et al：Eur Heart J **30**：2318-2326, 2009
5) Yamazaki T, et al：Circ J **71**：995-1003, 2007
6) Goto S, et al：Heart Asia **3**：93-98, 2011
7) Tendera M, et al：Eur Heart J **32**：2851-2906, 2011

【松野俊介】

Take Home Message（編集者より）

- 増加の一途をたどるPADを，冠動脈疾患や脳血管疾患を代表とする動脈硬化性疾患の1つとして捉える視点は重要である．

併存疾患

2 糖尿病の併存

1 PADと糖尿病の併存の実態

　糖尿病は，末梢動脈疾患（PAD）罹患の主要なリスクファクターの1つである．2007年のTASC-IIによれば，糖尿病はPADのリスクを3倍から4倍程度増加させ，間欠性跛行のリスクも2倍増加させる[1]．また，2013年のメタアナリシスでは，糖尿病患者のPAD罹患に対するリスクは1.68倍［95％信頼区間：1.53～1.84倍］であったと報告されている[2]．さらに国の所得別にみると，中低所得国が1.47倍［1.29～1.68倍］であったのに対し，高所得国は1.88倍［1.66～2.14倍］であり，中低所得国よりも高所得国のほうが，糖尿病のPAD罹患に対するリスクが有意に高くなっていた[2]．このように糖尿病自身がPAD罹患のリスク上昇と関連していることに加え，糖尿病患者は高血圧や脂質異常症，腎障害など他のリスクファクターを併せ持つことが多いため，糖尿病患者ではPADの罹患率が高くなる．

　一方，これをPADの側から見れば，PAD患者では糖尿病が高率に併存することは想像に難くない．実際，血行再建術を要するPAD患者では2/3の症例に糖尿病を認める[3]．さらに明らかな糖尿病を呈していないPAD患者においても，経口ブドウ糖負荷試験を施行すると，半数以上に耐糖能障害を認め[3]，PADの診療において糖尿病の併存は無視できない．

2 糖尿病併存PAD患者における血管病変の特徴

　病変の局在や石灰化の併存は，血行再建術の治療成績を左右しうる重要な因子であり，糖尿病はそのいずれとも関連している．すなわち，糖尿病併存例では，より末梢側の動脈，特に膝下動脈に病変を有することが多く[4]，また血管の石灰化のリスクも高い[5]．

　また，大腿膝窩動脈領域における血管内治療の成績をみると，糖尿病の併存は，病変の重症度によらず，再狭窄リスクの上昇と有意に関連しており[6]，糖尿病を有すること自体が，血行再建後の血管性状の変化・リモデリングに何かしらの影響を及ぼしている可能性もある．

3 糖尿病併存PAD患者の転帰

a CLIへの進展リスク

　Fontaine分類II度以下（無症候・非典型的症状もしくは間欠性跛行）のPAD患者が，Fontaine分類III度以上（安静時疼痛もしくは潰瘍・壊死）のいわゆる重症下肢虚血（critical limb ishcemia：CLI）に進展するリスクは，5年で5～10％程度と見積もられている[7]．しかしこれはあくまでPAD患者全体での数値であって，糖尿病併存症例に限ると，そのリスクはさらに高いと考えられる．実際，糖尿病の併存は，PAD患者におけるCLI進展リスクを約4倍高めると見積もられている[1]．

　また詳細は別項に譲るが，PADの中には，重度の虚血に陥りながらも，典型的な下肢虚血症状を欠く，いわゆるsubclinical CLIが存在する．こうした症例では，間欠性跛行症状を呈することなしにCLIを突然発症することは珍しくなく，特に糖尿病併存例ではそのリスクが高い[8]．糖尿病併存例においてはCLI発症のリスクのみならず，その発症様式にも留意する必要がある．

b 下肢予後

　CLI患者において，糖尿病の併存は下肢大切断のリスク上昇と関連する[9]．一般に，糖尿病では免疫能の低下，創傷治癒の遅延を認めることが知られており，CLI患者でも糖尿病が併存していると同様の機序で創傷管理が困難となり，結果として，大切断のリスクが高まっている可能性がある．実際，CLI患者において糖尿病は創傷治癒遅延の主要なリスクファクターとして認識されている[10]．さらに前述のとおり，糖尿病を併存したPAD患者では血管内治療後の再狭窄リスクも高い[6]．創傷・感染のコントロールには十分な血流量を確保する必要があるが，糖尿病患者では早期に治療血管が再狭窄して血流が再低下してしまい，病変のコントロールをさらに困難にしている可能性もある．

　なお，糖尿病併存CLI患者に絞ってみてみると，血糖コントロールの不良な者ほど下肢大切断リスクが高くなっており[9]，血糖管理が創傷管理と関連している

可能性がある．しかし現時点では，血糖コントロールの改善が下肢予後の改善につながることを証明した臨床試験はなく，今後の研究が待たれる．

一方，血糖コントロールとは対照的に，糖尿病罹病期間と下肢予後との関連はこれまでのところ見いだせていない[11]．糖尿病とCLIを併存した患者においては，糖尿病罹病期間は下肢予後の予測因子としては有用でない可能性があり，今後さらなる検討が必要であろう．

C 生命予後

CLI患者において，糖尿病の併存は生命予後とは関連しない可能性がある．筆者らの検討でも，糖尿病は下肢大切断リスクと関連していたが，死亡リスクとは有意な関連性を見いだせなかった[9]．解析対象者数が少ないために有意な関連を認めなかった可能性も考え，その後，より症例数の多いデータベースで改めて検討しているが，それでも有意な関連性は見いだせていない[12]．

一方，最近，Reineckeらは，糖尿病の総死亡に対するハザード比は1.05倍［1.00～1.09倍］で，統計学的には有意であった（$p=0.033$）ことを報告している[13]．ただし，これは間欠性跛行症例を約半数含む全4万例の大規模データベースを用いた検討であり，統計学的な検出力が極めて高くなっている点に留意が必要である．実際，示されたハザード比は1に極めて近い．これまで一般住民や冠動脈疾患患者，脳卒中患者などを対象とした観察研究では，糖尿病は総死亡リスクを1.5～2倍程度増加させることが報告されており，こうした既報と比べても，CLI患者における糖尿病の死亡リスクに対するインパクトは小さいと考えられる．さらに同報告の中で下肢大切断に対する糖尿病のハザード比は1.47倍［1.41～1.54倍］であったことを踏まえても，糖尿病が生命予後に及ぼす影響は下肢予後に及ぼす影響に比べても小さいことが示唆される．

CLI患者において，どうして糖尿病と死亡リスクとの関連性が極めて小さいのか，今後さらなる検討が必要と考えられる．

文献

1) Norgren L, et al：J Vasc Surg **45**（Suppl）：S5-S67, 2007
2) Fowkes FG, et al：Lancet **382**：1329-1340, 2013
3) Takahara M, et al：Diabetes Res Clin Pract **91**：e24-5, 2011
4) Diehm N, et al：Eur J Vasc Endovasc Surg **31**：59-63, 2006
5) Takahara M, et al：Diabetes Care **35**：2000-2004, 2012
6) Iida O, et al：JACC Cardiovasc Interv **7**：792-798, 2014
7) Hirsch AT, et al：J Am Coll Cardiol **47**：1239-1312, 2006
8) Takahara M, et al：J Atheroscler Thromb **22**：718-725, 2015
9) Takahara M, et al：Diabetes Care **33**：2538-2542, 2010
10) Azuma N, et al：Circ J **78**：1791-1800, 2014
11) Takahara M, et al：J Atheroscler Thromb **18**：1102-1109, 2011
12) Soga Y, et al：JACC Cardiovasc Interv **7**：1444-1449, 2014
13) Reinecke H, et al：Eur Heart J **36**：932-938, 2015

【髙原充佳】

Take Home Message（編集者より）

- 糖尿病からPAD，PADから糖尿病を想像することは診断のための基本である．
- 糖尿病はCLIの進行リスク，下肢大切断リスクを増大させる．
- 糖尿病はPADの死亡に与えるインパクトは想像より小さい可能性がある．

併存疾患

3 慢性腎不全の併存（透析患者）

わが国においては，腎臓内科医師の尽力により，血液透析による慢性腎不全患者の長期生存が得られている．国民皆保険制度もあり，透析患者は年々増加し，透析患者全数の実に24.8％が10年以上の透析歴を有している[1]．このため，近年末梢動脈疾患，特に重症下肢虚血（CLI）の併存が問題となっている．CLIの5年生存率は56％と報告されており，乳癌・大腸癌よりも予後不良であるため[2]，透析患者をいかにCLIにしないかという点が肝要である．

これを受けて，2016（平成28）年度診療報酬改定から，「下肢末梢動脈疾患指導管理加算」が新設された．これは，透析患者の足をスクリーニングし，重症度が高いと判断された症例を，早期に専門機関へ紹介することで，重症化を未然に防ぐことを目的としている．以下では，透析患者におけるPADの特性および治療について解説する．

1 有病率

透析症例におけるPADの有病率の報告は，非常に少ない．これは，わが国以外では長期的な透析を受けられる患者が少ないこと，ABIなどの簡易検査では見逃されることが多いこと，元来ADLが低く跛行症状を訴えるほど歩いている患者が少ないこと，等が挙げられる．

透析患者におけるABI 0.90未満の頻度は，15～24％との報告がある[3]．ただし，ABIは動脈硬化の進展とともに高値となる．実際に非透析患者と比して約0.1高めに出ることがわかっている[4]．このため，偽陰性を呈する可能性があり，SPPやtcPO$_2$など他のモダリティを併用することが必要である．

また，新規透析導入患者におけるCLIの併存率は，Kochの報告に詳しい[5]．透析導入を行った322人（平均年齢62歳，男性57％，糖尿病38％）を追跡したところ，透析導入期に10％の症例でCLIを認め，5年の追跡でさらに15％の症例で発症している．なお，5年間の死亡において，CLIが最も重要な因子であったことも重要な点である（ハザード比4.921, $p<0.0001$）．近年の透析技術の向上や薬物治療の改善で，より良好

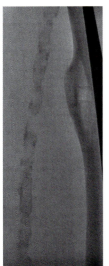
a.
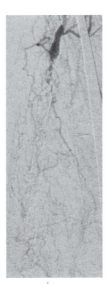
b.
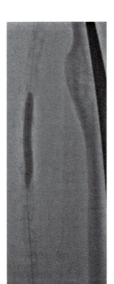
c.
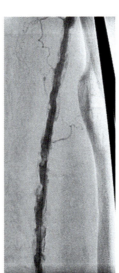
d.
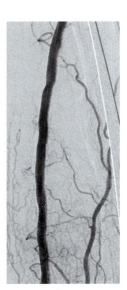
e.

図1　透析歴10年のCLI患者の血管造影
高度石灰化を伴う浅大腿動脈閉塞病変であり，他院にてEVTおよびバイパスは困難と判断され，紹介に至った．
a：石灰化の確認．病変の全域にわたって石灰化している．
b：造影所見．TASC-II Class Dの病変．
c：Crosser®を複数回通過させた後の前拡張．
d：ロングバルンでの拡張後の所見．解離を認める．
e：自己拡張型ナイチノールステント留置後の所見．

な経過となっている可能性はあるが，透析患者におけるCLIの重要性が伺える．

2　治療およびその特徴

透析患者の治療は，①石灰化が強い，②足関節以下（bellow the ankle）の血管の障害が多い，③PVDの症例が多い，④潜在的重症下肢虚血（subclinical CLI）が多い，等の特徴がある．症状を有する症例ではバイパスも含めた血行再建を考慮すべきだが，症状を伴わない高度虚血ついては明確な指針がない．元々の歩行距離が少ないために跛行症状を呈さないことをしばしば経験するが，他覚的所見にて末梢循環の低下が示唆される場合は，積極的に運動療法ないし薬物治療を考慮すべきである．

実際のEVTでは，高度石灰化が大きな壁となる．図1は透析歴10年のCLI患者で，浅大腿動脈のPACSS grade 4の閉塞病変に対する治療である．浅大腿動脈領域におけるlong stentingは，開存率低下や血栓症の因子ともなるため，POBAのみで終了することも検討する．そのため，石灰化ガイドにintra-plaqueにワイヤを通し，Crosser®を複数回通過させた後に段階的なバルン拡張を行い，最後は300 mmのバルンにて5分以上拡張したが，解離が残存した．その結果，長い自己拡張型ナイチノールステントを2本留置せざるをえなかった症例である．幸いステントは良好に拡張が得られたが，高度石灰化病変では拡張不良な例もしばしば経験するため，スコアリングバルンによる拡張などの前処置も重要である．海外では使用可能なデバルキングデバイスも強く期待される．

透析患者ではEVTに難渋し，良好な転機も得がたい症例も多いため，CLIに対しては補助療法も検討したい．高気圧酸素療法やマゴット治療（保険適用外）などが挙げられるが，透析患者の場合は動静脈シャントがあるため，LDLアフェレーシスが適応としやすい．筆者の所属施設からのOhtakeの報告では[6]，膝下血管に対して治療を行った後，LDLアフェレーシスを行うかどうかで，主要な下肢のイベント（MALE）を評価した．結果，72.0% vs 45.1%と，LDLアフェレーシス群が良好であったと報告している．

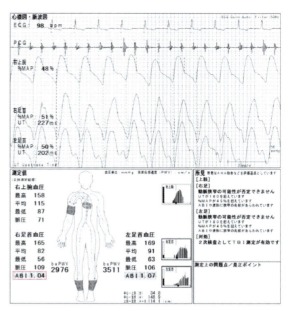

透析前

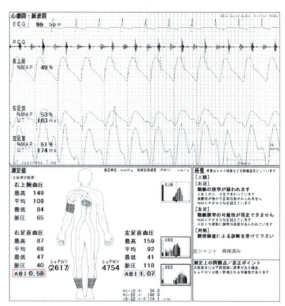

透析後

図2　浅大腿動脈の治療後のABI（透析前後）
血管エコーおよび造影では，治療部位の拡張は良好だが，膝下血管に病変を残している．透析前後で大幅に値が変化している．

3　日常管理の注意点

前述のように透析患者ではABIなどの生理検査が過小評価となることがあり，注意が必要である．図2は浅大腿動脈の治療後であるが，透析の前後で血流が大幅に変化している．これは，膝下血管のrun offの問

題，血管壁のスティッフネス，血管内の水分量等が関与していると予想され，膝下血管への追加治療も検討している．そのため，検査を行う際は，タイミングも考慮しなければならない．

　subclinical CLI の症例を CLI に至らせないことは重要な点であり，ABI，SPP などの生理的検査に併せ，下肢の観察も必要である．医療者の観察はもちろん，足趾に傷をつけるような靴擦れ，深爪，白癬症などを予防するための指導は，日頃から徹底するようにしたい．

　最後に，PVD に対する介入も必要である．CLI に至った症例は多血管に及ぶ動脈硬化性病変をきたすことが多く（p12 参照），心血管障害が特に問題となる[7]．バイパスがよい適応である症例も，併存疾患によって全身麻酔が忌避される場合があり，併存疾患をあらかじめ診断および加療することは，CLI の加療の点でも非常に重要である．

文献

1) 日本透析医学会：図説　わが国の慢性透析療法の現状（ホームページ公開）
2) Norgren L, et al：Euro J Vasc Endovasc Surg **33**（1 Suppl）：S1, 2007
3) 宮田哲郎ほか：末梢閉塞動脈疾患の治療ガイドライン（2015 年改訂版），日本循環器学会ほか（ホームページ公開）
4) 岡本好司ほか：脈管学 **46**：829-835，2006
5) Koch M, et al：Nephrol Dial Transplant **19**：2547-2552, 2004
6) Ohtake T, et al：Ther Apher Dial **20**：661-667, 2016
7) Ouriel K, et al：Lancet **358**：1257-1264, 2001

【飛田一樹】

Take Home Message（編集者より）

- わが国における透析患者の増加と高齢化に伴い，PAD，特に CLI の発症が大きな問題となっている．
- 透析時における下肢の観察が最も重要である．

2　解　剖

A　解剖と症状の関係

　下肢動脈の虚血で生じる症状は主に3つに分けられる．1つ目は上流から下流への血流障害によって生じる典型的な下腿の跛行である．2つ目はその虚血が高度になった場合に外傷や圧負荷を契機として足趾などに出現する壊疽や潰瘍である．3つ目は見逃されがちな症状である非典型的な跛行，臀筋跛行，勃起不全や大腿部痛などであり，しばしば診断に難渋する．

1　下肢動脈の遠位部と近位部

　前述の症状の理解を深めるために，下肢動脈の解剖を図1に示し，以下でポイントを解説する．下肢動脈は近位部と遠位部に分けられる．以前は鼠径靱帯より中枢の腹部大動脈から腸骨動脈領域を近位部，鼠径靱帯以下の大腿膝窩動脈ならびに膝下動脈を遠位部とし，遠位部に関しては長期開存が見込めるあるいは重症下肢虚血肢に対して血行再建術を行っていた．現在は膝窩動脈より中枢，つまり大動脈腸骨動脈と大腿膝窩動脈を近位部，膝窩動脈下動脈つまり膝下動脈を遠位部としている[1]．大腿膝窩動脈への血行再建術が治療方法を問わず安全に施行可能となり，そして厳密に経過観察を行い必要時に追加の血行再建術を行うことで長期開存が期待できる領域になったことがこの変化をもたらしたと筆者は考える．

　また，昨今筋肉量が減少するサルコペニアや予後不良に直結するフレイルが話題になっている．これらの予防としての自力歩行維持のために，内科的治療抵抗性の跛行を呈する大動脈腸骨動脈病変で血管内治療後の長期成績が良好であることが報告されている[2]．大動脈腸骨動脈病変に対しては積極的な血行再建術を行うべきである．

2　骨盤腔内の血行動態

　典型的な跛行症状ではない症状の理解を深めるためには骨盤腔内の血行動態の把握が必要である．骨盤腔内の臓器や筋肉を栄養する血流は主に下腸間膜動脈と両側内腸骨動脈によって栄養されている．よってこれらの血流が低下することで，臀筋跛行や男性の場合には勃起不全を呈する．ただし図2のように側副血行路が互いに発達し合うため，通常ではこの3本のうち1本の血流が維持されていれば，重篤な症状とはならない．しかしながら，さらに末梢レベルの狭窄などで側副血行路の発達が阻害されると，1本が維持されていても症状は強く出現する．

　典型的な跛行の場合には，客観的な血流の指標としてABIが確立しているが，骨盤腔内の血流を示す確立した有効な指標はなく，症状で判断しているのが現状である．脊柱管狭窄症との鑑別が大事になるため，除外診断目的の腰椎MRIなどの画像検査は必須となる．また総腸骨動脈病変は同側の内腸骨動脈血流を低下させるため，臀筋跛行や勃起不全の有無などの問診は不可欠である．

　総外腸骨動脈の血管内治療を行う際に，安易に内腸骨動脈をステントで塞いでしまうのではなく下腸間膜動脈や対側の内腸骨動脈の開存の有無を念頭において治療を行う必要がある．典型的な下腿の跛行に加えて，整形外科疾患がないにもかかわらず，歩き始めに

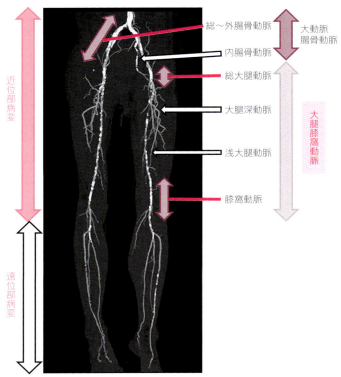

図1 下肢動脈の解剖
近位部：骨盤腔内の腹部大動脈と腸骨動脈，および大腿膝窩動脈
遠位部：膝下動脈
腸骨動脈：総腸骨動脈，外腸骨動脈（内腸骨動脈分枝部より鼠径靱帯まで），内腸骨動脈
大腿膝窩動脈：総大腿動脈，浅大腿動脈，大腿深動脈，膝窩動脈

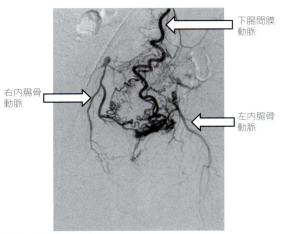

図2 骨盤腔内の主な内臓動脈
両側内腸骨動脈が完全閉塞している症例の下腸間膜動脈造影所見．下腸間膜動脈から両側内腸骨動脈に良好な側副血行路が発達している．

崩れるようなあるいは臀部が痛くなるなど多彩な症状の訴えがある場合には，臀筋跛行が存在している可能性が高い．この場合には患側の内腸骨動脈の血流を改善させることを意識した血管内治療を施行することが肝要となる．

3 側副血行路

図3に示す症例はLeriche症候群であり，内胸動脈が発達し鼠径靱帯部より総大腿動脈に良好な側副血行路を供給している．冠動脈疾患に対しての冠動脈バイパス術を施行する際に，内胸動脈が最も有用なバイパスグラフトであることは明白であるが，このように下肢末梢血管疾患患者において，側副血行路として発達している場合があり，その使用によって下肢の虚血を誘発するリスクがあるため注意が必要である．事前の内胸動脈の造影あるいはエコー検査での評価，ABI検査は必須であると考える．また，太く発達した内胸動

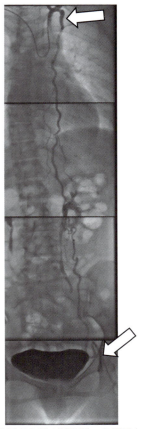

図3 左内胸動脈から総大腿動脈への側副血行路
Leriche症候群（腹部大動脈から両側腸骨動脈の閉塞）症例であり，発達した左内胸動脈（矢印），および左総大腿動脈（矢印）が見られる．

脈の血管壁は薄く脆弱化しているため，下肢血行再建術を先行させた後にグラフトとして使用する際には細心の注意が必要である[3]．

骨盤腔内では前述のように，下腸間膜動脈と両側内腸骨動脈は互いに側副血行路が発達する．図4に示す症例では両側内腸骨動脈は閉塞しているが，狭窄のない総外腸骨動脈から回旋動脈などを介し内腸骨内腸骨動脈の側副血行路を介して対側の外腸骨動脈へと流入している．血行再建を血管内治療，バイパス術などいずれの方法で行うにしてもこれらを考慮して行う必要がある．

図5に示す症例は急性下肢虚血，右下肢Rutherford IIaのステント血栓症である．以前に留置されていた薬剤溶出性ステントは全長にわたって血栓閉塞している．ステントは幸いにも大腿深動脈と内転筋管を塞いでいなかったので，大腿深動脈から膝窩動脈への側副血行路が比較的良好に発達し，下肢虚血は重篤にならずに切断を回避することができた．昨今ステント留置術後あるいはバイパス術後症例の血栓症による急性下肢虚血症例が増加しているが，血栓で完全に閉塞した場合を想定したステント留置術などは考慮すべきであると考える．また，大腿深動脈の虚血では下腿部の痛みはなく大腿部痛を呈することに留意する．

4　症状のみによる診断の限界

典型的な跛行は大動脈をはじめとし，総腸骨動脈，外腸骨動脈，総大腿動脈，浅大腿動脈，膝窩動脈，膝

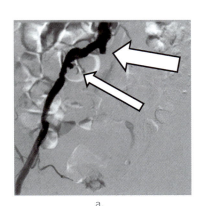
a.

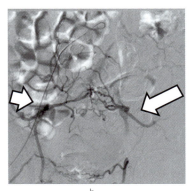
b.

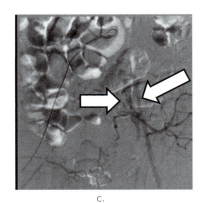
c.

図4　右回旋動脈など，右内腸骨動脈および左内腸骨動脈の側副血行路
左総腸骨動脈および右内腸骨動脈の閉塞症例である．
a：DSA撮影（時相1）：左総腸骨動脈閉塞，右内腸骨動脈閉塞が見られる（矢印）．
b：DSA撮影（時相2）：矢印は右回旋動脈などからの側副血行路で造影された右内腸骨動脈，および右内腸骨動脈からの側副血行路で造影された左内腸骨動脈．
c：DSA撮影（時相3）：左内腸骨動脈から逆行性に造影された左外腸骨動脈が見られる．

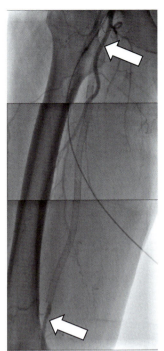

図5 以前に留置されていた右浅大腿動脈全長にわたる薬剤溶出性ステントの完全閉塞所見
大腿深動脈および内転筋管部位での膝窩動脈近位部への側副血行路が見られる（矢印）．

下動脈を順に流れる血流障害によって生じる．よって近位部であるほど虚血の症状が強く出現することが一般的である．特に大動脈腸骨動脈領域では，安静時のABIが0.9以上であったとしても，運動時に大きな圧較差を生じることで典型的な下腿の跛行症状を呈する

ことがあるため，安静時の血行動態のみで診断しないように留意するべきである．また，より中枢の病変ではなくても，側副血行路の主な流入部位である総大腿動脈，膝窩動脈などの病変では，運動時の側副血行路の不足がより顕著となり症状が強く出現することが多い．特に同部位の閉塞病変の場合，筆者の経験では運動療法や薬物治療抵抗性であり，血行再建治療を必要とする症例が多かった．

下肢末梢血管疾患の症状を，解剖を踏まえて，典型的な跛行とそれ以外に分けて考えることは重要である．また虚血が高度になれば非典型的な症状も出現するため，症状のみで診断することは不可能であることを銘記する．

文献
1) Kullo IJ, et al：N Engl J Med **374**：861-871, 2016
2) Soga Y, et al：Circ J **76**：2697-2704, 2012
3) 久貝忠男：Jpn J Cardiovasc Surg **30**：106-109：2001

【東谷迪昭】

Take Home Message（編集者より）

- 臀筋跛行，勃起不全や大腿部痛は要チェック．
- 循環器内科医・心臓血管外科医であれば，すべての症状を一度虚血で考えてみるべきである．
- すべての基本は解剖である．そこに何があるのか？

B 膝窩動脈とその周囲疾患

1 膝窩動脈の解剖

　膝窩動脈とは，浅大腿動脈が大内転筋の腱裂孔（内転筋管）を通り抜けた後から始まり，大腿骨の遠位端を膝関節包に接しながら下行し，脛骨と腓骨の間で後脛骨動脈と前脛骨動脈に分岐するまでを呼称する（図1）．膝窩動脈は短いながら膝関節の後方に位置し，下肢の主要動脈に血液を供給する極めて重要な部分である．

　膝窩動脈の分枝は膝動脈で，内外側の対になった上下の膝動脈と中膝動脈からなっている．これらは膝関節や周辺の筋に分布し，外側大腿回旋動脈の下行枝や浅大腿動脈の分枝である下行膝動脈，下腿では腓骨回旋枝と前脛骨反回動脈反回枝などと関節周囲で吻合して血管網を形成する．また，腓腹筋に分布する筋枝を特に腓腹動脈と呼ぶ．

　膝動脈は下腿への側副血行路として重要な役割を果たす．膝動脈の閉塞を伴う膝窩動脈レベルでの閉塞は下腿への側副血行が阻害され，高度の虚血に陥ることが多い．また，膝窩動脈には，血流障害を引き起こす原因として，閉塞性動脈硬化症以外に認識しておくべき疾患が存在する．

2 閉塞性動脈硬化症以外の注意すべき疾患

a 膝窩動脈瘤

1. 疫学

　比較的まれな疾患であるが，末梢動脈瘤の中では60〜80％を占めるとされており，最も頻度の高い動脈瘤である[1]．男性に多く発生し，両側発生を45％に認める[2]．腹部大動脈瘤や腸骨動脈瘤に合併することもある（図2）．

2. 症状

　巨大なものは圧迫症状や破裂を合併する．ただし，腹部大動脈瘤に比べると破裂を合併する頻度は少な

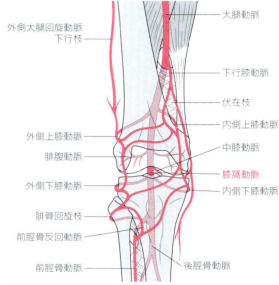

図1　膝窩動脈の解剖

い．膝窩動脈瘤の臨床上の特徴は，高率に血栓症や塞栓症による急性下肢虚血として発症することである．膝窩動脈以下の完全閉塞を呈することも多く，重症化しやすい特徴を持つ．一方で，緩徐に閉塞した例では間欠性跛行として症状を呈することもある．

3. 診断

　CTあるいは超音波検査で容易に診断可能であるが，無症候症例では発見される機会は少ない．まれに，膝下膝窩動脈に至る慢性閉塞と診断されたものの中に，膝窩動脈瘤を原因とした閉塞症例を経験することがあり，膝下膝窩動脈に至る閉塞症例ではCTや超音波検査によるスクリーニングにより膝窩動脈瘤を鑑別することが重要である．

4. 治療

　症候性または無症候性でも瘤径2 cm以上あるいは著明な壁在血栓を有するものを治療適応とするのが一般的である．瘤径の大きさにかかわらず手術適応とするものもある．

　標準治療は，瘤の切除あるいは空置および自家静脈を用いた血行再建である．適切な自家静脈がない場合

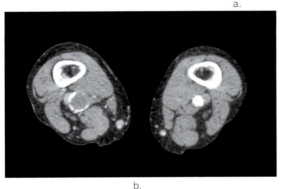

図2 膝窩動脈瘤
右膝窩動脈瘤の閉塞を認める．膝窩動脈末梢の血流は保たれている．同時に腹部大動脈瘤の合併も認めた．

は，人工血管が用いられることもある．最近では，ステントグラフトを用いた血管内治療の有効性が報告されつつある[3]．低侵襲であることから，外科手術に対するハイリスク症例や適切な自家静脈がない症例によい適応とされる．一方で，解剖学的な条件（十分なlanding zone，良好な末梢run off，屈曲がないことなど）を満たせば，外科手術を凌駕する短期成績に加え，中長期開存も匹敵する成績が得られる可能性が報告されている[3]．わが国では，症候性浅大腿動脈閉塞，外傷性および医原性血管損傷に対するステントグラフト治療がようやく保険認可されたばかりであり，末梢真性動脈瘤に対するステントグラフト治療は認められていない．早期の適応拡大が期待される．

b 膝窩動脈捕捉症候群

1．疫学

極めてまれな疾患であり，正確な発症頻度は不明である（図3）．過去の報告例の80％以上が男性であり，発症年齢の中央値は30歳代とされる[4]．つまり，若年

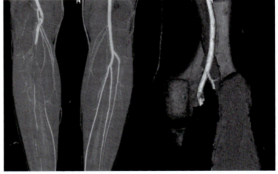

図3 膝窩動脈捕捉症候群
やや外側に偏位した右腓腹筋内側頭に捕捉された膝窩動脈を認め，Ⅱ型の膝窩動脈捕捉症候群と考えられる．膝窩動脈末梢は閉塞し，下腿三分岐はかろうじて抽出されているが，ところどころ途絶している．

男性の間欠性跛行や腓腹部痛で疑うべき疾患といえる．また，両側発症を約30％に認める．

最近行われた国内の多施設協同研究による調査（全国血管外科19施設）では，2003年から2015年の12年間に集計された症例数は19例/24肢であった．これ

表 1　膝窩動脈捕捉症候群の分類（Levien）

Ⅰ型	膝窩動脈が起始異常のない腓腹筋内側頭のさらに内側を走行する．
Ⅱ型	膝窩動脈がやや外側に付着した腓腹筋内側頭に捕捉される．Ⅰ型と同様の走行異常だが，Ⅰ型より中央よりを走行する．
Ⅲ型	膝窩動脈が腓腹筋内側頭から分離した副腓腹筋によって捕捉される．
Ⅳ型	膝窩動脈が膝窩筋または異常線維束によって捕捉される．
Ⅴ型	Ⅰ～Ⅳ型に膝窩静脈捕捉を伴う．
Ⅵ型	膝窩動脈が肥大した腓腹筋により圧排される．解剖学的異常を認めない．

は，末梢動脈疾患 1,000 例に対して 1.3 例の頻度であり，国内でも非常にまれな疾患であることが示された．平均年齢は 36±18.2 歳（14～75 歳）で，91.7% が男性であった．31.6% がスポーツ選手であり，両側例は 5 名（26.3%）であった（2017 年日本循環器病学会発表）．

2. 原因

膝窩動脈が形成される過程で，腓腹筋内側頭が外側から内側に偏位する際に膝窩動脈の捕捉が生じることや，付着異常あるいは線維束により膝窩動脈が圧迫されることにより血流障害を起こす．繰り返される圧迫によって，内膜肥厚や瘤化を伴い閉塞や遠位塞栓を伴うことがある．

3. 分類

発生学に基づき，膝窩動脈が筋肉に捕捉されるものをⅠ～Ⅳ型に分類し[5]，静脈も同時に捕捉されるものをⅤ型，解剖学的異常を認めない機能的捕捉をⅥ型とする分類方法が用いられている（表 1）[6]．

4. 診断

間欠性跛行を有する若年者やスポーツ選手で本症を疑う．本症を疑った際には，能動的底屈により末梢動脈の拍動あるいはドプラ音の減弱の有無を確認する[7]．確定診断は，造影 CT 検査により膝窩動脈の偏位や筋束の圧排を確認することにより可能である．

5. 治療

症候性では原則的に外科手術の適応である．診断に至らず血管内治療が繰り返されている報告例も散見されるが，血管内治療のみでは圧排は解除されないため基本的に血管内治療は禁忌と考えてよい．手術は，圧迫の原因となっている筋肉または線維束を切離する．ただし，術中に圧排している筋線維が同定しにくいことも経験され，注意を要する．内膜肥厚や瘤化を伴ったものは病変部の切除および自家静脈を用いた再建が必要となる．

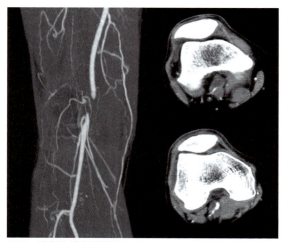

図 4　膝窩動脈外膜嚢腫
膝窩動脈に多房性の外膜嚢腫を認め，内腔は著明に圧排されている．

C　膝窩動脈外膜嚢腫

1. 疫学

膝窩動脈捕捉症候群と同様に極めてまれな疾患であり，正確な発症頻度は不明である（図 4）．症状がなければ発見に至ることはまれであり，無症候に経過する症例も多いと思われる．膝窩動脈における発症が多いが，それ以外の動脈に生じる外膜嚢腫も存在する[8]．男性の発症頻度が女性の 5 倍とされ，30 歳代後半から 50 歳代の比較的若年に発症する．若年あるいは動脈硬化リスクのない下肢虚血症例では本症を疑う必要がある．

2. 原因

外膜嚢腫は，コロイド状物質が外膜と中膜の間に貯留し内腔を圧排する病態である．成因として，外傷起因説（繰り返される損傷），全身性粘膜変性説，粘液産生細胞迷入説，関節包との交通による説などの可能性が示唆されている．

3. 診断

動脈硬化リスクのない間欠性跛行症例で本症を疑う．また本症の特徴として，症状が日内あるいは数日

内で変動することがある．これは，囊腫が破裂することにより狭窄が解除される可能性や，囊腫そのものが増大退縮を繰り返している可能性が示唆されている．

　囊腫がある程度の大きさを有していれば超音波検査でスクリーニング可能である．詳細な評価は CT 検査が有用である．ただし，囊腫の大きさや局在は変化する可能性があることを念頭に置く必要がある．

4．治療

a）経過観察

日内あるいは数日内で変動する症例も経験されるため，症状が軽い症例では一定期間経過観察することは妥当である．

b）血管内治療

病態の本質は囊腫による内腔圧排であるため，血管内治療による血管形成術は適応にならない．

c）超音波ガイド下穿刺吸引

低侵襲で繰り返し治療可能であることから，試みてよい選択肢である．ただし，超音波で同定可能な囊腫のみが治療可能であるため，同定困難な囊腫が遺残し再発するリスクを伴う．根治的な治療ではなく姑息的な治療といえる．

d）囊腫切除・開放

丁寧に囊腫壁を切開し，すべてを完全に開放すれば根治可能であると報告されている[9]．完全な切除が完遂できれば動脈再建は不要であるため，最も予後がよい術式である．一方で，術中に確認困難な囊腫の遺残が避けられないとの報告もあり，標準術式とはなりにくい．

e）病変部切除，自家静脈再建

病変を確実に切除可能であり，最も再発の危険が少ない手術法である．

文献

1) Dawson I, et al：Br J Surg **84**：293-299, 1997
2) Hirsch AT, et al：Circulation **113**：e463-654, 2006
3) Leake AE, et al：J Vasc Surg **65**：246-256 e2. 2017
4) Forbes TL. Nonatheromatous Popliteal Artery Disease. Rutherford. 1808-15.
5) Levien LJ, et al：J Vasc Surg **30**：587-598, 1999
6) Levien LJ：Semin Vasc Surg **16**：223-231, 2003
7) 工藤敏文ほか：膝窩動脈捕捉症候群，脈管専門医のための臨床脈管学，日本脈管学会（編），メディカルトリビューン，p232-233，2010
8) Maeda H, et al：Ann Thorac Cardiovasc Surg **22**：315-317, 2016
9) Kikuchi S, et al：Ann Vasc Surg **28**：1567 e5-8. 2014

【渋谷慎太郎】

Take Home Message（編集者より）

- 膝窩動脈レベルの閉塞は高度虚血に陥ることが多い．
- 閉塞性動脈硬化症以外の疾患に留意する．

C 膝下動脈〜足動脈まで

1 基本的解剖の理解

　下腿動脈の解剖学的理解は血行再建時の run off 評価，バイパス吻合や血管内治療の標的血管の選択などにおいて重要である．一般的には膝窩動脈から最初に前外側に向けて前脛骨動脈が分岐し，その後，脛骨腓骨動脈幹から前内側に後脛骨動脈が分岐し腓骨動脈と分かれる（図1a）．前脛骨動脈は足背動脈へ，後脛骨動脈は内側足底動脈と外側足底動脈に分かれる（図1b）．足背動脈は足根動脈と中足動脈を分岐しながら走行し貫通動脈（perforating artery）として足底に向かう．

　一方，外側足底動脈が内側から外側，そして内側へと弧を描きながら走行し深足底動脈弓を形成する（図2）．足背動脈と深足底動脈弓をつなぐ貫通動脈は第1中足骨と第2中足骨の間を走行しており，こうして足部のアーチが形成される（図3）[1]．このアーチから中足動脈が分岐し最終的に終末動脈である足趾動脈によって足趾に血流を供給する．

　中足動脈には足背中足動脈と足底中足動脈，足趾動脈には足背足趾動脈と足底足趾動脈があるとされるが，足背足底側の発達や障害の程度は個々のケースで異なる（図4）．

　正常血管径に関する報告は少ないが，これまでの報告をまとめると，遠位部膝窩動脈が 4 mm，脛骨動脈が 3〜3.5 mm，腓骨動脈が 2.5〜3 mm，足背動脈や足底動脈が 1.5〜2.0 mm 程度と考えられる[2-5]．

　下腿動脈疾患においては，前脛骨動脈や後脛骨動脈に病変を有し，腓骨動脈が保たれていることが多い．その際には，腓骨動脈から筋枝（muscular branch），貫通枝（perforating branch），交通枝（communicating branch）などの枝を側副路として脛骨動脈に血液を供給することになる（図1）．また足部動脈病変も合併していることが多く，個々のケース独自の側副路を形成している．

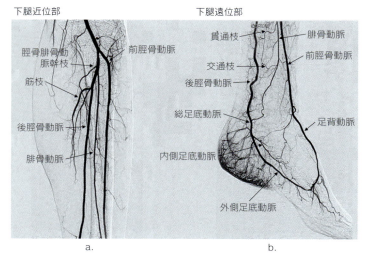

図1　下腿動脈から足部動脈の解剖
（Kawarada O, et al：Circ J **78**：1540-1549, 2014 より引用，改変）

2. 解 剖　29

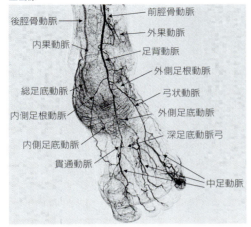
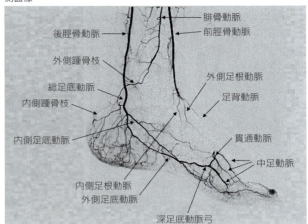

図2　足部動脈の解剖
(Kawarada O, et al：Circ J **78**：1540-1549, 2014 より引用，改変)

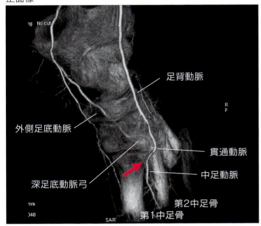
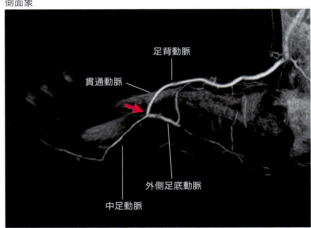

図3　ペダルアーチ（pedal arch）
足背動脈と外側足底動脈（深足底動脈弓）が，第1中足骨と第2中足骨の間で貫通動脈を介して連結し（→），アーチを形成する．これをペダルアーチという．

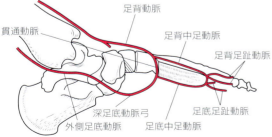

図4　中足動脈から足趾動脈
足背動脈，深足底動脈弓，貫通動脈によって形成されるアーチから中足動脈が分岐し，最終的に終末動脈である足趾動脈によって足趾に血流を供給する．中足動脈には足背中足動脈と足底中足動脈，足趾動脈には足背足趾動脈と足底足趾動脈があるとされるが，足背足底の発達や障害の程度は個々のケースで異なる．

2　解剖学的亜型

a　下腿動脈の亜型

　下腿動脈は，腸骨動脈や大腿膝窩動脈に比べ，亜型が多く存在することが報告されている．下腿動脈の亜型はTypeⅠ～Ⅲに分けられている（図5，表1）[6]．
①TypeⅠ：通常のレベルで分岐するもの
　Ⅰ-Aが標準的なパターンである．Ⅰ-Bは前脛骨動脈と後脛骨動脈が同じレベルから分岐する．Ⅰ-Cは後脛骨動脈が最初に分岐し，脛骨腓骨動脈幹から前腓骨

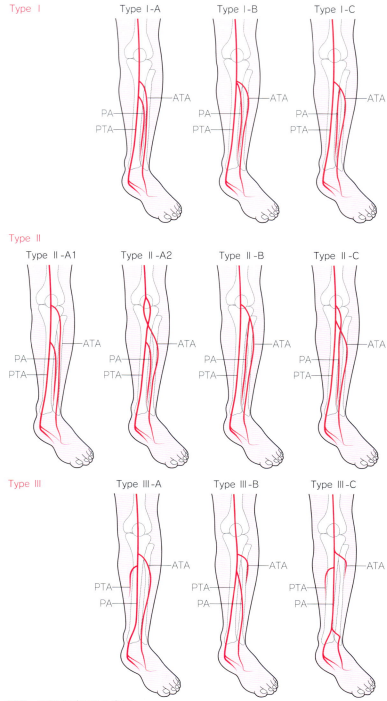

図5 下腿動脈亜型の分類
ATA：anterior tibial artery，PTA：posterior tibial artery，PA：peroneal artery．
（Kawarada O, et al：Catheter Cardiovasc Interv **76**：888-894, 2010 より引用）

表1 下腿動脈亜型の頻度の報告

	Angiography			Cadaveric
	Kim et al. (1989)	Day et al. (2006)	Kil et al. (2009)	Ozgun et al. (2009)
TypeⅠ. Normal level of popliteal arterial branching				
A：Usual pattern（％）	92.2	90.7	89.2	90
B：Trifurcation（％）	2	3.2	1.5	2.5
C：Anterior tibioperoneal trunk（％）	1.2	0.3	0.1	NA
TypeⅡ. High division of popliteal artery				
A：AT arises at or above the knee joint（％）	3.7	4.5	1.2	5
B：PT arises at or above the knee joint（％）	0.8	1.1	0.4	2.5
C：PR arises at or above the knee joint（％）	0.16	0.2	0	NA
TypeⅢ. Hypoplastic or aplastic branching with altered distal supply				
A：Hypoplastic-aplastic PT（％）	3.8	0.8	5.1	NA
B：Hypoplastic-aplastic AT（％）	1.6	0.1	1.7	NA
C：Hypoplastic-aplastic PT and AT（％）	0.2	0.1	0.8	NA

AT：anterior tibial artery, PT：posterior tibial artery, PR：peroneal artery, NA：not available.
(Kawarada O, et al：Catheter Cardiovasc Interv **76**：888-894, 2010 より引用)

動脈が分岐する．
②TypeⅡ：膝窩レベルから分岐するもの．
　Ⅱ-Aは前脛骨動脈が分岐，Ⅱ-Bは後脛骨動脈が分岐，Ⅱ-Cは腓骨動脈が分岐する．
③TypeⅢ：脛骨動脈の低形成または無形成のために腓骨動脈が発達したもの
　Ⅲ-Aは後脛骨動脈が，Ⅲ-Bは前脛骨動脈が，そしてⅢ-Cは前脛骨動脈と後脛骨動脈が低形成または無形成である．
　これらの亜型は全体の約10％に見られるが，中でもTypeⅢ-A，Ⅲ-B，Ⅱ-Aの頻度が多い．片側に亜型がある場合には対側にも28～50％亜型が存在し，それらの約70％と同じタイプの亜型であることが報告されている．したがってすでに両側下腿動脈の走行を比較することも診断の一助になる．重症虚血肢ではすでに下腿から足部動脈にかけて広範囲に閉塞性病変を伴っていることから，亜型の存在に気づきにくい．常に亜型の存在を念頭に置く必要がある．

b 足部動脈の亜型

　足部動脈にもさまざまな亜型があることが報告されている．足背動脈から第1足背中足動脈を分岐したあと弓状動脈となり第2～第4足背中足動脈を分岐する場合や足背動脈から分岐した外側足根動脈から弓状動脈を介して第2～第4足背中足動脈を分岐するような場合もある[5]．
　このほかにも足背動脈，足底動脈ともにさまざまな亜型があり，一方数％から10％に足背動脈を認めないことも報告されている[7]．

3 解剖学的特徴

　膝下動脈から足部動脈の中でも，特に脛骨動脈遠位部や足背動脈は，足関節の動きによって屈曲や伸展の影響を受けやすい．また足背動脈は周囲の靱帯と骨に囲まれており，足底動脈は立位時に体重の影響を受ける．したがって外部からの機械的な圧迫を受けやすいという解剖学的特徴がある[8]．

4 アンジオサム概念の正しい理解

　「アンジオサム（Angiosome）」の概念は，形成外科の領域に始まる．これはオーストラリアの形成外科医Taylorによって提唱されたもので，本来の定義によると，"隣接する動脈が開存"している状態での当該動脈の三次元的な灌流領域をアンジオサムとすると明記されている[9]．隣接する動脈が開存している状態では側副路の影響を受けないために，閉塞している状態よりも当該動脈の灌流領域は狭く，したがって領域内の血流量は豊富である．形成外科で頻繁に行われる皮弁（血流のある皮膚・皮下組織や深部組織の移植）手術において術後の生着のためには十分な血流が必要であるため，アンジオサムの概念にもとづいて手術を行うことが重要とされている．
　一方，近年では下腿動脈疾患による足の潰瘍や壊死の治療において皮膚上の"二次元的"な地図としてアンジオサム概念が登場した．しかし，下腿動脈疾患では複数の動脈に狭窄閉塞性病変を伴っていることから，当該動脈の灌流領域は側副路を介して広がってい

る．これは本来のアンジオサムの定義に反しており，下腿動脈疾患の診断と治療においてアンジオサムという用語の使用は慎むべきと考えられる[10]．

文献

1) Kawarada O, et al：Circ J **78**：1540-1549, 2014
2) Telang AV, et al：Indian J Clin Anat Physiol **3**：287-290, 2016
3) 横井良明ほか：重症虚血肢の診断治療，メディアルファ，2007
4) Yamada T, et al：Am J Surg **166**：130-135, 1993
5) Khan ZA, et al：J Dent Med Sci **5**：129-133, 2016
6) Kawarada O, et al：Catheter Cardiovasc Interv **76**：888-894, 2010
7) Kalicharan A, et al：Int J Morphol **33**：36-42, 2015
8) Kawarada O, et al：J Endovasc Ther **18**：32-42, 2011
9) Taylor GI, et al：Br J Plast Surg **40**：113-141, 1987
10) Kawarada O, et al：Circ Cardiovasc Interv **7**：684-691, 2014

【河原田修身】

Take Home Message（編集者より）

- 膝下動脈の解剖学的走行は多様性に富む．
- 「アンジオサム」についてはpixも参照されたい．

遺残坐骨動脈

遺残坐骨動脈（persistent sciatic artery：PSA）は，胎生期における主要な下肢栄養動脈である坐骨動脈が，発生過程で消失せずに遺残した血管奇形である[1]．

疫学

PSA は，1832 年の Green による初めての報告以降[2]，これまでに約 200 例が報告されているにすぎない比較的まれな疾患である．その発症頻度は，大腿動脈造影施行例のうち 0.03〜0.06％で，約 1/3 が両側性とされている[3]．また，男女比に差はない[4]．

PSA は，瘤化しやすく，その発症率は 45％に上るとの報告がある[5]．易瘤化性の原因として，動脈壁弾性線維の先天的脆弱性や，その特徴的な解剖学的走行から外部からの反復鈍的外力の影響を受けやすいことなどが考えられている．動脈瘤化を認めない症例においても，動脈閉塞や動脈塞栓症を発症することがあり，十分な注意が必要である．

また，PSA を認識せずに PSA 瘤に対する経皮的塞栓術を施行したため，急性下肢虚血から下肢切断に至った症例の報告もあり[6]，まれな疾患ではあるが，末梢動脈疾患を治療する医師は必ず知っておくべき疾患である．

解剖

胎芽期においては，坐骨動脈は臍帯動脈から発生し，下肢への血流を供給している．発生が進むにつれて坐骨動脈は徐々に消退し，胎生 3 ヵ月に，下腿への主な血流供給源は外腸骨動脈から発生した浅大腿動脈となる（図 A）．通常坐骨動脈は，下臀動脈，遠位膝窩動脈，腓骨動脈の一部分として，わずかな痕跡として残るのみであるが，発生過程において異常を生じると，PSA となる[7]．

PSA は内腸骨動脈から内陰部動脈を分枝した後，坐骨神経と並走しながら，坐骨切痕を通じて骨盤外へと走行する．その後，臀部から大腿部背側に至り，大内転筋の背側を走行して，膝窩動脈となる．

PSA は，膝窩動脈との連続性から完全型と不完全型の 2 つに分類され，Bower の報告によれば，完全型が 80％，不完全型が 20％とされている[8]．完全型においては，PSA と膝窩動脈との連続性は保持

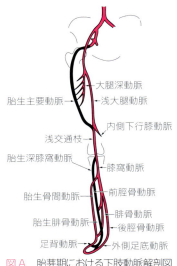

図 A　胎芽期における下肢動脈解剖図
黒塗り部分の坐骨動脈は発生過程で消失し，胎生 3 ヵ月においては浅大腿動脈が主要な下肢栄養動脈となる．
（Mandell VS, et al：AJR Am J Roentgenol **144**：245-249, 1985 より引用）

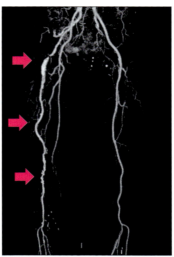

図B 完全型遺残坐骨動脈の1例
遺残坐骨動脈（矢印）は，内腸骨動脈から膝窩動脈まで連続性を認める．一方で，浅大腿動脈は低形成であり，膝窩動脈との連続性を認めない．

されており，下腿の主たる血流源となる．一方で，外腸骨動脈および浅大腿動脈は膝窩動脈との連続性を認めず，低形成もしくは無形成となることが多い（図B）．不完全型は，PSAと膝窩動脈との連続性を認めず，浅大腿動脈が膝窩動脈と連続し，下腿への血流を供給する．

症状

PSAの多くは無症候性に経過するが，有症状例では，主に50歳以上の中年期以降に瘤形成による臀部拍動性腫瘤や，瘤破裂，瘤の急性血栓性閉塞による急性下肢虚血，さらには瘤内血栓による下腿動脈急性閉塞（血栓塞栓症），などさまざまな臨床症状を引き起こす．また，まれに並走する坐骨神経を圧迫し，坐骨神経痛を呈する症例もある．瘤形成を認めない症例においても，PSAの狭窄あるいは閉塞により，下肢閉塞性動脈硬化症と同様に間欠性跛行を生じることがある．

診断

診察上，膝窩動脈拍動を良好に触知するにもかかわらず，大腿動脈拍動の減弱または消失を認める症例においては，完全型PSAが疑われる．一方で，不完全型では，PSAと膝窩動脈との連続性は認めないため，大腿動脈，膝窩動脈はともに触知良好であることが多く，診察所見のみでPSAを疑うのは困難である．間欠性跛行や急性下肢虚血症状で発見された症例においては，足関節上腕血圧比（ABI）の測定が血流障害のスクリーニングに有用である．

詳細な精査には，造影CTによる画像精査が最も有用である．PSAは，内腸骨動脈末梢から臀部，大腿部背側を走行する異常な血管として描出され，走行や瘤形成の有無，瘤径，瘤内血栓の有無，膝窩動脈より末梢のrun offを画像所見から判断する．

治療

近年，遺残坐骨動脈の新しい解剖学的分類とその治療戦略の報告もある[9]が，比較的まれな疾患であり，さらなる症例の集積が必要である．一般的に，PSAの分類（完全型or不完全型），動脈の走行，動脈瘤の有無，瘤形態，瘤の占拠部位，臨床症状により適切な術式を個別に判断する．

完全型では，下肢の血流はPSAに依存しているため，動脈瘤に対する治療と同時に下肢末梢への血

行再建術が必要となる．一方，不完全型では，下肢血流は浅大腿動脈により保持されているため，動脈瘤に対する治療のみでよい．動脈瘤に対しては，従来から直達法による瘤切除/空置が試みられてきたが，最近では血管内治療の報告も多く，動脈塞栓術の他に，ステントグラフト内挿術による治療報告も認められる[10]．

　下肢末梢への血行再建については，末梢の run off を評価した後に，末梢吻合部を選定する．その多くは，腸骨-膝窩動脈バイパス，もしくは大腿-膝窩動脈バイパスが行われることが多い．瘤の急性閉塞，もしくは瘤内血栓による末梢塞栓症に伴う急性下肢虚血の際も同様で，病変の部位や範囲，側副路の発達様式により，血行再建術式を選択する．症例によっては，下腿末梢へのバイパスを要することもある．

　一般的に，瘤を伴わない無症候性 PSA に対する侵襲的治療の適応はないとされているが，瘤を伴う場合には未だ一定の見解は得られていない．

文献

1) Mandell VS, et al：AJR Am J Roentgenol **144**：245-249, 1985
2) Green PH：Lancet **1**：730-731, 1832
3) Greebe J：J Cardiovasc Surg **18**：317-323, 1977
4) Brantley SK, et al：J Vasc Surg **18**：242-248, 1993
5) van Hooft IM, et al：Eur J Vasc Endovasc Surg **37**：585-591, 2009
6) Huang X, et al：Vasc Endovasc Surg **50**：60-62, 2016
7) Senior HD：Anast Res **17**：271-279, 1919-1920
8) Bower EB, et al：Surgery **81**：588-595, 1977
9) Ahn S, et al：Eur J Vasc Endovasc Surg **52**：360-369, 2016
10) Mousa A, et al：Vasc Endovasc Surg **44**：312-314, 2010

【下河原達也・尾原秀明】

Take Home Message（編集者より）
- PSA は完全型と不完全型に分類される．
- 瘤化や末梢塞栓などを起こす．

3 診断

A 病歴

1 PAD診断に際しての留意事項

　胸痛を主訴とする虚血性心疾患は，循環器内科がそのgate keeperとしての役割を果たし，医療者のみならず非医療従事者にも認識されている．そのため胸部症状を有する患者は循環器内科医が診察することが多い．しかしPADについては早期発見，治療が重要であるにもかかわらず必ずしも循環器内科医がgate keeperとはなってはいない．PADはその臨床症状から，跛行に対して整形外科や下肢潰瘍に対して皮膚科などの診療科を受診する症例を散見する．また無症状であるため，病院通院はしていても診断されていない症例が多く潜在していると考えられる．特に腎臓内科，糖尿病科などのPADリスクファクターを扱う科に加え，老年病科，神経内科，整形外科など高齢者を扱うすべての科に潜在患者がいることが推察される．そのため，PADの診断については各関連科医師が積極的に疑い，問診・検査を行うことが非常に重要と考える．

2 PADの疫学

　国内でのPAD有病率は久山町研究[1]で1.47%，Kyushu and Okinawa Population Study（KOPS）研究[2]で1.71%と報告されている．PADの疫学については p6 で解説されているが，PADの発症率，予後に所得などが関与することも指摘されている．わが国においては病院が集中する都市部とそれ以外では患者分布が異なることが予想される[3,4]．

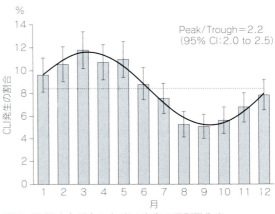

図1　EVTを必要としたCLI患者の月別発生率
（Takahara M, et al：J Atheroscler Thromb 20：726-732, 2013）

　また国内多施設研究により血管内治療（endovascular therapy：EVT）を必要とした重症下肢虚血（critical limb ischemia：CLI）患者の発生率は3月をピークとした冬期に多いとする季節差も報告されており（図1），病歴聴取の一環として注目したい[5]．

3 リスクファクター

　当然であるが，下肢閉塞性動脈症をきたすさまざまな動脈硬化リスクファクターの把握が診断の参考になる．50歳以上の高齢男性に好発し，加齢，喫煙，糖尿病，高血圧，脂質異常症が挙げられる．加えてオーバーラップする冠動脈疾患[6]，脳血管疾患の把握，治療はPAD患者の予後に関連する最も重要な事項であ

り，その病歴聴取が必須である．その観点からも病歴聴取として，前記の既往や胸痛など聴取は必ず必要となり，たとえ循環器内科以外に初診された場合でも確認したい．

リスクファクターとしてまず重要な確認事項は喫煙である．PAD患者の喫煙歴は冠動脈疾患，脳血管疾患への影響よりも強く関与するとされており，喫煙は本数，年数も聴取が重要となり，PADの病歴に特に重要である．喫煙者は非喫煙者に比較し，10年早くPADが指摘されるとされ，前述のように禁煙により相対危険度が3.7→3まで低下する．

年齢もPAD発症のリスクファクターとされ，高齢者においてPAD存在に注意する．

また，わが国においては血液透析患者内の潜在患者のスクリーニングは非常に重要であり，透析年数を含め問診する．糖尿病患者においてもPADは非常に重要な疾患であることはいうまでもない．HbA1c 1%の増加につき，PADリスクが26%増加し，糖尿病患者は潰瘍，感染リスクが増加するとともに重症化しやすい．また大切断は非糖尿病患者に比較し5倍多いとされている．

いずれの疾患も動脈硬化疾患へ強い相関を持ち，常にPADや併存疾患の存在へ注意が必要となる．筆者の所属施設ではスクリーニング検査の重要性を理解していただき，腎臓内科，糖尿病内科医師がそれぞれ1回/年程度のスクリーニング検査を各患者に施行している．

4 症状

a 一般的に留意すべき点

閉塞性動脈硬化症の病歴聴取にはFontaine分類，Rutherford分類が参考となる（p47参照）．動脈閉塞の部位，程度および側副血行路の発達に応じて下肢虚血が進行し，種々の症状を呈する．

重要な点は，無症候性の患者が多くいること，PADに典型的な症状とされる間欠性跛行の頻度は10〜35%にすぎないこと，分類がⅠ度→Ⅳ度と段階的に進行するわけではなく，無症状にもかかわらず下肢潰瘍をきたすこともある点である．安静時痛，下肢潰瘍を認める場合，multilevelな動脈閉塞が指摘されることが多い[7]．非典型的な跛行として例を挙げると，男性の場合には内腸骨動脈領域の閉塞・虚血により勃起不全を認めることもあり，重要な所見である．

b 安静時痛

安静時の疼痛の病歴もPADを疑ううえで重要な項目である．特に夜間の安静時下肢疼痛を主訴とすることもある．水平位で下肢への血流が低下することで起こるもので，下肢下垂で改善する．問診として夜間就寝時の下肢疼痛はないか，あれば起床，下肢下垂にて改善した経験がないかを聴取する．また，透析患者であれば血液透析中の下肢疼痛を訴えることもあり，PADを疑う所見として重要である．

c 間欠性跛行

間欠性跛行の出現については，実際には動脈の閉塞重症度に対応していない印象がある．これは患者個人のADL，生活環境にも依存する部分が大きいためと考えられる．また側副血行路の発達にも依存しているためと思われる．発症から1年が最も進行しやすく，側副血行路の発達や骨格筋の代謝順応改善，ADLの変化などから1年を過ぎると症状は安定し，保存的治療のみで著明な改善を得られることは少ないが，急速に悪化することも少ない[8]．一般的に下肢筋群への酸素供給，必要量のバランスで症状が出現するため，負荷条件が十分かどうかの問診が正確な間欠性跛行の診断に重要と考える．

間欠性跛行の病歴聴取時に特に注意したいことはその患者の活動レベルである．ゴルフをしても症状がないと訴える患者の中にはカートを使用し，実際の歩行数が少ないこともある．また自転車では歩行に比べると症状が出る頻度が少ない印象であり，行動圏のほとんどを自転車で移動している患者において症状がマスクされていることがある．さらに高齢者であれば，狭い行動圏，遅い歩行速度のため，また筋力低下に伴い血液必要量が少ないなどのため，症状をマスクしていることがあり，注意が必要となる．

跛行の出現についても血管閉塞部位に応じて変化する．aortoiliacや内腸骨動脈領域の病変であれば臀部，aortoiliacもしくは総大腿動脈（common femoral artery：CFA）であれば大腿部，浅大腿動脈（SFA）であればupper calf，膝窩動脈（PopA）であればlower calf, tibial，peroneal Aであればfoot claudicationが生じるとされる．

また，腰部脊柱管狭窄症を代表とするような他鑑別

疾患へも注意が必要となる．安静時痛はどうか，しびれはあるか，両側か片側か，前屈後屈での症状はどうかなどは間欠性跛行患者を診る際には病歴として聴取したい．ただし，整形外科疾患もPADも高齢者に好発するため，両疾患を併存している患者がいることを注意する．

d 下肢潰瘍

下肢潰瘍はいうまでもなくPADの大事な所見の一つである．潰瘍について重要な病歴聴取として，潰瘍形成自体を患者が認識していないことがある点である．通常であれば足背を日常生活にて観察する習慣はなく，足背部の潰瘍を診察時に初めて指摘されることもある．さらに肢間に生じた潰瘍においては気づかれていないことが多いと思われる．また，よく知られるように糖尿病性神経障害併発患者においてはその感覚障害から下肢に潰瘍が形成されていることに気づかないことがある．近年は糖尿病性足壊疽に対する患者教育が進み，注意喚起が進んでいるが，病識に欠け認識していない患者も見受けられる．

下肢潰瘍については他に静脈うっ滞性潰瘍や糖尿病性潰瘍などが鑑別となり，下腿潰瘍を主訴に循環器，血管外科を受診することは少なく，皮膚科・形成外科，かかりつけ内科医などで管理が続いている症例が見受けられる．この場合，それらの科の医師がgate keeperとしてPAD鑑別，冠動脈，脳血管疾患などの有無を見て専門医への遅れのない紹介が必要である．

リスクファクターを有さない40歳以下などの若年者に発症した間欠性跛行や下肢冷感などに対してはPAD以外の鑑別が必要である．しかし問診，病歴で診断することは困難であり，CTAなどの解剖学的評価が必要である．特に大動脈狭窄症，高安病，膝窩動脈外膜嚢腫，膝窩動脈捕捉症候群などは画像診断が必要となる．

e 他疾患との鑑別

Buerger病は閉塞性血栓血管炎（thromboangiitis obliterans：TAO）として知られる．50歳以下，喫煙歴のある男性に好発するため病歴聴取において年齢や喫煙歴の聴取が必要である．ASOよりも末梢に生じ，上下肢末梢動脈および小静脈，皮下静脈にも血栓性閉塞を生じる．ASOと違い上肢跛行症状，足底跛行，遊走性静脈炎なども認められる（p152参照）．

若年者においては既に他項で解説したように膝窩動脈捕捉症候群，膝窩動脈外膜嚢腫，遺残坐骨動脈などが挙げられる（p24参照）．実際に膝を曲げたり運動させることで症状の再現性を確認することが大切である．

膠原病に伴うRaynaud徴候においても潰瘍などをきたすことがあり，全身性エリテマトーデス，全身性強皮症，結節性多発動脈炎，関節リウマチなどの有無を聴取する．

文献

1) Usui T, et al：J Atheroscler Thromb **18**：705-712, 2011
2) Ohnishi H, et al：J Atheroscler Thromb **17**：751-758, 2010
3) Kröger K, et al：Vascular Medicine **14**：289-296, 2009
4) Carson AP, et al：Ann Epidemiol **17**：296-303, 2007
5) Takahara M, et al：J Atheroscler Thromb **20**：726-732, 2013
6) Hertzer NR, et al：Ann Vasc Surg **1**：411-419, 1987
7) Halperin JL, et al：Thrombosis Research Volume **106**：Issue 6, V303-V311：2002
8) Dormandy J, et al：Semin Vasc Surg **12**：123-137, 1999

【小松一貴・水野　篤】

Take Home Message（編集者より）

- 内科医にとって，患者からの病歴聴取は基本事項であるが，その実多くの知識を必要とする．
- 無症候性下肢PADの診断というのは大きな課題であるが，本項を読んでいただければその診断率が向上することは間違いない．

整形外科から診た間欠性跛行

　間欠性跛行とは，安静時には強い症状はないが，短距離の歩行により下肢の疼痛やしびれのため歩行困難となり，休息により症状が軽減する症状である．原因としては，動脈性硬化症や血栓性血管炎などの末梢動脈閉塞（PAD）とともに，神経性間欠性跛行として腰部脊柱管狭窄症による馬尾神経障害が挙げられる．

腰部脊柱管狭窄症の定義と分類・診断

　腰部脊柱管狭窄症は日本脊椎脊髄病学会の脊椎脊髄病用語事典[1]において「脊柱管を構成する骨性要素や椎間板，靱帯性要素などによって腰部の脊柱管や椎間孔が狭小となり，馬尾あるいは神経根の絞扼性障害をきたして症状の発現したもの．絞扼部によって，central と lateral に分けられる．特有な臨床症状として，下肢のしびれと馬尾性間欠跛行が出現する」と記載されている．1949 年に Verbiest が本疾患の症例を報告して以来広く認識され[2]，わが国では 1970 年東北大学の若松により初めて紹介されている[3]．

　1976 年に Arnoldi らが国際分類（表 A）を提唱したが，厳密な定義は確立しておらず，腰椎すべり症，変形性腰椎症などのさまざまな疾患に伴う"症候群"と考えられている．脊柱管狭窄を引き起こす原因は，加齢による脊椎の変性（椎間板の膨隆，椎間関節や黄色靱帯の肥厚，骨棘の形成，脊椎のすべり，側弯など）が最も多く，超高齢化社会であるわが国において診療の機会が非常に多い疾患である．

　2011 年には日本整形外科学会の主導で診療ガイドラインが発行され，定義が曖昧で鑑別診断が重要である本疾患に対して，比較的容易に診断を行うため，日本脊椎脊髄病学会よりサポートツール（表 B）が提唱されている（感度 92.8％，特異度 72.0％）．本サポートツールは内科医やプライマリケア医が間欠性跛行を訴える患者の中から腰部脊柱管狭窄症を診断する際に有用である．サポートツールは診断基準ではなくあくまでもスクリーニングとして使用されるべきものであり，確定診断には整形外科専門医による診断が必要である．問診では，血管性の間欠性跛行では姿勢と関係せず，立ち止まるだけで下肢痛が軽減するなどの特徴がある一方，腰部脊柱管狭窄症による間欠的跛行では，下肢症状は腰部伸展位で増悪し，前屈位で軽減することや，（腰椎が前屈する姿勢となる）自転車に乗ることはできることが特徴的である．腰椎伸展位では脊柱管背側の黄色靱帯のたわみなどにより腰椎屈曲位よりも狭窄が強くなることが，姿勢により症状の程度が変化する原因である．

表 A　腰部脊柱管狭窄症の国際分類

I	先天性，発育性狭窄 　A）特発性 　B）軟骨形成不全性
II	後天性狭窄 　A）変性性 　　I）中心性 　　II）外側性 　　III）変性すべり 　B）混合性 　　先天性，発育性，変性性とヘルニアの組み合わせ 　C）分離すべり症 　D）医原性 　　I）椎弓切除術後 　　II）固定術後 　　III）化学的髄核摘出術後 　E）外傷後 　F）その他 　　I）Paget 病 　　II）フッ素障害

（Arnoldi CC, et al：Clin Orthop **115**：4-5, 1976 より引用）

表B　腰部脊柱管狭窄診断サポートツール

評価項目		判定（スコア）	
病歴	年齢	60歳未満（0） 60〜70歳（1） 71歳以上（2）	
	糖尿病の既往	あり（0）	なし（1）
問診	間欠性跛行 立位で下肢症状が悪化 前屈で下肢症状が軽快	あり（3） あり（2） あり（3）	なし（0） なし（0） なし（0）
身体所見	前屈による症状出現 後屈による症状出現 ABI 0.9 ATR低下・消失 SLRテスト	あり（−1） あり（1） 以上（3） あり（1） 陽性（−2）	なし（0） なし（0） 未満（0） 正常（0） 陰性（0）

該当するものをチェックし，割りあてられたスコアを合計する（マイナス数値は減算）．
合計点数が7点以上の場合は，腰部脊柱管狭窄症である可能性が高い．
ABI：ankle brachial pressure index，足関節上腕血圧比
ATR：Achilles tendon reflex，アキレス腱反射
SLRテスト：straight leg raising test，下肢伸展挙上テスト
（日本整形外科学会診療ガイドライン委員会/腰部脊柱管狭窄症診療ガイドライン策定委員会（編）：腰部脊柱管狭窄症診療ガイドライン2011，南江堂，p25，2011より引用）

身体所見・検査

　身体所見としては疼痛誘発試験と神経学的所見が重要であり，SLRテスト陽性は腰部脊柱管狭窄症よりも，椎間板ヘルニアに特徴的な所見である．糖尿病の既往や0.9未満のABIはPADの可能性を強く考慮すべきであるが，間欠性跛行患者の約1割には，神経性間欠性跛行と血管性間欠性跛行の両者の病態が関与する，合併型間欠性跛行が見られることを念頭に置く必要がある[6]．

　病歴，問診，身体所見を把握したうえで画像検査が行われる．正側2方向に加えて側面前屈，側面後屈での単純X線撮影が行われることが多いが，加齢性の脊椎変性などの特徴的な所見はあるものの，脊柱管を狭くする主な要素が，黄色靱帯や椎間板であることから，単純X線撮影による確定診断は困難である．神経症状が重度，もしくは長引く場合などはMRIにより硬膜管や神経根の圧迫の有無を確認することにより，診断が確認される．また，画像所見により腰椎の骨折，腫瘍，感染などの重篤な病態を鑑別することも重要である．

治療

　腰部脊柱管狭窄症の治療は保存的治療が原則であり，薬物治療として非ステロイド性抗炎症薬（NSAIDs），筋弛緩薬，ビタミンB_{12}製剤などが用いられているが，これらの薬剤が有効であるという高いエビデンスは得られていない．経口PGE_1であるlimaprostは間欠性跛行ならびに両下肢のしびれを伴う腰部脊柱管狭窄症に対して，神経組織の血流改善効果によりQOL，下肢しびれ，間欠性跛行距離の改善が報告されている[7]．

　進行性の筋力低下や膀胱直腸障害が認められる例，保存的治療が無効な例では手術治療が推奨されている．また，手術適応の判断には病状のみならず，患者の社会状況も十分に考慮することが必要となる．手術術式は病態により選択されるが，神経圧迫が主な病態であれば椎弓切除術などの除圧術が行われ，椎間の不安定性が主な病態であれば脊椎固定術が選択される．間欠性跛行，下肢痛，歩行による脱力などは手術で改善しやすいが，安静時の下肢のしびれなどの術後に残存することが多い症状もある．また，罹病期間が長くなると良好な手術成績が得られにくい[8]．

　腰部脊柱管狭窄症は生命に関わる疾患ではないが，ADLの障害，身体的および精神的QOLの低下[9]，を引き起こし，ロコモティブシンドロームの原因となる[10]．血管性間欠性跛行と神経性間欠性跛行の鑑別を含めた，速やかな診断と適切な治療選択が求められる．

文献
1) 日本脊椎脊髄病学会（編）：脊椎脊髄病用語事典（第4版），南江堂，p116，2010
2) Verbiest H：J Bone Joint Surg 36-B：230-237, 1954
3) 若松英吉ほか：整形外科 21：1-7，1970
4) Arnoldi CC, et al：Clin Orthop 115：4-5, 1976
5) 日本整形外科学会診療ガイドライン委員会/腰部脊柱管狭窄症診療ガイドライン策定委員会（編）：腰部脊柱管狭窄症診療ガイドライン2011，南江堂，p116，2011
6) 鳥畠康充ほか：整外と災外 46：1087-1094，2003
7) Matsudaira K, et al：Spine 34：115-120, 2009
8) Ng LC, et al：Eur Spine J 16：199-206, 2007
9) 松平　浩ほか：日腰痛会誌 13：192-196，2007
10) Nakamura KA：J Orthop Sci 13：1-2, 2008

【酒井晋介・石井朝夫】

 Take Home Message（編集者より）

- PADと腰部脊柱管狭窄症の鑑別ポイントは腰部伸展位と前屈位の違いである．自転車問診を記憶するべし．意外に自転車に乗っている人は多い．
- limaprostは本書を読む人には必須薬剤である．脊柱管狭窄症だけではない！limaprostの適応に注意すべし！

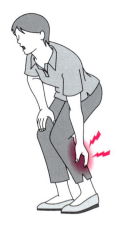

B 身体所見

閉塞性動脈硬化症（PAD）は50歳以上の高齢男性に好発するが、喫煙、糖尿病、高血圧、脂質異常症等の動脈硬化のリスクファクターを有しているものが多い。特徴的な臨床症状と理学的所見からおよその閉塞の部位や範囲、肢の虚血の程度も推察できる。

1 臨床症状

a 重症度分類

下肢PAD患者の臨床症状の重症度分類として簡便なFontaine分類が知られている（p47参照）。I度は無症状、II度は間欠性跛行、III度は安静時疼痛、IV度は潰瘍や壊疽であるが、虚血の進展過程に応じた病態の重症度を表現するものとして以前から広く用いられてきた[1]。しかし最近の知見では糖尿病患者や透析患者の中にはII度の間欠性跛行を経ずにIII、IV度の重症虚血を呈する症例がいることがわかってきており、注意が必要である[2]。詳細はp15、17参照。

b 無症状，冷感，しびれ感

I度の無症状とは、客観的指標、すなわち足関節上腕血圧比（ABI）が0.90未満や画像所見などで下肢動脈の閉塞性病変を有しているが自覚症状はないものを指す。冷感、しびれ感はI度の症状に含まれない。特に両側同時に訴える場合にはPADとは考えにくい。また、しびれ感に知覚鈍麻や過敏、運動神経障害を伴うときには、急性動脈閉塞でなければ神経原性の障害が疑われる。糖尿病性の神経障害では足底の違和感（砂利を踏んでいるような、板や紙が張り付いているような）を訴えることが多い。

c 間欠性跛行

間欠性跛行とは、動脈病変より末梢側の血流量が運動時の酸素需要に対して不十分なため、下肢特に下腿筋の虚血をきたし、歩行時に筋肉痛や不快な感じとして自覚されるものを指す。歩行開始時は無症状であっても、しばらく歩くとふくらはぎの疼痛、けいれん、こわばり、つるような痛みを訴える。痛みの出現に左右差があることが多く、大腿部や臀部に同様の症状を訴えることもある。虚血によって生じた嫌気性代謝産物の蓄積は数分間の歩行停止により解消されるため、疼痛が軽快し再度ほぼ同じ距離を歩行できるようになる。心肺機能低下例や下肢の関節疾患などにより十分な歩行が不能な患者では典型的な症状が出にくく、また閉塞性病変が両側にあっても、軽症の虚血肢はより重篤な側の跛行によって症状がマスクされてしまうことがあるため注意が必要である。最近では疾患特異的な質問票としてWIQ（walking impairment questionnaire）[3,4]が邦訳され、治療効果判定にも利用可能となっている[5]。間欠性跛行は下肢PADの外来患者の約7割を占める[6]が、診断に際しては患者背景が重なる脊柱管狭窄症や腰椎疾患等による神経性跛行との鑑別が重要である[7,8]。適切な問診で多くは鑑別可能であるが、肢の虚血重症度と跛行症状の程度が一致しない場合には神経性跛行の併存を考慮する必要がある。

d 安静時疼痛

虚血による安静時疼痛は持続的であり、高度の冷感を伴い、鎮痛薬を必要とすることが多い。脚を下垂すると重力の影響でわずかながら虚血が緩和されるため、疼痛は軽減するが、仰臥位では逆に増悪するため、患者は夜間も起坐位をとることが多く、不眠に陥る。通常、独歩は困難であり、疼痛が長期に及ぶ場合には関節拘縮を起こすこともある。

e 潰瘍，壊疽

潰瘍や壊疽を主訴とする患者のうち、虚血の関与が疑われるのは、壊疽に安静時疼痛を伴っており、自力歩行ができない場合か、潰瘍があって間欠性跛行を伴う場合である。後者の場合、靴擦れや深爪などの外傷

が歩行の継続により悪化，難治性潰瘍となったもので，厳密にはFontaine分類のII度であり，安静時の虚血が高度でないため強い疼痛を伴わないことが多い．

虚血性潰瘍では静脈うっ滞性潰瘍と糖尿病性潰瘍との鑑別が必要だが，性状や部位，随伴症状など，他の所見と合わせて診断は可能である[7]．すなわち虚血性潰瘍では足先や足関節外果部にできやすく，足先は栄養不良のため「やせ」が目立つのに対して，静脈性潰瘍は下腿末梢，特に内果付近に多く，周囲に色素沈着や浮腫などのうっ滞性皮膚炎を合併していることが多い．糖尿病性は足の荷重部に多く，痛みがないのが特徴で，多くは胼胝に囲まれており，感染を合併している．

2　理学的所見

虚血肢では皮膚温は低下し，栄養障害のために皮膚は薄く，筋群や足趾に「やせ」が認められ，爪の発育不良，脱毛も観察される．下肢静脈は虚脱していることが多い．皮膚の色調は虚血が進むに従って蒼白からチアノーゼを呈する．下肢の挙上-下垂試験（elevation-dependency test, Ratschow's test）では，仰臥位でまず両下肢を挙上させ，約30秒足趾や足関節を屈伸させると虚血側の足底の色調が蒼白となる．続いて坐位として下肢を下垂させると健側は5〜10秒以内に皮膚の紅潮が見られるが，患側は反応性充血が遅れる．虚血がひどくなれば仰臥位でも蒼白は明瞭となり，下垂位ではチアノーゼを呈する．

下肢の末梢動脈拍動は閉塞部位より末梢では消失し，狭窄病変がある場合には中枢あるいは健側に比し減弱する．末梢側から順次中枢側に触れていくが，膝窩動脈を除いて原則として左右同時に触診する．総大腿動脈や足背動脈は触知しやすいが，特に肥満者では膝窩動脈，後脛骨動脈の拍動は触知しにくい．足背動脈は健常者でも約5〜10%触知しない場合もあり，後脛骨動脈のほうが診断的価値は高い[9]．可能であれば，鼠径靱帯の頭側で外腸骨動脈の拍動や大腿近位部内側で浅大腿動脈の拍動を，さらに足関節前面で前脛骨脈の拍動も触知する．主幹動脈閉塞があっても，側副血行が豊富な場合には末梢側動脈の拍動がまれに触知されることがあるので注意が必要である．拍動触知部位の近傍に狭窄病変があるとthrillが触知され，さらに血管雑音も聴取される．血管雑音は狭窄の程度が強くなるほどハイピッチとなるが，閉塞してしまうと雑音が聴取されなくなる．腹部大動脈以下，足背動脈まで理学的所見を系統立てて取ることで閉塞性病変の有無だけでなく，責任病変のレベルや複合病変の存在を推察することができる．

3　その他の留意事項

男性の場合大動脈終末部や腸骨動脈領域の虚血により勃起不全をきたすことがあるため，勃起不全（インポテンツ）の有無は必ず聞く．加齢以外にPADのリスクファクターとして知られている糖尿病，高血圧，高脂血症，喫煙，高ホモシステイン血症などを有している場合や併存疾患として心不全，膠原病，慢性腎不全などを有している場合は病状が修飾され，肢の予後が不良となるので注意が必要である．

文献
1) 宮田哲郎ほか：末梢閉塞性動脈疾患の治療ガイドライン（2015年改訂版），日本循環器学会ほか（ホームページ公開）
2) 小林修三：医のあゆみ 240：903-908，2012
3) Hiatt WR, et al：Circulation 92：614-621，1995
4) 池田俊也ほか：J Jpn Coll Angiol 45：233-240，2005
5) 日本脈管学会ホームページ（http://www.jc-angiology.org/japanese/WIQ/index.html）
6) 重松　宏ほか：Ther Res 13：4099-4109，1992
7) TASC II Working Group/日本脈管学会（訳）：下肢閉塞性動脈硬化症の診断・治療指針II，メディカルトリビューン，p37-67，2007
8) 新本春夫：Current Therapy 26：751-756，2008
9) Leng GC, et al：J Clin Epidemiol 45：1101-1109，1992

【新本春夫】

Take Home Message（編集者より）

● 身体所見の把握と併存疾患から病変部位や虚血の程度が推察可能となる．

皮膚から診た虚血所見

皮膚の虚血を示す徴候・症状

皮膚が虚血状態にあることを示す徴候・症状として，①皮膚温低下，②蒼白化・チアノーゼ，③網状皮斑，④びらん・潰瘍，⑤壊疽，⑥萎縮がある．

1）皮膚温低下
皮膚の血行循環が障害されることにより皮膚温が低下する．触診やサーモグラフィーによって診断する．

2）皮膚蒼白化・チアノーゼ
皮膚の小動脈の血行が障害され皮膚が蒼白化する．また，酸素分圧が下がることで紫色を呈する．皮膚壊死にまで至らない軽度〜中程度の皮膚虚血で生じる（図A）．

3）網状皮斑
主として下肢に見られる網目状ないしは分枝状の紫紅色斑を網状皮斑（livedo）と呼ぶ．皮膚の末梢循環障害が基礎にあり，寒冷刺激で悪化する．特に，樹枝状となり環が閉じない網状皮斑を分枝状皮斑と呼び，皮膚の血管閉塞や狭小化などの器質的組織変化があることが多い（図B）．

4）びらん・潰瘍
表皮までの皮膚欠損がびらんであり，真皮より深い皮膚欠損が潰瘍である．虚血により皮膚組織が壊死し，壊死組織が除去されると皮膚欠損となる（図C，D）．

5）壊疽
閉塞性動脈硬化症における壊疽とは，虚血により四肢末端の組織が壊死に陥り，乾燥や感染により黒色に色調変化を起こしたものをいう．最初は発赤のみで軽症に見えても，時間の経過とともに壊死に陥る場合も多く，注意が必要である（図E）．

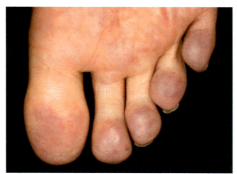

図A　足趾のチアノーゼ

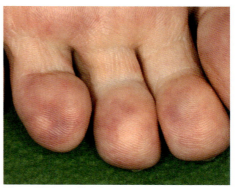

図B　足趾の網状皮斑

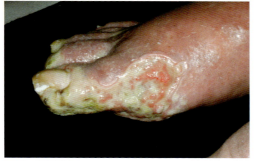

図C　肢端潰瘍

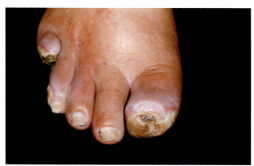

図D　肢端潰瘍

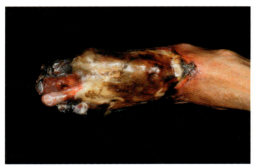
図E　足壊疽

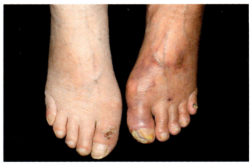
図F　左足の萎縮

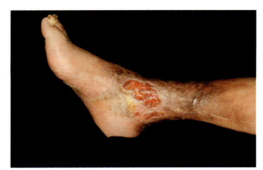
図G　静脈性（うっ滞性）潰瘍

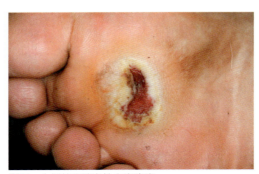
図H　末梢神経障害性皮膚潰瘍

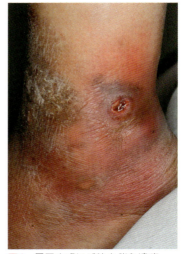
図I　周囲皮膚に感染を伴う潰瘍

6) 萎縮

慢性虚血により組織が完全に壊死に陥らず，皮膚厚が薄くなって，皮膚が陥凹・菲薄化する．褐色調を呈し，皮下の血管が皮膚・皮下脂肪織だけでなく，筋骨系も萎縮すると，下肢サイズ自体が小さくなってしまう（図F）．

閉塞性動脈硬化症と紛らわしい皮膚症状

1) 静脈性（うっ滞性）潰瘍

虚血性下肢皮膚潰瘍には，静脈性（うっ滞性）潰瘍と動脈性潰瘍がある．閉塞性動脈硬化症における皮膚潰瘍は，動脈性皮膚潰瘍であり，足趾や踵などの下肢末端に生じることが多いのに対し，静脈性（うっ滞性）潰瘍は下腿内側に生じ，周囲に皮膚炎や色素沈着を伴うことが多いことが鑑別ポイントとなる（図G）．

2）糖尿病に伴う末梢神経障害性皮膚潰瘍

末梢神経障害により足の特定部位に歩行時応力が集中し，皮膚潰瘍を生じる（図H）．胼胝形成が先行し，胼胝が崩れて潰瘍化することが多い．足底前部中央や足の骨突出部に生じる．

3）凍瘡（しもやけ）

寒冷刺激による四肢末端の末梢循環障害のために，紅斑，紫斑，浮腫などを生じる．ときに表面が崩れてびらん・潰瘍化することがある．

感染合併が示唆される皮膚徴候

潰瘍周囲皮膚の発赤・腫脹，潰瘍部よりの膿，多量の滲出液の排出，悪臭などは皮膚潰瘍に感染を合併している徴候である（）．また，骨露出は骨髄炎合併の徴候である．

【川内康弘】

> 📝 **Take Home Message（編集者より）**
> - 皮膚の所見からその皮膚病変の原因を想起することは，PAD診療に携わる者にとって必須の知識であり，本項ではわかりやすくまとめていただいている．

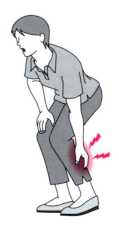

C 重症度診断

下肢虚血の重症度分類に関しては表1に示すようにFontaine分類とRutherford分類が用いられる[1]．Rutherford分類の跛行患者の診断には運動負荷ABI（p52参照），CLI患者にはTBI（p49参照）が必須である．

下肢PAD患者の生命予後は不良である[2]．しかしながら，もちろんではあるが全員が早期に死亡するということはない．よって正確に表現すると，下肢PAD患者群は，予後不良な患者を一般の対照群よりも多く含んでいる，ということになる．つまり長期生存する可能性がある患者が少なからず存在する．このため重症度を診断し予後不良ではない患者群を把握することは，介入強度決定の連続である日常診療において極めて重要である．TASC-II[1]をはじめ，さまざまな論文で予後不良因子が議論され報告されており，枚挙に暇がない．

本項では重症度分類の中でも1点に絞って論じ，日常臨床にぜひ活かしていただければと思う．論点は，その患者が一次予防なのかあるいは二次予防のどちらなのかということである．

1 二次予防とする判断について

下肢動脈の慢性経過としては，①下肢動脈に動脈硬化性変化を認める，②狭窄が高度となり跛行症状が出現する，③虚血がさらに高度となり下肢壊疽を生じる，というのが一般的と考えるが，この慢性経過において二次予防と判断するのはどの時点であろうか．二次予防につき，血行再建術を行ったかどうかは1つの判断材料となる．つまり②で血行再建術を施行した，また③の重症下肢虚血では基本的には下肢血行再建術が必要な重症度，つまり二次予防群と考えるべきである．同様の理由で，急激な下肢の虚血が生じる急性下肢虚血において，特に血栓症が原因の症例では再発予防を要する二次予防群と考える．

次に下肢PADを考える際に避けては通れない概念である多発血管疾患（polyvascular disease：PVD），つまり冠動脈疾患ならびに脳血管疾患を代表とする他の血管疾患の合併も忘れてはならない．REACH registryで報告されたようにPVD患者の予後は不良である[3]．よって下肢ではない他の血管でのイベント発症も二次予防として考慮すべきと考える．具体的には，冠動脈ステント留置術後，陳旧性心筋梗塞後，冠動脈バイパス術後，症候性の脳卒中後，腎動脈ステント留

表1 下肢虚血の重症度分類

Fontaine分類	Rutherford分類			
重症度	重症度	細分類	臨床所見	客観的基準
I	0	0	無症状―血行動態に有意な閉塞性病変を認めない	運動負荷試験は正常
II	I	1	軽度の間欠性跛行	運動負荷試験は可能；負荷後APは50 mmHg未満で，安静時血圧より20 mmHg以上低下
II	I	2	中等度の間欠性跛行	細分類1と3の間
II	I	3	重症の間欠性跛行	運動負荷試験は終了できないで負荷後APは50 mmHg未満
III	II	4	安静時痛	安静時APは50 mmHg未満，TPは30 mmHg未満
IV	III	5	小範囲の組織欠損―足部全体の虚血に難治性潰瘍，限局性壊死を伴う	安静時APは70 mmHg未満，TPは50 mmHg未満
IV	III	6	広範囲の組織欠損―中足骨部に及び足部の機能回復は望めない	

AP：足関節圧，TP：足趾血圧

表2　下肢PADの一次予防と二次予防

二次予防	・下肢動脈血行再建術後 ・重症下肢虚血 ・急性下肢虚血 ・他の血管床のイベント後＊ ・維持透析
一次予防	・上記以外

＊冠動脈疾患（心筋梗塞，経皮的冠動脈形成術後，冠動脈バイパス術後），脳血管疾患（脳卒中，頸動脈ステント留置後，脳血管バイパス術後，頸動脈内膜剥離術後），腎動脈ステント留置術後，鎖骨下動脈術後など

置術後，頸動脈ステント留置術後などである．

最後に，維持透析中の下肢PAD患者を二次予防に含めるかどうかである．下肢PAD患者の中で維持透析患者が生命予後ならびに下肢予後ともに悪いことは多く報告されている．腎死をイベントと考えると，維持透析療法を要する患者を二次予防とするのは自然である．一方で注意すべきは，維持透析患者に対する介入方法は，極めて慎重に選択すべきであるという点である．二次予防だからと非透析患者で極めて有効であったスタチンなどの薬剤が透析患者に同様に有効とは限らない[4]．

以上を二次予防と判断し表2にまとめる．

2　判断に迷う際に

前述の解説を基本として考えていても，日常臨床の中で二次予防として扱うべきなのかの判断はときに迷う．しかしここで大事なことは，本書の編集者である水野篤の言葉を借りると，「一次予防であろうと二次予防であろうと，リスクに応じて介入を行う責任が大切である」[5]．介入の結果は確率論であり「個々の患者に対して有効であったかは神のみぞ知る」であるが，この責任を感じながら1人の患者と長年にわたって主治医として向き合うことこそが患者の予後を改善することと確信している．

文献
1) Norgren L, et al：J Vasc Surg **45**（Suppl S）：S5-S67, 2007
2) Diehm C, et al：Circulation **120**：2053-2061, 2009
3) Steg G, et al：JAMA **297**：1197-1206, 2007
4) Fellstroem BC, et al：N Engl J Med **360**：1395-1407, 2009
5) 水野　篤：内科 **119**：449, 2017

【東谷迪昭】

Take Home Message（編集者より）

- 一次予防と二次予防は違うということを捉えておく．
- リスクの半定量評価が重症度分類である．
- リスクに応じた介入を考える．

D 下肢血流の機能的検査

1 ABI・TBI, SPP, tcPO₂

下肢血流評価で使用される代表的な4つの指標を解説する[1]．

1 ABI

ABI（ankle brachial pressure Index，足関節上腕血圧比）は，両上腕足関節にカフを巻き，血圧が自動計測されている（図1）．正常値1.0〜1.3で0.9以下は虚血ありと評価する．0.4以下は重症虚血であり，1.3以上はメンケベルグ型石灰による圧迫による血管閉塞ができないため高値を示す．CKDや糖尿病患者によく見られる．

2 TBI

TBI（toe brachial pressure index，足趾上腕血圧比）は，正常値0.7〜1.0．足関節でのABI値が不正確の際にも有用である（図1）．

3 SPP

SPP（skin perfusion pressure，皮膚灌流圧）はレーザー光の反射を利用した毛細血管レベルの循環評価法である．足背，足趾その他必要な部位で計測ができる（図2）．潰瘍の治癒の予後に対するSPPによる評価としてSPP 40 mmHg以上は虚血なく治癒が見込める．また30〜40 mmHgは虚血ありで30 mmHg以下は重症虚血とし[2]，下肢切断指標とされている[3]．血液透析例で高頻度に合併する下肢虚血の評価にも有用である[4,5]．重症虚血肢に対する血行再建術の予後判定にも有用である[6]．

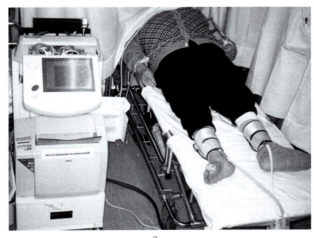
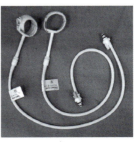

図1　ABI, TBI
オムロンコーリン社製血圧脈波検査装置BP-203RPEIIを用いて測定．仰臥位で安静を取る．両上腕，足関節上にカフを巻く．同時に血圧を測定し足血圧/上腕血圧比（ABI）を求める（a）．また，足指用（主として母指）カフ（b）を巻き，足指圧/上腕血圧比（TBI）を求める．

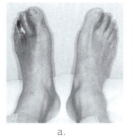
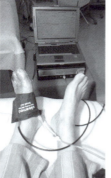
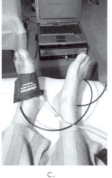
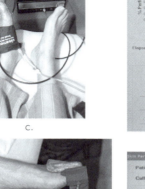
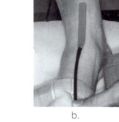
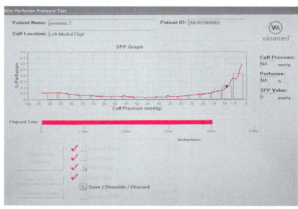
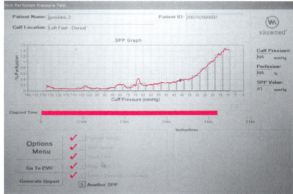

図2　SPP
左虚血性足壊疽例（a）の評価．左足の壊疽部をサランラップで保護し，左足背部にセンサー（薄細平板様）をおき（b），上よりカフを巻く（c）．左母指に同様のセンサーをおき，上より足指用カフを巻く（d）．SPPの結果は母指9 mmHg（高度低下，e），足背（f）41 mmHg（f）．

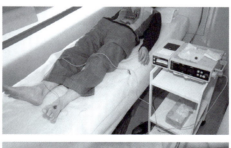
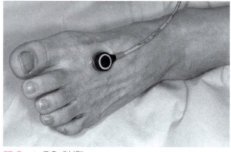
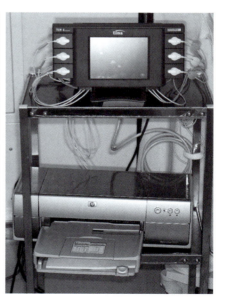

図3　tcPO$_2$計測
室温を一定にし，仰臥位で安静をとりプローブを皮膚に設置する．経時的に曲線図を作成し，印刷する．

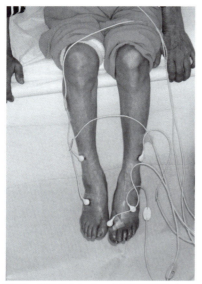

図4 複数のセンサーを同時使用した下肢下垂試験
仰臥位より足の下垂で酸素値が上昇する．測定部位での虚血の評価ができる．この後再度仰臥位，下肢挙上等を負荷し，変化を見る．

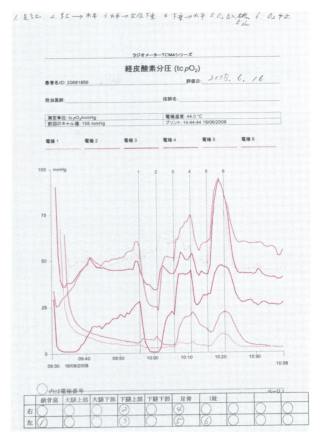

4　tcPO$_2$

　tcPO$_2$（transcutaneous oxygen tension，経皮的酸素分圧）は，測定用プローブが加熱されて皮下毛細血管の拡張を促し，血管より透過した酸素を計測する（図3）[7]．そのため測定部位の血流状態，皮膚温度，浮腫，栄養状態，血管運動調節神経障害，呼吸その他で変化する．特に測定皮膚温度と呼吸（過呼吸，深呼吸，睡眠での緩徐）に影響を受ける．

　測定する室温は重要である．長時間検査のために下肢を露出すると表面温度が低下し値が低くなる．欠点として虚血例ほど酸素値の上昇が緩徐で一定に至る時間が長くなる．測定用プローブは複数個を左右対称性に同時配置し測定することが望ましい．部位による測定値の差異や経時的比較が容易である．負荷検査として体位変更（坐位で45 mmHg以下は重症虚血）（図4），運動，酸素吸入（常圧，高圧），薬物負荷その他がある．

　tcPO$_2$が30 mmHg以下例は重症虚血であり[8,9]かつ下肢切断に移行しやすいとされている[10]．

文献
1) 宮田哲郎ほか：末梢閉塞性動脈疾患の治療ガイドライン（2015年改訂版），循環器病の診断と治療に関するガイドライン
2) Castronuovo JJ Jr, et al：J Vasc Surg **26**：629-637, 1997
3) Adera HM, et al：J Vasc Surg **21**：823-829, 1995
4) Shimazaki M, et al：Ther Apher Dial **11**：196-201, 2007
5) 岡本好司ほか：J Jpn Coll Angiol **46**：829-835, 2006
6) 辻　義彦ほか：日血管外会誌 **17**：1-6, 2008
7) Chiriano J, et al：Ann Vasc Surg **24**：1110-1116, 2010
8) FIFE CE, et al：Undersea Hyperb Med **36**：43-53, 2009
9) Scheffler A, et al：Eur J Clin Invest **22**：420-426, 1992
10) Burgess EW, et al：J Bone Joint Surg **64**：378-382, 1982

【新城孝道】

 Take Home Message（編集者より）

- 下肢動脈血流の機能的検査をまとめていただいた．
- 透析患者が多いわが国においては，メンケベルグ現象が疑われた場合，あるいはCLI症例でのTBI検査は必須である．

下肢血流の機能的検査

2 負荷ABI

1 軽度PADの検出について

　ABIは下肢PADを検出するために最も簡便で広く使用されている検査法であるが，動脈閉塞性病変の存在の有無だけではなくその代償程度も反映される．ABI算出に使用される足関節血圧は下腿3分枝のうち最も高い血圧であることからもわかるように，ABIは側副血行の発達具合も含めて評価している検査法である．そのためABIは明らかな狭窄病変を有する患者の検出に対しては，高い感度・特異度を示すが，軽症の狭窄病変に対して有用性は低下する．

2 運動負荷の有用性

　健常人であれば，運動により低下した血圧は速やかに回復するが，下肢PAD患者は下肢痛をきたす限界点まで歩行すると急激に下肢血圧は低下し，回復まで時間を要する．運動により心拍出量は増加するが，狭窄病変により十分に末梢まで供給されないからである．この原理を利用し，運動負荷後にABIを測定し，安静時ABI同様0.9以下として軽度のPADを検出することができる．

3 間欠性跛行の鑑別

　間欠性跛行を自覚した患者のうち多くが整形外科を訪れる．その間欠性跛行患者のうち腰部脊柱管狭窄（lumbar spinal canal stenosis：LCS）は75.9％，下肢PADは13.3％，下肢PAD＋LCSは10.8％であった[1]と報告されているように，間欠性跛行の原因はPADだけでなく，LCS単独や下肢PADにLCSが合併した症例が多く見られるため，血行動態を評価するだけではなく，症状がLCSによるものではないか確認する（詳細はp39参照）．

　運動負荷を行うと，検査中の症状や，歩行を再現し虚血の有無を評価することで，跛行の原因を明らかにすることができる．また下肢PADとLCSの合併例に対しては，歩行負荷を行うことでどちらの症状が強いかを判別し適切な治療へ導くことができる．血行再建術が奏効しなかったのでLCSを疑うというようなことのないように治療前に十分な評価により治療適応を明確にすべきである．

4 間欠性跛行の重症度分類

　安静時ABIはPAD検出指標として有用であるが，治療適応の決定においては間欠性跛行の重症度を分類するために歩行負荷が必要となる．Rutherford分類においては，最大歩行後1分以内の足関節血圧の絶対値が50 mmHg未満であれば中等度以上の跛行と分類している（p47参照）．間欠性跛行に対する第一選択は保存的治療であるが，運動療法や薬物療法の効果が期待できない患者においては患者の希望により血行再建が施行される．トレッドミル上40 m歩行（傾斜12％，時速2.4 km，1分間）後のABI回復時間が12分以下の跛行肢には運動療法，13分以上であれば血行再建術の適応とする[2]と報告されている．

5 負荷ABIの検査方法

　安全面からエルゴメーターの使用について考慮されることがあるが，間欠性跛行は主に歩行時に起こる症状である．そのため歩行時に血液の需要が増える下腿筋に負荷のかかる方法が望ましい．エルゴメーターは，下腿ではなく主に大腿へ負荷がかかるためPADの評価には不向きである．

　PADにおける運動負荷試験は傾斜12％の5分間のトレッドミル歩行負荷であり，歩行速度は欧米では3.2 km/hr，わが国では2.4 km/hrを標準法としている[3,4]が，下肢PADは虚血性心疾患や慢性腎疾患，高齢者などの運動耐容能の低下した患者に発症しやすいため，標準運動負荷試験を取り入れることが難しい施設も多い．標準法に替わる負荷方法として爪先立ち運動[5]，簡易ペダル式の足関節背屈運動[6]，6分間歩行[7]，トレッドミルを用いる方法でも負担の少ない1分間歩行[8]など代替法が報告されている．

6 負荷 ABI の評価指標について

下肢 PAD における運動負荷では，虚血の有無や程度を評価する．症状（歩行中に出現した症状，歩行中断のきっかけとなった症状），歩行距離〔跛行出現距離（initial claudication distance：ICD），最大歩行距離（absolute claudication distance：ACD）〕，歩行直後の足関節血圧，安静時と同じ値に戻るまでの ABI 回復時間などが評価指標となる．

負荷 ABI は軽症下肢 PAD の検出，また PAD 検出後の治療方針の決定における整形外科的疾患との鑑別や間欠性跛行の重症度評価，さらに保存的治療が奏効するかの見極めにおいて有用である．

文献
1) 鳥畠康充ほか：整・災外 46：1087-1094, 2003
2) 太田　敬ほか：日血外会誌 7：455-460, 1998
3) Rutherford RB, et al：J Vasc Surg 26：517-538, 1997
4) 藤岡顕太郎ほか：脈管学 40：851-857, 2000
5) McPhail IR, et al：J Am Coll Cardiol 37：1381-1385, 2001
6) 鳥畠康充ほか：エレクトロニクスの臨床 76：1-10, 2007
7) McDermott MM, et al：JAMA 28：292：453-461, 2004
8) 露木和夫ほか：脈管学 52：175-179, 2012

【中島里枝子】

Take Home Message（編集者より）
- 負荷 ABI は軽症下肢 PAD 患者の診断や治療方針決定，ならびに神経原性跛行との鑑別に有効である．
- 負荷方法の詳細は施設ごとに患者に合わせて検討しておく必要がある．
- 検査を実際にやってみるとよい．患者さんと時間を共有することの意外な難しさがわかる．

下肢血流の機能的検査

3 近赤外線法（NIRS）

近赤外線（分光）法（near-infrared spectroscopy：NIRS）とは近赤外波長域である 800〜2,500 nm における光の吸収，反射，発光などを扱う分析法である．本法は非破壊，無侵襲で装置の自由度が高い分析法として農業，食品管理，化学工学，土木，医療など幅広い分野で利用されている．医療現場においては脳循環分野において基礎的および臨床的研究[1]が行われ，その後，筋組織および他臓器に応用が広がりつつある．

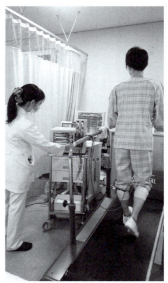

図1 トレッドミル運動負荷検査

1 測定原理

NIRS による生体計測では，波長域 700〜900 nm 付近の近赤外光の透過光量変化を観察することにより組織内酸素濃度の変化を測定している．特に酸素化ヘモグロビン（Oxy-Hb）と脱酸素化ヘモグロビン（Deoxy-Hb）の吸光度の違いを用いることで，各々の経時的変化量を測定することができる．

下肢 PAD における臨床応用では，トレッドミル運動負荷検査に NIRS を併用することで下肢筋内の酸素代謝動態の定量化が可能となった．これにより間欠性跛行の重症度の客観的評価，薬剤や血行再建術などの治療効果判定，また，脊柱管狭窄症を原因とした神経性跛行との鑑別などに広く用いられるようになった[2]．

下肢 PAD における下肢虚血の重症度評価は従来 ABI（足関節/上腕血圧比）で行われてきた．しかし，ABI は「安静時」の下肢虚血評価であり，「運動時」の下肢虚血症状である間欠性跛行は安静時の ABI では正確に反映しない．運動負荷後の ABI を測定することで跛行肢の重症度を評価し治療方針の決定に利用する報告もある[3]が，NIRS は運動中の下肢虚血や運動終了後の回復過程をリアルタイムに測定できる点において有用である．

2 検査方法

近赤外線光の送受光プローブは下腿腓腹筋内側頭直上で直下に太い血管が走行していない部位に装着し，外光を遮断する．トレッドミル上で立位にて Oxy-Hb と Deoxy-Hb が基線上で安定していることを確認し，30 秒程度安静時測定を行った後，運動負荷を開始する．NIRS のプローブを装着している以外は通常のトレッドミル運動負荷検査と同様であり，負荷設定は一般的には傾斜 12%，速度 2.4 km/hr，最大歩行時間 5 分間の条件を用いることが多い（図1）[4]．負荷終了後はただちに検査前の体位である立位に戻り回復過程を測定する．ただし，疼痛などのために立位の保持が困難である場合は，坐位などを選択し検査を安全に行う．虚血性跛行肢では，運動開始後 30 秒から 1 分程度で Oxy-Hb が減少し Deoxy-Hb が増加する解離が生じ，Oxy-Hb が極小値，Deoxy-Hb が極大値に至ったのち平行に推移する．運動終了後は Oxy-Hb が増加，Deoxy-Hb が減少という回復過程が見られ，この両曲線が交差するまでの回復時間が肢の重症度によく相関する[5]．

3 波形によるタイプ分類

測定された Oxy-Hb と Deoxy-Hb の経時的な変化から 3 つのタイプに分類することができる（図2）．タイプ 0（正常型）は運動前後を通じて両者が解離しない．タイプ 1（跛行型）は運動開始後 Oxy-Hb は減少し，Deoxy-Hb が増加する解離を生じ，運動終了後に両者が交差し逆転する．タイプ 2（重症跛行型）はタイプ

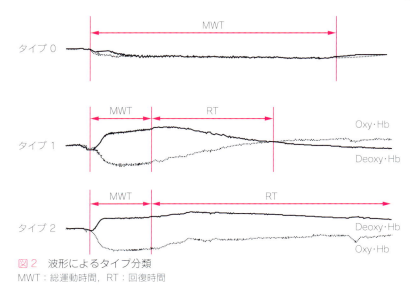

図2　波形によるタイプ分類
MWT：総運動時間，RT：回復時間

1と同様に運動中に解離を生じるが，運動終了後のOxy-Hbの回復が遷延し，10分以上経過しても両者が交差しない．

波形解析を行ううえで，運動終了後よりOxy-HbとDeoxy-Hbが交差するまでの回復時間については，症例間で比較するときには運動負荷量の多寡により異なることが考えられるため，回復時間（RT）を総運動時間（MWT）で除した値として回復・総運動時間比（recovery ability index：RAI）を算出し，跛行重症度の指標として用いられている[6]．RAI値が低値の場合跛行の重症度は低いと考えられ，運動時間が異なる場合でも跛行の重症度を比較することが可能となる．

症例

下肢虚血の重症度を治療前後で比較した症例を提示する．200 m歩行での跛行症状があり，CTにて左外腸骨動脈の狭窄が指摘されている症例に対し血管内治療前後でトレッドミル運動負荷NIRSを施行した．治療前はABI 0.73，MWT 4分12秒，RT 3分35秒，RAI 0.9（図A①），治療後はABI 0.71，MWT 5分，RT 2分19秒，RAI 0.5（図A②）であった．治療前後で比較しABI値に変化はないが，RAI値は有意に改善した．治療後ABIの改善が見られない場合でもRAI値の変化から治療効果を評価することが可能であった．

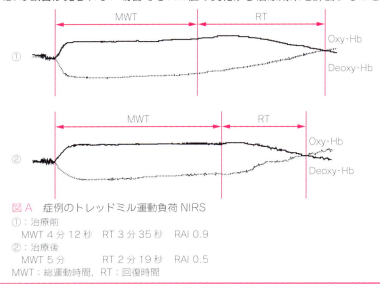

図A　症例のトレッドミル運動負荷NIRS
①：治療前
　MWT 4分12秒　RT 3分35秒　RAI 0.9
②：治療後
　MWT 5分　　　RT 2分19秒　RAI 0.5
MWT：総運動時間，RT：回復時間

下肢PADに対するNIRSでの評価は確定された判定基準がないためABIほど普及していないが，重症度評価や治療効果判定，神経性跛行との鑑別などに有用であることから今後の展開が期待される．

文献

1) 山田幸生：光学 36：676-685，2007
2) 市来正隆：脈管学 45：305-310，2005
3) 中島里枝子：検査と技術 41：662-666，2013
4) 小見山高士ほか：NIRS（近赤外線分光法）．血管無侵襲診断の実際，血管無侵襲診断法研究会将来構想委員会（編），文光堂，p33-36，2001
5) 市来正隆：トレッドミル検査．血管診療テキスト，松尾 汎（監），メディカ出版，p112-116，2010
6) 市橋弘章ほか：日血外会誌 10：583-589，2001

【松下友美・新本春夫】

> **Take Home Message**（編集者より）
>
> - 運動後の血流の回復過程を経時的に観察できるNIRSは，血行再建術のみならず運動療法などの指標としても鋭敏かつ非侵襲的であり，応用が期待される．

E 血管エコー・ドプラ検査

CTやMRIは狭窄・閉塞病変など形態的評価に優れている．超音波検査も同様に形態的評価を行うことができ，日本超音波医学会では「超音波による大動脈・末梢動脈病変の標準的評価法」[1]が推奨されている．

筆者の所属施設では，超音波検査（US）にて，形態的評価だけではなく，血流量を用いて機能的評価を行っている．

1 血流量を測定する意義

総腸骨〜外腸骨動脈の観察は，体格や消化管ガスの状態により描出不良で評価できないことが多い．また，膝上（above the knee：AK）病変と膝下（below the knee：BK）病変では石灰化病変が多く，特に透析患者ではその傾向が強いため，狭窄・閉塞評価ができないことがほとんどである．見えない部分に狭窄・閉塞がある場合，その末梢血流量により病変を推測している．

筆者の所属施設では，血流量を重症度判定や経過観察における前回値との比較，血管内治療時における治療効果判定などに利用している．

2 波形の意味

総腸骨動脈から足背・足底動脈におけるパルスドプラ波形は，正常な場合逆流成分（back flow：BF）を有する2ないし3相波となる（図1，表1）．これは血管の弾力性と末梢までの動脈容量により決まる．弾性力あり動脈容量が多い中枢ほどBFが大きく，動脈硬化が進むほどBFが消失しⅡ以下の波形となる．健常者でも末梢に行くほど動脈容量が少なくなるためにBFが消失しやすくなるので，BK領域ではBFの有無では評価できなくなるので注意が必要である．

3 検査法と評価法

腸骨領域，AK領域，BK領域と3つに分けて評価する．

a 腸骨領域（総腸骨〜外腸骨動脈）

・左右総腸骨動脈分岐から短軸で観察し，内腸骨・外腸骨動脈の分岐部を確認する．

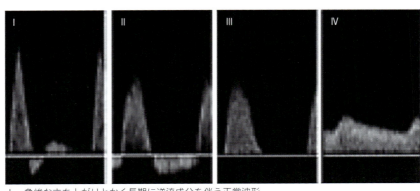

Ⅰ 急峻な立ち上がりとかく長期に逆流成分を伴う正常波形
Ⅱ 拡張期の逆流成分が減弱，または連続的に続く
Ⅲ 拡張期成分の消失と，収縮期波形がなだらかになる
Ⅳ 収縮期，拡張期に連続する波形
図1 パルスドプラ波形
（松尾　汎ほか：Jpn J Med Ultrasonics 41：409，2014 より転載）

表1 末梢動脈狭窄の判断基準

狭窄	径狭窄率	血流波形	乱流	PSVR
正常	0	3相性	なし	変化なし
軽度	1〜19%		あり	<2:1
中等度	20〜49%	2相性		<2:1
高度	50〜74%	単相性		>2:1
	75〜89%			>4:1
	90〜99%			>7:1

(松尾 汎ほか：Jpn J Med Ultrasonics 41：409，2014 より転載)

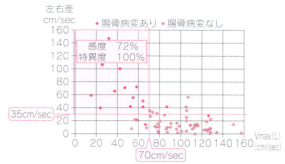

図2 腸骨病変の有無による総腸骨動脈 Vmax と左右差

- 狭窄はカラードプラを使用し，長軸像で60％以上の狭窄が治療対象となるため，60％以上かどうか判定する．
- 石灰化で血管内腔が見えない場合は，見えない部分の前後で流速を計測し，流速比が2.5以上を治療対象の狭窄とする．
- 総大腿動脈（CFA）でBF（＋）の場合は，腸骨領域に有意狭窄・閉塞がないものとして，観察を省略することができる．ただし，CFAの最高流速（Vmax）に35 cm/sec以上の左右差があり，かつ低いほうのVmaxが70 cm/sec以下の場合，Vmaxが低いほうの腸骨領域に60％以上の狭窄もしくは閉塞していることが予想されるため，観察を追加する（図2）．
- なお総腸骨動脈が閉塞している場合，内腸骨動脈が逆流し外腸骨動脈に流れるため，内腸骨動脈の流れる方向を確認することも重要である．

b AK領域〔浅大腿動脈（SFA）〜膝窩動脈（PopA）〕

- カラードプラを使用し狭窄・閉塞を判定する．
- 血管造影で75％以上の高度狭窄は，USでは狭窄部のVmaxが200 cm/sec以上，流速比が4.0以上に相当する（図3）．なお50〜74％の中程度狭窄では，4.0＞流速比＞2.0が基準となる（図1）．
- 50％以下の軽度狭窄は血管内治療の対象外であるため，狭窄率を測定しなくてもよい（レポートには50％以下の狭窄と記載し，狭窄が多発する場合にはびまん性狭窄と記載し，具体的に狭窄箇所を数える必要はない）．
- 閉塞している場合には，SFA分岐部もしくは下行膝動脈分岐部を起点として，どこから何cmのところから，何cm閉塞していると記載する．
- 血管壁の石灰化やプラーク等により血管内腔が見えず狭窄・閉塞の評価ができない場合，PopAの血流量にて評価する（図4）．

- 判定：正常≧100 mL，100 mL＞IC（間欠性跛行）≧50 mL，CLI（重症下肢虚血）＜50 mL

c BK領域〔前脛骨動脈（ATA），後脛骨動脈（PTA）〕

- BK領域は，ATA・PTAの血流量にて評価する．
- BK領域では血管壁の石灰化やプラーク等により血管内腔が見えず，狭窄・閉塞の評価ができないことが多いため，血流量を用いて評価する．ATAとPTAの血流量を合計しBK血流量として評価する．
- 判定：BK血流量により，正常≧50 mL，50 mL＞IC≧25 mL，CLI＜25 mL
- 閉塞している場合には，足背・足底動脈に血流があるかどうか確認する（血管内治療を行う際，末梢血管が開存しているかどうかが重要になるため）．

4 検査のコツと留意点

血流量を測定する部位は，PopA，ATA，PTAの末梢で測定する（図4）．

パルスドプラ波形をトレースし平均流速を計測する場合には，Vmaxをトレースする．Vpeak mean（最高流速の平均）と，平均流速をトレースするVmean mean（平均流速の平均）の2種類の方法がある．CLIでは，ATA・PTA末梢の血流量が10 mL/min以下になることが多く，超音波装置によっては10 mL/min以下を測定できないものもあるため，なるべく大きく測定されるVpeak meanを使用し測定する（図5）．

正常者のパルスドプラ波形は2〜3相波となり，虚血肢患者のパルスドプラ波形は1相波となる．平均流速を計測する際，2〜3相波のほうが1相波よりも平均流速が小さくなってしまい，結果として正常者のほうが

3. 診 断　59

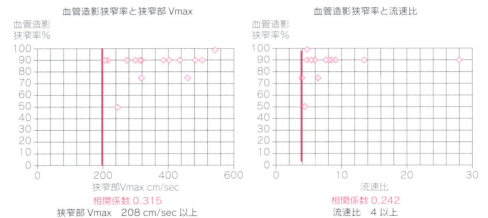

図3　AK領域における血管造影狭窄率とUSによる狭窄部のVmaxと流速比との関係

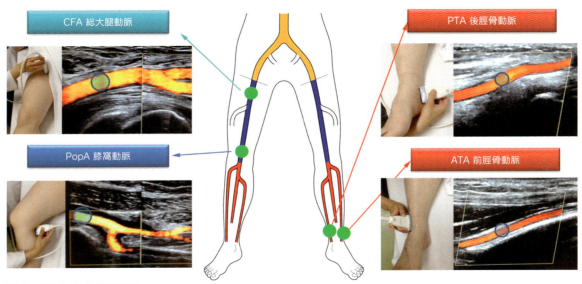

図4　パルスドプラ測定部位

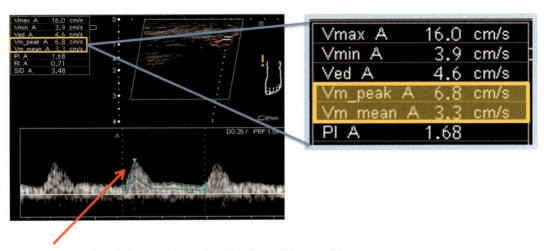

Vmean peak（最大流速の平均流速）× 断面積mm² × 60 ÷ 100
図5　パルスドプラトレースと血流量の公式

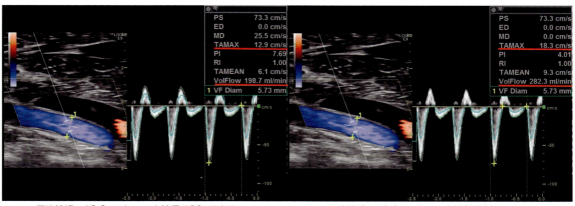

平均流速　12.9 cm/sec　血流量 198 mL/min　　　　　平均流速　18.3 cm/sec　血流量 282 mL/min

図6　パルスドプラにおける両方向トレースと順行性トレースの違い（血流量の違い）

虚血肢患者よりも血流量が低下する逆転現象が起きてしまう（図6）．そこで血流量を計る際は，順行性 flow のみをトレースし測定する．

5　EVT 手技のエンドポイント決定

EVT のエンドポイントを，多くの施設では最終造影にて主観的に決定している．筆者の所属施設では ATA・PTA 末梢の合計血流量（BK 血流量）を EVT 前に測定し，治療後最終造影する前に再度血流量を測定し，血流増加量と治療後血流量でエンドポイントを決定している．

CLI 患者を1年以内に再治療を行った再治療群と，再治療を行わなかった1回治療群で血流量を比較すると，血流増加量と治療後血流量に両群間で有意差を認めたため，筆者の所属施設では BK 血流量が，血流増加量＞51 mL/min，治療後血流量＞91 mL/min を EVT のエンドポイントとしている．

文献
1) 松尾　汎ほか：Jpn J Med Ultrasonics 41：405-414, 2014

【橘内秀雄】

Take Home Message（編集者より）
- 解剖学的狭窄度・波形・流速・流速比を確認するのが基本である．
- 血流量の公式・測定方法をチェックするべし．
- それぞれの血管における血流量のだいたいの感覚（mL/min）をつかんでおくと臨床現場で役立つ．

F　CT

　体軸方向に複数の検出器を有する multidetector-row CT（MDCT）の登場により，CT は飛躍的に高速撮影が可能となり，薄いスライスで広範囲が一度に撮影可能となった．CT は空間分解能が高く，精度の高い血管計測が可能である．これに加えてワークステーションの進化も相俟って，下肢 PAD の診断，術前画像検討において CT angiography（CTA）は必須となった．

　CT 開発当初から根源的な CT の課題として，部分容積効果，被曝，ビームハードニング効果が問題となっていたが，部分容積効果に関しては MDCT の登場によりアイソトロピックボクセル化が実現し，精密な 3D 画像作成が可能となり問題は解決されたといってよい．さらに近年では被曝低減の逐次近似法，dual energy CT によるビームハードニングアーチファクトの低減や物質弁別画像，仮想単色 X 線画像の臨床実用化と CT はさらなる進歩を遂げており，開発当初からの課題を克服しつつあるといえる．

　本項では実臨床に役立つ CTA の特徴や撮影方法，画像再構成について解説を行い，さらに知っておくべき最先端の CT 技術について，簡潔に紹介する．

1　CTA の特徴

　CTA 撮影では造影剤投与が必要であり，PAD の患者では腎機能障害，糖尿病を合併していることがしばしばあり，撮影前に腎機能，ビグアナイド系の糖尿病薬服薬を確認する必要がある．また MR angiography と比較した CT の利点として，一般に空間分解能が高く，詳細な三次元像が得られる点，石灰化の描出や精度の高い血管径計測が挙げられる．

2　CT 撮影方法のポイント

　下肢 PAD の治療方針の決定には腹部から下腿までの 1 メートルに及ぶ広い範囲の動脈全体が良好に造影されているタイミングで CT を撮影する必要がある．通常は上肢の皮静脈から造影剤をボーラスで投与し，造影剤が血流に乗って腹部大動脈から下肢末梢動脈へ移動するタイミングに合わせて腹部から下肢の方向へ撮影する．この際，①造影剤の投与量，②注入速度，③投与時間，④撮影開始タイミング，⑤寝台移動速度等の設定が重要である[1]．

　投与量が多く，注入速度が速ければ高いコントラストが得られる．注入時間を一定にするメリットは血管内の最大ヨード濃度時間が一定になるため，撮影条件を設定しやすいことにある．また生理食塩水の後押しも，ヨード濃度を保つために重要である．筆者の所属施設ではピークの CT 値を担保するために患者の腎機能に問題がなければ，高速注入（5 mL/sec）で 600 mgI/kg の造影剤を使用している．

　撮影タイミングは，腹部大動脈で CT 値をモニターする bolus tracking 法，少量の造影剤でテスト造影を行う test injection 法がある．寝台移動速度は下肢の血流速度を想定して設定するが，実際の下肢動脈の血流は非常に個人差が大きく，予測困難である．64 スライスの高速の MDCT では通常の使用している撮影条件を用いると CT が下肢の血流を追い越してしまう場合がしばしば見られる．適切な造影のタイミングで撮影するためには，寝台移動速度を 30〜40 mm/sec 程度に下げる必要がある．詳細な撮影方法，設定は成書を参考にしていただきたい．

3　CTA の表示方法と画像解析

　CTA 画像作成，解析には膨大なデータを用いる．近年ワークステーションの処理能力が向上し，比較的短時間で CTA 作成が可能となった．代表的な CTA 表示法には volume rendering（VR）や maximum intensity projection（MIP），curved planar reformation（CPR）などがある．

　VR は作成が容易であり，カラー表示により立体感のある画像が得られ，全体像を把握するのに有用である．また閉塞部も別に作成して，同時に描出するのが

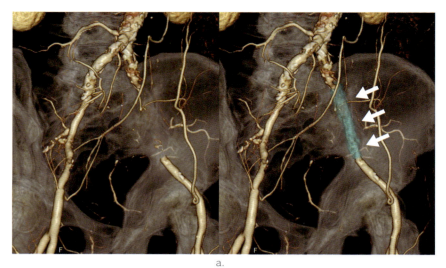

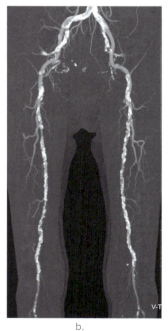

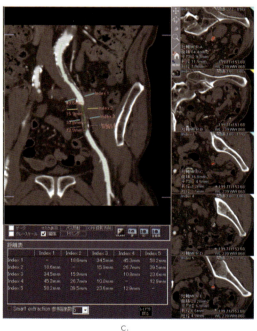

図1　代表的な CTA 表示法
　a：VR 像．閉塞部分（矢印）も描出した VR のほうが治療時に有用である．
　b：MIP 像．血管造影に近い画像であり，石灰化の分布の把握も容易である．
　c：血管計測．CPR を元に，病変長や狭窄部位の横断像がほぼ自動で計測可能である．

治療の際に閉塞部の走行を把握するために重要である（図1a）．

MIP では，血管よりも吸収値の高い骨を除去する必要があるが，血管造影と同じような投影像が得られ，石灰化の分布の把握が容易である（図1b）．

VR，MIP のいずれの表示法においても血管壁に強い石灰化がある場合，血管内腔の表示が困難となり，狭窄病変の評価には CT 元画像の横断像や CPR を併用する必要がある．最近の自動血管計測用のアプリケーションを用いることで長軸方向に沿った CPR を作成し，さらに血管に沿った横断面での血管径測定や狭窄長の計測が可能である（図1c）．

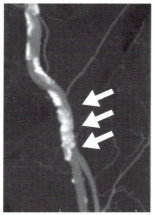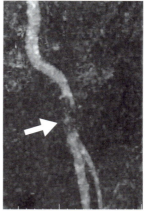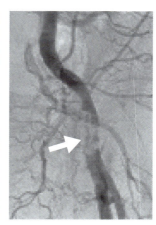

図2 dual energy CTによるCTA
a：MIP像．石灰化部（矢印）の内腔の評価は困難である．
b：石灰化除去画像．石灰化が除去された部分に島状の造影剤（矢印）が指摘できる．
c：血管造影．石灰化内に島状に造影剤（矢印）が描出されている．

4 CT被曝線量

CTによる被曝線量はCT画像の最後にあるdose-length product（DLP）に部位ごとの変換係数κを掛けることで実効線量（mSv）を概算する（実効線量＝DLP×κ）ことが可能である[2]．実際にはファントムで計測した値から推定した線量であり，患者に吸収された線量とは同一ではないが，簡便であり多くの施設で使用されている．

5 CTの最先端

a 逐次近似法

CT画像再構成法は，従来，フィルタ補正逆投影法（filtered back projection：FBP法）が用いられていたが，近年，画像のノイズ低減やアーチファクト低減が可能となる逐次近似画像再構成法（interative reconstruction：IR法）が臨床応用可能となった．これにより少ない線量（低電流，低電圧）で従来と同様の画質を担保できるため，被曝を減らすことが可能となった．

メーカーによりさまざまな方法があるが，真の逐次近似画像再構成法（pure IR法）は現時点では再構成計算に膨大な時間がかかる．そのためpure IR法を全症例に使用するのは困難であるが，今後計算時間が短縮されれば広く臨床応用されることが期待されている．

b dual energy CT

CTは，物質のX線減弱の情報を水を基準とした値（CT値）で可視化している．dual energyイメージングは，物質の質量減弱係数が照射するX線の平均エネルギーに依存して固有の変化を起こすことを利用し，2種類のX線で撮影を行うことで，物質弁別画像，仮想単色X線画像を得ている．これを利用するとCTAで造影剤と石灰化や骨を弁別して，造影剤で満たされた血管内腔のみを描出することが可能となる（図2）．

現時点では石灰化除去後に狭窄を過大評価する問題もあるが[3,4]，今後の臨床応用が期待される技術である．また造影CTから造影剤のみを除去して仮想単純CTを作成することも可能であり，被曝の低減が期待される．

文献
1) 粟井和夫ほか：日獨医報 **56**：13-32, 2011
2) European guidelines on quality criteria for computed tomography.（http://www.drs.dk/guidelines/ct/quality/htmlindex.htm）
3) Brockmann C, et al：Cardiovasc Intervent Radiol **32**：630-637, 2009
4) Yamada M, et al：Circ J **75**：472-473, 2011

【井上政則】

📝 *Take Home Message*（編集者より）

- CTにより精度の高い血管計測が可能となる．
- 被曝低減やアーチファクト低減などのさらなる技術向上が期待される．

G MRA

　下肢閉塞性動脈硬化症，下肢重症虚血の評価としては，CT angiography（CTA）や MR angiography（MRA）が用いられる．近年，CTA は，CT 装置の多列化および高速化によって良好な全下肢 CTA 画像を得ることが容易となってきており，血管内治療やバイパス手術前の評価として非常に有用であることが知られている（p61 参照）．

　しかしながら，広範囲を撮影することから放射線被曝の問題もあり，また，ヨード造影剤使用禁忌の患者においては検査が不可能な場合が存在する．このような場合には，MRA が有用である（表1）．MRA を撮影する場合には，ガドリニウム（Gd）造影剤を用いる MRA と非造影 MRA の 2 種類の方法が存在する．

　1990 年代には，下肢 MRI で用いる撮像法としては，以前から頭部 MRA で用いられてきた time-of-flight 法（TOF）が主流であったが，その後，2000 年代に入ると，造影 MRA が主流となってきた．2000 年代後半になってくると，新たな非造影 MRA の撮像法が登場し，非造影においても非常に美しい血管造影像が撮影することが可能となってきている．どちらの撮影方法もさらなる進化を遂げ，現在でも臨床現場で使用されている撮像法である．以下では，MRA の歴史的変遷および現在下肢で用いることが可能な造影，非造影 MRA について概説する．

1 TOF 法（1990 年代の主流）

　1990 年代以降，下肢の MRA に関する報告がされはじめ[1]，主に，TOF 法が使用された．TOF 法の原理を簡単に述べる．MRI では励起パルスを用いて撮像する．TOF 法では，この励起パルスを短い間隔で連続照射する．これにより，撮像面内の信号は飽和し，低信号になる．これに対して，撮像面内に新しく入ってきた「血流（血液）」は，連続的な励起パルスの影響を受けていないため，相対的に高信号として描出され，それが，MRA の画像となる．この原理は，「流入効果」と呼ばれており，TOF 法の基本原理である．

　一般的に，頭部 MRA においては，3 D-TOF 法が用いられるが，下肢においては「2 D-TOF 法＋心電図同期法」が用いられる．これは頭部に比べて下肢のほうが心臓から遠く，血流が遅いため信号を得にくいことをカバーするための撮影法である．この方法は簡便ではあるが，撮像時間が長いことと，適切なフェイズで撮影しないと良好な画質が得られない点が問題である．

2 造影 MRA（1990 年代後半〜2000 年代）

　1990 年代後半以降，さらに詳細な解像度の画像および撮影の高速化のため，造影 MRA が報告されてきた[2]．これは，Gd 造影剤による血液の T1 短縮効果を画像化したものである．特に 3 D-T1 強調画像の撮像法が発展し，高分解能な画像が得られるにようになったため，造影 MRA が流行となった．また，さらにパラレルイメージング（複数の受信コイルを用いた撮像法で，信号収集効率が上がる方法）技術の登場によって，撮像時間も短縮できるようになった．欠点としては，造影剤を使用するため高度の腎機能障害がある場合は撮像できない，タイミングが外れると，動脈と静脈が混在したイメージとなってしまうなどの点が挙げられる．

表1　MRI および MRA の利点・欠点

利点	欠点
・放射線被曝がない（非造影であれば無侵襲）． ・マルチコントラスト撮像による高い組織分解能． ・石灰化病変の内腔評価が容易． ・腎機能障害のリスクが低い． ・流速や圧の評価が可能． ・動脈瘤コイル塞栓後の血流評価に優れる．	・時間が長い． ・ペースメーカーなどの制約． ・石灰化病変の指摘が困難． ・Gd 造影にて腎性全身性線維症（NSF）のリスク．

3. 診断　65

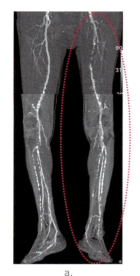
a.

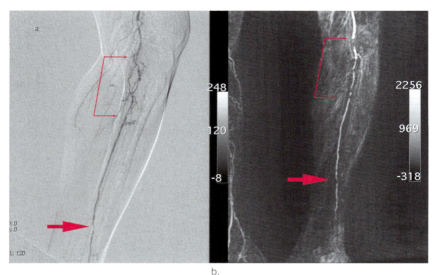
b.

図1　TRICKS法による下肢造影の例
a：84歳男性，左CLIのCTA（ABI：右0.51，左0.44）．
b：通常のDSA（左）とMRDSA（右，TRICKS）の比較．

　造影MRAについては，現在もなお，根強く使用されている傾向があり，近年では，新しいシーケンスの開発も進んでいる．特に筆者の所属施設でも使用しているTRICKS（Time Resolved Imaging of Contrast KineticS）法（GE）は，3D fast SPGRシーケンスをベースにエコーシェアリング法を利用することで高い時間分解能と空間分解能の両立を目指した撮像法であり，下肢動脈の描出にも有用性が認められる（図1）．

3　新たな非造影MRAの登場（2000年代後半）

　2000年代後半になると，Gd造影剤を用いたMRI撮影全般において，腎性全身性線維症（nephrogenic systemic fibrosis：NSF）と呼ばれる病態が注目されるようになってきた．これは，重金属であるGdが組織に沈着し引き起こす病態ということがわかってきており，近年では皮膚だけではなく，頭部（小脳歯状核など）にも沈着することが報告されている．特に，Gd造影剤の構造が安定的とされている環状型キレートと比較して，直鎖型（線状型）キレート剤を用いた場合は，Gdが遊離しやすく危険性が高いことが知られており，現在の臨床現場では，ほぼ環状型キレートのみしか用いられていないのが現状である．特に腎機能低下患者において（eGFR＜30 mL/min/1.73 m^2），Gd造影投与後数日〜数ヵ月，ときには数年後に皮膚の腫脹，疼痛

で発症し，指趾関節の拘縮による日常生活の制限や，死亡（20〜30％）が報告されており，有効な治療法が存在しない病態である[3]．

　このような事態を受けて，再び新たな非造影MRAが注目されるようになってきており，さまざまな非造影MRAの方法が考案された．特に，胸部，腹部，下肢でも用いられる非造影MRAでは，2種類の撮像シーケンスが用いられることが多い．1つは，①3D-TSE（turbo spin echo）法，もう1つは，②3D-SSFP（steady state free procession）である．本項では，細かな原理を説明することは避けて要点に限定する．SSFP法は，TSE法よりも静磁場の不均一の影響を受けやすく磁化率アーチファクトが生じやすいなどの欠点があるが，SNR（signal-to-noise ratio）が高いという利点がある．

a　TSE法による非造影MRA

　本撮影法は，装置メーカーごとに名称が異なり，注意が必要である．Delta Flow（GE社）（図2），TRANCE（フィリップス社），Native SPACE（シーメンス社），FBI（東芝）などと呼ばれているが，下肢においても使用される撮像法である．この方法は，心電図同期法によって，拡張期と収縮期の差分から動脈像の信号を得る方法である．差分処理を施すため，体動が激しい症例では良好な画像が得られない場合がある．

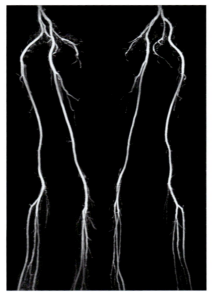 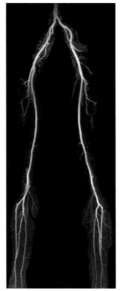 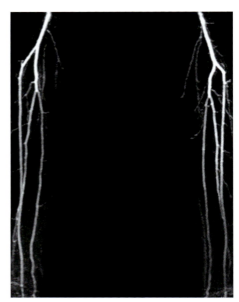

図2　非造影 MRA（ECG/脈波同期併用 3D FSE 法）
拡張期（動脈＋静脈）から収縮期（静脈）を差分し，動脈像を得る．

b SSFP 法による非造影 MRA

本撮影法についても，装置メーカーごとに名称が異なり，Inhance IR（GE 社），b-TRANCE（フィリップス社），Native TrueFISP（シーメンス社），TrueSSFP（東芝）などと呼ばれる．本方法は，血液にラベルを付加する ASL（arterial spin labeling）を用いて非造影 MRA が撮像される．この「ラベルパルス」を複数用いることによって目的とする血管を選択的に描出することが可能である．

本項では，下肢 MRA について，造影 MRA および非造影 MRA についての撮像法について概説した．詳細な撮像シーケンスについては，さらに詳しい専門書を参照する必要があるが，臨床家が知るべき基本的な知識について触れている．下肢 MRA の撮像法についてもこれからさらに発展していく可能性が高く，特に非造影 MRA については，下肢 PAD, CLI 患者において糖尿病や透析患者も多く，Gd 造影剤使用の危険性も回避できるため，さらなる進化が期待される．

文献
1) Kaufmann JA, et al：AJR Am J Roentgenol **171**：129-135, 1998
2) Rofsky NM, et al：Radiology **205**：163-169, 1997
3) Wang Y, et al：Radiology **260**：105-111, 2011

【長谷部光泉・松本知博】

 Take Home Message（編集者より）

- 新たな非造影 MRA が注目され，さらなる進化が期待される．

H 血管造影

下肢閉塞性動脈硬化症（以下，下肢PAD）に対する最も有効な評価法は血管造影である．下肢動脈は腸骨動脈から足関節以下動脈まで長い血管であり，評価のためには広範な視野が必要である．30 cm以上の末梢専用機を用いて評価をすべきである．広視野で評価して，治療手技は拡大像で行い，広視野で終わる手順が血管内治療（EVT）の基本となる．また，術前，術後に同じ部位・角度で撮像することも術前後の評価に極めて重要である．骨およびその他の構造物が描出されない血管造影法である digital subtraction angiography（DSA）は特に下腿動脈領域において必須である．下肢造影は腸骨動脈，大腿膝窩動脈，膝窩動脈以下をできるだけ少ない造影剤で要領よく撮像する．

最近，慢性腎臓病や造影剤アレルギーの患者には炭酸ガス（CO_2）を用いた造影法がなされるようになった．特に浅大腿動脈（SFA）領域では十分な造影評価が可能である反面，炭酸ガスの安全性に課題が残っており，適応は慎重に考慮すべきである[1]．

1 大動脈腸骨動脈（aorto iliac artery : AI）

腸骨動脈の造影はピッグテールカテーテルによる腹部大動脈造影での評価を行う．自動注入器（パワーインジェクター）での造影剤注入が基本である．ハンドインジェクションでは特に逆行性造影の場合は評価不能であり，いたずらに造影剤量を増やすことになる．5 Frピッグテールカテーテルを用い14～16 mL/secで15～18 mLを注入する．視野が30 cmあれば腹部大動脈末端から左右総大腿動脈まで撮像が可能になる．DSAは側副血行路を十分に評価できて有用である．ただ腸管ガスが多い場合や，患者が息止めをできない場合は良好な画像が得られないことある（図1）．

撮影方法は正面，右前斜位（right anterior oblique view : RAO）左前斜位（left anterior oblique : LAO）の3方向を用いて行う．腹部大動脈遠位（terminal aorta）から総腸骨動脈（common iliac artery : CIA）近位部は正面像を，右CIA遠位部から外腸骨動脈（external iliac artery : EIA）はLAOを，左腸骨動脈は

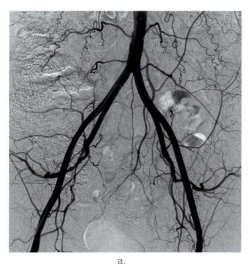 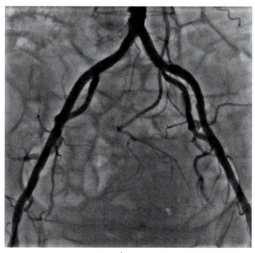

a. b.

図1 腸骨動脈領域の造影
a：30 cmサイズ，DSA画像．広い視野で遠位腹部大動脈から総大腿動脈まできれいな全体像が把握できる．
b：20 cmサイズ，DA画像．血管性状は把握できるが，全体評価に欠ける．

RAOが望ましい．この角度で内腸骨動脈の分離ができ，EIA が最も長く描出され，病変長などの正確な評価ができる．

2 大腿膝窩動脈 (femoropopliteal artery : FP)

総大腿動脈（CFA）から SFA，膝窩動脈（popliteal artery：PopA）までの長区域の血管である．CFA は多くの症例で穿刺部位に選択される．石灰化を伴う狭窄病変を認めることが多く，通常は外科的な内膜剥離の適応となる部位である．

SFA は最もトピックの多い部位であり，その EVT 方法・成績はまだまだ議論が尽きない．そのため，SFA は治療前に評価しておくべき事項は多い．まず SFA 近位部造影では，SFA と大腿深動脈（deep femoral artery：DFA）の位置関係を明らかにする必要がある．正面像では両者が重なるため同側斜位で評価する（図2）．また大腿骨頭との位置関係を把握しておくことも穿刺・止血の安全性から必要である．筆者の所属施設のデータでは DFA が大腿骨頭よりも下位で分岐している症例が 70％ であったが，骨頭と重なる，いわゆる high take off も 30％ に認めた．起始部からの CTO の場合，入口部に stump を認めるかどうかも，ワイヤ操作のうえで重要である．EVT 後の長期開存は病変長に依存するため SFA の病変長も必要な情報である．TASC-II 分類はその長さと閉塞により分類され[2]，TASC-II D 病変のような長区域の病変の長期成績は未だ満足できるものではない．

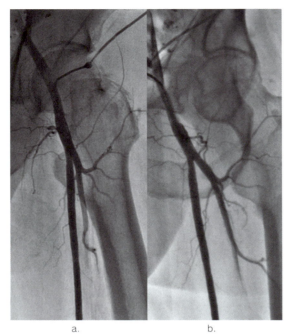

図2　大腿膝窩動脈領域の造影
a：正面像での評価，b：LAO での評価．
SFA 近位部の評価には LAO 画像が必須である．

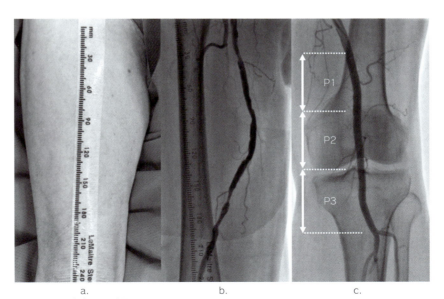

図3　SFA 病変長の確認
a：太腿前面に不透過メジャーを貼付する．
b：同血管造影．
c：SFA 遠位部から膝窩動脈 P1 から P3 の解剖．

価法である．

脛骨動脈は骨と重なる部位も多く，この領域もDSAが必要になる．ただ，CLI患者の場合，造影剤により下肢痛が惹起されて，体動のために正確な像を取れない場合もしばしばある．脛骨動脈の3分枝は解剖学的なバリエーションも多く，その際に真の血管走行を見誤るとCTO病変を見逃す可能性もある[6]．筆者の所属施設では膝窩動脈以下の領域の造影に際して，近位部，遠位部それぞれのLAO，RAOの4方向を基本像としてDSAで撮像することしている（図4）．

またCLIの場合，足関節以下に良好な血流があるかどうかは重要な問題である[7,8]．症例によっては遠位動脈穿刺が必要になることがあり，足背動脈・足底動脈の足関節以下の評価も必要である[9]．造影は側面と正面像で行う．足関節以下の造影はしばしば困難なことがあるが，足趾への正確な血流を判断でき，EVT成功の重要な判断材料になる[10]．

下肢動脈の血管造影法を部位別に分けて解説した．下肢血管造影は根本的に冠動脈造影と異なる．DSA，DAや自動注入器を用い，少ない造影剤量で下肢動脈全体を把握し，血行再建が必要であれば正確な造影所見でEVTもしくは外科的手術につなげなければならない．

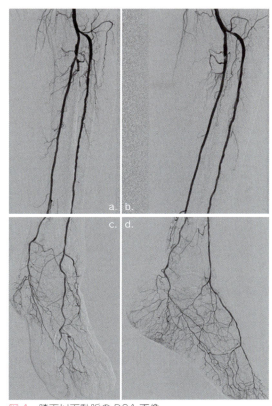

図4　膝下以下動脈のDSA画像
a：RAO 近位部，b：LAO 近位部，c：RAO 遠位部，d：LAO 遠位部

病変長は大腿部表面にメジャーを添付して計測する．多くの臨床試験はこの方法で病変長が計測されている．（図3a，b）．石灰化病変に対するEVTは未だ問題点が多く，石灰化の評価法・治療法にも明確な指針がないのが現状である．現在いくつかの基準があるが，透視・造影下におけるPACSSの評価方法が比較的用いやすい[3]．ステント内の再狭窄・再閉塞[4]やステント破断の評価[5]も必要である．PopAはSFA遠位から続き，P1-P3部位に分けられる（図3c）．

3　膝窩動脈以下（below the knee artery：BTK）

重症下肢虚血（CLI）の増加に伴い，膝窩以下の動脈の正確な造影評価が要求される機会が増えた．特にわが国の場合，維持透析患者に特徴的な単独膝窩動脈以下病変（isolated BTK）が多く，正確な3本の脛骨動脈の評価が必要とされる．この領域は小血管径で，石灰化も多く，体表エコー，CTA，MRAのいずれにおいても評価困難であり，血管造影が唯一の標準な評

文献

1) Fujihara M, et al：Catheter Cardiovasc Interv 85：870-877, 2015
2) Norgren L, et al：Eur J Vasc Endovasc Surg 33（Suppl1）：S1-S75, 2007
3) Rocha-Singh KJ, et al：Catheter Cardiovasc Interv 83：E212-220, 2014
4) Tosaka A, et al：J Am Coll Cardiol 59：16-23, 2012
5) Scheinert D, et al：J Am Coll Cardiol 45：312-315, 2005
6) Kawarada O, et al：Catheter Cardiovasc Interv 76：888-894, 2010
7) Kawarada O, et al：Catheter Cardiovasc Interv 80：861-871, 2012
8) Nakama T, et al：J Endovasc Ther 23：83-91, 2016
9) Walker CM, et al：J Endovasc Ther 23：839-846, 2016
10) Utsunomiya M, et al：J Endovasc Ther 21：662-670, 2014

【藤原昌彦・横井良明】

Take Home Message（編集者より）

- EVTを行うにあたって，血管造影を美しくかつ的確に撮影することは肝である．是非本項で解説された内容を自分のものとして，明日からの血管造影につなげていただきたい．

4 治療総論

A 動脈硬化性疾患としての介入

"A man is as old as his arteries." とは William Osler（カナダ，1849-1919）の言葉である．REACH registry[1] にもあるように下肢 PAD を有する症例の多くは冠動脈疾患および脳血管疾患を高率に合併する．PAD 診療を行うわれわれは，そのすべてをマネージメントする責任がある．個々のマネージメントは別項に譲り，本項では PAD 患者に対する生活習慣リスクに対する介入を，わが国のガイドラインを参考にまとめたい[2]．なお，年齢・性別・透析などが PAD 患者の予後に影響を持つのは明らかであるが，今回は介入可能なものに項目を絞った．

1 リスクファクター別の介入

a 禁煙

TASC-II では喫煙の PAD に対するオッズ比は3〜4倍といわれている[3]．喫煙本数の増加は重症度と関連し，禁煙によって発症頻度は抑制され，20年以上の禁煙によりその発症リスクは非喫煙者と同等レベルまで下がる[4]．また受動喫煙の回避も強く推奨されており，家族や社会への教育も必要となる．

一方で患者独力での長期禁煙成功率は非常に低く，医師の助言やニコチン代替療法は有意に禁煙率を高める．またα4β2ニコチン受容体部分作動薬である Varenicline（チャンピックス®）はプラセボ群と比較して禁煙率を2.3倍高める[5]ため，治療者は禁煙の補助療法として積極的に提示していく必要がある．

b 糖尿病

TASC-II では糖尿病は喫煙と同等のオッズ比を有する[3]．また重症下肢虚血，肢切断および冠動脈疾患の上昇にも関与する．前病段階である耐糖能異常ですら有意なリスクファクターたりうるため，早期の生活習慣介入が要求される．また糖尿病性神経障害を有する症例では間欠性跛行を呈しにくく，進行した状態で発見されることもしばしばである．

これらの理由から糖尿病患者においては，より積極的なスクリーニングを要することを，診療科全体で共有することが重要である．また糖尿病症例に対してインスリン抵抗改善薬を用いることで PAD 発症リスクが低くなったとする報告がある[6]．

当然のことであるが，後述の生活習慣リスクと同様に，食事および運動療法などの生活習慣改善が基本介入となる．それでも改善が得られない場合に，薬物療法を行う．現時点で PAD 患者に対する血糖コントロールでの予後改善を示す高いエビデンスレベルのデータはない[2]．よって糖尿病患者に対しての生命予後改善効果を示した metformin を中心とした薬剤を選択することになる．そのほか，厳密な血糖コントロールによる PAD 患者の予後改善効果が明確でないため，低血糖発作を回避する血糖コントロールを考慮する．昨今 SGLT2 阻害薬による，短期の心不全入院イベント減少効果が報告されており，また低血糖発作も低いため，その有益性に期待したい．

c 高血圧症

脳血管疾患の最大のリスクファクターであるが，PADに対するオッズ比は1.5〜2倍にとどまる[3]．β遮断薬を含めた積極的降圧により下肢症状は増悪しないことが確認されており，特殊なケースを除き降圧に躊躇する必要はない．もちろん，脳血管疾患が併存する際には過度の降圧は脳梗塞のリスクとなる．そのため，日本高血圧学会による「高血圧治療ガイドライン(2014)」では脳血管疾患を伴うPADの降圧目標を140/90 mmHg未満，PAD単独の際には130/80 mmHgを目指すとしている[7]．ACE阻害薬（ramipril）が間欠性跛行の改善に寄与するといった報告もあるが，現時点では降圧薬の種類より確実な降圧が優先される[2]．

d 脂質異常症

高コレステロール血症のPADに対するリスク寄与度は高血圧症や糖尿病より小さいといわれている．しかし高LDLコレステロール血症に限らず，低HDLコレステロール血症，高トリグリセライド血症や高リポプロテイン（a）血症も独立したリスクファクターと報告されている[8]．

第一選択薬はスタチンであり，LDLコレステロール管理目標値は120 mg/dL未満である．これには跛行症状の改善だけにとどまらず，冠動脈疾患や脳血管疾患の抑制も認められる．第二選択薬としてethyl icosapentate（EPA）製剤が考慮される．EPA製剤は低HDL血症に対しても有効であり，わが国で行われたJELIS試験（Japan EPA Lipid Intervention Study）でもPAD症例のサブ解析でスタチンにEPA製剤を追加した群で有意に心血管イベントが抑制された[9]．

2 介入の考え方

このように下肢PAD症例に対する生活習慣リスクに対する介入の目的は，下肢症状の改善ではなく，心血管および脳血管疾患の抑制を介した生命予後改善が目的である．初診時にPADのみの症例でも，冠動脈や脳血管などの全身血管を想起し，注意深く病歴を聴取するあるいは頸動脈雑音，心雑音，心電図検査，胸部X線検査などの非侵襲的検査を行うことは必須である．その結果を踏まえて，頭部MRI検査，頸動脈エコー，心エコー，負荷心筋シンチなどのさらなる精査

図1 PAD患者全員に対する介入

が必要かどうかを判断する．これらの結果を総合的に判断し，介入の強度を決定すべきである．

別項で解説されているように，脳血管あるいは心血管疾患合併患者の予後は下肢PAD単独よりも悪いことが多く報告されている（p12参照）．下肢PAD患者全例に必ず画像検査などによる脳血管疾患や虚血性心疾患などの精査を行う必要性はない．また抗血小板療法に関しては，副作用として出血を伴うため，PAD患者全例に推奨されるものではない．まずは介入のリスクが低い降圧療法，脂質低下療法，低血糖を惹起しない血糖コントロールなどを行うべきである（図1）．特に血行再建術を行っていない下肢PAD患者に対する抗血小板療法の介入は迷うところである．その際に冠動脈疾患合併や頸動脈病変の合併などあれば，抗血小板療法を開始する根拠となる．

今後はより下肢PAD患者に焦点をあてた抗血栓療法の更なるエビデンスの蓄積が待たれる．なお，抗血栓療法を行う前に，血圧コントロールを行うことは必須である．血圧コントロール不良患者に対する抗血栓療法の導入は，脳出血などの出血性イベントのリスクを増加させることを銘記しなければならない．

文献

1) Yamazaki T, et al：Circ J **71**：995-1003, 2007
2) 宮田哲郎ほか：末梢閉塞性動脈疾患の治療ガイドライン（2015年改訂版），日本循環器学会ほか（ホームページ公開）
3) Norgren L, et al：J Vasc Surg **45**：S5-67, 2007
4) Cui R, et al：Eur J Cardiovasc Prev Rehabil **13**：243-248, 2006
5) Cahill K, et al：Cochrane Database Syst Rev **4**：CD006103, 2012
6) Althouse AD, et al：Diabetes Care **36**：3269-3275, 2013
7) 日本高血圧学会高血圧治療ガイドライン作成委員会

（編）：高血圧治療ガイドライン 2014，ライフサイエンス出版，，2014
8) Ohnishi H, et al：J Atheroscler Thromb **17**：751-758, 2010
9) Ishikawa Y, et al：Circ J **74**：1451-1457, 2010

【中林圭介・東谷迪昭】

> **Take Home Message**（編集者より）
> - 動脈硬化性疾患としての介入というのは，リスクファクター別に介入するという分解作業である．
> - 下肢動脈疾患のリスクファクター別介入をもれなくするということは，全身血管の評価・介入を行う必要がある．

B 薬物治療

　下肢PAD患者に対する薬物治療の最大の目的は生命予後改善であり，それぞれがランダム化比較試験で効果が証明されたスタチン製剤（Heart Protection Study[1]など），抗血小板薬（CAPRIE試験[2]），降圧薬（HOPE試験[3]など）が中心である（図1）．生命予後改善に続く目的が跛行改善となる（図2）．

　Circulation誌に後ろ向き研究ながら，PAD患者に対して上記3剤のうち2剤以上を投与することにより，心血管イベントや死亡が約1/3に抑制されると報告された[4]．生命予後を有意に改善する内服治療であるが，PAD患者に対する使用率は低いことが報告されており，その改善は急務であると考える．本項がその一助となることを期待する．

1 スタチン

　脂質異常症を合併しているPAD患者に対してはスタチンによってLDLコレステロールを低下させることが重要である．Heart Protection Study[1]に代表されるように，スタチンの心血管イベント抑制効果は確立している．PAD患者においては生命予後改善効果に加え跛行改善効果も報告されている[5]．わが国の「動脈硬化性疾患予防ガイドライン（2017年版）」ではPAD患者は冠動脈疾患の高リスク群であり，一次予防のLDLコレステロール値は120 mg/dL未満を，冠動脈疾患の既往があれば100 mg/dL未満，急性冠症候群の既往や糖尿病の合併があれば70 mg/dL未満を目標としている．

2 抗血小板薬

　PAD患者に対して抗血小板薬を投与する目的は，①心血管イベントの予防，②跛行症状の改善，③インターベンション後の再血行再建予防である．わが国でPAD患者に対して主に用いられる抗血小板薬は，aspirin，clopidogrel，cilostazolである．

　aspirinは冠動脈疾患患者の二次予防には広く用いられており，PAD患者にも投与される頻度は高いが，跛行改善効果はなく，わが国においてはPADには適応を有していない．PAD患者に特化した大規模なaspirinの前向き試験は存在しないが，2009年に発表された5,269例のメタアナリシスでは，PAD患者におけるaspirin投与は心血管イベント発症が減る傾向にあったが統計学的有意差を認めず，出血は増やさないという結果だった[6]．

　clopidogrelはPADに適応を有していることもあり，PAD単独の患者に対する抗血小板薬の第一選択となる．1996年に発表されたCAPRIE試験ではaspirinと

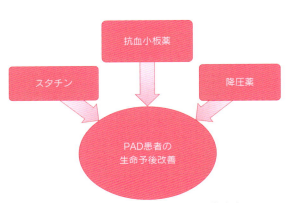

図1　PAD患者の生命予後改善のための薬物療法

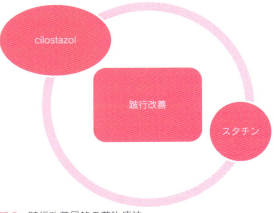

図2　跛行改善目的の薬物療法

clopidogrelとで動脈硬化性疾患の二次予防効果を比較したが，PAD患者においてclopidogrel群の心血管イベント抑制効果が高いことが示された[2]．

cilostazolは唯一跛行改善効果を有する抗血小板薬である．副作用として心拍数上昇があるため，冠動脈疾患患者においては慎重な適応の判断を要する．

抗血小板薬の併用はPAD患者においては推奨されないことが多い．CHARISMA試験は複数の動脈硬化リスクファクターを持つ患者に対してaspirin単独投与群とaspirin＋clopidogrel併用群とを比較した試験だが，併用群と単独群で心血管イベント抑制効果は同等であり，併用群で中等度の出血が増加した[7]．このように抗血小板薬の併用については安易に行うべきではない．

3 降圧薬

2014年に改訂されたわが国の「高血圧治療ガイドライン（2014）」では，一般的な高血圧患者の降圧目標は140/90 mmHg未満である．PAD患者においても同様に考えられるが，詳細は後述するが正常血圧の心血管イベントハイリスク患者に対してACE阻害薬を導入し，133/76 mmHgまで低下し心血管イベントが抑制されたHOPE試験を考えると，目標血圧は130/80 mmHgと考えるべきかもしれない．

では，PAD患者の降圧療法に用いるべき降圧薬はACE阻害薬またはATⅠ拮抗薬（ARB）なのだろうか．2016年に発表されたAHA/ACCのPAD治療ガイドラインにおいては，心血管イベント抑制のために降圧薬を用いて血圧をコントロールすることをClass Ⅰで推奨しているが，特定のClassの降圧薬が優れているというエビデンスはないとしている[8]．そのうえで，ACE阻害薬またはARBの使用をClass Ⅱaとしている．2000年に発表された前述のHOPE試験では，ACE阻害薬であるramiprilによる心血管イベント抑制効果が示され[3]，サブ解析でその有用性はPAD患者においても同様であることが示された．また，ONTARGET試験では，ramiprilとARB（telmisartan）の心血管イベント抑制効果は同等という報告がされている[9]．しかしながら，HOPE試験ではプラセボと比較してramipril群で有意に血圧が低下しており，心血管イベント抑制効果は血圧低下に起因した可能性が考えられる．わが国ではramiprilは未承認薬で使用できないという背景もある．また，ACE阻害薬のramiprilによる跛行改善効果を示したランダム化比較試験がJAMAに報告されたが，データ不正により撤回された[10]．わが国で比較的使用頻度の高いperindoprilには跛行改善効果が認められなかったとも報告されている．

これらの結果を考慮すると，わが国においてACE阻害薬またはARBをPAD患者の降圧薬の第一選択とする必要はないと考えられる．降圧に関しては「高血圧治療ガイドライン（2014）」[11]の推奨どおり，脳心血管疾患の発症予防においては，降圧薬の種類よりも確実な血圧コントロールを優先することが重要である．そのうえで各患者の併存疾患に合わせて降圧薬は選択するべきである．

文献

1) Heart Protection Study Collaborative Group：Lancet **360**：7-22, 2002
2) CAPRIE Steering Committee：Lancet **348**：1329-1339, 1996
3) The Heart Outcomes Prevention Evaluation Study Investigators：N Eugl J Med **342**：145-153, 2000
4) Reena LP, et al：Circulation **124**：17-23, 2011
5) Mohler ER 3rd, et al：Circulation **126**：1345-1354, 2012
6) Berger JS, et al：JAMA **301**：1909-1919, 2009
7) Bhatt DL：N Engl J Med **354**：1706-1717, 2006
8) Gerhard-Herman MD, et al：Circulation, CIR. 0000000000000470：2016
9) ONTARGET Investigators：N Engl J Med **358**：1547-1559, 2008
10) Ahimastos AA, et al：JAMA **309**：453-460, 2013
11) 日本高血圧学会高血圧治療ガイドライン作成委員会（編）：高血圧治療ガイドライン2014, ライフサイエンス出版, 2015

【岸　翔平・東谷迪昭】

Take Home Message（編集者より）

● 薬物療法の基本：スタチン・抗血小板薬・降圧薬．
● それぞれの薬剤を「何のために」使用しているかは常に考えておく必要がある．

C 運動療法

末梢動脈疾患（PAD）の症状である間欠性跛行に対しては監視下運動療法のエビデンスがすでに確立されており，TASC-IIにおいて薬物療法とともにグレードAとして推奨されている（表1）[1]．また，日本循環器学会の「心血管疾患におけるリハビリテーションに関するガイドライン（2012年改訂版）」においても推奨度ClassⅠとされており[2]，治療の第一選択として位置づけられる．

1 運動療法の効果

運動療法により歩行距離の増加が見られ，有効であると報告されている[3]．メタアナリシスでも，監視下運動療法の有効性は証明されている[4]．QOLの改善が見られたとの報告もあり[5]，運動療法の有効性が示されている．3ヵ月の監視下運動療法施行後長期経過観察可能症例の最大歩行距離を比較した国内の報告でも，運動療法終了時，観察終了時ともに開始前と比べ有意に延長が認められた[6]．

2 監視下運動療法のプログラム

運動の種類としてはさまざまなものがあるが，トレッドミルによる歩行訓練，しかも監視下での歩行訓練が最も効果的とされている[3]．

具体的には，運動回数は週3回を基本とする．トレーニングは30分から開始し，その後は1回あたり1時間まで延長する．1回の療法中，トレッドミル運動はスピードと勾配を変化させながら，歩行による痛みが生じる3～5分以内をめどに行う．歩行による痛みが中等度になった時点で，歩行を中断させる．より最適なトレーニング効果を得るために跛行出現時に中断させないようにする．中断後患者は痛みが治まるまで安静にし，その後また中等度の痛みが生じるまで歩行する．

この運動と安静の繰り返しは，プログラム開始時には少なくとも35分必要であるが，患者が慣れるにつれ50分まで延長する．過度の疲労や下肢痛が残らないように注意する．その後通院中に，患者が中等度の跛行痛を生じることなく低負荷で10分以上歩行できるようになれば，トレッドミルの速度や勾配を増加する．

PAD患者の歩行平均速度は1.5～2.0 mph（2.4～3.2 km/hr）とされているので，2.0 mph（3.2 km/hr）の速度で歩行可能になるまでは速度を重視して負荷をかけ，その後に勾配を増加するのがよいとされている．さらに，歩行速度を健常者の歩行速度である3.0 mph（4.8 km/hr）まで速めることとする．3ヵ月以上継続することが望ましい[1]．

3 運動療法の効果機序

跛行の改善には，血管新生[7]，筋代謝，側副血行，血管内皮機能，歩行効率，炎症反応の改善などの関与が考えられている[8]．

4 運動療法の動機づけ

PAD患者で満足な運動習慣が身につく確率は低く，患者が運動習慣を習得するのは困難が伴う．運動習慣を身に付けるポイントとして，安らは表2のように述べている[9]．このような工夫で，2週間継続できた場合約半数の患者で運動療法の継続が可能になるとされて

表1 間欠性跛行における運動療法に関する推奨事項

1. すべてのPAD患者に対する初期治療の一環として，監視下運動療法を利用できるようにすべきである．[A]
2. 最も効果的なプログラムとして，トレッドミルまたはトラック歩行を採用する．これは30～60分間に跛行が起こるのに十分な強度で行い，続いて安静にする．運動回数は通常週3回3ヵ月間行う．[A]

（Norgren L, et al：J Vasc Surg **45**（Supple S）：5-67, 2007 より引用）

表2 PAD患者に運動習慣を身につけてもらうポイント

1. 患者の話を詳細に聞く（生活習慣を変える実現可能な具体的なアドバイスをするための必要条件）
2. できるだけ一緒に歩く（イメージが残る，感情を刺激）
3. 具体的な実現可能な運動処方を話し合い，試みる（「try & errorの繰り返しでOK」と肯定的な態度で患者に接する）
4. 運動日誌と万歩計（血圧計，血糖値と同じように），家族の協力
    1）数字目標を具体的に設定（自己確認）
    2）毎日見て数字目標を思い出す（繰り返す）
    3）数値目標を家族から告げる（繰り返す）

（安　隆則ほか：心臓リハビリテーション 13：39-42，2008 より引用）

いる．

運動療法は長期的なフォローが必要であり，看護師，理学療法士，薬剤師，栄養士など多職種が参加し，患者教育を行う必要がある．監視下運動療法を継続するためには，患者が参加しやすい条件（時間帯，交通の便，家族の協力）を整える必要もある[2]．

5 運動療法の現状

運動が禁忌とされる疾患の併存の有無を鑑別した後，運動療法を指導する．

現状では監視下運動療法を十分に行える施設が少ないなどの問題点がある．また，監視下運動療法を一定期間行ったのち自宅で運動療法を継続するためにも，在宅運動療法の推進が必要と考えられる．

在宅運動療法で推奨される方法は，可能であれば，はじめに短期間でも監視下での指導を行った後に，家庭で間欠性跛行をきたす距離をやや早足で，繰り返して歩くことである．家庭で行う場合は，万歩計を用いて早足でややつらいという程度まで歩行する．数分の休息の後，痛みが消失してまた歩くということを，30分間に数回繰り返す．頻度は2回/日，5日/週を目指すように指導する[2]．

間欠性跛行を呈する下肢PAD患者の治療に際しては，動脈硬化のリスクファクターをコントロールするとともに，運動療法の重要性を患者に理解してもらい，継続することが重要である．

文献

1) Norgren L, et al：J Vasc Surg **45**（Supple S）：5-67, 2007
2) 野原隆司ほか：心血管疾患におけるリハビリテーションに関するガイドライン（2012改訂版），日本循環器学会ほか（ホームページ公開）
3) Gardner AW, et al：JAMA **274**：975-980, 1995
4) Girolami B, et al：Arch Intern Med **159**：337-345, 1999
5) Regensteiner JG, et al：J Vasc Surg **23**：104-115, 1996
6) 林　富貴雄：脈管学 **42**：103-109，2002
7) Gustafsson T, et al：Am J Physiol **276**：679-85, 1999
8) Falcone RA, et al：J Cardiopulm Rehabil **23**：170-175, 2003
9) 安　隆則ほか：心臓リハビリテーション **13**：39-42, 2008

【大住幸司】

Take Home Message（編集者より）

● 監視下運動療法は有効な跛行距離改善作用を持つが，動機を維持し継続するための工夫が大事である．

D 血行再建治療

1 カテーテル治療：基本的な考え方

　薬物治療や運動療法でも改善しない間欠性跛行や重症下肢虚血は，血行再建治療の適応となる．中でも近年その有効性と低侵襲性から，カテーテル治療が多くの症例で適用されるようになっている．TASC-Ⅱにおいても，短期的，長期的な有効性が同等であれば，外科的治療より血管内治療が優先される，と記載されている[1]．もちろんカテーテル治療は万能ではなく，術者の技量に依存する部分も多いため，症例により適宜外科的血行再建も考慮すべきであることはいうまでもない．

1 治療方法

　カテーテル治療の方法として現状で使用可能なものは，バルン拡張，カッティングバルン等の focused force angioplasty，ステント（自己拡張型，バルン拡張型，薬剤溶出性，PTFEカバード）留置となる．アテレクトミーは近い将来に使用可能になろう．

a バルン拡張

　すべてのカテーテル治療の基本となるのがバルン拡張術である．術前の造影，またはCTやエコーでの計測データを参考に血管内腔径にあったバルンを使用する．ステントを使用する前提であれば，ワンサイズ小さめを使用するほうが安全である．バルン長は病変長に合わせたものを選択すべきであるが，腸骨動脈領域は蛇行が強いことがあるため，40 mm程度を用いるほうが安全である．

　バルンのみで終了する場合は，しばしば長時間拡張が解離を低減させるために有効なことがある．通常1分から3分程度，場合により10分以上の拡張が有効なこともある．通常のバルンはセミコンプライアントバルンであり，通過性に勝るが拡張力に劣る．石灰化病変等では，しばしばノンコンプライアントバルンを使用，高い拡張圧が必要となる場面が存在する．

b ステント

　バルンのみでは血管解離，リコイル等を完全に防ぐことはできないため，しばしばステントが用いられることになる．ステントの有効性が確立されているのは，大動脈腸骨動脈領域とTASC-Ⅱ Bの大腿膝窩動脈領域である[2]．バルン拡張型ステントはリファレンスに合わせたステント径を選択，また自己拡張型ステントはリファレンスから1 mm程度大きなステントを選択する．大動脈腸骨動脈病変では，通常病変を完全にフルカバーする形でステントを留置する．TASC-Ⅱ B病変の大腿膝窩動脈病変でも通常病変をフルカバーする形で留置するが，それ以上の病変の場合，フルカバーすべきか，スポットで留置するか，は議論の残るところである．自己拡張型ステントは拡張力でバルン拡張型ステントより劣るため，しっかりと後拡張を行うことが重要である．

　血管径やワイヤ通過部位により，血管破裂のリスクがあるため，痛みを確認しながらの慎重な拡張が必要である．

c アテレクトミー

　アテレクトミーデバイスは，現状使用可能なものはないが，治験が行われているものとして，Excimer Laser®，TurboHawk®，Jetstream® が挙げられる．ガイドワイヤが真腔を通過した場合，アテレクトミー＋薬剤溶出性バルンの治療は魅力的な組み合わせである．またnon stenting zoneに対する期待も大きい．

表1 血管部位別のカテーテル治療の要点

血管	ポイント	ワイヤの特徴	1st choice	2nd choice
総腸骨動脈	・石灰化が強い ・直線，短区間	・コントロール性に加えて穿通力やpushabilityが必要	Halberd Treasure XS	Astato9-40 Jupiter45g
外腸骨動脈	・蛇行している ・石灰化はそれほどでない	・血管に追従できること ・taperedはなるべく避ける	Halberd Radifocus1.5 mmJ	Astato9-40 Naveed 30 g
大腿膝窩動脈	・直線 ・長区間病変 ・石灰化は場合による	・ナックルワイヤ：場合によりstiff ・アンギオガイド：トルク性能 ・体表面エコーガイド：穿通力	Radifocus1.5 mmJ Command Halberd	Naveed 30 g Jupiter45g Astato9-40
膝下動脈	・足関節付近以外は直線 ・足関節付近では蛇行がある ・石灰化結節は中等度までが多い	・3g程度までの操作性のよいワイヤ ・穿通力の強いガイドワイヤは短区間の使用にとどめる	Cruise Command Chevalier tapered 3 g	Ruby hard Astato XS Naveed 30 g

2 部位別の治療のポイント

下肢動脈のカテーテル治療は，特徴により大動脈腸骨動脈，大腿膝窩動脈，膝下動脈に大別される（表1）．

a 大動脈腸骨動脈領域

まずは大動脈腸骨動脈について述べる．大動脈腸骨動脈病変はカテーテル治療が最も有効であるといってよく，急性期成績，慢性期成績ともに良好であり，事実上動脈瘤を合併しない限り血管内治療が行われているといって過言ではない．

大動脈腸骨動脈領域は，ステント治療が確立されている．ステント治療による手技の成功率は病変により異なりTASC-Ⅱ A-C病変で99%と非常に高いが，難易度の高いTASC-Ⅱ D病変で92%とされている[3]．ガイドラインでもTASC-Ⅱ Dは，熟練したチームでは血管内治療が考慮される，とありTASC-Ⅱ Dは慎重に扱われるべきであろう[2]．慢性期成績は病変の複雑さに関係せず5年間の一次開存率は78%である[4]．

狭窄病変の基本は0.035インチのRadifocus®であるが，高度狭窄の場合は0.014インチや0.018インチのワイヤが用いられることもある．閉塞病変では，両方向性アプローチが基本となる．同側大腿動脈と対側大腿動脈の組み合わせ，または同側大腿動脈と上肢アプローチの組み合わせとなる．ガイドワイヤ選択は，0.035インチをナックルで使用する方法から，血管内超音波ガイドに0.014インチのCTOワイヤを使用する方法まで，さまざまな方法がある．

またステントはバルン拡張型，自己拡張型で成績の差は認められないが，わが国では自己拡張型ステントが用いられることが多い．バルン拡張型ステントは，一般に石灰化が強く，短区間病変であり，かつ正確な位置合わせが必要な総腸骨動脈でしばしば用いられる．

大動脈腸骨動脈領域での治療で，最も気をつけなければいけないことは血管破裂等の合併症である．大動脈腸骨動脈は後腹膜に位置し，血管破裂が生じた際に圧迫止血を行うことは不可能である．また病変と穿刺部が近いこともあり，しばしば穿刺部合併症も生じうる．さらに合併症を生じた症例は慢性期成績も劣るとされるため合併症を回避することが極めて重要である．

b 大腿膝窩動脈領域

大腿膝窩動脈領域のカテーテル治療であるが，近年のデバイスの進歩で，最も変化が生じている分野であり，今後も適応等が変わっていく可能性があることを留意すべきである．急性期成績であるが，長区間病変といえどもリエントリーデバイスの導入，両方向性アプローチにより，治療の成功率は100%に近いものとなっている．しかし慢性期成績は大動脈腸骨病変に比べると不十分であり，5年の一次開存は，60%程度である[5]．大腿膝窩病変は病変長により慢性期成績が異なり，TASC-Ⅱ C/Dといった長区間病変での成績はさらに劣る．そのためTASC-Ⅱではバイパス術が推奨される[1]．

ガイドワイヤ選択については大動脈腸骨動脈領域と同様に，狭窄病変では0.035インチが基本であるが高度狭窄では，適宜0.014インチや0.018インチが使用される．閉塞病変では，0.035インチをナックルで使用，真腔に戻れなければOutback®を用いる方法から，体表面エコーガイドでCTOワイヤを用いるもの，両方向性アプローチからランデブーテクニック（wire rendezvous technique）を用いるものまである．

デバイス選択であるが，5 cm以下の病変ではステントの有効性は明らかではない．バルン拡張で残存狭窄がなく，血流を阻害するような解離が認められなければ，バルンのみで終了することが望まれる．対して15 cmまでの病変は，プライマリステントが推奨される．

それ以上の病変ではステントが使用されることが多いが，ステントでフルカバーすべきなのか，スポットで留置するのか，明確な回答はない．

近年，大腿膝窩動脈領域に対してさまざまな新しいデバイスが登場しており，将来が期待されるデータも示されてきている．ZILVER PTX® は5年で83.1%の標的病変血行再建回避率を示し[6]，また Viabahn® も20 cm を超える病変で1年の一次開存は73%と良好なデータを示している[7]．薬剤溶出性バルンも，2年の一次開存は78.9%を示し[8]，デバルキングデバイスについては，TurboHawk® が1年で78%の一次開存を示している[9]．これらのデバイスが使用可能になることで，治療の適応が変わっていくかもしれない．

大腿膝窩動脈のカテーテル治療が積極的に行われるようになって問題になってきているのが再狭窄である．中でもステント再閉塞に対する再治療の成績は非常に悪く，臨床上の大きな問題である．

C 膝下動脈領域

膝下動脈領域のカテーテル治療はチャレンジングな領域であり，カテーテル治療が困難な病変が多い．病変長が長く，血管径が細く，石灰化が強いといった特徴を持つ．そのためカテーテルによる初期成功率は91%程度と報告されている[10]．使用できるデバイスがバルンしかないこともあり，慢性期成績は他病変と比して著しく劣り，3ヵ月で70%以上が再狭窄，再閉塞を起こすとされている[11]．

このような状況から，バイパス手術とどちらを選択すべきか，常に問題となる．当初 BASIL trial では，バイパス治療，カテーテル治療両群間で，下肢切断回避生存率に有意差は認められなかった，とされた．そののち，2年予後が推定される患者群では，バイパス手術が望ましく，そうでない患者群にカテーテル治療が適応すべき，報告されている[12]．

膝下動脈に対するカテーテル治療の問題点は，再狭窄率の高さであることは明らかである．そのため薬剤溶出性ステントや薬剤溶出性バルンに慢性期成績の改善への期待が寄せられた．薬剤溶出性ステントは，少数例でよい成績が報告されているが，多くの重症下肢虚血症例はびまん性の長区間病変を示し，ステント治療が有効な症例は限定的である．薬剤溶出性バルンは単施設から良好な成績が報告されたが[13]，その後多施設データで，薬剤溶出性バルン群で下腿切断率が高い傾向がある，と残念な結果が出された[14]．とはいえ，薬剤溶出性バルンに寄せられる期待は依然として高い．重症下肢虚血症例では，薬剤の遠位塞栓が創傷治癒に悪影響を及ぼす可能性があるが，病変そのものに対する再狭窄抑制効果は期待できるため，さらなるデータが待たれるところである．

ガイドワイヤの選択についてであるが，たとえ長区間病変であっても 0.014 インチの親水性フロッピーワイヤで通過することが多い．適宜ワイヤが進まない部分で，3 g 程度のテーパードワイヤや，最近は 30 g 以上の先端荷重を持つガイドワイヤもあり，適宜変更しながら進めてゆく．マイクロカテーテル単独で進める方法や，ナックルワイヤが有効なケースもある．順行性のワイヤが病変を通過しない際は，逆行性アプローチが有効である．経側副血行路アプローチや，脛骨動脈穿刺が成功のカギを握るケースが多い．

末梢動脈疾患に対するカテーテル治療が多く行われるようになっている現状がある．だからこそ，有効性と限界が明らかになってきている．それらを理解したうえで，適切な症例選択と確実な手技を行ってゆくことが重要である．

文献

1) Norgren L, et al：Eur J Vasc Endovasc Surg 33（Suppl 1）：S1-75, 2007
2) Tendera M, et al：Eur Heart J 32：2851-2906, 2011
3) Suzuki K, et al：Angiology 68：67-73, 2017
4) Soga Y, et al：Circ J 76：2697-2704, 2012
5) Soga Y, et al：J Vasc Surg 52：608-615, 2010
6) Dake M：Presented at：VIVA 2014：Vascular Interventional Advances Conference；November 4-7, 2014；Las Vegas, Nevada
7) Lammer J, et al：J Am Coll Cardiol 62：1320-1327, 2013
8) Tepe G, et al：Circulation 131：495-502, 2015
9) McKinsey JF, et al；JACC Cardiovasc Interv 7：923-933, 2014
10) Iida O：Circ Cardiovasc Interv 6：68-76, 2013
11) Iida O：Eur J Vasc Endovasc Surg 44：425-431, 2012
12) Beard JD：J Vasc Surg 48：11S-16S, 2008
13) Schmidt A, et al：J Am Coll Cardiol 58：1105-1109, 2011
14) Zeller T, et al：J Am Coll Cardiol 64：1568-1576, 2014

【鈴木健之】

Take Home Message（編集者より）

- 本項はカテーテル治療の overview であり，術者必読である．
- 基本はガイドワイヤ選択と治療デバイス選択である．
- 部位別治療の第一選択といくつかの治療選択肢を持っておくことが基本である．

血行再建治療

2 外科的血行再建術：基本的な考え方

下肢 PAD に対する血行再建治療においてはカテーテル治療（血管内治療：EVT）と，外科的血行再建術である，①バイパス術，②血栓内膜摘除術，および③ハイブリッド治療（血管内治療と外科的治療の組み合わせ）がある．

また，病変の部位によって外科的血行再建術の考え方も異なるため，本項では大動脈・腸骨動脈および鼠径部靱帯下の外科的血行再建術について解説する．

1 大動脈腸骨動脈領域

大動脈腸骨動脈領域（aorto-iliac occlusive disease：AIOD）に対する初期治療として EVT が選択されることが多くなった現在，外科的治療は EVT が適応とならない進行した病変，腹部大動脈瘤を伴う病変，EVT 不成功症例などが適応となる[1]．一方，AIOD に対し外科的治療が選択された場合，解剖学的血行再建術の開存率は極めて良好であり標準術式とすべきであるが，ハイリスク症例に対しては非解剖学的血行再建が選択されるケースも存在する．

a バイパス術

1）解剖学的バイパス術

全身状態が良好で，腹部大動脈に全周性の石灰化がない病変に用いられる（図1）．大動脈-大腿動脈バイパスあるいは，片側のみの腸骨-大腿動脈バイパスがある．バイパスグラフトとしては一般的には人工血管（ダクロン®，ePTFE）が使用される．最近の報告によると5年開存率は85〜90％，10年開存率は75〜85％と良好である[2]．周術期死亡率は，適切な患者選択や術後管理の向上もあり，3％前後と比較的良好である[3]．

2）非解剖学的バイパス術

ハイリスク症例，緊急手術などの全身的な要因，腹部大動脈の著明な石灰化など局所的な要因により解剖学的バイパスが困難な場合に選択される．

a）腋窩-大腿動脈バイパス術

本術式は腹部大動脈，両側腸骨動脈の病変に対し，前述のごとく全身状態が不良な CLI 患者や，大動脈グ

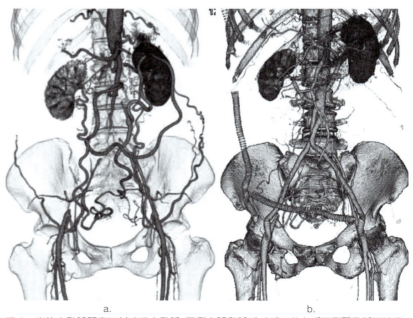

　　　　　　　　a.　　　　　　　　　　　　　　　　b.
図1　高位大動脈閉塞に対する大動脈-両側大腿動脈バイパスおよび両側腎動脈再建術
a：腹部大動脈が上腸間膜動脈以下で閉塞．上腸間膜動脈-meandering artry-内腸骨動脈系を介し下肢血流は維持されている．うっ血性心不全に対しバイパス術を予定．
b：非解剖学的バイパスではうっ血性心不全が改善しなかったため，解剖学的バイパスおよび両側腎動脈バイパスを施行したところ，うっ血性心不全は消失した．

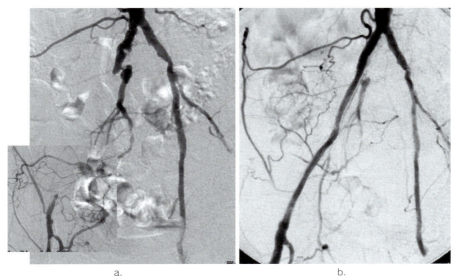

図2 ハイブリッド治療（総大腿動脈内膜摘除術＋腸骨ステント留置術）
a：右外腸骨動脈から総大腿動脈の閉塞病変．間欠性跛行20mにて血行再建術を予定．
b：右総大腿動脈内膜摘除術および大伏在静脈パッチ形成後，右外腸骨動脈に対し自己拡張型ステントを留置した．

ラフト感染，感染性腹部大動脈瘤などに対し下肢血流維持目的に施行されることが多い．バイパスグラフトとしては，皮下ルートでの圧迫を危惧し，リング付き人工血管（ダクロン®，ePTFE）が使用される．報告されている5年開存率は50～75％と解剖学的バイパスと比較すると決して高くなく，間欠性跛行患者に対しては一般的には使用されない[4]．ハイリスク症例を反映し5年生存率も40％程度とかなり低い[5]．

b）大腿-大腿動脈交叉バイパス術

片側の腸骨動脈で血管内治療の適応外の病変あるいは両側の腸骨動脈病変でもドナー側が狭窄病変で血管内治療によって正常にすることが可能であれば本術式のよい適応となる．バイパスグラフトとしては，皮下ルートでの圧迫を危惧し，リング付き人工血管（ダクロン®，ePTFE）が使用される．報告されている5年開存率は55～80％と，解剖学的血行再建には劣る[6]．

b 血栓内膜摘除術

本術式に適している限局性の病変は，血管内治療で対処されるようになり，ほとんど施行されなくなっている．最近では，総大腿動脈の限局性病変や，総大腿動脈から大腿深動脈へ人工血管を吻合する際の大腿深動脈形成術の一環として施行されることが多い．

c ハイブリッド治療

ハイブリッド治療（総大腿動脈内膜摘除術＋腸骨ステント留置術，図2）は，腸骨動脈の病変が総大腿動脈（CFA）まで波及した場合にCFAに対しては前述の血栓内膜摘除術を施行し，内膜摘除部より中枢側は血管内治療にてステント留置することによって，従来の大動脈-大腿動脈バイパスの代替治療となりうる．この技法は，5年一次開存率は60％と低いが一次補助開存率は97％と良好である[7]．

2 鼠径靱帯以下の領域

鼠径靱帯以下の血行再建術はAIODの血行再建術の成績より劣る．それゆえ，鼠径靱帯下では血管内治療を含めた術式の選択，グラフトの選択などの問題が存在する．また，BASIL trialによると短期成績では血管内治療と外科的血行再建術とでは差がないが，2年以降では外科的血行再建術のほうが良好な経過をたどることが示され，遠隔期の生命予後も血行再建の選択に考慮することも必要である[8]．

外科的血行再建術を選択した場合，大腿から膝上膝窩動脈の血行再建においては人工血管が用いられることが多い．一方，膝下膝窩動脈以下の血行再建術においては，人工血管を用いてのバイパス術の成績は不良

であり，一般的には自家静脈グラフトによるバイパスの適応である．

a 大腿-膝上膝窩動脈バイパス術

人工血管の5年開存率は50%に対し静脈グラフトは75%と膝上領域でも優位性が示されている[9]．適切な自家静脈が存在しないときは，流出路血管が十分ある症例においては人工血管の使用は妥当と考えられる[10]．人工血管の種類についてePTFE，ダクロン®，リング付きについて開存率に差はなかった．

最近開発されたヘパリン付き人工血管は良好な成績が報告されており，期待される[11]．

b 大腿-膝下膝窩動脈以下バイパス術

静脈グラフト5年開存率は65〜70%と良好であるが，人工血管の開存率は20〜35%と極めて不良であり，自家静脈が第一選択となる[9]．静脈の性状としては直径が3.5から4 mm以上あれば望ましい．同側の1本の大伏在静脈が第一選択であるが，不十分であれば対側の大伏在静脈，両側小伏在静脈，上肢静脈，大腿静脈を評価し，使用可能な静脈を spliced vein として使用する．

適切な自家静脈がない場合は人工血管を併用し末梢吻合部に静脈片で作製したカフやパッチを介在させることにより開存率が向上している[12]．

文献

1) Norgren L, et al：J Vasc Surg **45**（Suppl S）：S5-67, 2007
2) Menard MT, et al：Aortoiliac disease：Direct reconstruction（Table110-2）. Rutherford's Vascular Surgery（8th Ed）, Cronenwett JL, et al（eds）, Elsevier, p1717, 2014
3) Dimick JB, et al：J Vasc Surg **37**：970-975, 2003
4) Scneider JR, et al：Semin Vasc Surg **7**：35-44, 1994
5) Huded CP, et al：J Vasc Surg **55**：739-745 2012
6) Ricco JB, et al：J Vasc Surg **47**：45-53；discussion：53-54 2008
7) Chan RW, et al：J Vasc Surg **48**：362-367 2008
8) Bradbury AW, et al：J Vasc Surg **51**：18S-31S, 2010
9) Vartanian SM, et al：Reversed and nonreversed transposed autogenous vein grafting for atherosclerotic lower extremity occlusive disease（Table 1）. Current Therapy in Vascular and Endovascular Surgery（5th Ed）, Stanley JC, et al（eds）, Elsevier, p557, 2014
10) Aburahma AF, et al：Surgery **126**：594-601；discussion：601-602 1999
11) Samson RH, et al：J Vasc Surg **64**：638-647 2016
12) Stonebridg PA, et al：J Vasc Surg **26**：543-550 1997

【新谷恒弘】

Take Home Message（編集者より）

- 総大腿動脈の内膜摘除は血管内治療全盛時代の現在もゴールドスタンダードである．
- 大腿-膝窩動脈バイパスは自家静脈が第一選択であるが，膝上で適切な自家静脈がない場合は人工血管でも許容される．

血行再建治療

3 血行再建術の選択

閉塞性動脈硬化症/末梢動脈疾患（PAD）の治療に関しては，主に5つのガイドラインが参考になる．①TASCガイドライン[1-3]，②AHA/ACCガイドライン[4-6]，③ESCガイドライン[7,8]，④SVS（Society for Vascular Surgery）ガイドライン[9]，⑤日本循環器学会のガイドライン[10,11]，さらに2014年にSCAI（The Society for Cardiovascular Angiography and Interventions）からの声明が出されている[12-14]．これらはPAD治療に関わる場合には必須の参考書と思われるので，ぜひご一読されたい．

PADに対しての治療戦略は日進月歩であり，より新しい情報を入手していくことが重要である．血行再建としては，EVTと外科的手術（内膜摘除術，下肢バイパス手術）があるが，さまざまな要因を考慮して，最適と考えられる治療方法を選択する必要がある．要因は，患者の臨床症状と実際の血管病変の部位や形態の2つに由来するところが多い．バイパス手術が検討される場合には，耐術能と自家静脈の性状が重要になってくる．

一般にPAD患者には多くの併存疾患があり，高齢者ほどPADの有病率は増加することから，担癌患者や脳血管疾患など複数の疾患に同時に対応する場面が多い．この理由から，必然的に全身麻酔を行う外科的バイパス術が困難な場合が多く，より侵襲の少ないEVTが施行されることが多くなっている．

1 臨床症状

臨床症状としては，間欠性跛行と重症下肢虚血（CLI）に分類される．

間欠性跛行患者から重症下肢虚血へ移行する割合は5年で5～10%以下とされ，救肢ではなく，跛行症状がどれほど改善するかということが治療に際して重要である．よって生活に支障をきたす跛行症状が治療対象になる．適切な薬物治療と運動療法を行い，目標の効果が得られない場合には血行再建が妥当とされる．前記症状のない患者に対しての画像診断は侵襲的/非侵襲的にかかわらず推奨されないこと，CLIへの進行抑制のための血行再建は有害であるとされている．

重症下肢虚血患者に対しては，組織欠損を最小限にするために，速やかに疼痛や潰瘍の場所に到達しうる少なくとも1本の血流を確保することが初期治療の目標となるが，潰瘍壊死部が大きい場合，1本の血流では治癒困難なことが多く，より多くの血管の血行再建やバイパス手術を検討する必要が出てくる．間欠性跛行患者と違い，保存的加療により大切断に至る可能性は20～30%とされており，血行再建の遅れが組織壊死の拡大につながることもあるため，早急な対応が必要なことはいうまでもないが，潰瘍部が感染を伴っていた場合には安易な血行再建が敗血症を引き起こすこともあるため，形成外科/整形外科/皮膚科などと相談し，集学的に治療計画を立てる必要がある．

2 病変の部位と性状

下肢閉塞性動脈硬化症の標的病変の局在としては，大動脈，腸骨動脈，総大腿動脈，浅大腿動脈，膝下動脈が挙げられる．間欠性跛行の症状緩和を目的とした膝下動脈病変の治療は有用ではないとされ，膝下動脈の治療は重症下肢虚血患者に限定される．

前述のとおり，間欠性跛行患者の下肢予後は良好であり，血行再建にあたっては，治療効果持続が見込める治療を選択すべきと考えられる．SVSのガイドラインでは少なくとも2年間改善効果が続く可能性が50%以上ある治療法を推奨している[9]．また重症下肢虚血患者に対しては，過去のデータから，治療達成目標値として切断回避生存率で71%/年が設定された[15]．治療戦略は病変の局在により大きく変わる．

a 大動脈

一般に横隔膜下の腹部大動脈に認め，下肢血管は異常がないことも多い．多くは高度の石灰化を伴う狭窄病変であるが，病変が腎動脈下にある場合，EVTのよい適応と考えられ，良好な成績が報告されている[16]．一方，腹腔動脈や上腸間膜動脈を巻き込む場合（特に完全閉塞ではなく血流がある場合）は，EVTによる治療は，遠位塞栓や血管閉塞のリスクがあり注意が必要である．バイパス手術としては，解剖学的なバイパスか，腋窩-両側大腿バイパスを人工血管にて行う方法がある．

b 腸骨動脈

　後ろ向きの観察研究が多いものの，EVTの成績としては，良好な成功率と低い合併症率，さらに開存率は約80％/5年とバイパス術と比べても遜色ない成績であり，TASC-Ⅱによらずこの成績が維持されることが報告されている[17]．現在日本では，バルン拡張型ステント，自己拡張型ステントの使用が認められているのみであるが，分岐部病変にはカバーステントの有用性が報告されている[18]．腸骨動脈領域のEVTは成功率，長期成績ともに十分な報告が多く，TASC-Ⅱ C/DでもEVTが第一に選択されるようになっている．

c 総大腿動脈

　股関節領域であり屈曲部位であることから，non stenting zoneとされるところである．治療方法としては，内膜剥離術とカテーテル治療が挙げられる．同部のカテーテル治療での成績は，一般に1年開存率が70％前後と決して良好とはいえない[19,20]．一方，内膜剥離術は侵襲の少ない手術であり，5年開存率が90～100％と長期成績もよく，患者の全身状態との兼ね合いで治療方針を決定すべきであろう[21]．また同部病変を含む腸骨動脈の完全閉塞などは，EVTと外科手術のハイブリッド治療のよい適応と考えられる．将来的には，アテレクトミーデバイスの導入によりよりEVTでの成績が向上することが期待されている．

d 浅大腿動脈

　最も方針決定が難しい領域である．EVTはこの領域でも良好な初期成功率と低い合併症率を達成しているが，問題はEVTでの長期成績が不十分というところにある．自家静脈を用いたバイパス手術の5年開存率が80％前後であるのに対して，バルンカテーテルでのPTAでは1年開存率が40～60％と低い．自己拡張型ナイチノールステントを用いた1年開存率が70～80％とPTAと比較して成績は向上するものの，3年以降では一次開存率は60％前後まで低下する．特に長区間病変になるほどその傾向は顕著となる[22]．

　2007年のTASC-ⅡのガイドラインではTASC-Ⅱ AはEVT，TASC-Ⅱ Dはバイパス手術が適応とされ，TASC-Ⅱ B/Cは，それぞれ，EVT/バイパス手術を第一に検討する，という内容であった[2]．2011年のESCのガイドラインではTASC-Ⅱ A-CはEVTを第一選択，TASC-Ⅱ Dでも患者に重篤な併存疾患があり，経験豊富な術者が行うのであれば，EVTを第一選択にしてもよいとされ[7]，EVTの適応を拡大させ，2015年の日本循環器学会のガイドラインもほぼそれを踏襲している[11]．一方，米国血管外科学会からの2015年SVSのガイドラインでは，SFA起始部を含まない限局性の病変であればEVTが推奨され，びまん性の高度石灰化病変で，血管径が小さい（＜5 mm）ときには，手術の低リスク患者でrun offが良好な場合，バイパス術（特に自家静脈を使用した）が第一選択とされた．さらに2017年のESCガイドラインでは25 cm以下の病変ではEVTが第一選択とされ，よりEVTの適応を拡大させた内容になっている[8]．

　今後この領域では，次世代のベアメタルステント，薬剤溶出性バルン，薬剤溶出性ステント，アテレクトミーデバイスなど，多くの新規技術の導入により開存率の改善が期待されているが，現在得られているデータでは自家静脈バイパスに匹敵する長期開存が証明されているものはない[22]．ゆえに，現状ではEVTを行う際には，将来のバイパス手術を考慮した治療が望ましいと考えられる．

　また，重症下肢虚血患者に関しては，BASIL trialの報告から2年以上の生命予後を持つ患者に関しては自家静脈を用いたバイパス術を，2年以下の生命予後が見込まれる患者に対してはEVTを選択することが妥当とされた[3,23]．

e 膝下動脈

　膝下動脈の治療は前述のとおり，主にCLI患者に対して施行される．この部位のEVTでの開存率は低く，3ヵ月での開存率は30％とされており，CLI患者に対しての血行再建の目標は長期開存ではなく，創部治癒/大切断回避になる．EVTにて血行再建を行う場合には，再治療を複数回行わないと創部治癒まで到達できないことも多い．CLI患者は，高齢であることや併存疾患から，耐術能に問題がある場合が多く，EVTが第一選択として行われることも少なくないが，耐術能/生命予後が保持されており，自家静脈が良好であり，特に組織欠損が多い場合にはバイパス手術を考慮すべきであろう．

文献

1) Dormandy JA, et al：J Vasc Surg **31**（1 Pt 2）：S1-S296, 2000

2) Norgren, L., et al：J Vasc Surg **45**(Suppl S)：S5-67, 2007
3) Jaff MR, et al：Catheter Cardiovasc Interv **86**：611-625, 2015
4) Hirsch AT, et al：Circulation **113**：e463-654, 2006
5) Circulation **124**：2020-2045, 2011
6) Gerhard-Herman MD, et al：Circulation **135**：e791-e792, 2017
7) European Stroke Organization：Eur Heart J **32**：2851-2906, 2011
8) Aboyans V, et al：Eur Heart 2017 Aug **26**. doi：10.1093/eurheartj/ehx095.
9) Society for Vascular Surgery Lower Extremity Guidelines Writing Group：J Vasc Surg **61**（3 Suppl）：2S-41S, 2015
10) JCS, Guidelines for management of peripheral arterial occlusive diseases（JCS 2009）, JCS, 2009
11) JCS, Guidelines for the management of peripheral arterial occlusive diseases（JCS 2015）, JCS, 2015
12) Klein AJ, et al：Catheter Cardiovasc Interv **84**：520-528, 2014
13) Klein AJ, et al：Catheter Cardiovasc Interv **84**：529-538, 2014
14) Gray BH, et al：Catheter Cardiovasc Interv **84**：539-545, 2014
15) Conte MS, et al：J Vasc Surg **50**：1462-1473 e1-3, 2009
16) Feugier P, et al：Ann Vasc Surg **17**：375-385, 2003
17) Soga Y, et al：Circ J **76**：2697-2704, 2012
18) Sabri SS, et al：J Vasc Interv Radiol **21**：995-1003, 2010
19) Baumann F, et al：J Vasc Surg **53**：1000-1006, 2011
20) Bonvini RF, et al：J Am Coll Cardiol **58**：792-798, 2011
21) Kuma S, et al：Circ J **80**：964-969, 2016
22) Olin JW, et al：J Am Coll Cardiol **67**：1338-1357, 2016
23) Adam DJ, et al：Lancet **366**（9501）：1925-1934, 2005

【相原英明】

Take Home Message（編集者より）

- 血行再建術の選択に際して，知っておくべき知識を整理した解説である．責任ある選択をすべく活用いただきたい．

血行再建治療

4 カテーテル治療後の抗血栓療法

カテーテル治療，もしくは外科的血行再建を受けたすべての患者には，適切な薬剤（抗血小板薬，スタチン，降圧薬，血糖降下薬）を投与すべきである．しかし，現状では冠動脈疾患の場合と異なり，下肢PADの患者にはその必要とされる薬剤の半分程度の投薬率しかないということも報告もあり[1]，われわれはまず厳格なOMT（optimal medical therapy）を心がけるべきであろう．

カテーテル治療後の抗血小板薬投与の目的は主に2つあると考えられる．それは，①心血管イベントの抑制，②治療後の開存率の向上，つまり再狭窄とステント血栓症の低下を図ることである．

1 薬剤別のポイント

a aspirin（ClassⅡa）[2]

aspirinは，心筋梗塞の再発予防を中心に膨大な臨床エビデンスが存在する．PAD患者を対象とした過去のRCTのaspirinのメタアナリシスでは，aspirinは重篤な出血を増やすことなく，脳心血管イベントを減らす可能性があることが示唆されている[3]．

b clopidogrel（ClassⅡa）[2]

1996年に発表されたCAPRIE（Clopidgrel versus Aspirin in Patient at Risk of Ischemia Events）試験[4]では，75 mgのclopidogrelと325 mgのaspirinの有効性と安全性を観察した．その結果，PADを含む患者群においてclopidogrelのaspirinに勝る有用性が示された．

c cilostazol（クラスⅡa）[2]

PADの間欠性跛行に対して歩行距離の改善が認められている[5]．SFA領域はステント再狭窄の多い部位であるが，STOP-IC（Sufficient Treatment Of Peripheral Intervention by Cilostazol）試験[6]では，症候性

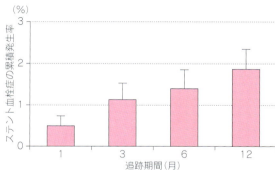

図1 ZEPHYR registryの結果
（Iida O, et al：JACC Cardiovasc Interv 8：1105-1112, 2015より引用）

PADにEVT（PTA＋provisional stenting）を受けた患者を対象に，cilostazol群と非cilostazol群に割り付け，12ヵ月後の再狭窄を評価したもので，再狭窄率はそれぞれ20％，49％とcilostazolにはEVTステント留置後の再狭窄を抑制する可能性がある．ただし，うっ血性心不全の患者に使用できない．

2 薬剤溶出性ステントの抗血小板薬投与

ベアメタルステントは基本的に抗血小板薬の投与が推奨されているが，2剤併用が必須という記載もなく，また投与期間も特に決められていない．つまり，医師の裁量でというニュアンスである．一方，SFA領域に用いる薬剤溶出性ステント（Zilver PTX®ステント）は60日間以上のaspirinとclopidogrelの併用が必須となる．国内26施設からの実臨床でのSFA領域にZilver PTX®ステントの留置を受けた690人の1年成績を検討したZEPHYR registry[7]では，ステント血栓症は3ヵ月以降も増加し続け，1年で2％の発症リスクがあることが明らかとなった（図1）．このレジストリーは，ステント留置から60日で抗血小板薬を2剤から1剤に減量することを評価した研究ではないが，右肩あがりでステント血栓症が増えていることを加味すれば，可能であればより長期に2剤の抗血小板薬の併用が望ましいことを示唆しているといえるだろう．

3 抗凝固療法

心房細動など，脳梗塞予防のための抗凝固療法を必要とする患者は将来的に増えると予想されている．し

かし，2剤の抗血小板薬と抗凝固薬との併用は，明らかに出血のリスクが増加するために欧州心臓病学会ガイドライン（ESC2014）ではPCI後の時期に応じて，抗血小板薬の休薬を可としている．今後もわが国でもエビデンスの構築を図りながら，至適な薬物治療期間の目安設定がされていくであろう．

文献
1) Welten GM, et al：J Am Coll Cardiol **51**：1588-1596, 2008
2) 宮田哲郎ほか：末梢閉塞性動脈疾患の治療ガイドライン（2015年改訂版），日本循環器学会ほか（ホームページ公開）
3) Berger JS, et al：JAMA **301**：1909-1919, 2009
4) Gent M, et al：Lancet **348**：1329-1339, 1996
5) Dawson DL, et al：Circulation **98**：678-686, 1998
6) Iida O, et al：Circulation **127**：2307-2315, 2013
7) Iida O, et al：JACC Cardiovasc Interv **8**：1105-1112, 2015

【船田竜一】

Take Home Message（編集者より）

- 抗血小板薬はカテーテル治療後必須薬剤である．
- 薬剤溶出性ステントとViabahn®など，今後も新規デバイスごとに適切な抗血小板薬および抗凝固療法の議論は続くことになるだろう．
- 閉塞を繰り返す症例などで，DAPTのみならず抗凝固薬を含めたTripleを行うこともある．施設，症例ごとに検討してほしい．

血行再建治療

5 外科的血行再建術後の抗血栓療法

大腿動脈以下の外科的血行再建術を施行する場合，抗血栓療法が術後血栓症予防に必要である．しかし使用法に関しては，部位や選択グラフト，また施設によっても違いがある．

1 術後急性期

外科的血行再建術後1～2日ヘパリンを投与し，経口摂取が安定したところで，内服に切り替えるのが一般的とされている．しかし，投与量，投与期間ともにエビデンスはなく，各施設が症例ごとに判断しているのが現状である．筆者の所属施設では，術後画像検査でバイパス吻合部，血流を確認するまでヘパリンを投与し内服に切り替えることが多い．

2 抗血小板療法

血流が速く，血管抵抗が低く，6 mm より大きな血管径を持つ動脈は5～10年開存率が80～90%あり，抗血栓療法は不要とされている[1]．下肢動脈疾患の外科的血行再建では，腹部大動脈-大腿動脈バイパス術，大腿動脈血栓内膜切除術など大腿より中枢での手術が該当するが，ほとんどの症例は閉塞性動脈硬化症，Leriche 症候群であり，術後に少なくとも cilostazol, sarpogrelate, beraprost, ethyl icosapentate (EPA) のうち1剤は内服していることが多い．その他のバイパス術では，ACCP ガイドラインでは aspirin 75～100 mg/day もしくは clopidogrel 75 mg/day 投与の継続が推奨されている（Class I A）[2]．また，膝下バイパスにおいては，1年間 aspirin と clopidogrel を併用することが推奨されている[2]．

しかし，ACCP ガイドラインは，グラフトの開存と合併症に主眼を置いたエビデンスであり，症候性 PAD との複合的治療を考慮していないため，実診療にそのままあてはめるのは難しい．

3 抗凝固療法

ACCP ガイドライン[2]では，warfarin と抗血小板薬の併用よりも抗血小板薬単剤を推奨している．しかし，わが国では現在でも warfarin による抗凝固療法を施行している施設も多い．また，投与期間を限定している施設もある．

筆者の所属施設では膝下への人工血管バイパスに対して抗凝固療法を施行している．DOAC に関するエビデンスはない．

4 ヘパリン使用人工血管

2013年7月にヘパリン使用人工血管が承認され，使用頻度が増えているが，術後の抗血栓療法に関しては大きく変化していない．筆者の所属施設施設では，術後ヘパリン投与は内服治療までのつなぎであるため，同様に投与している．しかし，グラフト内血栓予防としての抗血栓療法は理論的に不要であり，まだエビデンスはないが薬剤の減量は可能と思われる．

文献
1) 堀　正二ほか：循環器疾患における抗凝固・抗血小板療法に関するガイドライン（2009年改訂版）〔2015 10/7 更新版〕，日本循環器学会ほか（ホームページ公開）
2) Alonso-Coello P, et al：Chest 141（2 Suppl）：e669S-690S, 2012

【和多田　晋】

Take Home Message（編集者より）
- 下腿動脈へのバイパスでは術後数日間の抗凝固療法を施行し，その後は抗血小板薬内服が一般的である．
- ヘパリン使用人工血管では薬剤の減量が可能かもしれない．

5 急性下肢虚血

A 総論

　急性下肢虚血（acute limb ischemia：ALI）とは，下肢動脈あるいは再建したグラフトの急性閉塞により，下肢血流の急激な減少をきたした状態である．血管疾患診療において，頻繁に遭遇する疾患の1つではあるが，診断と治療の遅れは，肢切断あるいは死に至る可能性があるため，遅滞のない正確な対応が要求される．

1 症状，重症度分類

　ALI の身体所見としては「5つの P」が有名である．すなわち pain（疼痛），pulselessness（脈拍消失），pallor（皮膚蒼白），paresthesia（知覚鈍麻），paralysis（運動麻痺）である．
　また重症度分類としては，TASC-II において Rutherford による分類が用いられており，知覚障害，筋力低下，ドプラ音聴取の可否をもとに，I．Viable，II．Threatened（IIa．Marginally，IIb．Immediately），III．Irreversible の4群に区分されている[1,2]．

2 病因

　ALI を発症する原因としては，大きく塞栓症（thrombosis）と血栓症（embolism）の2つに分類できる．その他に，動脈外傷や，カテーテル治療時の医原性動脈解離，深部静脈血栓症を起因とする奇異性塞栓症や有痛性青股腫なども原因となる．
　塞栓症は，そのほとんどが心原性の塞栓子によって発症しているが，ときに近位動脈壁の粥腫や，壁在血栓を伴う動脈瘤が塞栓源となることもある．特に膝窩動脈瘤による末梢塞栓や，瘤の血栓性閉塞は決してまれではないため，鑑別診断として常に念頭に置く必要がある．
　血栓症は，閉塞性動脈硬化症による慢性的な狭窄病変を背景として，動脈硬化性病変の急性増悪や，低血圧や心不全，循環血液量低下，過凝固状態などによる血栓閉塞が原因となる．グラフト閉塞もこの病態に含まれる．
　最近では，末梢動脈疾患（PAD）患者が増加していることから，閉塞性動脈硬化症の狭窄病変部に塞栓子が詰まる症例も少なからず存在し，塞栓症と血栓症を明確に鑑別することが困難なこともある．

3 診断

　病歴聴取，ドプラを併用した触診，視診とともに，画像診断として duplex 超音波検査，造影 CT 検査，血管撮影検査などが用いられる．特に造影 CT 検査では，動脈壁の石灰化の有無や，近位動脈の粥腫や瘤化，さらに膝窩動脈瘤や外膜嚢腫の存在など，血管撮影では得られない情報を，迅速かつ広範囲に得ることが可能である．よって心房細動などの明らかな心疾患を伴わない ALI 症例などでは特に，鑑別診断を明らかにするためにも，術前造影 CT 検査は考慮されるべきである．詳細は次項を参照．

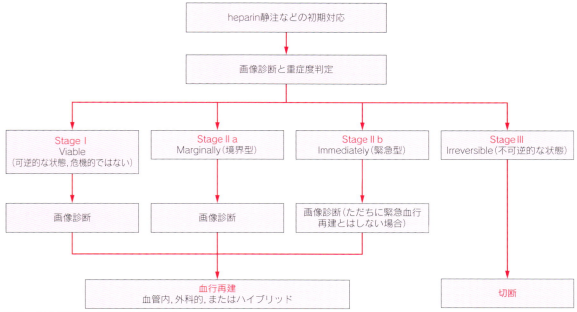

図1　ALIの診断・治療アルゴリズム
(Creager MA, et al：N Engl J Med 366：2198-2206, 2012 より引用)

4　治療

　初期対応として，heparin投与の禁忌症例でない限り，速やかにheparin静注（50〜100単位/kg）を行い，閉塞部の中枢・末梢への二次血栓進展を予防する（図1）．次いで画像診断とともに重症度を判定し，治療方針を決める．

　すでに運動麻痺や拘縮をきたしている症例では，不可逆的な虚血と判断し，血行再建を諦めて肢切断も考慮すべきである[1]．また閉塞部位が腸骨動脈より中枢で，発症後時間が経過してしまっている全身状態不良な症例などにおいても，血行再建によりmyonephropathic metabolic syndrome（MNMS）などの高度な全身性の虚血再灌流障害を生じる可能性が高いため，救肢より救命を優先して肢切断を考慮する必要がある．

　血行再建には，カテーテル治療，外科的血栓除去術，バイパス手術などがある．ALIに対する初期治療で，カテーテル治療，外科的治療のどちらを選択すべきかについては，複数の試験結果が報告されているが，最近のメタアナリシスでは救肢率や死亡率において両群に差を認めない一方で，カテーテル治療群において，脳卒中や血行再建後出血といった重篤な合併症の発生率が高いことが報告されている[3]．外科的血栓除去術の際には，従来より血管撮影を併用して遺残血栓・塞栓や，狭窄の有無が確認されてきたが，最近では残存病変に対して同時にカテーテル治療を追加するハイブリッド治療が行われている．双方の治療の利点を享受できるハイブリッド治療は，安全かつ確実な治療法として期待される．

　ALIは救急疾患であるため，どの術式を選択するかよりも，いかに速やかに血行再建を行うかを迫られることがあり，搬送先の各施設において提供可能な最善の初期治療を速やかに選択すべきことはいうまでもない．しかし膝窩動脈外膜嚢腫，膝窩動脈捕捉症候群など，原則的にカテーテル治療適応外となる疾患が原因となっている可能性を常に念頭に置く必要はある．各治療法の詳細については各論の項を参照．

　血行再建後には，虚血再灌流障害によるコンパートメント症候群やMNMSなどの重篤な合併症に注意を払う必要がある．コンパートメント症候群とは，虚血再灌流時に毛細血管透過性が亢進し，局所浮腫と筋区画（コンパートメント）内圧上昇をきたし，微小血行や神経筋機能の障害が生じることをいう．血流再開後に下肢筋群に著明な緊満，腫脹，圧痛を認め，本病態が疑われる場合には，速やかに筋膜切開による除圧を行わなければならない．筋区画内圧は，測定したい筋区画に針を刺入して測定可能である．内圧が30 mmHg以上を筋膜切開の適応としたり，拡張期血圧との差が30 mmHg以下を適応とするなど，内圧を用

いた筋膜切開の適応には諸説ある[4]．しかし，処置が遅れると筋肉壊死や神経麻痺を起こすおそれがあるため，臨床所見で本病態が疑わしい場合には，積極的に筋膜切開を考慮すべきである．筋膜切開後の開放創は，創感染を生じやすく，また浮腫消退後に閉鎖するための慎重な管理が必要である．筋膜切開の方法や，開放創管理の詳細は成書に譲る．また MNMS については p94 を参照されたい．

ALI 診療では，的確な診断による重症度判定と，肢切断も含めた速やかな治療法の選択が予後を左右する．最善の治療を提供するために，血管疾患診療医は，自身の専門領域だけでなく，すべての治療法の短所，長所も含めた幅広い知識の習得が必要である．

文献
1) Norgren L, et al：J Vasc Surg **45**：S1-S67, 2007
2) Rutherford RB, et al：J Vasc Surg **26**：517-538, 1997
3) Berridge DC, et al：Cochrane Database Syst Rev **6**, 2013
4) Donaldson J, et al：Open Orthop J **8**：185-193, 2014

【松原健太郎・東谷迪昭】

Take Home Message（編集者より）
- ALI は「極めて緊急性の高い疾患である」と理解し，迅速な診断と治療が必要である．
- MNMS やコンパートメント症候群など血行再建した後も油断してはならない．

B 診断

1 疾患の背景を考える

急性下肢虚血（ALI）の発症率は，人口1万人あたり1年間で約1.5人の発症率であると報告されている[1]．頻度だけからすれば，日常臨床で遭遇する頻度が多い疾患ではない．しかし下肢PAD患者が増加していることが報告されている現在において，果たしてそうなのであろうか．

例を挙げて考えてみよう．浅大腿動脈（superficial femoral artery：SFA）に対する血管内治療において，約25％程度が長区間の慢性完全閉塞に対する治療であったとする報告が多い．長区間の完全閉塞病変の形成機序としては，器質的狭窄が過凝固状態やプラーク破綻あるいは血行動態の変化などによって閉塞（図1の①の部分），その後大きな分枝である大腿深動脈（DFA）まで二次性に血栓閉塞する（図1の②の部分）ことで長区間の完全閉塞病変が形成されると推測される．症状出現の有無はあるが，病態としては慢性病変にALI Class I のイベントが発生したと考えられる．つまり，急性下肢虚血イベントはわれわれが日常臨床で認識する以上に多く発生していると推定できる．このように考えると，慢性の下肢PAD患者に対しても，症状が急性増悪したイベントがないか，詳しく病歴聴取することが大切となる．

たとえ3年前から下肢症状を有する患者であっても，最近2週間前に急性増悪を示唆するイベントがあった場合，器質的狭窄に加えて新生血栓の関与が示唆される．このような症例に，通常の戦略で血管内治療を行った場合には末梢塞栓症リスクが高いことは容易に予想される．抗血栓療法を強化し，血管内治療の時期を遅らせる，あるいはheparinの点滴を行ってから血管内治療を行うなどの戦略も検討される．CT検査などによる事前のプラーク性状評価ももちろん大事だが，病歴聴取は簡便であるため日常臨床への寄与はより大きいものと考える．

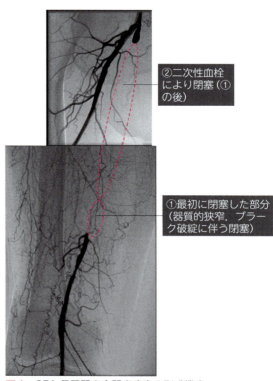

図1　SFA長区間完全閉塞病変の形成機序

②二次性血栓により閉塞（①の後）

①最初に閉塞した部分（器質的狭窄，プラーク破綻に伴う閉塞）

2 症状・症候

ALIは生命予後ならびに下肢の予後に関わる極めて重篤な疾患であり，早期診断および迅速な治療開始が下肢の予後を大きく規定する．このため症状や病歴からALIを疑い迅速に症候を確認することが必要である（図2）．

ALIの症状・症候には「5つのP」がある．症状としては，pain（疼痛），paresthesia（知覚鈍麻），paralysis/paresis（運動麻痺）である．これらの症状を下肢領域で聴取した際には症候として，pulselessness（脈拍消失），pallor/paleness（皮膚蒼白），触診による皮膚の冷感，足関節の血圧を測定し50 mmHg以下であること，身体所見としての筋力の低下と知覚低下の有

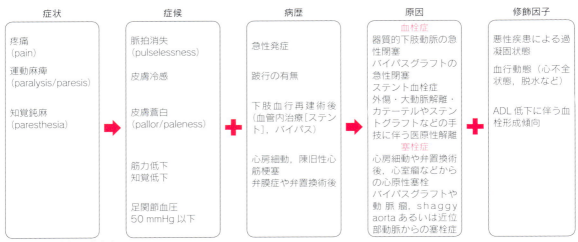

図2 ALI診断の進め方
症状から症候と問診を適切に行う．その後に原因を特定し最後に修飾要素を認識する．

無を確認する．足関節の血圧が50 mmHg以上あればALIの診断ではないか，あるいは後述する重症度分類のIであり，緊急性はない．

虚血に対する組織の耐性はそれぞれ異なっており神経→筋→皮膚の順で非可逆性変化を呈する．また近年では訴えのない（症状がない）フレイル（frailty）の強い施設入所中の患者が遅れて発見されるケースも増加している．このような症例では患肢の皮膚の非可逆性変化である暗紫色変化が現れて初めて気づかれるケースが多い．このような患者では血行再建が困難であるばかりか，救命目的の下肢切断術も行えない場合も多い．訴えのない患者における急激な片側の冷感や拍動消失を伴った麻痺ではALIを鑑別診断に挙げることが重要である．

3 病態・原因

ALIの原因としては塞栓症と血栓症に大別される．以前は塞栓症のほうが原因としては多かったが，1990年代に逆転し[3]，現在の報告では塞栓症が約1/3，血栓症が約2/3である．

塞栓症に関しては，多くは心原性であり，その中でも大部分を占めるのは心房細動である．ほかに弁置換術後を含めた弁膜疾患，陳旧性心筋梗塞や心室瘤に伴う左室内血栓，心臓腫瘍などがある．血管性の塞栓症としては大動脈瘤による壁在血栓，動静脈瘻，shaggy aorta syndrome，カテーテル検査による医原性などがある．

血栓性の主な原因としては慢性の下肢閉塞性動脈硬化症，下肢血行再建術後（ステント，バイパスグラフト），膝窩動脈瘤，ステントグラフト術後，血管外傷，大動脈解離などがある．また修飾因子としては，悪性疾患などによる凝固亢進状態，心不全や脱水などによる血行動態悪化に伴う下肢血流不全，あるいはADL低下に伴う血栓形成傾向などがある．

厳密に塞栓症か血栓症か区別するのが困難であることも多いが，機序と原疾患を考察することは重要である．塞栓症は急性発症であるため，閉塞した血管の末梢側は急激な虚血に至り比較的短時間で救肢不可能に陥る．この場合は緊急で加療を開始することが予後に大きく寄与する．一方，血栓症は下肢PADなどの慢性閉塞病変が背景にあり，側副血行路も認めることが多く時間的猶予がある．

4 検査

原因特定および生命予後評価のために心電図検査と心エコー検査は必須である．また閉塞部位の同定および原疾患の精査としては造影CT検査が有用である．塞栓症の場合の多発塞栓症の有無あるいは運動麻痺の脳卒中除外診断のために，同時に頭部CT検査の施行も重要である．腎機能障害によって造影剤使用が躊躇される場合も多くあるが，ALIは生命予後，下肢予後が不良な疾患であり，可能な限り施行することが望ましい．造影剤使用がどうしても困難な場合には，超音波検査で閉塞部位の同定を行い，動脈瘤などの原疾患

表1 ALIの重症度と予後，検査

重症度	下肢予後	知覚障害	筋力低下	動脈ドプラ	静脈ドプラ
I．Viable（可逆的な状態）	現時点での下肢生命は維持	なし	なし	聴取	聴取
II．Threatened viability（下肢生命の危機）					
a．Margnally（境界型）	早急な処置で救肢可能	なし～軽度	なし	非聴取	聴取
b．Immediately（緊急型）	緊急の血行再建を要する	足趾以外にもあり	軽度～中等度	非聴取	聴取
III．Irreversible（不可逆的な状態）	大切断を回避できない	知覚消失	重度～麻痺	非聴取	非聴取

（Norgren L, et al：J Vasc Surg 45（Suppl）：S5-67, 2007 より引用，改変）

精査に関しては単純CT検査で代用する．

臨床的な重症度分類は前述した身体所見，触診に加えてドプラ検査によって表1のように分類される．ドプラ検査においては動脈のみならず静脈も聴取することが大事であるが，日常臨床において下肢エコー検査を施行していない臨床医にとっては検査そのものが困難である．よって動脈触知と客観的な足関節血圧測定をまず重視するべきである．ALI患者におけるABI測定検査では多くは有効な波形が得られずフラットであることが多い．

5　重症度の判断

IIの段階では早期の血行再建治療が必要となる．そのうちIIaでは下肢虚血は軽度から中等度だが，IIbでは重度の下肢虚血が示唆されるため即時の血行再建が必要となる．IIIでは下肢の組織の多くは既に死んでおり，大切断を回避できない状況である．IIIの場合に血行再建を行うと虚血再灌流障害（myonephropathic metabolic syndrome：MNMS）を発症し，血圧低下，DICあるいはARDS発症，心室細動など致死的不整脈の出現と救命が困難となる．このためIIIであると認識した際の血行再建治療は絶対的禁忌となる．日常臨床で問題となるのはIIIとIIbの鑑別がしばしば困難であるということである．

わが国において2011年11月から2013年10月に関東の10施設で行った観察研究であるEDO registryでは，IIb患者19人のうち2人（約11％）が結果的にIIIでありMNMSで死亡している．IIIの予測としては，局所的な静脈血のアシドーシスや電解質異常の有無が，再灌流障害の予測因子となる．CKが5,000 U/L以上を呈した患者の約半数が腎機能障害をきたす，あるいは尿中ミオグロビン（20 mg/dL以上）がMNMSの予測因子であると報告されている[4]が，十分ではなく今後の報告の積み重ねが待たれる．MNMSを事前に予測する確立した客観的検査法はなく，身体所見に加えて全身状態を加味して個々に判断するしかないのが現状である．

治療までの時間的猶予がないALIにおいて，症状から症候を想起し，さらに適切な問診を行うことで重症度を加味した確定診断に近づくことが可能となる．ただし，現時点においてもIIbとIIIを明確に区別することが困難な症例も多く存在する．今後，MNMS発症を予測する因子の確立が待たれる．

文献
1) Creager MA, et al：N Engl J Med 366：2198-2206, 2012
2) Rutherford, RB, et al：J Vasc Surg 26：517-538, 1997
3) Dormandy J, et al：Semin Vasc Surg 12：148-153, 1999
4) Norgren L, et al：J Vasc Surg 45（Suppl）：S5-67, 2007

【鈴木利章・東谷迪昭】

Take Home Message（編集者より）

- 「ALIの診断の進め方」から重要な要素（症状・症候・病歴・原因・修飾因子）を再確認する．
- 治療法に続く重症度分類は極めて重要であり，記憶するべきである．これを知らなければ議論は始まらない（特に知覚障害，筋力低下＝運動障害）．

C 治療

1 血栓溶解療法：全身性

1 治療の概要

　急性下肢虚血の治療の重要な目的は救肢である．よって，組織が非可逆的変化に陥るまでに迅速に塞栓症か血栓症かの鑑別診断を行うと同時に重症度判定を行う．一般的に救肢までのゴールデンタイムは6時間程度といわれている．重症度判定で救肢が可能と判断した場合には可及的速やかに未分画ヘパリン3,000〜5,000単位の静注を行う．これは血栓の進展予防と遠位での血栓形成予防を行うためである．一方，救肢に固執しすぎると生命を脅かすことにも留意する．

　ヘパリン投与後の治療としてはバルンカテーテルによる塞栓血栓除去やカテーテル血栓溶解療法（catheter-directed thrombolysis：CDT）などが一般的である．血栓溶解薬としてはurokinaseが一般的であるが，現在は全身性の投与はルーチンでは推奨されていない．

2 血栓溶解薬の開発

　血栓溶解薬の歴史は比較的新しく，Tillett と Garner によって血栓溶解薬の作用機序が解明されたのが，1930〜1940年代にかけてである[1]．当時はstreptokinase が主な血栓溶解薬であったが，精製が難しく，その使用は血胸でのフィブリン分解などに限られていた．

　1950年代に血栓溶解薬の血管内投与の先駆けとなったのが，Cliffton[2] と Grossi[3] である．彼らは静脈内および動脈内閉塞の患者に対し，streptokinase と plasminogen を直接血管内に投与することに成功した．その後，複数の成功症例が報告されたが，出血などの合併症が問題となり，下肢動脈閉塞での血栓溶解薬の使用は少なくなっていった．そのような中で1974年にCDTでの streptokinase 投与を報告したのが，Dotter とその同僚たちである[4]．CDT は血栓溶解薬と血栓が直接触れる表面積を大きくするだけでなく，全身性の出血も減少でき，有効な方法となった．

　1980年代に入ると streptokinase や urokinase, rt-PA などの複数の血栓溶解薬の使用の報告が増え，下肢虚血に対する使用がこの時期に一段と広がっていった．1940年代頃から外科的治療も発達し，現場の臨床医は手術とCDTによる血栓溶解療法という2つの治療法を選択できるようになった．1990年代に入ると冠動脈に対する血栓溶解薬使用の大規模研究も報告されるようになり，それが下肢虚血の研究にも大きな弾みとなっていった．高齢化社会の進行に伴い，急性下肢虚血患者の多様化もありカテーテル治療などもいくつかの方法が検討されており，それに関しては次項以降を参照されたい．

3 薬物の作用機序と治療

a 作用機序

　線溶系が発動されるためには plasminogen が活性化されて plasmin になる必要があり，その活性化を促しているのが，plasminogen activator である（図1）[5]．

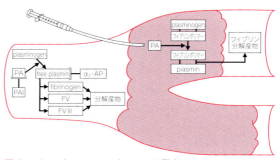

図1　plasminogen activator の働き
(Riggs P, et al：Surg Clin North Am 75：633-645, 1995 より引用)

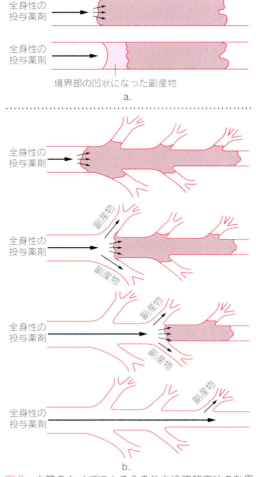

図2 血管のタイプによる全身性血栓溶解療法の効果の違い
a：SFAなどの分枝がない場合
b：冠動脈などの分枝を多く持つ場合
(Ouriel K (ed)：Lower Extremity Vascular Disease, WB Saunders, p301, 1995 より引用，改変)

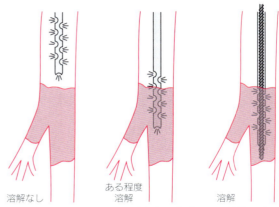

図3 CDT用カテーテルの血栓との位置による効果の違い
(Ouriel K (ed)：Lower Extremity Vascular Disease, WB Saunders, p303, 1995 より引用，改変)

最初に使用された streptokinase は抗原性が問題となり，溶連菌感染症の既往があったり，以前に streptokinase を使用していたりすると体内に抗体が作られ，その活性が失われてしまう欠点があった．2番目に見つかったのが urokinase であり，人間の尿より精製された．urokinase は抗原性がなく，現在でも広く使用されている．最も速く血栓溶解を発現するのが rt-PA であり，urokinase と違ってフィブリンの存在しない場所では線溶系を発現しないのが特徴である．

b 投与の留意点

血栓溶解薬が適切に血栓に作用するためには適度に血流が維持されることが大切である．急性下肢虚血の場合血栓で血管が完全閉塞していることがほとんどであり，全身性の投与が推奨されない1つの病態生理的な理由となっている．多くの分枝を持つ血管は血流が多方面に流れるため，血栓の近位部にできる副産物を少なくすることができる．その意味で多くの分枝を持つ冠動脈は下肢の血管よりも血栓溶解薬の使用に適している（図2）．

この欠点を解消するためにCDTのカテーテルには多くの側孔が作られており，全身性の血栓溶解療法で得られない血栓内部からの血栓溶解薬の効果および物理的破壊効果が期待できる．（図3）．CDTについては次項で詳細に触れる．

文献

1) Tillett WS, et al：J Exp Med **58**：485-502, 1933
2) Cliffton EE：Ann NY Acad Sci **68**：209-229, 1957
3) Cliffton EE, et al：Circulation **14**：919, 1956
4) Dotter CT, et al：Radiology **111**：31-37, 1974
5) Riggs P, et al：Surg Clin North Am **75**：633-645, 1995

【望月宏樹・水野　篤】

 Take Home Message（編集者より）

● 血栓溶解療法の歴史を知ることは治療の特性を把握することにつながる．

治療

2 血栓溶解療法：CDT

ALIは心原性の塞栓や動脈塞栓により，急速な下肢血流低下・消失をきたし，下肢切断のみならず生命を脅かす疾患であり，適切な緊急治療を要する．わが国では現状，海外で使用可能な機械的血栓摘出デバイスは使用できない．末梢のbelow-the knee（BK）領域まで，根詰まりしたようなびまん性で多量な血栓性病変は，通常の血栓吸引やPOBA（percutaneous old balloon angioplasty）のみでは，残存血栓，末梢塞栓，解離，リコイルなどから良好な再灌流を得ることは難しい．そうした症例にCDT（catheter-directed thrombolysis）にて局所血栓内に抗血栓薬を持続的に噴霧することは，機械的な血栓破砕と抗血栓薬の浸透を高める有用な方法である（図1）[1-2]．

1 手技の概要と留意点

BK領域まで血栓が及ぶような症例では，筆者の所属施設では総大腿動脈（CFA）に6Frシースを順行性に穿刺して手技を行う．CDTを併用することを念頭に，出血性合併症を減らすように（表1），エコーガイド下で確実に穿刺を行う．ALIの病変はガイドワイヤ通過は比較的用意であるが，ガイドワイヤ穿孔に注意しながら，必ず足関節以下末梢まで通過させる．

通常の血栓吸引やPOBAにて良好な再灌流が得られない場合は，病変長に適した側孔長の4Fr Fountainカテーテル™を留置する（図1b）．カテーテル室にてurokinaseを24〜48万単位，スクワートデリバリーシステムにて直接血栓内に噴霧する．その際，Fountainカテーテル™先端は，より末梢の残存血栓部位をカバーするよう留置する．ベッドサイドでは図1aのレジメンを基本にFountainカテーテル™を介してCDTを数日間行う．

CDTは末梢のrun off不良な症例に異物を残したまま行う治療のため，ベッドサイドでの綿密な観察が必要である．6時間ごとに脈の触知，ドプラ測定行い，膝窩・足背・内果の血流低下がないかチェックする．また，同様に6時間ごとにACTを測定し，180〜200secを保つようheparin量を調整する．血管エコーや下肢動脈造影にて適宜血流を評価し，治療のエンドポイントならびに抗血栓薬増減の指標とする．

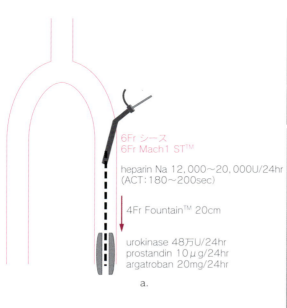
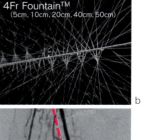
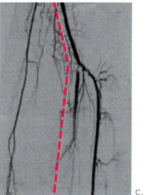

図1 CDTシステム
a，c：後脛骨動脈の足関節部から側孔長20cmのFountainカテーテル™を留置．
b：4 Fr Fountainカテーテル™

表1 ALIに対してCDTを行った症例の初期臨床経過および合併症（n=41）

臨床経過・合併症	平均値または割合
発症から来院までの時間（hr）	27.6
来院時 CK（IU/L）	1624.7
CK_{max}（IU/L）	5032.8
来院時 Cr（mg/dL）	0.96*
退院時 Cr（mg/dL）	0.95*
手技的成功	40（97.6%）
CDT 期間（hr）	70.2
総 urokinase 量（IU）	985,000
大切断	2（4.9%）
大出血（頭蓋内，消化管出血など）	0（0%）
輸血	18（43.9%）
手技に伴う感染	0（0%）
仮性動脈瘤	1（2.4%）
死亡	1（2.4%）
心筋梗塞	1
腸管壊死	0
MNMS	0
大出血	0

*透析患者を除く

表2 ALIに対してCDTを行った症例の標的病変部位（n=41）

標的病変部位	症例数（%）
腸骨動脈	4（9.8）
腸骨動脈＋大腿膝窩動脈	2（4.9）
腸骨動脈＋大腿膝窩動脈＋膝下動脈	4（9.8）
大腿膝窩動脈	2（4.9）
大腿膝窩動脈＋膝下動脈	26（63.4）
膝下動脈	3（7.3）
バイパス	0（0）
含む膝下動脈	33（80.5）

2　適応，課題

筆者らがALIに対してCDTを行った41症例の結果を表1，2に示すが，適応となるALIの標的病変は大腿膝窩動脈以下の末梢動脈病変が多く，80%以上の症例で病変がBK領域まで合併していた（表2）．末梢まで根詰まりしたrun off不良症例においても，約3日間CDTを行えば初期成功は100%に近く（表1），有効な治療法である[1-2]．

CDTの利点として，外科的な血栓除去術と違い，血流の再開が徐々に改善されることから，MNMS（代謝性筋腎症候群；虚血再灌流障害）の合併はほとんどない（表1）．一方，欠点として血栓吸引や抗血栓薬使用から，貧血が進行し，40%を超える症例で輸血を要した（表1）．しかしながら，頭蓋内出血などの重篤な出血性合併症は認めず，注意深く観察すれば安全性に問題はないと考える（表1）．

筆者の所属施設での抗血栓療法のレジメンを図1aに示しているが，urokinaseの投与量に決まりはなく，1日48万単位を基本として，治療効果に応じて増減している．urokinaseの投与量には保険の問題があり，表1に示すように1症例あたり血栓溶解の効果を得るためには，総計約100万単位要し，1日量が48万単位を超える症例もしばしば見られる．なお，CDTの治療禁忌は通常の血栓溶解療法に準ずる．

症例：CDTに強制環流併用

2ヵ所のアクセスルートを要するが，強制環流を併用することで，CDTの治療効果は上がる．症例は60歳代の男性で他院形成外科にて足趾切断行うも，出血がまったくみられず，当院へ救急転送となったものである．

血管エコーでは左膝窩動脈以下の血栓性病変が示唆された．緊急EVT施行，左総大腿動脈に順行性に6 Frシースを挿入し，コントロール造影行った．図A①に示すように左膝窩動脈以下，膝下動脈は完全閉塞で，側副血行路にて定常流の足底動脈血流が確認されるのみであった．

Cruiseにて前脛骨動脈から足背動脈，後脛骨動脈から足底動脈まで容易にガイドワイヤ通過に成功した．次に末梢塞栓予防下に，膝窩動脈より中枢側は6 Frガイディングカテーテル Mach 1 ST™ にて（図A②），膝下動脈は Eliminate 3™ にて複数回血栓吸引行った．次に膝窩動脈病変を Sterling 5.0 X 60 mm™，膝下動脈を Amphirion deep 3.0 X 120 mm にて拡張するも（図A③），膝下動脈以下の良好な血流の再開は得られなかった（図1c参照）．そこでCDTを行う方針とし，後脛骨動脈の足関節部から側孔長20 cmのFountainカテーテル™を留置し（図1a，c参照），CDTを図1aのレジメンのとおり実施した．

しかしながら翌日の血管エコー上，左総大腿動脈のシース挿入部に新たな血栓が出現し，緊急で下肢動脈造影行ったところ，左総大腿動脈以下の血流が停滞していた（図A④）．そこで，右総大腿動脈からクロスオーバーアプローチで，左総大腿動脈から浅大腿動脈に側孔長20 cmのFountainカテーテル™を留置し，2本のFountainカテーテル™からCDTを継続した（図B）．本症例は小切断後で傷が開放されており，urokinaseの増量には慎重を要した．そこで透析回路を使用し，図Bに示すように右総大動脈シースから動脈血を脱血し，左総大腿動脈シースに約40 mL/minで返血する強制環流を併用した．

5．急性下肢虚血

これらの処置により抗血栓溶解療法の効果が増し，図1aのレジメンにて約24時間後には，図A⑤のように左総大腿動脈から足底・足背動脈まで良好な血流の再灌流が得られ救肢に成功した．

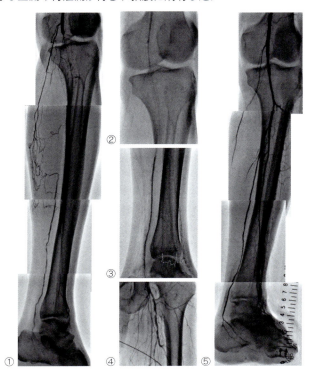

図A　CDTに強制環流を併用し奏効した症例
①：左膝窩動脈以下，膝下動脈は完全閉塞で，側副血行路にて定常流の足底動脈の血流が確認されるのみであった．
②：ガイディングカテーテル6 Fr Mach 1 ST™にて膝窩動脈病変を血栓吸引．
③：膝下動脈病変をAmphirion deep 3.0×120 mmにてPOBA．
④：左総大腿動脈のシース挿入部に新たな血栓が出現し，左総大腿動脈以下の血流が停滞．
⑤：左総大腿動脈から足底・足背動脈まで良好な血流の再灌流に成功．

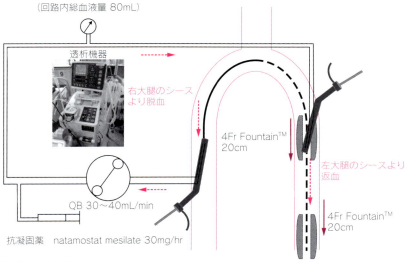

図B　強制環流システム
透析回路を使用し，右総大腿動脈シースから動脈血を脱血し，左総大腿動脈シースに約40 mL/minで返血する強制環流を併用することで，CDTの効果が増す．

膝下動脈血栓性病変や外科的血栓除去術のみでは末梢まで良好な再灌流が得られない症例では，CDTを併用したEVTを追加すべきである．ALIにはゴールデンタイムがあるといわれているが[3-4]，表1に示したように実際は発症から，1日以上経って来院する症例が多いのが現実である．血行再建は早く行うべきであるが，CDTなどを用いて粘り強く治療することで救肢できうる症例はある．

わが国ではALIの治療にCDTが十分活用されていない現況である．実臨床においては画一的に重症度分類にとらわれず，まだできる治療がないか，熟考すべきと考える．

文献

1) Giannini D, et al：Curr Drug Targets Cardiovasc Hae-matol Disord **4**：249-258, 2004
2) 安齋　均：第1章　下肢動脈，3応用（複雑病変），4急性動脈閉塞．格段にうまくいくEVTの基本とコツ（改訂版），横井宏佳（編），羊土社，p171-179, 2015
3) Robert A, et al：Ann Surg **220**：251-266, 1994
4) Armon MP, et al：Br J Surg **84**：47-50, 1997

【山内靖隆】

Take Home Message（編集者より）

- ALIにCDTというのは意外に使えるオプションであり，記憶しておく価値がある．
- 送血方法のオプションはPCPSの末梢血流低下の際に使用されるものに似ている．カテーテル治療中のacute thrombosisにもこのような循環システム構築が役立つことがまれにある．

治療

3 カテーテル治療：吸引，破砕

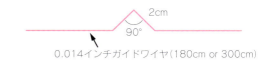
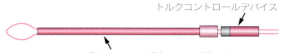

図1 血栓破砕デバイス（ぐりぐり君）の作り方
（浦澤一史：複雑病変に挑むEVT最新テクニック，メジカルビュー社，p20，2013 より改変し転載）

1 利点と欠点

急性下肢虚血（ALI）に対し血管内治療（EVT）を行うメリットは，①造影下に血栓の評価が可能である，②動脈硬化を併存する疾患への対応が容易である，③血栓溶解療法が可能である，④低侵襲性，等が挙げられる．

一方で血栓除去量ではEVTはFogartyカテーテルを用いた外科的血栓除去に到底かなわず，特に血栓量が多い腸骨動脈領域においては外科的治療，ハイブリッド治療が望ましい．

鼠径靱帯以下での血栓吸引，破砕について症例を提示し，留意点を解説する．

2 手技のポイント

a デバイスの選択

Radifocus®イントロデューサーⅡHは血栓吸引に使用する前提で選択した（以下の症例参照）．内腔面積は約 4.52 mm² と，Thrombuster™ Ⅱ 8 Fr Distal の 1.43 mm² と比較すると3倍以上となり大量の血栓が吸引できるのが理由である．コストが安いのも魅力である．

一方でシースの出し入れで血管を傷つけるリスクや，システム洗浄時に創部を圧迫する手間，止血弁が交換できず目詰まりを起こすと使用できなくなることもあるなどデメリットも多い．血栓吸引カテーテルも十分な血栓除去能力を有しており，安全性，利便性を考えるとこちらが主流である．

口径の大きな血栓吸引システムで，血栓破砕も組み合わせると効率がよい．ただ完全に血栓除去を行うことは難しく，血栓溶解療法を併用することが望ましい．末梢塞栓予防にも工夫を凝らす必要がある．

b 血栓破砕法

血栓破砕の方法として"ぐりぐり君"を紹介する．0.014インチワイヤを2つ折りにし，折り返し部分を90°に曲げる．そこから2cmの距離で左右135°に曲げる．両端をそろえると先端がループを作る．4 Fr 造影ストレートカテに通し両末端をトルクデバイスに通す（図1）．血栓部位でカテ先端から出るループの大きさを調節しながらトルクで回転させ血栓破砕するという方法である．

シャフトの固い部位を用いているためループが大きくなると血管が傷つくこともあり，注意が必要であ

症例

83歳女性．心房細動未治療．突然の左下肢疼痛と冷感，蒼白化にて来院．エコーで左浅大腿動脈（SFA）の閉塞を確認．ALIと診断された．

同側順行性よりアプローチし 8 Fr 40 cm シースであるRadifocus®イントロデューサーⅡHを挿入，造影した．SFA遠位からの閉塞，側副血行路で腓骨動脈（PeroA），後脛骨動脈（PTA）が中途より確認できた．

遠位閉塞の予防にマンシェットを下腿に巻き収縮期圧＋30 mmHg で圧迫．大量の血栓が考えられたのでシースの三方活栓に2本の30Ml Vaclok®シリンジを取り付ける"TURBO吸引"[1]で血栓吸引を行った．さらに"ぐりぐり君"で血栓破砕を行いつつ吸引を繰り返すことで血栓を大量に除去することができた．

PeroA，PTAに対しては Thrombuster™ Ⅲ 7 Fr を使用．吸引ルーメンからの造影で確認し圧迫を解除．腓骨後脛骨共通幹からの分岐部で血栓が残存，再度血栓吸引を行ったが解除されず．低圧でバルン拡張（kissing balloon technique）を行い，良好な血流を得た．

る．発症から時間経過した症例では血栓が硬化し"ぐりぐり君"が通用しない場合もある．

C 末梢塞栓予防

末梢の塞栓予防の1つに，体表面より圧迫を行い末梢灌流を止める方法がある．本症例ではマンシェットを使用したが，側副血行路まで止めてしまうため，とめ太くんを用い膝窩動脈のみを圧迫する方法（"平野どめ"）[2)]もある．

文献
1) 横井宏隆（監）：下肢EVT　トラブルシューティング55，南江堂，p230-233，2013
2) 横井宏隆（監）：下肢EVT　トラブルシューティング55，南江堂，p136-141，2013

【森口　暁】

Take Home Message（編集者より）
- カテーテル治療における血栓除去の工夫について症例をもとに解説いただいた．いつの時代も創意工夫が大事である．

4 カテーテル治療：血栓移動

1 ALIに対するカテーテル治療の位置づけ

　急性下肢虚血（ALI）は，下肢切断や死亡に至る率の高い予後不良な救急疾患である．患肢の状態によっては救肢のために即時の血行再建が必要となるが，血管径が大きく閉塞長の長いALIにおいては，冠動脈とは比較にならないほど多量の血栓が関与していることが多く，血管内治療（EVT）のみで十分に血栓を除去することは容易でない．そのため，筆者の所属施設では，ALI症例に遭遇した場合には，基本的にカテーテル室にて外科的血栓除去術とEVTを組み合わせたハイブリッド治療を行う方針としている．

　しかしながら，外科医のマンパワーが得られない場合や，患者背景や閉塞の解剖学的部位から外科的血栓除去術を選択しづらい場合もある．そこで，われわれカテーテル治療医は，EVTで血行再建を得るための方策を準備し，それに習熟しておく必要がある．

2 治療上の留意点

　ALIに対するEVTにおいては，閉塞部位に応じて，種々のデバイステクニックを使い分ける必要がある．膝下動脈への塞栓症であれば血栓吸引カテーテルでもある程度有効に血栓除去を行うことができるが，血栓量の極めて多い大腿動脈・腸骨動脈領域においては血栓吸引カテーテルでは非力といわざるをえない．バルンカテーテルやその他の方法で血栓を破砕しつつ，大口径のガイディングカテーテルで吸引する必要がある．

　これらの方法で血栓を十分に除去できない場合でも，患肢の状態が許せばカテーテル血栓溶解療法（CDT）に移行するのも一策であるが，患肢の状態改善のために速やかに十分な血流を得る必要がある場合には別の方策が必要となる．以下に症例を提示して特殊な血栓対処法について解説する．

症例

　症例は，Stanford A型の急性大動脈解離を発症して緊急上行大動脈置換術を施行された60歳代女性．術翌日に右下肢のALIを発症し，造影CTでは右膝窩動脈の完全閉塞を認めた．CT上，下肢動脈は動脈硬化所見に乏しく，病因として塞栓症が疑われた．術直後でもあり，外科医と相談のうえで，まずEVTでの血行再建を試みる方針となった．

　右総大腿動脈より順行性に6 Frガイディングシースを挿入して造影すると，造影CTの所見どおり，右膝窩動脈での完全閉塞を認めた．ガイドワイヤ通過後に血栓吸引カテーテル（7 Fr Thrombuster III GR）で吸引を行ったが，少量の赤色血栓が得られるのみであった．

　そこで，前脛骨動脈に末梢保護デバイス（GuardWire®）を留置したうえで，5 mmバルンカテーテルを閉塞部で拡張して血栓を破砕したのち，血栓吸引カテーテルでの吸引を繰り返したが，多量の血栓が残存していた．さらに，6 mmバルンカテーテルを拡張したまま近位部に引き，血栓をガイディングシース内へ引き込もうと試みたが，血栓は粗大でありガイディングシース内への収納は困難であった．その後の造影（図A）における透亮像の形状からは，何らかの人工物が塞栓し，二次的に血栓が付着したことが疑われた．

　生検鉗子を用いた塞栓子の回収を試みたが，透明な人工物の小破片が回収されるのみであり有効ではなかった．この状況から塞栓子全体の回収は困難と判断し，ステントにより血管壁に押さえ込む方針とした．一方，塞栓子はnon stenting zoneである膝窩動脈に位置していたため，そのままではステントを留置することができなかった．そこで，8 mmバルンを低圧（4 atm）で拡張したまま近位に引いてくることで，塞栓子を浅大腿動脈中間部まで移動させることができた（図B）．

　この時点で，"とめた君"を用いて膝窩動脈を外的に圧迫して末梢保護を開始し，慎重にナイチノール製自己拡張型ステント（Misago® 8×60 mm）をデリバリーし，異物を押さえ込むように留置した（図C）．ステント留置後の造影で，末梢まで良好な血流の得られていることが確認されたため，手技を終了とした．

　生検鉗子で回収した塞栓子を病理検査に提出したところ，新鮮血栓とともに生体糊（バイオグルー®）と思われる人工物が混在しており，急性大動脈解離に対する手術の偽腔閉鎖の際に使用した生体糊が塞栓原であることが判明した．

第1部：第Ⅰ章　下肢動脈疾患

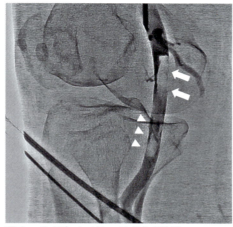

図A　ガイディングシースからの造影
人工物（白矢印）とそれに付着して揺動する血栓（矢頭）を認めた．

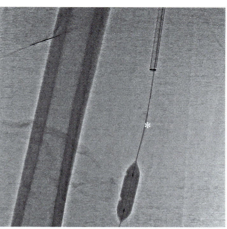

図B　拡張した8×20 mmバルンカテーテルを用いた塞栓子（＊）の移動

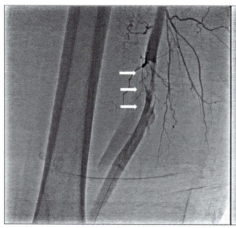

図C　塞栓子の移動とステント留置
①：浅大腿動脈中間部に移動された塞栓子（白矢印）．
②：ナイチノール製自己拡張型ステントによる塞栓子（点線囲み）の押さえ込み．

　ALIにおいては血栓量が極めて多いため，種々のEVTデバイステクニックを用いても血栓の十分な除去が困難であることもあり，そのような場合には自己拡張型ステント留置が有効なベイルアウト法となりうる．ただし，血栓が膝窩動脈や総大腿動脈などのnon stenting zoneに位置している場合には，そのままではステントを留置することはできない．

　この状況を打開する方法として，本症例のように低圧で拡張したバルンカテーテルを用いて血栓を移動させる方法や，白井らの報告[1]のように先端だけ展開した自己拡張型ステントで血栓を把持して移動させるという方法を引き出しに入れておくとよいだろう．

文献
1) Shirai S, et al：Catheter Cardiovasc Interv **89**：1087-1092, 2017

【松野俊介】

Take Home Message（編集者より）

- 外科的なFogartyカテーテル治療では血栓を移動させかつ体外に出すが，カテーテル治療においても血栓の移動は可能であり，さまざまな場面で応用される．

治療

5 カテーテル治療：経皮的 Fogartyカテーテル血栓除去術

　急性下肢虚血に対する治療は外科的血栓除去が標準治療とされてきた．近年，血管内治療の進歩とともに循環器内科医，放射線科医によるカテーテル局所血栓溶解療法（CDT），経皮的カテーテル血栓吸引術（percutaneous aspiration thrombectomy：PAT），経皮的機械的血栓除去術（percutaneous mechanical thrombectomy：PMT）などのカテーテル治療が行われる機会も増えつつある．

　血管内治療は低侵襲というメリットを有している反面，使用するカテーテル径が除去する血栓よりもはるかに小さいことが多いために下肢動脈を塞栓させている大きな血栓を十分に除去するのは困難なことが多い．筆者らの施設では従来の血管内治療と外科的治療の欠点を克服するため，経皮的 Fogarty カテーテル血栓除去術を行っている．本項では症例を提示して本法について解説する．

1 コンセプト

　大口径シースを使用し，非 cut down 下に血管内に挿入した Fogarty カテーテルによりシース近くまで移動させた血栓を吸引・除去する方法である．

2 メリット・デメリット

a メリット

1) 従来の血管内治療（CDT，PAT，PMT）との比較
- 一度に大量の血栓を除去でき，再灌流の確実性が高い．
- 血栓溶解薬を使用する量・頻度を少なくできる．
- 手技時間を短縮できる．

2) 外科的血栓摘除術との比較
- cut down の必要がない．
- 創部感染のトラブルが少ない．
- 循環器内科医・放射線科医でも施行可能である．
- 残存血栓や器質的狭窄に対して容易にカテーテル的アプローチが可能である．

b デメリット

1) 従来の血管内治療（CDT，PAT，PMT）との比較
- Fogarty バルンカテーテルによる血管損傷のリスクがある．
- 良好な血流が得られることによる再灌流障害のリスクがある．
- 止血デバイス（パークローズ®）に習熟している必要がある．

2) 外科的血栓摘除術との比較
- シースより大きな血栓は除去できない場合がある．
- 大口径シースを使用するため，穿刺部位が総大腿動脈に限られる．cut down 法であれば膝窩動脈や足背動脈などから逆行性も含めたアプローチが可能である．

3 使用シースについて

　親シースとして 10〜16 Fr シース（通常のシースとして使用するが，子シースでは吸引できない大きな血栓を吸引する場合もある：長さは 11 cm）を用いている．また，子シースとして親シースサイズより 2〜3 Fr 小さなサイズ（メーカーにより異なる，長さは 25 cm）を使用し，血栓吸引用とする．

4 手技の留意点

a 大口径シースに関して

　大口径シースからの吸引では冠動脈などで行うように血液もいっしょに吸引すると大量の血液を失うことになる．そのため，筆者らの施設では，まず少しだけ陰圧をかけて血液が吸引されないのを確認したのちに（血栓がシース先端にスタックした状態），一気に陰圧をかけるようにしている．

　大口径シースのサイズ選択は CT やエコーなどで対象血管径を確認するのがよいが，最近では多くの症例に親シースとして 16 Fr シースを使用している．

> **症例**
>
> 89歳，女性．主訴は右下腿色調不良（図A）．診断は急性下肢動脈閉塞症（SIS/ISVS分類Ⅱb）で，閉塞部位は右総大腿動脈遠位部の完全閉塞であった（図B）．

手技の実際

① 左総大腿動脈から挿入した6 Frガイディングシースをクロスオーバーし，右外腸骨動脈へデリバリーした．

② Radifocus 0.035インチガイドワイヤを右浅大腿動脈閉塞部へ挿入し，Fogartyスルールーメンカテーテルのバルンを拡張させた状態で外腸骨動脈から浅大腿動脈中間部まで押し込み，総大腿動脈および浅大腿動脈近位部の血栓を移動させた（右総大腿動脈から順行性に挿入するシースのスペース確保のため，図C）．

③ 右総大腿動脈へ2本のパークローズプログライド®を使用し，プレスーチャー後に右大腿動脈へ11 Fr 11 cmシースを順行性に挿入した（図D）．

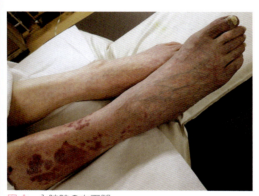

図A　入院時の右下腿

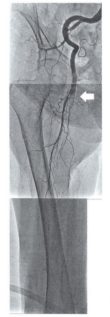

図B　左下肢動脈造影
矢印：右浅大腿動脈起始部からの血栓性閉塞．

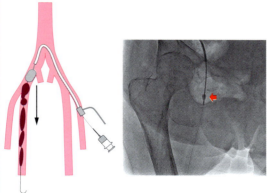

図C　血栓をSFA中間部に移動
赤矢印：Fogartyスルールーメンバルン

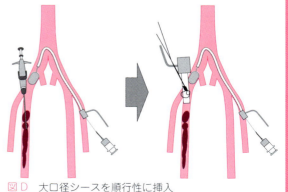

図D　大口径シースを順行性に挿入
腸骨動脈血流を遮断し，パークローズプログライドでプレスーチャーを行っている．

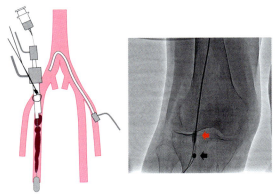

図E　Fogarty スルールーメンカテーテルを膝窩動脈まで挿入
赤矢印：Fogarty スルールーメンバルン，黒矢印：末梢保護デバイス

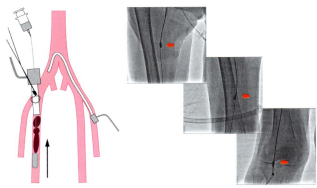

図F　血栓の移動
Fogarty スルールーメンカテーテルを膝窩動脈から大口径シース近くまで引き抜いて行う．
赤矢印：Fogarty スルールーメンバルン

④11 Fr 11 cm シースから 9 Fr 25 cm シースを挿入し，さらに 9 Fr 25 cm シースを通して Fogarty スルールーメンカテーテルを膝窩動脈まで挿入した（図E）．
⑤Fogarty スルールーメンカテーテルのバルンを拡張させ，シース近傍まで血栓を移動させた（図F）．
⑥9 Fr 25 cm シースにより血栓を吸引・除去したが，血栓が大きすぎたため 11 Fr シース内へスタックした．筆者の所属施設で使用しているメディキット製の大口径シースの止血弁は着脱可能なため血栓がスタックした場合は止血弁をはずして血栓を除去することが可能である（図G）．
⑦以後は同様の手技を 3 回繰り返し，膝窩動脈までの血栓は除去された（図H）．
⑧膝下動脈の残存血栓を血栓吸引カテーテル 7 Fr Eliminate 3 にて吸引・除去した．
⑨左総大腿動脈からのクロスオーバーシースを通して Fogarty スルールーメンを右外腸骨動脈へ挿入し，バルンを拡張．血流遮断下に大口径シースを抜去し，プレスーチャーした縫合糸で止血を行った（図I）．
⑩最終造影では足部までの血流が確保されたため手技を終了した（図J）．

治療後の経過

右下腿皮膚の色調は改善し（図K），退院した．

108　第1部：第Ⅰ章　下肢動脈疾患

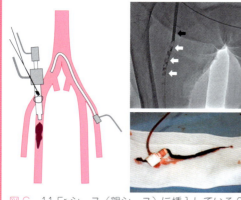

図G　11 Frシース（親シース）に挿入している9 Frシース（子シース）より，移動させた血栓を吸引

黒矢印：シース，白矢印：血栓．下写真は11 Frシースの弁にスタックした血栓．

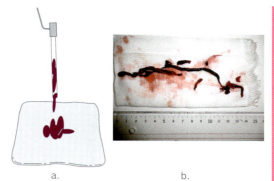

図H　血栓の除去

通常は子シースで吸引した血栓は対外で除去する（a）．bは本症例で除去された血栓．

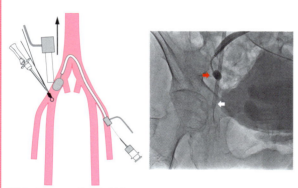

図I　シースの抜去と縫合

腸骨動脈で血流を遮断して大口径シースを抜去し，プレスーチャーの縫合糸の結び目をしっかり締める．
赤矢印：Fogartyスルールーメンバルン，白矢印：11 Frシース

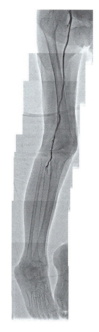

図J　最終造影

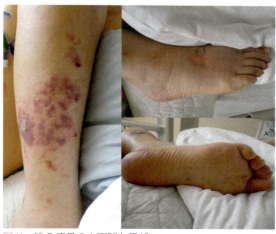

図K　第3病日の右下腿と足部

b 総腸骨動脈の場合

総腸骨動脈からの血栓性閉塞の場合は，まず逆行性に大口径シースを挿入しできる限り腸骨領域の血栓を吸引し，止血デバイス（パークローズプログライド®）で止血を行ったのちに本症例と同様の手技に移行している．

c 血栓の残存がある場合

大口径シース抜去後に穿刺部位の総大腿動脈に血栓が残存する場合があるので大口径シース抜去に際してはガイドワイヤを残した状態でプレスーチャーした縫合糸の結び目を締め（再度，大口径シースを挿入できるように），最終造影を対側からのクロスオーバーシースを使用し行っている．血栓がある場合には再度Fogartyスルールーメンカテーテルで血栓を浅大腿動脈へ移動させ，大口径シースを再挿入後に吸引するかクロスオーバーシースから挿入したFogartyスルールーメンカテーテルで血栓を腸骨動脈領域に移動させ，ステント留置を行っている．

筆者らの施設では急性動脈閉塞に対して大口径シースを使用した症例で重篤な穿刺部合併症の経験はない．

【高橋保裕】

> **Take Home Message**（編集者より）
> - Fogartyカテーテルによる血栓除去法は，原則cut down法で外科的に行うべきである．しかしながら緊急性の高い症例で外科医の協力が得られないような場合には，本項で解説された方法は非常に有効な治療法となりうる．
> - カテーテル治療での血栓や異物除去にも応用可能であるため，その方法論を理解しておくべきである．

治療

6 カテーテル治療：ステント

1 ALIに対するステント治療

　急性下肢虚血（ALI）は各施設の診療体制により，血管造影を含めた検査方法や治療方針が異なっているのが現状と考えられる．閉塞部位や閉塞機転にもよるが，多量の血栓塞栓による閉塞であることが多く，従来，Fogartyバルンカテーテルによる血栓除去術が第一選択とされてきたが，近年は経カテーテル血栓溶解療法（CDT）も行われるようになった．さらに血管造影装置を備えたハイブリッド手術室の整備やカテーテルデバイスの進歩とともに，外科手術とカテーテル治療を組み合わせて行うハイブリッド治療も行われるようになってきた．

　こうした中で，急性下肢虚血症例に対するステント治療も治療オプションに含まれることとなったが，未だ症例数も限られており長期成績に対するエビデンスも乏しく，その是非については議論の分かれるところである．

　以下，当院で経験した大動脈急性閉塞症例に対するステント治療について提示する．

症例

　92歳女性，重症度ClassⅡb．治療対象病変は腎動脈下腹部大動脈～両側外腸骨動脈までの完全閉塞（図A）．合併症は高血圧，完全房室ブロックに対するペースメーカー植込み術後，狭心症に対するPCI後である．高齢女性であり，救肢目的で局所麻酔下のEVTを行う方針とした．

　両側総大腿動脈から6 Frシースを挿入．また左上腕動脈にも4 Frシースを挿入．左上肢からピッグテールカテーテルを下行大動脈に進めて造影を施行．腎動脈下大動脈の完全閉塞を認めた．両側総大腿動脈のシースからも造影し，閉塞の遠位端が両側外腸骨動脈であることを確認．0.035インチRadifocus® 1.5 Jガイドワイヤを右側はretrogradeに進め病変をスムーズに通過．左側はおそらく慢性的な狭窄病変を有していたため0.014インチガイドワイヤに変更し病変通過に成功．

　末梢塞栓症の合併症を考慮し直接ステント留置術を考慮したが，狭窄病変を認めたため小径のバルンで最低限の前拡張を行った後，両側から自己拡張型ステントを持ち込み腎動脈下から両側外腸骨動脈にかけてkissing-stentテクニックで同時留置を施行．再灌流現象と末梢塞栓症の誘発を懸念し最低限の急性期の内腔確保を前提に，左側の狭窄病変部位のみ小さめの5 mmバルンを選択して後拡張を追加し終了．

　最終造影では良好な血流を確認し，末梢塞栓を疑う所見も認めなかった（図B）．術後は合併症なく経過し，術後10日で退院．

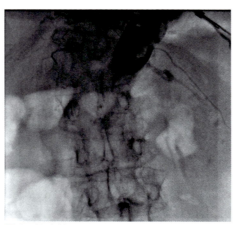

図A　治療前

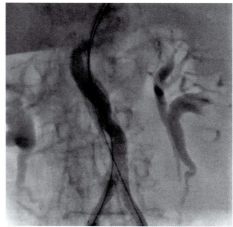

図B　治療後

2　ステント治療の成績

　ALIに対するEVTは近年増加傾向にあるが，従来の外科的血行再建治療と比較した大規模試験のほとんどはカテーテル血栓溶解療法（CDT）あるいは経皮的機械的血栓除去術（percutaneous mechanical thrombectomy：PMT）等に限られており，外科的治療とステント治療によるEVTとの前向きの大規模比較試験は現時点ではない．

　Kimらは15例のステント治療を行ったALI患者の成績について報告している[1]．対象患者は血栓溶解療法や外科的治療の適応とならない患者あるいは外科的血栓摘除術が不成功に終わった症例であるが，全症例で迅速な血流再開が得られたとしている．しかし，臨床症状の改善が見られなかった症例も20％（3例）存在し，うち2例が再灌流障害による多臓器不全で死亡，1例は血流再開にもかかわらず膝下の下肢切断に至っており，これらの重篤な周術期合併症に十分な警戒が必要と結論づけている．

　またGalanakisらは16例のALI症例に対するバルンによる前拡張を先行させない直接ステント留置術の成績について報告している[2]．この研究でも対象患者はやはり外科的血行再建術あるいはCDTが適応外とされた症例であるが，平均観察期間約3年の長期経過についても調査を行っており，比較的良好な開存率や下肢非切断生存率を報告している．

3　考察

　このようにALIに対するステント治療は治療の選択肢として有用なオプションとなりうる可能性があるが，しかしあくまでALIの本態は血栓であることが多く，ステント治療の適応は，ハイブリッド治療によるFogartyカテーテルによる外科的血栓摘除術後の解離や狭窄病変を抑える追加治療が主になると考える．しかし本症例やGalanakisの報告[2]にあったようにステントで血栓を抑えることで，さらなる末梢塞栓症を防ぎかつ最低限の内腔を急性期に確保する治療も考慮される．

　外科的治療の1つの問題点として，血流を最大限に再開させることによる再灌流障害が挙げられる．再灌流現象によるMNMSは程度の差は認めるが基本的には致死的となる．本項で解説した症例では虚血の範囲が広範囲であり，再灌流現象が大きく懸念された．自己拡張型ステントを用いると後拡張を最低限に行うことあるいは施行しないことで，急性期の血流確保を最低限にコントロールすることが可能であり，再灌流予防につながる可能性がある．また慢性期には血栓性病変につきステントのさらなる自己拡張が期待され，慢性期の再狭窄を予防できる可能性がある．

　しかしながら血管内治療の中で，前向きの大規模試験でその効果が実証されているものは現段階でCDTのみであり，ステント治療の治療成績・長期予後・生存率等はエビデンスに乏しい．その一方で，血栓を押さえつける目的でのステント留置は実臨床で行われている．ステントに薬剤溶出性ステントを用いることについても，データに乏しく明確な指針はないものと思われる．さらにはステントストラットの形状・構造による治療効果の差異なども存在する可能性があり，このような点についても今後の治療データの蓄積が必要であろう．

　ALIに対する治療戦略は外科的血行再建術からステント治療を含めた血管内治療まで選択肢が広がってきているといえるが，その治療方針の決定は各施設における診療体制などに左右される部分も大きい．現段階でステント治療は外科的血行再建術やCDTによる血管内治療が行えない場合の選択肢の1つではあるが，今後のデバイスの進歩とともに適応が拡大する可能性もあり，今後のより大規模な前向き試験でのデータの蓄積が期待される．

文献

1) Kim C, et al：Eur J Vasc Endovasc Surg **39**：89-96, 2010
2) Galanakis N, et al：Cardiovasc Intervent Radiol **40**：192-201, 2017

【田中悌史・東谷迪昭】

📝 Take Home Message（編集者より）

- 実際に血栓がどうしようもないときにステントを留置し，押しつけてしまうことは十分ありうるstrategyである．
- 重要なことは，このような治療方法を外科医と協力しチームで行えるかということである．
- もちろん末梢塞栓のリスクは忘れてはならない．

治療

7 外科的治療

急性下肢虚血（ALI）は発症からの時間経過で神経，筋肉，皮膚の虚血症状が不可逆的となるため，迅速な診断，治療が必要である．治療が遅れれば四肢の虚血症状に加え虚血再灌流傷害や四肢切断を余儀なくされ多臓器不全のため救命できない場合もある．

1 外科的治療の留意点，術前の準備

治療に際してはまず塞栓症，血栓症の診断が非常に重要である．急性大動脈解離に伴う臓器虚血（malperfusion），膝窩動脈瘤の鑑別は必須である．他の鑑別疾患もあるが，ALIの10％に血栓閉塞した膝窩動脈瘤が存在するといわれ，特に重要である．またsaddle emboliなどの高位閉塞は虚血再灌流障害（MNMS）が必発であり，術中からの対応がなければ救命も困難となるため，術前診断は非常に重要となる．

明らかな塞栓症の際は局所麻酔での加療が可能であるが，バイパスや血栓内膜摘除（TEA）など術式変更を考慮し全身麻酔のバックアップは必要である．循環動態のモニタリングはもちろんのこと，虚血に対し酸素投与で少しでもdelivery O_2を増加させておく．

ハイブリッド手術室もしくはモバイル透視装置併用下手術室で治療を行う．ドレーピングは開腹，後腹膜アプローチ，足部バイパスなどにも対応できるように広範囲に行うことが望ましい．

2 治療の実際

a 総大腿動脈，大腿深動脈

鼠径部は斜切開もしくは縦切開にて総大腿動脈，大腿深動脈，浅大腿動脈を露出する．通常診断した時点で二次血栓予防のためheparin投与を行うべきであるが，投与されていなければこの時点で投与し動脈を遮断する．切開は大腿深動脈分岐部直上の総大腿動脈に横切開をおく．TEAもしくは総大腿動脈の動脈硬化性変化が著明であれば，縦切開で対応する．閉鎖の際はバイパスもしくはTEAを行い直接縫合やパッチ形成を要する．

まずは大腿深動脈からのバックフローを確認し，不十分であれば4 Fr Fogartyカテーテルを用いて入口部のみ血栓除去を行う．通常塞栓子が大腿深動脈のみ閉塞することはまれであり，大腿動脈分岐部もしくは下腿三分岐に塞栓子が塞栓後に二次血栓形成で閉塞するため，入口部のみの確認で十分である．Fogartyを使用せずに直視下で摘出可能なことも多く，バックフロー確認時に自然摘除されることもある．

b 浅大腿動脈，膝窩動脈

次いで浅大腿，膝窩動脈に移る．あらかじめ膝部までのだいたいの距離をチェックしたのちに透視下で血栓摘除を行う．一気に下腿までやる必要なく，大方の血栓を最初に摘除することが肝要である．血栓が摘除されなくなった段階で透視下に膝窩動脈，前脛骨分岐部まで同様に血栓除去を行う．

ここまでの処置でバックフローが認められることもあるが，バックフローがあっても血栓が残存していることが約30％に認められるため[1]，必ず造影で確認を行う．造影はFogartyカテーテルを膝窩動脈まで留置し，バルンインフレーション下に造影する．残存血栓がある場合は造影による血栓のmigrationを起こすこともあり，ゆっくりと行う．血流は遮断されており，digital angiographyで足部まで残存血栓の有無が確認可能である．Fogartyカテーテルは必ず血管造影可能なover the wire（OTW）タイプであるスルールーメンを使用するべきである．残存血栓があれば，0.025インチガイドワイヤを用いて選択的に下腿まで血栓除去を追加する．4 Fr Fogartyカテーテルでは太い場合は3.3 Frに変更してもよい．通常塞栓症であれば4 Frで十分である．

分岐部で血管径が変わるため，インフレーションバルンの大きさを調整しつつ血栓摘除を行う．3分枝とも血栓除去を行い，再造影し残存血栓がないことを確認する．透視下でバルンの挙動，カテーテルの抵抗を感じることで狭窄の有無をチェックし過度のインフレーションに伴う内膜損傷も回避することが可能である（図1，2）．浅大腿動脈，膝窩動脈での血栓除去がカテーテル単独では困難な場合，ガイドワイヤを用いる．貫通困難な部位の中枢側でバルンインフレーション下にナックルテクニックで容易に病変部は貫通可能である．浅大腿動脈起始部より下腿，足部まで造影で

5. 急性下肢虚血

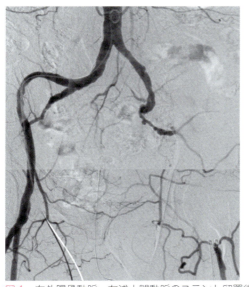
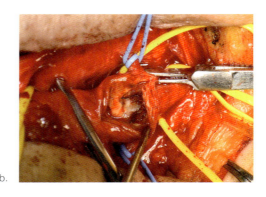
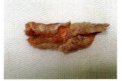

図1 左外腸骨動脈，左浅大腿動脈のステント留置後の ALI 症例（73歳，男性）
a：術前血管造影では左外腸骨動脈から総大腿動脈まで閉塞し大腿深動脈が遅延し描出された．
b：術中写真（左側が頭側），総大腿動脈内にステントエッジが突出し，大腿深動脈入口部が肥厚した内膜で閉鎖されている．ステントエッジを切離し大腿深動脈まで内膜摘除を行い，自家静脈による大腿膝窩動脈バイパスを施行した．
c：摘出した内膜

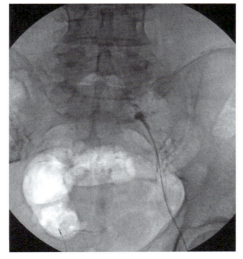
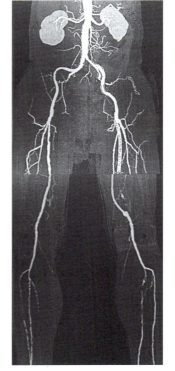
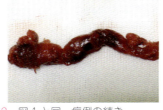

図2 図1と同一症例の続き
a：Fogarty カテーテルが血栓摘除時に狭窄で変形している．同部の狭窄が示唆される．同部はバルン拡張，ステント留置を追加した．
b：摘出した血栓
c：一期的に総大腿～大腿深動脈までの TEA，腸骨動脈ステント，大腿膝窩動脈バイパスを施行した．術後 CT では腸骨動脈，大腿深動脈，バイパスグラフトとも良好に描出された．

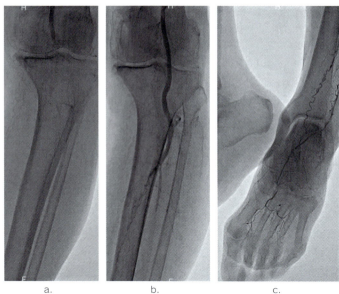

図3 下腿ASO病変を伴う左膝窩動脈閉塞（94歳，女性）
a：膝窩動脈閉塞．前脛骨動脈起始部と脛骨腓骨動脈幹が一部島状に描出されるのみで末梢はまったく造影されない．
b，c：Fogartyカテーテルによる血栓除去後の血管造影では下腿のASO変化あるも膝窩動脈は良好に開通し，足部まで描出された．症状が改善したため，下腿病変は治療せずに終了とした．

血栓がないことを確認し十分heparin加生食にてフラッシュし再度遮断をする．ワイヤ操作や造影所見で動脈硬化性病変を合併していれば，ワイヤやサポートカテーテルを変更し対応するが，責任病変でなく側副血行路を介し足部まで描出が可能であれば無理な血栓除去は不要である（図3）．

膝窩動脈瘤合併例や鼠径部からのアプローチで下腿の血栓除去が困難な症例は下腿内側アプローチで膝窩動脈を露出する．ヒラメ筋脛骨付着部を切離することで前脛骨動脈分岐部，脛骨腓骨動脈幹を同定し下腿3分枝それぞれを直視下に血栓除去することが可能である．膝窩動脈瘤では下腿動脈の血栓除去後に鼠径部もしくは膝上部膝窩動脈を流入路としてバイパスを行う．

無症候性でも過去に末梢塞栓を合併していることも多く，造影し膝窩動脈でのバイパスが困難であれば下腿のrun off良好な動脈への吻合を考慮する（図4）．通常の血栓除去のみの場合，大腿同様切開部はパッチ形成で修復する．

C 腸骨動脈領域

最後に腸骨動脈領域を行う．基本的には浅大腿動脈での手順と同様である．腸骨動脈に動脈硬化性変化を伴うことは塞栓症でも多く，安易なワイヤ操作は避け，慎重に大動脈まで誘導する．大動脈内でバルンインフレーションを行い，ゆっくりと透視下に血栓除去を行う．中枢から勢いよく血流が認められれば，それ以上行わず切開部を閉鎖後に造影で確認する．

大腿動脈切開部は5-0モノプロピレンもしくはテフロン糸の二点支持で閉鎖する．一点支持で閉鎖しても構わないが，両端より閉鎖し最後にシースを挿入すれば手間は省ける．まずは中枢向きにシースを挿入し造影を行う．面倒でも造影カテーテルとワイヤで中枢から造影し腸骨動脈を確認する．血栓が残存していた場合シースからの逆行性造影では血栓を飛ばすリスクとなる．その後末梢にシースをスイッチバックし造影を行う．この時点で末梢に残存血栓があれば再度遮断し同様の処置を行う．

閉塞性動脈硬化症（ASO）合併時で血流の改善が見られなければ，EVTの手順同様，バルン拡張，ステント留置を考慮する．ALIの際は慢性閉塞に比し血栓閉塞部のワイヤクロスは容易であり，責任病変を同定し，血栓除去後にEVTすることで虚血から離脱することが可能である．

なお，バイパスグラフト閉塞が原因のALIに対しても前記の流れで治療を行う．グラフト閉塞では吻合部

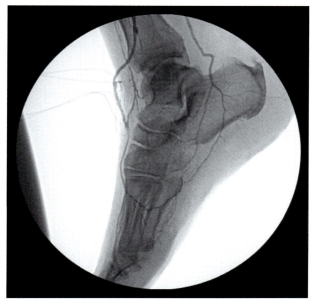

図4 膝窩動脈瘤の急性閉塞症例（79歳，男性）
膝下からの術中造影で辛うじて描出された足背動脈に自家静脈を用いてバイパス術を施行した．バイパス後は足底〜後脛骨動脈が逆行性に描出された．

狭窄が閉塞原因のことが多く，血栓除去で血流改善後に一期的に吻合部のバルン拡張，ステント留置で対応するか，二期的に病変部を修復もしくは再バイパスを行う．

いずれの閉塞に対しても，もちろん病変部の貫通が不可能で時間を要する際は，躊躇なくバイパスに移行する（図1, 2）．より早い血行再建のため人工血管によるバイパス選択や末梢吻合予定部にFogartyカテーテルを挿入し，他の健常動脈に挿入したシースと連結し虚血を解除しつつバイパスに対応することもオプションの一つである．

3 重症度と治療目標

TASC-II[2]Class I，IIaであればCDT，線溶療法，抗凝固療法を行い，その後血管造影もしくはCTで血流を評価し下肢虚血の重症度に応じてEVTもしくは外科的血行再建を選択することも可能であるが，Class IIbの状態では救肢までの時間的制約があり，少なくとも前述の処置を行い最低限ALI発症前の状態にまずは戻すことを目標とし一刻も早く虚血の解除を行うことが重要である．

Class IIIや患側肢静脈血と全身静脈血の血清カリウム値が1.5 mEq以上解離している場合はMNMS必発のため一次切断を考慮する．特にsaddle emboliなどの高位閉塞では術後の血液浄化療法のみでは対応困難で救命も難しくなるため，血行再建施行時は患側肢静脈血の瀉血や体外循環，controlled limb reperfusion[3]などを併用する．一次切断においても急性期を乗り切ったのちは切断部位の決定や切断部の血流を確保するために腸骨動脈から総大腿動脈，大腿深動脈までの血行再建は最低限維持することも肝要である．

4 外科的治療の役割

CDT，血栓吸引療法単独では血栓量が多いとno, slow flowから離脱できず，自己線溶作用の効果も期待できず，虚血時間も延長する．静脈血栓塞栓症では間欠的空気圧迫法を併用することで強制血流を保ちCDTの成績も良好[4,5]と考える．しかしALIでは外科治療が圧倒的に早く虚血を解除することが可能であり，残存病変に対してのEVT，バイパス治療を含めた追加治療，コンパートメント症候群に対しての筋膜切開など血流再開後の合併症治療，一次切断等あらゆる治療オプションを持つ血管外科医が施行すべきである．

文献
1) Plecha FR, et al：Arch Surgery **105**：802, 1972
2) TASC II Working Group（日本脈管学会訳）：下肢閉塞性動脈硬化症の診断・治療指針 II（第1版），メディカルトリビューン，2007
3) Beversdorf F, et al：J Thorac Cardiovasc Surg **114**：873-81, 1996
4) 服部 努ほか：日心外会誌 **34**：401-405, 2005
5) 服部 努ほか：静脈学 **23**：365-370, 2012

【服部　努】

Take Home Message（編集者より）

- ALIでは外科的治療が圧倒的に早く虚血解除可能である．
- 虚血再灌流障害に留意する．
- 血栓摘除後の残存病変には血管内治療が有用である．
- 重篤なALIは一次下肢切断を考慮する．

治療

8 ハイブリッド治療

1 Fogartyカテーテルによる血栓除去術の課題

Thomas Fogarty が開発した Fogarty カテーテルによる血栓除去術[1]は急性下肢虚血（ALI）に対する治療を一変させ，現時点でも標準治療であると考えられる．血栓溶解療法も同等の救肢率，救命率が得られるとされるが，出血などの合併症が多く[2]，また多量の血栓を除去するには Fogarty カテーテルによる血栓除去のほうが一日の長がある．

一方，報告されている Fogarty カテーテルによる血栓除去術の成績は 30 日下肢切断率が 5〜12% とまだまだ改善の余地がある[3]．これは血栓除去後の残存血栓，既存の閉塞性動脈硬化症，そして血栓除去による血管損傷などが関与していると考えられる[4]．

2 ハイブリッド治療の登場

そこで血栓除去術の成績を向上するために，血管造影を併用する方法が 1996 年に Parsons らにより報告された[5]．これは血管造影を併用することにより，Fogarty カテーテルが複雑な標的病変を通過することを目的としたものであったが，カテーテル治療の手技を初めて併用したものであった．これ以降，血栓除去の際には血管造影を併用することが推奨されたが[4,5]，実際にはあまり使用されていなかった．そこへ over the wire（OTW）タイプの Fogarty カテーテルが登場し，標的病変の通過のためだけに血管造影を併用するのではなく，病変部を通したガイドワイヤを通じて，血栓吸引や血栓溶解療法だけでなく，ステント留置やバルン拡張などのカテーテル治療を併用する"ハイブリッド治療"が登場した．

3 治療成績と手技の問題

この ALI に対するハイブリッド治療の成績を報告した大規模研究はまだあまりないが，Donato らが 2014 年に Journal of Vascular Surgery に従来の血栓除去術 112 例とハイブリッド治療 210 例を比較した報告がある[6]．Donato らによると従来の血栓除去術とハイブリッド治療では，早期合併症や長期生存では差を認めなかったものの，一次開存率（hazard ratio（HR）3.1, $p<0.01$），二次開存率（HR 3.9, $p<0.01$），救肢率（HR 2.1, $p=0.03$），再治療回避率（HR 2.8, $p<0.01$）のいずれもハイブリッド治療群のほうが優れていた．

この報告の批判として，従来法に割り付けられた患者群（＝血管造影を実施されなかった患者群）の選択バイアスが指摘されるが，この報告でそれ以上に大切なのは，血栓除去後に血管造影を施行した 242 例中 210 例（86.8%）で何らかの追加治療が必要であったこと，また問題のあった 210 例のうち，8 例（3.8%）の症例で，Fogarty カテーテルによる血管損傷を認めたことである．これは，Fogarty カテーテルによる血栓除去後に血管造影を実施することは必須であるということを強く示唆している．これは裏返すと，従来よく提唱されていた，血栓除去後に末梢側の血管断端からバックフローが十分得られれば，手技が成功したとするのでは不十分であるということであろう．

筆者らの施設でも ALI に対する血栓除去はすべて手術室で透視下に実施している．具体的には局所麻酔下か全身麻酔下に鼠径部に斜切開を置き，総大腿動脈もしくは浅大腿動脈を露出確保し，同部位からまずは 0.018 インチのガイドワイヤを透視下に進める．ガイドワイヤを透視下に用いることにより，ねらった下腿動脈に進むことができ，そこで十分末梢まで進んだところで，3 Fr か 4 Fr の OTW タイプの Fogarty カテーテルを進める．ここで，ガイドワイヤや OTW の Fogarty カテーテルが進まなかった場合は，狭窄や閉塞などの病変がある可能性が高いと考えられる．いずれにせよ，血栓除去を実施したうえで血管造影を実施し，足部まで one straight line が確保されていない場合には，そのままカテーテル治療に移行し，最低でも 1 本は one straight line を確保することを手技終了の目安としている．

症例

症例は91歳女性，朝突然発症した右下肢痛およびチアノーゼであり，造影CT検査にて浅大腿動脈遠位からまったく造影されなかった（図A①）．下腿動脈に高度の石灰化を認めること（図A②），また高齢であることから，閉塞性動脈硬化症を合併している可能性が高いと考えながら，治療に入った．

最初の造影にてやはり浅大腿動脈遠位以遠はまったく造影されず（図A③），浅大腿動脈から膝下膝窩動脈（図B①），そして脛腓動脈幹〜腓骨動脈近位にかけてガイドワイヤ越しに血栓除去を加えたが，下腿動脈3分枝ともに閉塞性病変を合併している状況であった（図B②）．

やむをえずガイドワイヤを変更し，閉塞性病変を通し，前脛骨動脈，腓骨動脈ともにバルン拡張術を加えた（図B③，④）．最終造影では良好な血流を確認し，手技を終了することができた（図B⑤）．

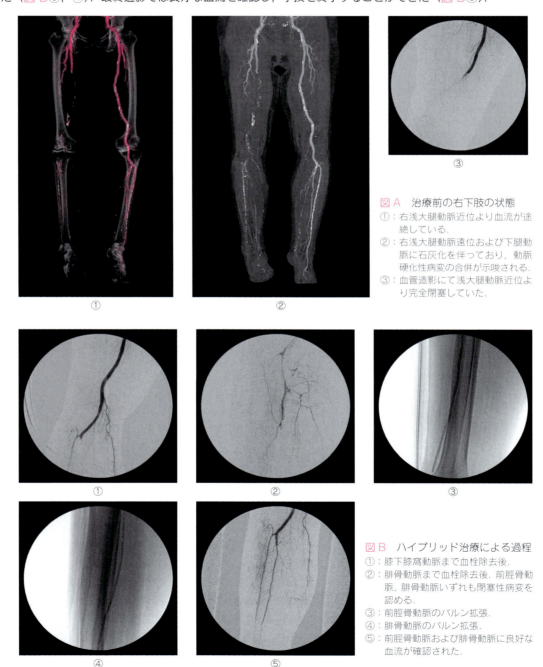

図A　治療前の右下肢の状態
①：右浅大腿動脈近位より血流が途絶している．
②：右浅大腿動脈遠位および下腿動脈に石灰化を伴っており，動脈硬化性病変の合併が示唆される．
③：血管造影にて浅大腿動脈近位より完全閉塞していた．

図B　ハイブリッド治療による過程
①：膝下膝窩動脈まで血栓除去後．
②：腓骨動脈まで血栓除去後．前脛骨動脈，腓骨動脈いずれも閉塞性病変を認める．
③：前脛骨動脈のバルン拡張．
④：腓骨動脈のバルン拡張．
⑤：前脛骨動脈および腓骨動脈に良好な血流が確認された．

このように，高齢者の ALI では ASO を合併する可能性が高く，透視下の OTW タイプの Fogarty カテーテルを用いたハイブリッド治療は必須であると考える．

文献

1) Fogarty TJ, et al：Surg Gynecol Obstet **116**：241-244, 1963
2) Palfreyman SJ, et al：Eur J Vasc Endovasc Surg **19**：143-157, 2000
3) Aune S, et al：Eur J Vasc Endovasc Surg **15**：143-146, 1998
4) Plecha FR, et al：Arch Surg **105**：902-907, 1972
5) Parsons RE, et al：Ann Vasc Surg **10**：201-210, 1996
6) Donato G, et al：J Vasc Surg **59**：729-736, 2014

【藤村直樹】

Take Home Message（編集者より）

- Fogarty カテーテルで血栓除去をする場合は，必ず血管造影を併用する．
- OTW タイプの Fogarty カテーテルを使用する．

6 重症下肢虚血

A 総論

　周知のとおり重症下肢虚血肢（CLI）は閉塞性下肢動脈硬化症の中の最も予後不良な病態である．患者の救肢・救命にはまさに集学的な治療が必要であるが，以前は系統立ったアプローチ方法やエビデンスなどの情報が少なかったと思われる．しかしながら現在では，多くの施設において試行錯誤されながら治療が行われるようになり，論文レベルでのエビデンスも発信されている．

　本項では少ないながらではあるがエビデンスも含め，CLIについて考えていきたいと思う．

1 予後

　CLIの予後は悪く，特に傷を有するRutherford 5または6の場合，傷からの感染により下肢大切断・死亡につながるリスクが高い．わが国におけるCLIに対する血管内治療の多施設データであるOLIVE registryでは，1年の時点でamputation free survival rate 74％，freedom from major adverse limb event 88％，limb salvage rate 92％と報告された[1]．この結果はわが国のCLIに対する血管内治療の妥当性を示しているが，wound healing（創傷治癒）を得た患者と得られていない患者を合わせた結果となっている．

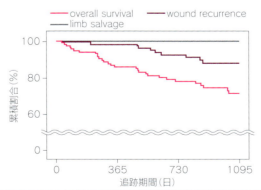

図1　創傷治癒が得られたCLI患者の予後（済生会横浜市東部病院）
（Kobayashi N, et al：J Vasc Surg **61**：951-959, 2015 より引用）

それではwound healingを得た場合CLIの予後はどうなるか？　筆者の所属施設でのデータでは，一度wound healingを得られると，その後3年の時点でsurvival rate 74％，limb salvage rate 100％，wound recurrence 9％と良好であった（図1）[2]．この結果からもCLIの予後を改善するうえでwound healingの重要性は明らかである．

2 治療の概要

a 治療のゴールについて

まず初めに強調しておきたいことは，CLIの治療には血行再建術のみならず創処置から患者の基礎疾患の管理まで実に幅広いケアが重要であり，wound healingが治療のゴールであるため，長期間にわたってケアを継続する認識と環境づくりが必須である．一般的にCLIは，高齢・糖尿病・維持透析・心不全などさまざまな背景を重複して持っており，脳梗塞後遺症・整形外科的疾患などのため自力歩行もままならない患者もいる．

そもそもCLIとは下肢動脈病変に由来する虚血から足に痛みや傷ができる病態であるが，血行再建治療のみでwound healingを得られるわけではない．糖尿病をしっかりコントロールすること，心不全の内服加療・患者指導を適正に行うこと，脳梗塞後遺症を患う患者のリハビリテーションを行うこと，血行再建術を適正に行うこと，傷を洗浄しデブリードマンを行うこと，傷に必要な装具を作ること，家族へ傷の処置の仕方を指導することなど，これらすべてのことがなされなければCLIは治療できず，多種多様な職種のサポートとその全員の熱い想いが長期にわたって必要である．

さらに筆者のように血管内治療を専門とする医師の場合，つい血管内カテーテル治療ばかりに目が行きがちであるが，"治すべき相手は傷であって血管ではない"，と強く認識することが重要である．

b 治療法とその目的

血行再建治療としては，大きく分けてバイパス手術とカテーテルによる血管内治療とがある．唯一の無作為ランダム化比較試験として知られているBASIL試験[3]を基盤として，2015年に改訂された日本循環器学会のガイドラインでは，「鼠径靭帯以下の病変で使用可能な自家静脈がなく，2年以上の生命予後が期待できない患者に対して初期治療として血管内治療を行う（Class Ⅱa，エビデンスレベルB）」，とされた[4]．筆者の所属施設の血行再建術のあり方としては，前記の基準に加えてRutherford 6もしくは重症感染併発症例に関しては，患者背景にもよるがバイパス手術を検討している．しかしながら重症であればあるほど患者背景が悪く，血管の石灰化からバイパス手術が行えない患者も少なくなく，結果として血管内治療を選択している症例もある．

CLIに対する血管内治療として問題になるのは，膝下動脈病変に対する治療である．現状の日本において，膝下動脈病変に適応のあるデバイスとしては通常のバルンを用いた拡張術のみであり，薬剤溶出性バルンやステントの適応はない．日本の多施設のデータから振り返ると通常のバルンを用いた拡張術後，再狭窄・再閉塞をきたす割合は3ヵ月で70％と報告されている[5]．この結果は膝上動脈に対する血管内治療の結果に比べて明らかに不良であるが，CLIに対する血管内治療のエンドポイントは長期のpatencyを得ることではなくwound healingを得ることであるため，wound healingを得てさえしまえばその後再狭窄・再閉塞してしまおうが問題とならない．そのため血管内治療後のスタンスとして重要なことは，再狭窄・再閉塞が高率に起こることを認識しつつ，血流が保たれている間にいかにすれば早くwound healingを得られるか，と常に考えていくことである．

筆者の所属施設での血管内治療のエンドポイントとしては，少なくとも1本の血流が十分に創部に向かって得られること，としているが傷の状態によっては1本よりも2本を目指すこともある．当院での症例をretrospectiveに解析した結果，前脛骨動脈と後脛骨動脈の両方に病変がある場合，どちらか1本だけを治療した群と両方とも治療した群に分けると，傷の重症度が高い群（SVS WIfI≧3）では2本とも治療したほうがwound healingが優れており，傷の重症度が低い群（SVS WIfI≦2）では1本でも2本でも変わらなかった[6]（WIfI分類は次項参照）．傷の状態によって治癒に必要な血流量は異なると考えられるため傷の重症度の評価は必須である．

3 創部の局所処置

筆者の所属施設では毎週月曜日にフットケア外来を

設けており，外来・入院患者に対して創部の治療を行っている．洗浄を行った後に創部の写真を撮り，経過がわかるようにカルテに記載している．

具体的な局所処置としては，デブリードマン・感染の有無の評価・感染を認める場合深達度の評価（骨髄炎・膿瘍の有無）・装具の作製・wound healing を遅らせる因子の除去（体位による圧迫・靴擦れ），軟膏塗布などである．特に重要なことは感染管理と思われる．感染を放置した場合急速に壊死が進行することが多く，敗血症になってしまうと途端に救肢・救命が困難になっていく．特に重症感染併発例の場合，早期に広範囲のデブリードマンを行うことが重要であり，筆者らは重症感染併発例に対しては，血管内治療後自分たちで minor amputation まで施行している．切除レベルまで十分な血流を確保したうえで速やかに minor amputation ができることは，一番の感染治療であり敗血症予防であると考えている．

CLI を治療するには，循環器内科医といえども創部の処置を行うことが必須であるし，それができるチームの育成と環境づくりはとても重要である．

文献

1) Iida O, et al：Circulation Cardiovascular Interv **6**：68-76, 2013
2) Kobayashi N, et al：J Vasc Surg **61**：951-959, 2015
3) Adam DJ, et al：Lancet **366**：1925-1934, 2005
4) 宮田哲郎ほか：末梢閉塞性動脈疾患の治療ガイドライン（2015 年改訂版），日本循環器学会ほか（ホームページ公開）
5) Iida O, et al：Eur J Vasc Endovasc Surg **44**：425-431, 2012
6) Kobayashi N, et al：J Vasc Surg **65**：744-753, 2017

【小林範弘・平野敬典】

Take Home Message（編集者より）

- CLI の主訴は傷と疼痛である．主訴を改善すべく創傷治癒を目的に多方面からアプローチすることが生命予後改善につながる．

B 診断

　重症下肢虚血（CLI）は，日本循環器学会と TASC-II で少しずつ定義が異なるが，どちらも"下肢血管の客観的な動脈狭窄・閉塞"を伴い，臨床像として"安静時疼痛および潰瘍・壊死"を伴うことを示している．したがって，CLI の診断にあたっては常に症状・徴候，血行動態（画像所見），生理機能検査所見を総合的に検討する必要がある．つまり，安静時疼痛や潰瘍があるだけ，画像上高度の動脈閉塞があるだけ，または生理機能検査の値のみでは CLI の診断には不十分である．臨床像に加え，下肢血管の動脈狭窄および血流不全を客観的に証明する必要がある．

1 臨床像

　臨床像としては，前述のとおり安静時疼痛，治癒しない潰瘍や壊疽を特徴とする．臨床経過としては，閉塞性動脈硬化症の患者で潰瘍・安静時疼痛をきたすことで CLI の診断に至る患者というのは，非常に少ないと考えられている（p37, p170 参照）．一方で，間欠性跛行の症状を示さないため閉塞性動脈硬化症の診断がつかないまま，突然潰瘍や壊疽を生じ，CLI の診断に至る患者が多く存在する[1]．後者は糖尿病患者で特に多いが，非糖尿病患者でも見られ，CLI 発症には閉塞性病変の進行のみではなく，心機能や凝固異常を含めたさまざまな要因が関連していると考えられる[2]．

2 重症度分類における位置づけ

　「重症度診断」の項目（p47）で触れた，重症度分類における CLI の位置づけとしては，Fontaine 分類の stage III-IV，および Rutherford 分類の grade 4-6 に相当し，前述のように，ある程度は閉塞性動脈硬化症の間欠性跛行から連続した病態であると考えられている．
　通常 CLI は 2 週間以上の症状経過を持つ慢性的な病態を指し，急性の経過である急性下肢虚血（ALI）とは区別される．しかし，外傷や靴擦れといったささいなきっかけで突然安静時疼痛および潰瘍が出現し，CLI と診断されることが臨床現場では多い[1]．安静時疼痛は典型的には足趾・足背に生じる灼熱痛と表現され，臥位になると増強するが，立位あるいは坐位など足を低位にすることで重力のサポートによる血流の改善が得られ，疼痛の改善が得られることが知られている．そのため CLI の患者は夜間就寝時に疼痛を訴えることが多い．しかしさらに重症化すれば持続痛となる．

3 身体所見・検査

　CLI の身体診察上の特徴としては，足背動脈・後脛骨動脈の脈拍触知不良もしくは消失，下垂位での発赤（dependent rubor），脱毛，筋萎縮，冷感，潰瘍，壊疽などがある[3]．
　CLI の診断のためには臨床像に加えて，下肢動脈疾患全体の「診断」の項目で解説した画像診断（p57 以下参照）等の客観的な血流不全を統合的に評価する必要がある．通常，足関節血圧が 50～70 mmHg 以下，足趾血圧が 30～50 mmHg 以下，$tcPO_2$ が 30～50 mmHg 以下であることが，診断に有用であるとされているが，確定的な基準については未だコンセンサスが得られていない[1]．日本において皮膚血流の評価方法としては $tcPO_2$ による評価よりも SPP による評価が広く用いられており，$tcPO_2$ 30 mmHg は SPP 40 mmHg に相当するとされており，SPP 30～40 mmHg 以下で臨床像が合致した場合は CLI と診断してよい[4]．潰瘍や壊疽を伴っている場合は創の治癒のためにより多くの血流を必要とするため相対的な虚血が進み，血流圧が CLI の診断基準を下回っていなくとも血行再建術を必要とすることが多い．
　また上記のような診断を行った後には，CLI においては，予後予測が必要である．従来の虚血の評価に加え，創の状態と足部感染の評価を加えた分類である WIfI 分類などは 1 つの指標となりうる（図 1）[5,6]．

Wound（創）	潰瘍	壊死	臨床状況
0	なし	なし	安静時痛
1	浅層（骨露出なし），もしくは趾の深層	なし	minor tissue loss（1～2 趾切断）
2	踵以外の深層，もしくは踵の浅層	趾に限局	major tissue loss（3 趾以上の趾切断，あるいは中足骨切断で救肢可）
3	深層	趾以外に及ぶ広範壊死	extensive tissue loss（複雑な再建術，Chopart や Lisfranc といった非定型的切断が救肢に必要）

Ischemia（虚血）	ABI	足関節血圧（mmHg）	足趾血圧，tcPO$_2$（mmHg）
0	≧0.80	>100	≧60
1	0.60～0.79	70～100	40～59
2	0.40～0.59	50～70	30～39
3	<0.40	<50	<30

foot Infection（感染）	局所感染	SIRS*
0	なし	なし
1	皮膚，皮下組織	なし
2	深部（膿瘍，骨髄炎，筋膜炎），発赤>2 cm	なし
3	あり	あり

*SIRS（systemic inflammatory response syndrome：全身性炎症反応症候群）診断基準 ①体温>38℃，<36℃ ②心拍数>90 回 ③呼吸数>20 回もしくは PaCO$_2$<32 mmHg ④白血球数>12,000/μL，<4,000/μL もしくは未熟顆粒球>10%

1 年後の下肢切断リスク

	Ischemia-0				Ischemia-1				Ischemia-2				Ischemia-3			
W-0	VL	VL	L	M	VL	L	M	H	L	L	M	H	L	M	M	H
W-1	VL	VL	L	M	VL	L	M	H	L	M	H	H	M	M	H	H
W-2	L	L	M	H	M	M	H	H	M	H	H	H	H	H	H	H
W-3	M	M	H	H	H	H	H	H	H	H	H	H	H	H	H	H
	fI-0	fI-1	fI-2	fI-3	fI-0	fI-1	fI-2	fI-3	fI-0	fI-1	fI-2	fI-3	fI-0	fI-1	fI-2	fI-3

VL=Very Low=clinical stage 1
L=Low=clinical stage 2
M=Moderate=clinical stage 3
H=High=clinical stage 4

図 1　WIfI 分類
(Mills JL, et al：J Vasc Surg **59**：220-234. e2., 1982 より引用，改変)

文献

1) Norgren L, et al：Int Angiol **26**：82-157, 2007
2) Park JK, et al：Ann Vasc Surg **29**：227-236, 2017
3) Blecha MJ：Surg Clin North Am **93**：789-812, 2013
4) 宮田哲郎ほか：末梢閉塞性動脈疾患の治療ガイドライン（2015 年改訂版），日本循環器学会ほか（ホームページ公開）
5) Mills JL, et al：J Vasc Surg **59**：220-234. e2., 1982
6) Teraa M, et al：J Am Heart Assoc **5**：e002938. 2016

【大野雅文・水野　篤】

Take Home Message（編集者より）

- 診断とともに，創傷の予後予測である WIfI 分類に触れていただいた．
- WIfI 分類で扱う，①虚血の程度，②創傷の状態，③感染の有無，に関しては，R5，R6 の患者に対する治療を進めるうえで必須の評価項目である．

C 治療

1 薬物治療

1 概説

　重症下肢虚血（CLI）に対する薬物治療のゴールドスタンダードは現在確立していない．その理由は，病態を一元化することが困難であり，一人一人異なった疾患背景により最終的な終末像としての下肢潰瘍，壊死となっている状態であるためである．

　動脈硬化を主体とする病態の場合であれば，血圧，脂質，糖尿病を含めたさまざまなリスクファクターを管理することが重要であり，膠原病を主体とする血管病変であればprednisoloneなどを中心とした免疫抑制薬の管理が重要であり，また感染病変が存在すれば適切な抗菌薬投与が必要となる．大多数の症例ではそれらのファクターが密接に関係しているのである．

　一方，共通の治療目標としては「切断の回避」があり，またその先にある「生命予後の改善」がある．そのためには血行再建のみならず診療枠を超えた連携が必要であることは自明である．

　CLIに対する治療戦略としては血行再建術が第一選択であることに異論はないであろう．しかし，それだけでは創傷治癒，下肢切断を回避するための血流が得られない場合も少なからず存在する．そこでさまざまな補助療法を組み合わせた集学的な治療が必要となる．

　治療法のうち薬物治療について，現在の日本の現状ならびに救肢率や予後改善につながるエビデンスがあるかどうか，以下で検討してみたい．

2 日本の現状

　現在下肢PAD内服治療の指針としては，2007年に刊行されたTASC-IIおよびわが国の「末梢閉塞性動脈疾患の治療ガイドライン（2015年改訂版）」がその道しるべとなりうる．跛行患者に対しては運動療法が第一選択であり，抗血小板療法は跛行改善効果はあるにせよその主目的は脳心血管イベントの予防である．

　TASC-IIに関していえば慢性CLIに対する薬物療法の推奨事項はprostanoid〔prostaglandin（PG）製剤〕の使用のみである．しかしそれすらも最近の臨床試験では効果も疑問視されている[1]．

　一方，わが国におけるガイドライン上での薬物療法の推奨事項は以下のとおりである[2]．

・虚血性疼痛の軽減と潰瘍治癒の促進のために，PG製剤の投与を考慮してもよい（Class IIb レベル A）

　PG製剤が推奨される理由としては，血小板活性化と白血球活性化を阻害することで血管内皮を保護するためとされている．血管拡張作用も併せ持ってはいるが，他の血管拡張薬（papaverineなどは跛行の治療のために研究された最初の薬剤）などはいずれも以下の理由で臨床的効果を示すことができなかったとされている．すなわち跛行のような運動中の血管内では狭窄，閉塞病変の遠位部の血管においては内因性因子によりすでに拡張している状態であり，血管拡張薬の影響は受けない．そればかりか，他部位の血管を拡張することで血液をプールし病変遠位の血流を奪ってしまうスチール現象が起こるため，かえって虚血を増悪してしまう可能性すらあるからである．

　抗血小板薬に関しては，全身血管のイベントリスクを軽減させるため，すべての患者に推奨されてはいるが，CLIの予後を改善したとのエビデンスはないのが実情である．なお，少数の研究では適切な抗血小板薬2剤の併用がCLIの発生率の低下に寄与する可能性に関して報告されている[3]．

　またCLIの患者に対して血行再建を行った場合，抗血小板薬2剤併用（aspirn＋clopidogrel，cilostazol＋clopidogrel，aspirin＋cilostazolなど）を行うことが一般的であると思われるが，そもそもaspirinには末梢血管病変の適応はなく，またclopidogrelにおいては

表1 末梢血管病変に対して保険適用のある薬剤

分類	薬剤名	商品名
1. prostanoid	alprostadil alfadex（PGE$_1$）	プロスタンディン
	alprostadil（リポPGE$_1$）	パルクス，リプル，プリンク
	limaprost alfadex（PGE$_1$誘導体）	オパルモン，プロレナール
2. 抗血小板薬	ticlopidine	パナルジン
	clopidogrel	プラビックス
	cilostazol	プレタール
3. 血管拡張薬	hepronicate（ニコチン酸系薬）	メグリン
4. 血管作用薬	isoxprine（β受容体作動薬）	ズファジラン
	tolazoline（α受容体抑制薬）	イミダリン
	sarpogrelate（5-HT$_2$遮断薬）	アンプラーグ
5. その他	argatroban（抗トロンビン薬）	ノバスタン，スロンノン
	ethyl icosapentate（EPA）	エパデール

（南都伸介（監）：重症虚血肢診療の実践―集学的治療によるアプローチ，南江堂，p59，2008より引用，改変）

日本人に多いとされるCYP2C19の遺伝子多型の問題がある．

現在日本において末梢血管病に対して保険適用となっている薬剤（内服 注射剤）を表1に示す．これらの薬剤は日常臨床で頻繁に使用されているものであるが，跛行症状の改善では効果が期待できるものの，いずれもCLIにおいてはその効果は希薄と思わざるをえない．

以上よりエビデンスに基づいた内服治療は今現在わが国では確立されていないのが現状である．

3 救肢率を改善させる可能性がある薬物

日本のガイドラインでも推奨されているPG製剤であるが，薬物単独で潰瘍に対する縮小効果は認められるものの，重症な臨床エンドポイントである救肢率に対する改善効果は現在のところ認められていない[4,5]．しかし，フィブラート製剤が，糖尿病患者においてminor amputation率を改善させた報告[6]や，スタチン製剤による救肢率や予後の改善の報告[7]を鑑みると，今後脂質代謝に対する薬物治療が推奨される可能性はある．

また，薬物単独ではなく下肢PAD治療後において抗血小板薬の2剤併用継続が救肢率を改善させる可能性が報告されているが[8,9]，出血性合併症リスクとの兼ね合いを十分に吟味することが必要である．

現在わが国において期待されている薬剤がcilostazolである．この薬剤は跛行患者に対して歩行距離の改善[10]や大腿膝窩病変へのステント再狭窄予防[11]，ならびに跛行患者に対する再治療の低下[12]などさまざまな効果が期待できる薬剤であることがすでに報告されているが，鼠径靭帯以下の病変を持つCLI患者に対して血行再建に加えてcilostazolを使用をすることで切断回避率および救肢率を改善させる可能性が示唆され[13]，また膝窩動脈以下の単独病変においても同様の傾向が認められた[14]．その薬理学的作用に対しては明らかにされてはいないが，より末梢側の動脈に作用し，側副血行路の血液量を増加させ，末梢循環を改善させる可能性が示唆されている[15]．

しかしいわゆるpoor prognosisの患者・高齢者・透析患者では効果が低いとされる．

4 生命予後を改善させる可能性がある薬剤

さまざまな作用を持つスタチン製剤であるが，現在のところ救肢率や生命予後の改善の可能性がある唯一の薬剤である[7]．わが国においても，外来歩行患者において膝下病変単独のCLI患者に対して生存率や切断回避率の改善につながる可能性が示唆されている[16]．

現在CLIに対する確立した内服治療は存在しないが，可能な限り血行再建（血管内治療，外科的バイパス術を問わず）を第一選択とし，禁忌がない限りスタチン，cilostazolを使用しながらprostanoidを併用して治療し，出血のリスクを鑑みつつ抗血小板薬を継続していくことが現状での最大限の選択枝ではないかと考えられる．

文献

1) Norgren L, et al：Eur J Vasc Endovasc Surg **33**（Suppl）：1, 2007
2) 宮田哲郎ほか：末梢閉塞性動脈疾患の治療ガイドライン（2015年改訂版），日本循環器学会ほか（ホームページ公開）
3) Wand S, et al：Clin Lab **60**：1601-1607, 2014
4) Loosemore T, et al：Int Angiol **13**：133-142, 1994
5) Brass EP, et al：J Vasc Surg **43**：752-759, 2006
6) Rajamani K, et al：Lancet **373**（9677）：1780-1788, 2009
7) Westin GG, et al：J Am Coll Cardiol **63**：682-690, 2014
8) Soden PA, et al：J Vasc Surg **64**：1633-1644, 2016
9) Thott O, et al：Eur J Vasc Endovasc Surg **53**：403-410, 2017
10) Thompson PD, et al：Am J Cardiol **90**：1314-1319, 2002
11) Iida O, et al：J Vasc Surg **48**：144-149, 2008
12) Soga Y, et al：J Am Coll Cardiol **53**：48-53, 2009
13) Soga Y, et al：J Vasc Surg **54**：1659-1667, 2011
14) Iida O, et al：J Vasc Surg **55**：363-370, 2012
15) Miyashita Y, et al：Angiology **62**：15-17, 2011
16) Tomoi Y, et al：Cardiovasc Interv Ther **28**：374-382, 2013

【真木山八城】

Take Home Message（編集者より）

- 本項で解説していただいた内容は現実の臨床によく即したものである．実際の臨床現場では解説の最後にあるように症例ごとに試しながらやっていくしかない．
- 治療にあたるものが知っておくべきことは，本項で例示されたようなさまざまなオプションであり，臨床でこれらを考慮したかどうかが問われよう．

治療

2 フットケア

1 CLIにおけるフットケアの重要性

足病変の中でも重症下肢虚血（CLI）は最も下肢切断に至る可能性が高く，些細な傷で重症化することも少なくない．下肢切断を防ぐためには，スキンケア，爪の処置などの日常のケアと観察が非常に重要となってくる．

初発のCLIの場合，患者本人や家族はフットケアの知識を持っていないことが多い．フットケア指導は，医療従事者の中でも患者に最も身近な看護師がその第一歩として接する場合が多い．内容としては患者背景，全身の状態，足の状態をアセスメントし，フットケア指導をすることである．

血行再建後に潰瘍が治癒した場合も再発予防のためには引き続きのフットケアが必要である．また，専門施設とかかりつけ施設との連携においても看護師の果たす役割は大きい．患者とともに足を見て，触れ，病状を認識して考えていく時間を持つことが，患者が自身の足に興味を持ち，足を守る気持ちへつながっていくのではないかと考えられる．

以下では看護師が行うべきフットケアと，地域連携の工夫について解説する．

2 フットケアの実際

a 問診・視診・触診による足のアセスメント

定期的にアセスメントを行い異常発見時は医師に報告する．表1にチェックすべき項目を挙げる．

b 爪ケア

ニッパーで爪を確認しながら切る．爪と皮膚の間に角質が溜まっている場合はゾンデを使用し，溜まっている角質を除去することで，切るべき爪甲と切ってはいけない周囲の皮膚を区別することができる（図1）．爪の切り方は「スクエアカット」（図2）とし深爪に注意する．特にCLI患者の場合は無理せず少しずつ切ることが肝要である．爪が肥厚している場合には，グラインダーを用いる．刃先を用途に合わせて変えることができ，ケアの幅が広がる（図3）．

爪を切った後は，やすりで断面を滑らかにし，靴下などで引っかからないように整える．やすり（図4）は爪を割らないよう一定方向にかける．CLIの場合

表1　CLI患者に対するチェック項目例

1. 問診すべき内容
   ・ADL状況
   ・糖尿病の治療歴，コントロール状況
   ・心血管系イベントの有無
   ・脳血管系イベントの有無
   ・その他の既往歴
   ・視力障害の有無
   ・疼痛の有無
   ・足のケア状況
   ・喫煙歴の有無
   ・履物（靴，靴下）の状況

2. 視診・触診の際の留意点
   ・皮膚色調
   ・潰瘍の部位や性状
   ・足毛の状況
   ・足や足趾変形
   ・胼胝や鶏眼の有無
   ・爪変形，爪肥厚，爪周囲炎の有無
   ・皮膚乾燥，ひび割れの有無
   ・下肢動脈（膝窩動脈，後脛骨動脈，足背動脈の拍動とドプラでの確認）のチェック
   ・タッチテストによる神経障害の有無

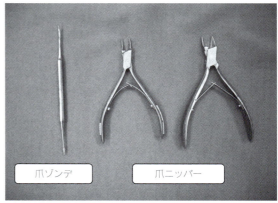

図1　爪ケアに用いる道具

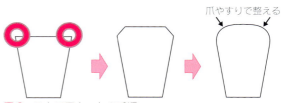

図2　スクエアカットの手順

6. 重症下肢虚血　129

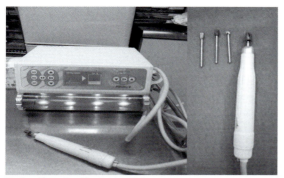

図3　グラインダーとその刃先

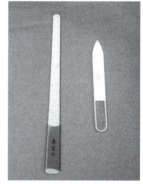

図4　爪やすり
金属製，ガラス製のものがあり，ガラス製は使いやすく患者自身のセルフケアにも向いている．

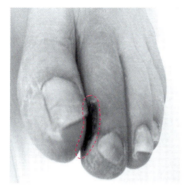

図5　爪が隣の足趾にあたって潰瘍形成した症例

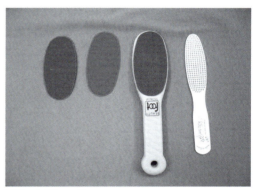

図6　レデューサー

は，爪が隣接する趾にあたり容易に潰瘍化するため（図5），爪のケアは重要である．

c 胼胝・鶏眼ケア

　胼胝，鶏眼による過剰な角質は，圧迫による胼胝下の潰瘍や鶏眼周囲皮膚の潰瘍化を引き起こし，重症化すると壊死へ至る可能性がある．したがって異常な角質は削るなどのケアが必要である．基本的な胼胝・鶏眼ケアは，コーンカッターやメスを使用して鋭的に角質を削る方法と，レデューサー（やすり）やグラインダーで角質を削る方法の2パターンがある（図6）．鋭的に胼胝を削る際は，刃先の角度に注意し少しずつ削っていくのがポイントである．鶏眼の場合は，芯をメス，キュレット，グラインダーで除去する．

　胼胝や鶏眼の下が黒く変色している場合がある．これを，black heel（ブラックヒール）と呼び，胼胝下が出血しているため黒くみえる．潰瘍化していることが多く，胼胝を削り，適切な潰瘍処置を行う必要がある．

　胼胝や鶏眼はケアと同時に再発の予防が必要である．発生の原因は足の変形であり，予防には除圧するしかない．したがって被覆材による除圧や足底板，装具を作製する必要がある．

d 乾燥・亀裂・角化ケア

　CLI患者は糖尿病患者や透析患者が多く，発汗の減少や，天然保湿因子・細胞間脂質といった保湿成分の減少が見られるため，乾燥しやすい状態にある．角質層が乾燥すると亀裂が生じやすくなる．乾燥・亀裂した皮膚はバリア機能が低下し細菌が侵入しやすくなるため保湿ケアが必要である．潰瘍がない場合は，入浴や足浴後に保湿剤を刷り込むように塗布する．趾間は白癬菌の温床となる場合があり，保湿剤は塗らないようにする．洗浄にはナイロンタオルや硬いスポンジは皮膚を傷つけるので使用せず，ガーゼなどの柔らかい素材のもので洗浄剤を十分に泡立て，泡で包み込むよう洗浄する．マッサージも血流改善に効果があるた

表2 医薬品の保湿剤一覧

種類（商品名）	分類	適応
ザーネ軟膏 ユベラ軟膏	ビタミンA ビタミンA・E	・ビタミンAは皮膚の新陳代謝を高め，角化を抑える働きがある．
ケラチナミン軟膏 ウレパール軟膏 パスタロン軟膏 パスタロン　ソフト軟膏 パスタロン　ローション	尿素	・尿素は角質層の天然保湿因子の構成成分となるので，尿素を補給することで水分保持力が高まる．
サルチル酸ワセリン軟膏	サルチル酸	・角質を除去する効果を持つ．
白色ワセリン	油脂性基剤	・皮膚の保護剤として使用する．
ヒルドイド ヒルドイド　ソフト軟膏 ヒルドイド　ゲル ヒルドイド　ローション	heparin類似物質	・heparin使用により，末梢循環の改善にもなる． ・皮脂欠乏症に使用する．

（大浦紀彦：下肢救済のための創傷治療とケア，照林社，p225，2011より引用，改変）

め，足先から中心に向かい手掌で包み込むように行う．

潰瘍がある場合は，足浴は感染拡大のリスクがあるため禁止とし微温湯やシャワー湯で流してから潰瘍処置や保湿剤を塗布していく．踵は過剰に角化することがあり，やすりやグラインダーで除去してから保湿剤（表2）[1]を塗布する．

e 患者指導

CLIの足病変は，治療が長期にわたり，完治したあとの再発も多い．正しくケアを続け再発を予防していくには，患者自身が自分の「足」に関心をもち守っていこうという気持ちがなければならない．現時点で何が問題であり今後どのようにケアしていくかを，患者の個別性に合わせて指導していく必要がある．以下に自己フットケアの指導要点を述べる．

1）足の観察

まず自身の足を観察する習慣をつけてもらう．入浴時や靴下を履くときなど最低1日1回は足を観察する習慣をつけてもらう．視力障害がある患者の場合は家族に見てもらうのもよい．トラブルを発見したら自己判断せず受診するように指導する．

2）スキンケア

足の清潔を保つように指導する．1日1回は足を丁寧に洗い保湿剤を塗布するように指導する．趾間・趾も1本ずつ洗うように指導する．

3）履物の指導

足潰瘍の最も多い原因は靴擦れである[2]．患者の足にあった靴を選ぶよう指導する．靴は中足骨で固定できる紐かマジックテープ式のスニーカーがよい．紐やマジックテープは靴の脱ぎ履きのたびに締めなおすよう指導する．

靴下は家の中でも保護・保温のため必ず履く習慣をつけてもらい，素足で歩かないよう指導する．きついものは血流の妨げとなるためゆとりのあるものにする．靴下は傷ができたときに気がつきやすいように白色や淡い色の靴下を勧める．

4）暖房器具

CLIでは足の冷感や痛みがあることから暖房器具を使用する患者が多い．低温熱傷を引き起こす場合があり，安全に使用するよう指導が必要である．湯たんぽや電気あんかは布団が温まったら取り出し，カイロは直接皮膚に触れないよう指導する．

5）禁煙指導

動脈硬化のリスクファクターであり，必ず禁煙するよう指導する．

3　地域連携の重要性

CLI患者はさまざまな疾患を合併しており，血行再建，潰瘍治療など専門的な医療施設と，内科あるいは透析クリニックなどのかかりつけ施設とのフットケアチームの構築が必要不可欠である．良好なフットケアの実施状態を維持し，再発や悪化時に速やかな対応を行うためには円滑な地域連携が必要である．

ここでは地域連携の工夫として，筆者の所属施設で運用しているフットケア地域連携手帳について紹介する[3]．手帳には患者の基本情報，経過の記録，検査記録，血管造影記録が記載されている（図7）．手帳は患者が保管し，各施設を受診する際に持参する．手帳の運用により各施設での経過や状態の変化を詳細に把握できるようになった．フットケア地域連携手帳の記載は主に看護師が行っている．

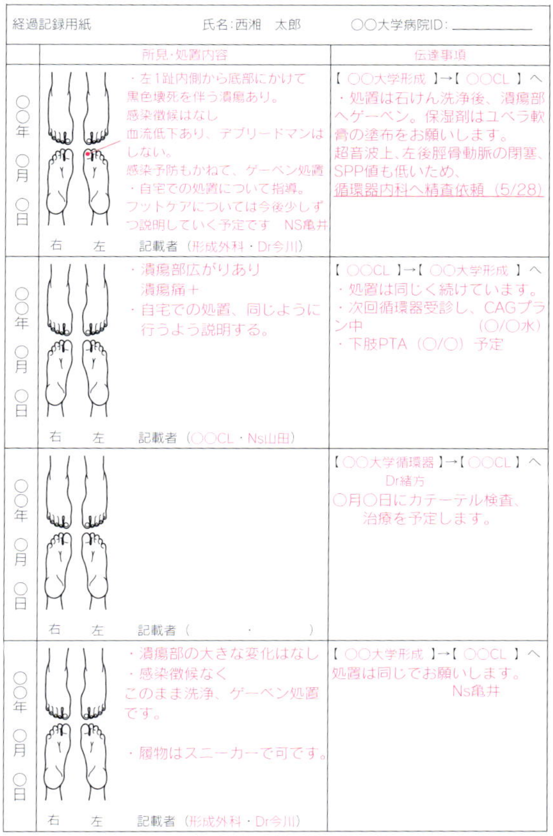

経過記録用紙　　氏名:西湘　太郎　　○○大学病院ID: ＿＿＿＿＿＿

	所見・処置内容	伝達事項
○○年 ○月 ○日	・左1趾内側から底部にかけて黒色壊死を伴う潰瘍あり。 感染徴候はなし 血流低下あり、デブリードマンはしない。 感染予防もかねて、ゲーベン処置 ・自宅での処置について指導。 フットケアについては今後少しずつ説明していく予定です　NS亀井 右　左　記載者（形成外科・Dr今川）	【 ○○大学形成 】→【 ○○CL 】へ ・処置は石けん洗浄後、潰瘍部へゲーベン。保湿剤はユベラ軟膏の塗布をお願いします。 超音波上、左後脛骨動脈の閉塞、SPP値も低いため、 循環器内科へ精査依頼（5/28）
○○年 ○月 ○日	・潰瘍部広がりあり 潰瘍痛＋ ・自宅での処置、同じように行うよう説明する。 右　左　記載者（○○CL・Ns山田）	【 ○○CL 】→【 ○○大学形成 】へ ・処置は同じく続けています。 ・次回循環器受診し、CAGプラン中　（○/○水） ・下肢PTA（○/○）予定
○○年 ○月 ○日	右　左　記載者（　・　）	【 ○○大学循環器 】→【 ○○CL 】へ Dr緒方 ○月○日にカテーテル検査、治療を予定します。
○○年 ○月 ○日	・潰瘍部の大きな変化はなし ・感染徴候なく このまま洗浄、ゲーベン処置です。 ・履物はスニーカーで可です。 右　左　記載者（形成外科・Dr今川）	【 ○○大学形成 】→【 ○○CL 】へ 処置は同じでお願いします。 Ns亀井

図7　フットケア地域連携手帳（経過記録シート）

4　今後の展望

今後，足病変患者は増加していく傾向にあり下肢救済のためには，集学的アプローチ，地域連携が重要となってくる．また早期発見と重症化を防ぐことが医療経済の面からも急務であり，その第一歩は「足を診る」ことであると考えられる．どの施設でも足を診ることが習慣化され，正しくケアができるようになることが理想であり，本当の意味での下肢救済につながっていくと思われる．

文献

1）大浦紀彦：下肢救済のための創傷治療とケア，照林社，2011
2）新城孝道：糖尿病のフットケア，医歯薬出版，p34，2000
3）亀井真由美ほか：日本フットケア学会雑誌 **12**(4)：151-155，2014

【亀井真由美・篠崎法彦】

Take Home Message（編集者より）

- **フットケアなくして下肢救済は成立しない．医療連携，患者指導も含め熱く解説いただいた．**

治療

3 靴・装具

1 CLI 患者に対するフットウェアの重要性

CLI の足に難治性潰瘍が生じた場合，治療のためには血行再建を必要とすることが多い．しかし，血行再建を行ったとしても足に生じた潰瘍は，必ずしも「治癒する保証」は得られない．また，血行再建が不能な場合は大切断となることや切断すら行うことができないことがある．そのようなリスクを考慮すると，いかに潰瘍を早期に発見し治療するか，潰瘍を生じさせないように足を守るかが重要である．

フットウェアはCLI 患者の足を守るうえで重要な役割を担うが，数多くの種類があるため，治療時期に合わせて適切なフットウェアを選択する必要がある．治療時期は，①潰瘍予防期，②潰瘍治療期，③潰瘍の再発予防期に大別されるが，本項では②潰瘍治療期と③潰瘍の再発予防期を主に説明する（表1）．

2 潰瘍治療期のフットウェア

血行再建前後の潰瘍治療および小切断後の創傷治療において，患部の免荷を目的としたフットウェアが適応となる．

免荷を行うためには，潰瘍周囲の関節の運動制限を行うことから少なからず歩きにくくなる．また歩き方で患部への負担が変化するため，フットウェアを装着後の患側優位のそろえ型歩行の指導が必須である．以上の点を患者に説明しフットウェアを用いる．

潰瘍好発部位である足趾や中足骨頭などの前足部の免荷方法を紹介する．

a フェルト

片面がシールの自着性になっており，潰瘍部を免荷するように足裏に直接貼り付ける．最も簡便な免荷方法であり，足裏に貼り付けるため屋内でも使用できる（図1）．フェルトは数日間使用できるが，摩耗するため定期的に交換する必要がある．

b 治療用サンダル

ソールが硬く，MTP関節部の運動制限が可能である（図2）．足関節の運動制限を行わないため，患側優位のそろえ型歩行を指導する必要がある．活動量が低い患者や足関節の運動制限を行う短下肢装具では転倒リスクが高い患者に対して適応となる（図3）．

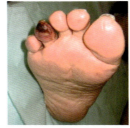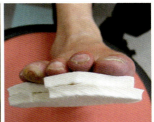

図1 フェルトでの免荷

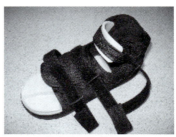

図2 免荷専用サンダル

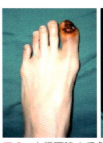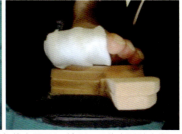

図3 血行再建まで免荷専用サンダルにて外来通院を行った症例

表1 フットウェアの主な目的
- 足の保護や傷の予防
- 歩行時の疼痛軽減
- 潰瘍治療時の免荷
- 潰瘍治癒後の再発予防
- QOL維持　など

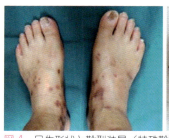
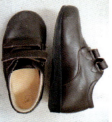

図4 足先形状と靴型装具（特殊靴）

c 短下肢装具

通常歩行では，足関節やMTP関節が背屈することで前進するため，潰瘍部に負荷が生じる．足関節や足部の小関節すべての運動制限を行うことで，より患部の安静が保つことができる．

3 潰瘍再発予防期のフットウェア

歩行などのバイオメカニクスや症例個々のパソロジーメカニクスを考慮する必要がある．なぜ傷ができるのかを義肢装具士や理学療法士などとともに具体的に足の動きや歩行を評価し，適切なフットウェアを処方する必要がある．

潰瘍再発予防期に用いるフットウェアは，靴および靴型装具とインソールの構造に分けることができる．

a 靴・靴型装具

生活の中で一度潰瘍形成した患者に，以前と同じ履物を履かせることは，同じ生活へと戻るため潰瘍再発のリスクが高い．そのため，足形状に合わせた靴や医師の処方に基づいた靴型装具が必要となる（図4）．

CLI患者は，足部に拘縮を生じていることが多く，足趾は広がった形状となり柔軟性が乏しい．市販の靴はつま先が細くなっていることが多いため，CLI患者が履くと足趾の不適合を生じることがある．また，筋力が低下しているため，市販されている軽い柔らかい靴を好まれることが多いが，足を守ることには適さない．足を守るためには硬いソールや足を覆う構造が必要である．

b インソール

靴や靴型装具内部には，多層式のインソールを挿入

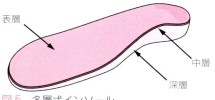

図5 多層式インソール

する（図5）．患者の体重や活動量，血流などを考慮し，積層する材質の硬度を選択する．前述の靴型装具には十分な厚みのインソールを挿入することが可能である．歩行時に足裏の局所に生じる足底圧を約70％低減することが可能である（図6）．

活動量が低下し，重量があるフットウェアの装用が困難な場合，市販の靴にインソールのみ装用することも可能である．その場合，市販の靴に入るインソールの厚みとするため，機能性が低下することとなる．治療戦略に合わせて靴および靴型装具，インソールをどのように用いるか医師が示す必要がある．

4 適切な装用

フットウェアは歩行時間に対して，装着時間が長いほど効果を得ることができる．患者の生活が屋外よりも屋内が主体であれば，屋内用の装具も必要とする．屋内・屋外と生活様式に合わせて2つの治療用装具が，療養費として支給されるかは保険者の裁量によって異なる．

屋内・屋外ともにフットウェアを提供しても履き方が不十分であると，靴擦れなどの外傷を生じる結果となる．つま先に余裕ができるように，踵部を合わせて適切に履き方や歩き方の指導を行う．

日常生活においてフットウェアは患者自身が自主的に装着する必要がある．医療チーム全体で患者自身がフットウェアを装着するように取り組む必要がある．

5 定期的アフターフォロー

CLI患者は皮膚が薄いため，わずかな不適合や履き方の不備があると潰瘍化するリスクがある．また，足の状態も変化し，よく歩く・体重が重い・足部の変形が生じている患者などは，フットウェアの摩耗が早い．

そのため，フットウェアは処方して終わるのではなく，定期的に足のチェックやフットウェアの調整・修

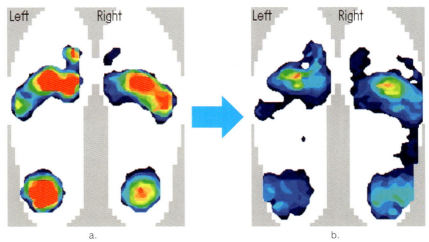

図6 インソールの挿入による足底圧の低減
a：裸足での足底圧，b：フットウェアを用いての足底圧
約70％圧力が低減された．

理を行い継続的なアフターフォローを行うことが望ましい．

文献
1) 寺師浩人：糖尿病性足潰瘍の100例，克誠堂，p4-12，2016
2) 大平吉夫ほか：日本下肢救済・足病学会誌 **7**：8-16，2015
3) 上村哲司：日本フットケア学会誌 **14**(2)：49-56，2016
4) 上口茂徳ほか：PO アカデミージャーナル **23**(4)：255-260，2016
5) 辻　依子ほか：日形成外会誌 **30**：670-677，2010
6) 上口茂徳：フットウェアに必要な足のアセスメント．下肢救済マニュアル，上村哲司（編），p362-369，秀潤社，2014

【上口茂徳】

> **Take Home Message**（編集者より）
> - 創傷治療期には患部の免荷を目的としたフットウェアが適応となる．
> - 潰瘍再発予防には，足の動きや歩行を評価し，装具やインソールを使用する．

治療

4 創傷管理

下肢PADによって生じる虚血性潰瘍の状態は変動しやすく，病態にあった創傷管理が必要となる．重症下肢虚血（CLI）の患者の背景には糖尿病や透析を要する腎疾患などが多く，治療の判断を誤ると下肢のみならず全身状態に影響を与えてしまう．そのため，創傷治癒過程を考慮しその時々に適切な創傷管理方法を選択し，切断術などの外科的加療の適応についても慎重に検討すべきである．

本項では適切な創傷管理について解説する．

1 管理上の留意点

虚血性潰瘍は易感染性であり，誤った創傷管理を行うと病態の悪化を招く．下肢PADの患者は糖尿病や透析患者であることも多く，大きな侵襲となる外科的加療が必要となる前に閉創することが望ましい．

創傷治癒に必要なのは適度な湿潤環境である．湿潤環境下では創傷治癒に働く細胞の遊走，壊死組織の自己融解，排除が促進されるのに対し，乾燥した創傷においてはフィブリン塊やコラーゲンが上皮細胞の遊走や伸展を阻害し治癒が遅れる．また，感染や壊死組織の存在も創傷治癒の妨げとなる．よって創部を管理するうえで留意すべきは，①感染の有無，②壊死組織の有無，③適切な湿潤環境が保たれているかという点である．いずれも創部や組織の血流が十分に保たれていることが前提となる．

創部の状態をコントロールするために，適切な外用剤，適切な時期でのデブリードマン，救肢・救命に必要と判断すれば切断術を検討する．

a 消毒洗浄

感染コントロールの方法の1つとして，消毒洗浄がある．消毒薬にはさまざまな種類がある．ポピドンヨード製剤は着色するため消毒範囲がわかりやすい．皮膚に付着している間は静菌作用を持っているが，血液などで不活性化されやすいという欠点もある．またヨードアレルギー患者には使用できない．クロルヘキシジン製剤はポピドンヨードと比べ持続的な殺菌効果を持ち，血液や体液で不活性化されにくい．アルコール製剤にはエタノール，イソプロパノールなどの製剤があり，広い抗菌効果を持ち，持続時間が長い．

しかし過度な消毒は創部への組織障害性による弊害が懸念されるため，消毒薬の使用は必ずしも必要でないと考える．洗浄のみで創部を清浄化することは可能であり，よほどの免疫不全がない限りは生理食塩水などで洗浄する必要はなく，水道水洗浄でよい[1]．

清浄化する頻度は，創部からの排膿や臭い等の状況で異なる．基本的には1日1回洗浄処置を行えばよいが，1日に複数回の洗浄を行ったほうが感染をコントロールできる場合もある．また前回の処置で使用した外用剤などの付着により創傷治癒遅延や細菌増殖の原因となることもある．創部を注意深く観察し，必要な処置の頻度を判断する．

b 外用剤の使用

外用剤を使用する際も創部の状態をよく観察し，感染制御，壊死組織の除去（化学的デブリードマン），肉芽化，湿潤コントロールなど，その時点で何が最も重要かを考慮する必要がある（表1）．抗菌薬にはサルファジアジン銀，ヨウ素カデキソマー，白糖ポピドンヨードなどがある．基材によって滲出液の吸収能力が異なる（表2）．滲出液が多いときは，ヨウ素カデキソマーやポピドンヨードシュガーを使用し，滲出液が少なく壊死組織を自己融解させ湿潤に保ちたいときはサルファジアジン銀クリームなどが適している．

感染がコントロールできた後は，ブクラデシンナトリウム軟膏，アルプロスタジルアルファデクス軟膏などの創傷治癒を促進する外用剤を使用し，肉芽形成，上皮化を図る．塩基性線維芽細胞増殖因子（basic Fibroblast Growth Factor：bFGF）製剤は上皮化を促進させるが，乾燥・壊死部位での効果は期待できないとの報告もある[2]．保存的加療で漫然と外用剤を使用するのではなく，創部の状態変化を把握し，数週間経過しても効果が見られない場合は治療方針を変更することも重要である．

2 外科的加療

創部の清浄化には，先に述べた外用剤による化学的デブリードマンの他に，外科的デブリードマンも有効

表1 留意する創部所見

創底の所見	乾燥，湿潤，壊死組織の有無，肉芽組織の有無，良性肉芽，不良肉芽
創辺縁の所見	浅く平坦，深く急峻，ポケット形成の有無，再生上皮の有無，再生上皮は湿潤か乾燥か，角化は起こっているか
創周囲の皮膚所見	乾燥，湿潤，落屑，湿疹，皮膚炎，びらん，後半，腫脹，浮腫，網状斑，菲薄化，硬化，色素沈着

（赤松　順ほか：PEPARS 88：88-89, 2014 より引用）

表2 創部の状態と適した外用剤

	滲出液が多い場合	滲出液が少ない場合
壊死組織除去	ブロメライン軟膏（ゲーベン®クリーム）	スルファジアジン銀クリーム（ゲーベン®クリーム）
感染制御	ポビドンヨードシュガー軟膏（ユーパスタコーワなど）	スルファジアジン銀クリーム（ゲーベン®クリーム）
肉芽形成・上皮化	ブラクデシンナトリウム軟膏（アクトシン®軟膏）	アルプロスタジルアルファデクス軟膏（プロスタンディン®軟膏）

である．潰瘍・感染が筋膜・筋肉・骨に及び，外用剤による加療では改善が望めない場合は，外科的加療が必要となる．小範囲の場合は外来診察時に鎮痛薬を使用せずに行うことも可能であるが，徹底した除去が必要と判断した場合は局所麻酔下で壊死組織を切除することで創傷治癒を促す．

a 四肢切断術

血行再建後にも創傷治癒が望めないと判断した場合，もしくは血行再建前に救命のために必要と判断した場合には四肢切断術を行う．このとき，どの部位で切断すれば感染が制御でき，肉芽形成や確実な治癒が期待できるかという点が重要であるが，一方でどの部位を温存できれば歩行，起立などのADLを保てるかということも考慮しなければならない[3]．

切断するレベルについては，皮膚灌流圧（SPP）の値に基づいて決定することが多い．SPPは皮下1 mmの微小循環血流を評価する方法である．創傷治癒を得るにはSPP値が30〜40 mmHg必要であるとされており，値が満たない場合はより中枢での切断を検討する必要性がある．

切断時の断端部は確実に閉創するように，皮膚の血行状態や縫縮による皮膚軟部組織への緊張度，感染の程度によって処理方法を選択すべきである．必ずしも縫縮する必要はなく，一次閉鎖が難しいと判断した場合は，骨や腱等の組織が露出しないように軟部組織を寄せるのみにとどめ，断端部を徐々に肉芽化・上皮化させる．必要であれば二次的に植皮術を行う．

b 切断後の注意

切断後に皮下血腫，瘻孔形成，創離開などが生じる場合があるが，これらは血流不全の組織に外科的侵襲が加わることで血流不全がさらに増悪し，組織の壊死や感染が併発することによる．選択を誤ると閉創が望めないばかりか，感染を増悪させ，より高位での切断が必要となる可能性がある．

また，元々の基礎疾患がある場合や，血行再建ができず虚血の状態が改善できていない場合，切断術後に縫合不全や感染を生じる可能性が高くなる．したがって全身状態や患者背景も十分考慮したうえで，外科的加療を検討しなければならない．

c 温存する方法

壊死組織をミイラ化して温存する選択枝もある（図1）．ある程度の創傷治癒力が残されていればミイラ化した部分が自然脱落することもある．全身状態が悪く外科的加療が困難な場合や血行再建が適応とならない場合は，ミイラ化は重要な選択枝となる．ただし疼痛が強い場合は切断を選択しなければならないこともある．

d 外科的加療の判断とタイミング

また，広範囲の虚血と高度の感染を認めた場合には，血行再建を行うことで再灌流障害が生じ全身状態の増悪や敗血症を起こす可能性がある[4]．その場合は救肢よりも救命を優先した大切断が必要となる．よって外科的加療を行うタイミングについても患者の状態

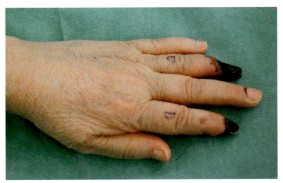

図1　ミイラ化して温存した例

を把握したうえで検討すべきである．

　外科的加療については適応を十分に検討し，外科的加療に踏み切らずに保存的加療を継続していくという選択も，CLIの治療には必要である．

3　局所陰圧閉鎖療法（NPWT）

　適切な湿潤環境を保つ方法にはさまざまなものが存在するが，局所陰圧閉鎖療法（negative pressure wound therapy：NPWT）もその1つである．これは創傷を密封し，創傷に対して陰圧をかけ，創の収縮，肉芽形成の促進，創傷治癒を阻害する滲出液と老廃物を除去させ，創傷治癒を促す治療法であり，血流が改善した下腿潰瘍にも有効である．創傷治癒を担う線維芽細胞や血管内皮細胞が陰圧負荷によって伸展刺激を受け，細胞増殖，分裂能が亢進するメカニズムが働く

といわれている．

　この治療法は糖尿病などの基礎疾患のコントロールが良好であること，虚血状態が改善されていることが前提である．密封するうえに創部の状態が観察しづらいため感染が増悪する可能性は高く，大量の壊死組織や骨髄炎が存在する感染創ではNPWT開始前にコントロール可能な状態まで十分に外科的デブリードマンを行う．また，陰圧による疼痛が生じたり，移動制限による拘束感が患者の負担となり持続することが難しい場合もあり，使用する際には慎重に検討する必要性がある．

　CLIによる創部を管理するうえでは，局所・全身の状態を把握し，その時々にあった加療を行うことで，良好な創傷治癒過程を促すことが重要である．

文献
1) 大浦紀彦ほか：ペインクリニック 33：1553-1564，2012
2) Akita S, et al：Wound Repair Regen 16：635-641，2008
3) 松村　一：PEPARS 26：70-76，2009
4) 林　殿聡ほか：創傷 4：55-61，2013

【朝本有紀】

 Take Home Message（編集者より）

- 創傷治癒には適度な湿潤環境が必須で，局所陰圧閉鎖療法も有用である．
- 創傷治癒の予測あるいは切断部位の決定にはSPP値を参考にする．
- CLIの創管理には全身状態の把握も大切である．

治療

5 感染管理

1 虚血と感染症の総合的アプローチ

　筆者が調べた範囲では，下肢 PAD に関するガイドラインは多数あるものの感染症に言及したものはない．また感染症に関しては下肢潰瘍・壊疽，皮膚軟部組織[1]，骨等に関しガイドラインがいくつか見られる．虚血と感染症を合わせた疾病のガイドラインは糖尿病性足潰瘍・壊疽に対する分類・治療のガイドラインがある[2-5]．これらの糖尿病を対象としたガイドラインは国際的なコンセンサスのもとに作成され，非糖尿病患者にも適応できる．これらのガイドを活用し臨床応用すべきである．

2 下肢虚血に合併する感染症の臨床像

　下肢の感染症の誘因として，擦過傷（靴擦れ，衣類やタオル），切創，家庭用暖房器具やカイロ等での熱傷，足白癬症，爪周囲炎，皮膚の乾燥亀裂出血よりの感染がある．下肢循環障害を有する例では炎症性変化が不顕性化し，遅延し症状が発現してくる傾向がある．局所の発赤，腫脹，変色，排膿・排液量の減少がある．そのため日々の日常診察はもちろん本人，家族による毎日の点検が大事である．

　一番の目安は，局所の発赤の有無である．急性炎症の際は発赤以外に腫脹，硬結および限局性の疼痛が見られる．これらの軽微な徴候を見逃さないことが重要である（図 1）．末梢神経障害を合併する糖尿病患者，脳血管障害，脊椎疾患患者等は自覚症状に乏しいため，一層の観察が必要である．高度の虚血例は循環障害で乾燥し炭化する傾向が強い．下肢の中でも足趾，前足部が機械的刺激を受けやすく，高頻度で生じやすい．

　感染症は進行悪化すると前記局所症状より発熱，悪寒，戦慄，意識障害等が生じる．感染症の拡大は，感染創よりの連続的な発赤の拡大が根拠となる．創部より中枢部に向かう線状のリンパ管炎や所属リンパ節腫大は拡大徴候の目安となる．皮膚・軟部組織の感染症

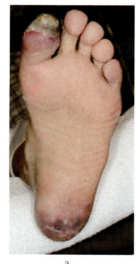
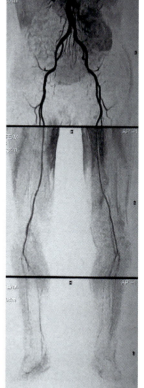

図1　CLI の感染徴候
a：左足底部の外観で，高度の凹足を呈するため前足部と踵に過重負荷がかかる．母趾先端に暗紫色感染症を合併する潰瘍形成あり，踵も暗紫色でびらん形成．
b：MRA 検査で両膝下 3 枝の高度虚血性病変あり．虚血があるため炎症サインの発熱，発赤，腫脹が乏しく，虚血性疼痛や機能障害が他の要因によるところが多いため注意が必要である．

の拡大様式が表層性であれば蜂窩織炎，筋膜に達する例では壊死性筋膜炎のことがあり，迅速な感染症の対応が必要である．深部の感染症は化膿性筋炎，化膿性関節炎，骨髄炎等があり，高頻度に敗血症を併発する．ことに血液透析を受けている患者の敗血症例では発熱や全身症状が乏しいことが少なくない．致死性感染症として糖尿病患者や末期腎症・透析・腎移植例でまれに見られる calciphylaxis に合併した感染症や劇症型 A 群溶連菌感染症があり，鑑別が重要である．

3 感染症に対する検査

a 検体検査

1) グラム染色
　外来で施行でき，治療方針の決定に役立つ．
2) スワブ
　創部は洗浄後深部より採取する．
3) ゾンデ法
　潰瘍が深い病変では，ゾンデ法が骨髄炎の鑑別に有用である．
4) 生検
　病変の辺縁や深部の組織を採取する．壊死性筋膜炎，骨髄炎の病理学的鑑別に有用である．
5) PCR法を用いた遺伝子解析検査
　細菌感染症が疑われても血液培養陰性例のことがある場合でも有用である[6]．
6) 血液培養
　敗血症を見過ごさないように施行する．

b 画像検査

1) 単純X線像
　ガス像の有無（ガス壊疽），骨融解，骨折，異物の潜在等の鑑別ができる．また末梢血管の石灰化の有無（メンケベルグ型）の判別ができる．
2) CT
　全体的な解剖学的変化が判断できる．三次元構築でより立体的な評価ができる．
3) MRI
　軟部組織の診断，骨髄炎の有無の鑑別に有用である．
4) 超音波検査
　皮膚・軟部組織の浮腫，膿瘍，ガスや血腫等の有無や血流評価ができる．

c 血液検査

1) 白血球
　感染後数時間以内に増加する．炎症のマーカーである．
2) 血沈
　炎症に反応し24〜36時間で亢進開始．
3) CRP
　炎症の急性期（6〜12時間）や消退期に反応し，病状の経過の指標となる．
4) プロカルシトニン
　全身性細菌感染症における特異的なマーカーである．血液培養とペアで行うとよい．血液培養が陰性でもプロカルシトニンが一定以上あれば診断がつき，感染症の治療効果の判定に有用である[7]．細菌性敗血症は0.5 ng/mL以上で，2.0 ng/mL以上は重症と判定する．

4 感染が判明した際の治療

a 治療方針

　感染症の治療に関して海外のガイドライン[1-5,8]が参考となる．
　虚血と感染症の治療は同時に行う．感染症がごく初期，軽微で虚血が軽度の限局性足病変の場合，短期間の外用抗菌薬の使用が一般的である．皮膚科領域で使用される外用薬（例GM軟膏®）は下肢の蜂窩織炎に使用されている．湿疹や皮膚炎に対してはステロイドと抗菌薬混合軟膏（リンデロンVG軟膏®）がある．後者は免疫抑制作用があり適応を誤ると病変の悪化につながり注意が必要である．皮膚疾患の鑑別が重要である．古い文献[9]では感染性足潰瘍に対する外用軟膏治療は経口的投与と効果は同等で代わりになりうるとしている．しかしその後の変遷で軟膏使用は限定されている．
　虚血のため栄養素，酸素のみならず抗菌薬の移行が不良であるが，健常部位への感染の拡大防止と創部限局化目的で抗菌薬の使用を迅速に開始する．未治療例での下肢PAD＋感染症例は診断した時点で経口的な抗菌薬を開始する．炎症性反応が不顕性の下肢PAD患者の血管内治療や血行再建術に際しては，治療前に抗菌薬を使用する．経静脈的投与を第一選択とする．PK/PD理論に則り治療する．中等度ないし重症例は静注の抗菌薬を単独ないし複数併用する．
　CLIの感染症は血行再建と感染症治療を同時に行う．一般的には迅速な感染症治療を開始し，次いで虚血に対する血管内治療ないし血行再建術を行う．感染を合併する虚血性壊死部位のデブリードマンは虚血治療後に行う．

b 抗菌薬の選択[10]

感染症は起炎菌同定に時間がかかるため empiric therapy を開始し，起炎菌が同定され感受性を見てから抗菌薬を再選択する．漫然とした使用法は耐性菌を生み悪影響を引き起こす．抗菌薬の長期使用に際しては耐性菌の出現に注意を払う．臨床でよく遭遇するMRSA感染症はガイドライン[11,12]に沿って治療を行う．

文献

1) Stevens DL, et al：Clin Infect Dis **59**：e10-e52, 2014
2) Lipsky BA, et al：Clin Infect Dis **54**：e132-173, 2012
3) Frykberg RG, et al：J Foot Ankle Surg **45**：1-66, 2006
4) Lipsky BA, et al：Diabetes Metab Res Rev **32**（Suppl 1）：45-74, 2016
5) 菊池　賢（監修）：日本語版サンフォード感染症治療ガイド 2014（第44版），ライフサイエンス出版，p28-29，2014
6) 大楠清文ほか：日臨微生物学誌 **18**：163-176，2008
7) Tang BM, et al：Lancet Infect Dis **7**：210-217, 2007
8) Baron EJ, et al：Clin Infect Dis **57**：e22-e121, 2013
9) Lipsky BA, et al：Clin Infect Dis **47**：1537-1545, 2008
10) Barlam TF. et al：Clin Iifect Dis **62**：1197-1202, 2016
11) Liu C, et al：Clin Infect Dis **52**：e18-55, 2011
12) 二木芳人ほか：感染症誌 **91**：273-375，2017

【新城孝道】

Take Home Message（編集者より）

- CLI診療においては，感染が局所にとどまっているのか，全身に及んでいるのかを迅速に判断する必要がある．
- 血液培養とともに，SIRSの有無やプロカルシトニンなどが参考になる．

治療

6 疼痛管理

「痛み」は必要不可欠な自己防衛シグナルであるが、管理困難な急性期の痛みや慢性的に持続する痛みは日常生活の妨げとなり、適切な管理が必要である。難治性疼痛を理由に下肢切断を要することもあるが、ADL維持において救肢は必要条件であり、原疾患の治療とともに疼痛管理は必須である。

1 分類

原因となる病態に応じて、①侵害受容性疼痛、②神経因性疼痛、③心因性疼痛の3つに分類され、その治療法もそれぞれ異なる（表1）。侵害受容性疼痛は、皮膚・筋肉・骨に生ずる鋭い痛みである体性痛と、内臓からくる鈍く締めつけられるような痛みである内臓痛に分類される。神経因性疼痛は、創傷や手術などによる神経障害や機能不全によって生ずる強い痛みで、痛覚過敏、アロデニアなどを併発する。アロデニアとは、「風があたっても痛い」など軽微な刺激によっても起こる痛みのことをいう。心因性疼痛は、器質的・機能的病変がなく、心理的要素が大きく影響する痛みである[1]。

2 評価方法

患者の主観に基づきながら可能な限り客観的な評価を行っていくべきであり、心理的な側面を含めた多面的な評価が必要である。

a Visual Analogue Scale（VAS）

感度が高く再現性もあり、広く用いられている。長さ10 cmの直線の左端を「まったく痛みがない」、右端を「想像できる最大の痛み」とし、患者に現在の痛みを線上に志指ないし記入させるかで評価する。痛みの強さを0点からの距離（mm）で定量化する。

b Numerical Rating Scale（NSR）

痛みの程度を0～10の11段階に分けて評価する。

c Wong-Baker Faces Pain Rating Scale（FPS）

痛みの強さを6つの表情（顔）で表し、最も合致するものを選択させる方法である。

3 薬物療法

a 非オピオイド鎮痛薬

1) acetaminophen

長期投与でも副作用の出現はまれとされ、鎮痛薬の第一選択とされている[1]。多量摂取すると肝細胞や尿細管の壊死（中毒症）を起こすことがあり、1日総投与量は4,000 mgを上限とする。

2) NSAIDs

COX阻害作用によってプロスタグランジン（PG）産生を抑制し、鎮静、解熱、抗炎症作用を示す。副作用として、上部消化管障害、腎障害、心血管性イベントなどがある。上部消化管障害は、COX-1が抑制されることにより発生するため、COX-2選択阻害薬が有効である。腎臓障害、心血管イベントは、COX-1、COX-2に関係なく発生するとされる。

表1 痛みの種類と治療法

種類		主な疾患	痛みの性質	主な治療法
侵害受容性	体性痛 表在痛	創部痛など	鋭い疼痛、知覚低下あり	非オピオイド鎮痛薬、鎮痛補助薬、外科的治療、オピオイド
	体性痛 深部痛	虚血痛など	鋭い疼痛、知覚低下あり	非オピオイド鎮痛薬、鎮痛補助薬、外科的治療、オピオイド
	内臓痛	がん性疼痛など	鈍く締めつけられるような痛み	オピオイド、外科的治療
神経因性		慢性創傷痛、アロデニアなど	「刺すような」「走るような」痛み	鎮痛補助薬、外科的治療
心因性		身体表現性障害など	不定愁訴な痛みの訴え、抑うつがある	鎮痛補助薬

表2 重症下肢虚血（非がん性疼痛[*1]）に処方可能なオピオイド薬

	薬品名	商品名	剤形	投与間隔	力価換算	規制区分
弱オピオイド	tramadol・acetaminophen 配合剤	トラムセット®	錠	4～6時間ごと	5錠[*2]	規制なし
	codeine	コデインリン酸塩	1%（散, 錠） 10%（散）	4～6時間ごと	180 mg	規制なし 医療麻薬
強オピオイド	morphine	モルヒネ塩酸塩	錠, 原末	4時間ごと	30 mg	医療麻薬
	fentanyl	デュロテップ®MTパッチ	貼付剤	3日間	2.1 mg	医療麻薬

[*1] buprenorphine（ノルスパン®）も非がん性疼痛に対して使用できるが、適応疾患が変形性関節症、腰痛に伴う慢性疼痛であったため除外した。
[*2] トラムセット配合錠は1錠中 tramadol 37.5 mg, acetaminophen 325 mg.

b オピオイド鎮痛薬

神経系に分布するオピオイド受容体に作用して、主として下行性抑制系を賦活、侵害受容伝達の亢進を抑制することで痛みを緩和する[2]。非がん性疼痛で使用する場合は、痛みを緩和する可能性のあるすべての治療を施行しても痛みが緩和されない場合に限り使用し[1]、乱用・依存を極力少なくするために、副作用が容認できる最小用量から開始し緩徐に増量しなければならない。血中濃度の急激な上昇も乱用・依存を形成とするとされるためレスキューの使用は避け、定時服薬を原則とする。心因性疼痛への使用は避けるべきであり、使用できる薬剤も限定されている（表2）。

c 鎮痛補助薬

心因性疼痛、神経障害性疼痛では、鎮痛補助薬が選択されることが多い。抗うつ薬、抗てんかん薬、抗不整脈薬などがあり、鎮痛薬との併用により鎮痛効果を高める。

d その他の薬剤

創局所の痛みである場合は、副作用も考慮し全身投与の鎮痛薬は必要ではない。白色ワセリンやアズノール®軟膏、エキザルベ®などを使用し、湿潤環境を保つことが痛みの緩和につながる。10%アミノ安息香酸エチル軟膏は外用局所麻酔薬として、局所の痛みを直接軽減することができる。

また、皮膚潰瘍に適応ではないが、lidocaine（キシロカイン®ゼリー2%など）も頻用されている。ドレッシング材は、非固着性のものが処置の際に痛みも少なく、肉芽形成や表皮化を促し創傷治癒を早める。

4 外科的治療

a 腰部交感神経ブロック

大腿筋筋膜と腎筋膜後葉が形成するL2-L4椎体周辺のコンパートメント内に薬液を注入し、交感神経幹、交感神経節、節前節後の交通枝を広くブロックする。

b 脊髄刺激療法

硬膜外腔に刺激電極を留置し、硬膜を介して微弱な電気刺激を脊髄後索に流すことにより痛みを和らげる方法である。微小循環も改善も期待できる[3]。

c 末梢神経神経挫滅術

足部周囲の末梢神経を直接挫滅し神経伝達を遮断する方法である。知覚神経、交感神経のみ遮断であるため、術後歩行もでき除痛期間も3ヵ月以上もある[4]。

文献
1) 尹 浩信ほか：創傷と痛み，金原出版，p17-20, 2013
2) 細川豊史ほか：1. オピオイドとは，非がん性慢性［疼］痛に対するオピオイド鎮痛薬処方ガイドライン，日本ペインクリニック学会非がん性慢性［疼］痛に対するオピオイド鎮痛薬処方ガイドライン作成ワーキンググループ（編），真興交易，p18-19, 2012
3) 宇野武司：慢性疼痛 30：32-35, 2011
4) Nagasaki K, et al：J Wound Care 25：470-474, 2016

【長﨑和仁】

Take Home Message（編集者より）
- 適切な疼痛管理は患者のQOL維持に必須である。
- 薬剤によるコントロールが不可能な場合は、末梢神経挫滅術もオプションの1つである。

治療

7 血行再建治療：カテーテル

1 カテーテル治療の適応

　重症下肢虚血（CLI）に対する血行再建治療の目標は，当然ながら創部への血流をできるだけ増やすことである．圧倒的な血流増加を期待できる膝下バイパス術（自家静脈）は魅力的であり，特に Rutherford 6（R6）に該当するような，大きな創部を持つ症例では血行再建の選択肢としてまず挙げたい．しかしながら，その患者背景（低栄養，低 ADL，低心機能，自家静脈使用困難，バイパスグラフト閉塞例など）から手術不適と判断される症例も少なくなく，また各地域における術者の技量の違いもあり，カテーテル治療（EVT）に頼らざるをえない症例も多い．

　BASIL 試験[1]では，生命予後 2 年以上の症例ではバイパス手術が第一選択と提唱されているが，一方で，5 年生存率が約 40％程度と報告されている[2]．この予後不良疾患群における EVT の果たす役割は大きく，OLIVE 試験結果からも[3]，許容される治療と考えられる．

2 手技のポイント

　腸骨から大腿動脈領域の inflow 病変のみで CLI をきたすことはまれであり，通常は膝下（BK）動脈病変が存在することがほとんどである．しかしながら BK 病変への EVT は再狭窄・閉塞が必発であり[4]，inflow 病変のみで一旦治療を終了することもある．大切なのは創部への血流増加が得られたかどうか，創の改善徴候があるかどうかであり，術後 1 週間前後での SPP 値も参考にしている．R6 の症例や感染コントロール困難な症例は，初回から BK までの治療を予定する．

　BK 動脈治療における目標血管に関しては，アンジオサムコンセプトを参考にし，エンドポイントは direct flow の獲得[5]や wound blush の有無[6]で判断している．ただ必ずしもこのコンセプトと一致しない症例もあり，筆者の所属施設ではできうる BK 動脈主要 3 枝の血行再建，ならびに足底動脈弓（Arch）形成を目指して治療を行っている[4,7]．そのほか，BK 動脈における解剖のバリエーションも頭に入れておかねばならない[8]．

　BK 病変に対する治療では，繊細なワイヤ操作やバックアップ，デバイスデリバリーなどを考慮すると，同側（患側）の順行穿刺が基本となる．原則はステント留置をすることがないため，当院では 4.5〜5 Fr ガイディングシースを好んで使用している．2 本のマイクロカテーテル挿入ができ，プロファイルの小さなバルンを選択すれば同時拡張も可能である．BK 病変は長区間の CTO（chronic total occlusion）病変であることも多く，順行性のみでワイヤを通過させることは困難であり，逆行性アプローチ（p174 参照）をしばしば併用する．両方向性アプローチを確立することで，手技の成功率は飛躍的にアップする．ワイヤの操作性などの観点から，当院では遠位部穿刺を選択することが多いが，シースを挿入することは極めてまれであり，通常はマイクロカテーテルのみを挿入して逆行性ワイヤを操作している．実際の症例を示す．

症例

64歳，男性，糖尿病性腎症にて維持透析中の患者である．左下肢第1-3足趾のCLIであり（図A），高度の炎症はなく，全身状態良好な症例であった．下肢動脈造影では膝窩動脈より中枢には有意な狭窄部位はなく，病変の主座はBK病変であり，前脛骨動脈（ATA）ならびに後脛骨動脈（PTA）は閉塞し，腓骨動脈（PA）は90％の高度狭窄を認めた．SPPは（dorsal）19/（planter）22 mmHgであった．患部の栄養血管を考慮するとATAを開存させることが望ましいが，入口部からの閉塞病変であり，PAへIVUSを挿入するも入口部の同定は困難であった．また足首以遠（below the ankle：BTA）動脈は側副路を介して足底動脈が造影され，創部への血流を灌流していた．このためまずPAおよびPTAへの血行再建を行う方針とした．

マイクロカテーテルの支持下，PAおよびPTAからArchへのワイヤ通過に成功し，それぞれの動脈拡張を行った（図B）．ATAについてはArchから足背動脈（Dor）経由でワイヤ操作するもコントロール困難であったため，これで一旦血行再建は終了とし，第1-3足趾の局所切断を行った（図C）．創部は良好な肉芽増生も見られ始めたが，一部に壊死組織も混在していた．

EVT 1週間後のSPPは（dorsal）29/（planter）35 mmHgであり，ATAへの血行再建を目的として2度目のEVTを行った（図D）．前回と同様にPTAからArch，Dorへワイヤ挿入した後，このワイヤと造影をメルクマールに，Dorの遠位部穿刺を行った．Arch経由と比較しワイヤ操作は容易であり，逆行性からのこのワイヤ，ならびに上記EVT後に撮影したCT画像を目安に，AT入口部へワイヤを進ませた．両方性アプローチで互いのワイヤおよびマイクロカテーテルを近づけ，最終的にwire rendezvous technique（p178参照）により，病変部へのワイヤ通過に成功した．ATAおよびDorを拡張し，創部への血流は増加し，このEVT 1週間後のSPPは（dorsal）50/（planter）47 mmHgとなった．

約1ヵ月半後に再血行再建は要したものの，創部は徐々に改善を認め，約4ヵ月後に創は完治した（図E）．

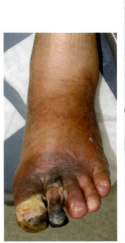

SPP	dorsal	planter
lt	19	22

図A　術前画像

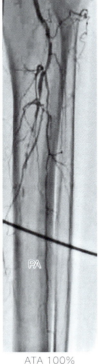

initial

ATA 100%
PTA 100%
PA 90%

図B　初回EVT ①

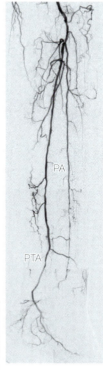

after POBA（PA, PTA）

antegrade GW
1．Jupiter FC（Boston）
2．Command（Abbot）
3．Wizard PV（Lifeline）
4．Astato XS 9-12（Asahi）
with Prominent（Tokai）

POBA to PTA（2.5 mm）
POBA to PA（2.0 mm）

6. 重症下肢虚血　145

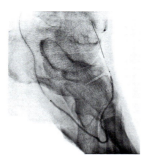
POBA to Pedal Arch
(1.5 mm)

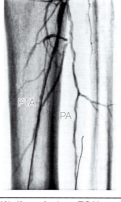
pedal archからのワイヤ操作は困難

PTA　PA

GW (from Arch or TCA)
1．Cruise (Asahi)
2．Chevarier (2 g) (Cordis)
with Prominent-BTA (Tokai)

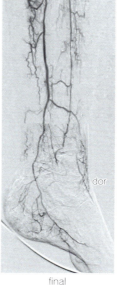
dor

final

SPP	dorsal	planter
lt	29	35

(EVT 1 週間後)

図C　初回 EVT②，足趾切断

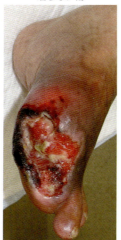
治らない傷

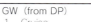
PTA　dor

pedal arch のワイヤを目印に Dor の遠位部穿刺

Rendezvous

遠位部穿刺からのワイヤ操作は容易

GW (from DP)
1．Cruise
2．Chvarier (2 g)
3．Astato XS 9-12
with Prominent-Neo2 (Tokai)

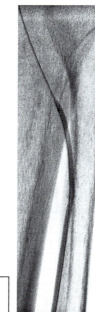
POBA (2.0-2.5 mm)

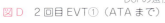
図D　2回目 EVT①（ATA まで）

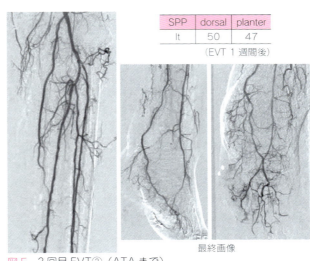
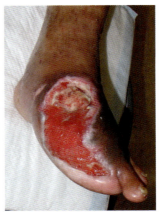
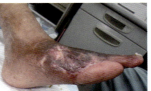

SPP	dorsal	planter
lt	50	47

（EVT 1 週間後）

最終画像

図E　2回目EVT②（ATAまで）

　本例のように創部治癒が得られるまでに再治療が必要な症例は多く，血行再建後の細やかなフォロー（診察，SPP/下肢エコー検査など）が非常に大切である．なお，症例の図中に示したガイドワイヤ（GW）選択は，当院での主な使用であり，参考になれば幸いである．

文献

1) Adam DJ, et al：Lancet 366（9501）：1925-1934, 2005
2) Norgren L, et al：Eur J Vasc Endvasc Surg 33（Suppl 1）：S1-75, 2007
3) Iida O, et al：Circ Cardiovasc Interv 6：68-76, 2013
4) Kawarada O, et al：Catheter Cardiovasc Interv 80：861-871, 2012
5) Iida O, et al：J Vasc Surg 55：363-370, 2012
6) Utsunomiya M, et al：J Vasc Surg 55：113-121, 2012
7) Nakama T, et al：J Endovasc Ther 23：83-91, 2016
8) Kawarada O, et al：Catheter Cardiovasc Interv 76：888-894, 2010

【松井朗裕・安藤　弘】

Take Home Message（編集者より）

- 1症例に血管内治療の匠のエッセンスが盛り込まれているので，細かく読んでいただきたい．
- 実際の血管内治療は，アンジオサムといった知識からの個別化された治療方策に加えて，手技の難易度のバランスで行われる．
- interventionistは理想を追いかけながら，現実的かつ侵襲度が上がりすぎないようなバランス感覚を持ち続けるべきということを教えられる内容である．

治療

8 血行再建治療：外科的治療

1 バイパス治療の位置づけ

重症下肢虚血例（CLI）では，動脈病変部位が腸骨動脈ないし大腿膝窩動脈の単独病変であることは少なく，多くは多領域（腸骨＋大腿膝窩，大腿膝窩＋下腿）ないし下腿動脈単独が責任病変である．また，わが国は世界に類を見ない透析大国で，その半数以上が糖尿病を原疾患としており[1]，下腿以下に重度の病変を持つCLI症例が多く，より末梢側への血行再建術が実臨床現場で必要とされている．

虚血部位への血流改善効果およびその長期間の担保といった，本質的な血行再建術の目的から考えた場合，ゴールドスタンダードの血行再建術は静脈グラフトによるdistal bypass（足部・下腿動脈バイパス）であることに異論はなく，下腿以下の末梢病変や創傷の状態が重篤であるほど，その恩恵は大きいと考えられる．長期開存のdistal bypass典型例の造影所見を図1に示す．

下腿動脈以下病変において糖尿病・透析例では足関節以遠の病変が高度で外科的血行再建術が物理的に不可能な場合もあるが，多くのCLI症例は足関節以遠にrun offを有する吻合可能な動脈が残っており，良質な自家静脈グラフトが準備できれば，技術的にはdistal bypassは可能である．

CLI症例では全身状態，併存疾患，創傷部位，局所感染の問題もありバイパス術が最良の選択肢でないこともあるが，検討もなく安易に血管内治療を選択することや，血行再建術すら実施されず大切断となることは患者にとって不幸なことである．適切なdistal bypass選択の検討は，これを施行する血管外科医のみならず，CLIを加療するすべての臨床医において必須であるといえよう．

2 distal bypass適応判断の実際

ここでは，下腿・足部動脈へのバイパス術を決定するうえで重要な，①末梢吻合部位の決定，②自家静脈グラフトの評価，③全身状態からの適応判断，に分け

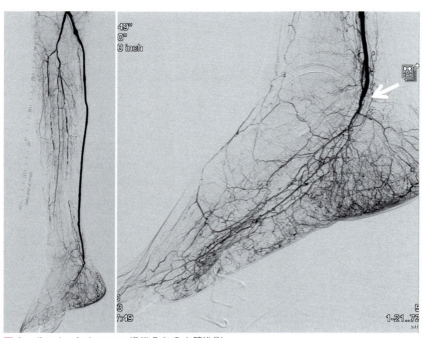

図1　distal vein bypass術後5年の血管造影
70歳代，男性．糖尿病・透析例．大伏在静脈グラフトによる膝下膝窩–遠位後脛骨動脈バイパス術後5年目．矢印：末梢吻合部．

て概説する．distal bypass の技術的な内容も含めたその他詳細に関しては『Distal Bypass 実践マニュアル』[2]を参照されたい．

a 末梢吻合部位の決定

造影 CT や MRI では下腿以下動脈の評価は十分ではなく，血管造影が必須である．術中の直接穿刺による造影も有用であるが，基本は術前の経皮的カテーテル挿入による血管造影での評価である．下腿以下，特に足関節〜足部・足先までの良質な動脈造影所見が必要であり，可能な限り診断カテーテルを病変の中枢近傍まで留置したうえでの撮像が必要で DSA（digital subtraction angiography）画像が基本である．血管内治療とは異なり，病変部の詳細な造影所見は不要である一方，開存している動脈から末梢の情報が必要となるため，血管内治療時においても将来のバイパス移行を踏まえた造影所見を得るように心がける必要がある．

条件の悪い血管造影ないし中枢動脈の閉塞狭窄の状況によっては開存している動脈が見かけ上描出されない，いわゆる occult run off vessel[3]の状態があるため注意が必要である．この場合はその他のモダリティ（CT，MRI，エコー）にて開存の可能性がある動脈を同定し，術中直接穿刺造影にて評価する必要もある．また，動脈石灰化は程度によって吻合部位選択に大きな影響を及ぼすため，単純 X 撮影もしくは血管造影時の非造影下での DA 撮影を行う必要がある．

足部への run off を有する内腔病変のないターゲット動脈があればバイパス適応となる．下腿動脈中心の CLI 例におけるバイパスの末梢ターゲットとなる主な部位は，足関節近傍の下腿ないし足部であり具体的には遠位前脛骨〜足背動脈，遠位後脛骨〜内外足底動脈近位部，外側足根動脈，腓骨動脈である．一方，良好な血管造影所見にて足関節以遠主幹動脈に開存がない場合は，ターゲットとなりうる動脈がないと判断されるため distal venous aterialization といった特殊なバイパスを除き，通常，自家静脈バイパス術の適応はない．

b 自家静脈グラフトの評価

distal bypass 成否を握っているといっても過言ではなく最重要項目である．静脈グラフトは duplex 超音波による評価が基本であるが高分解能の CT でも代用できるため[4]，明らかな良否の判断は血管外科医でなくとも可能である．CLI 例の治療にあたり非造影下でも CT 撮影を行う意義はある．

径 3 mm 以上の 1 本の大伏在静脈グラフトが最良とされているが，径 2.5 mm 前後であっても下腿以下バイパスでは問題なく使用可能である．1 本の静脈グラフトを準備できない場合は静脈-静脈吻合による spliced graft での対応で行うこともしばしばであり，その場合は小伏在静脈，上肢静脈，外頸静脈もグラフト材料になりうる．

しかしながら，静脈グラフト材料が不良（非伏在静脈，長さ不足，小径など）の場合は BASIL study，PREVENT III からも長期成績は劣るため適応判断はその他の因子を含め，より慎重に検討するべきである[5,6]．

人工血管使用での下腿・足部動脈へのバイパスは，静脈グラフトが現実的に準備不可能，かつ血管内治不可能といった他の方法がなく大切断の危険が極めて切迫している場合にのみ，最終手段として考慮されるべきである[7]．

c 全身状態からみたバイパスの適否

単純な耐術能からであれば，バイパス術自体の手術侵襲は必ずしも大きくはなく，全身麻酔不能例に対するブロック麻酔下での手術も可能であるため，多くの症例は適応となる．しかしながら，CLI 患者の生命予後は不良であるため，バイパス術のメリットを享受できうる症例を適応とすべきである．BASIL study からの recommendation は予測生命予後 2 年以上との記載があり[7]，現時点での唯一の尺度となっている．

一方で，個々の CLI 患者において画一的に生命予後を予測することは困難である．臨床現場では，CLI 発症前に自立歩行可能で日常生活で活動制限を伴うような心肺機能の低下などがなければ全身的には distal bypass が問題なく適応と判断してよいと考えられる．明らかに下肢虚血以外の理由で寝たきりないし起立歩行不能となっている場合は通常，distal bypass の適応とすべきではない．

以前，distal bypass は CLI 例において下肢救済の唯一の方法であったが，近年はバルン拡張を主とする血管内治療が数多く行われておりその効果も示されている．その一方で，いかに血管内治療が進歩しても，切り札が distal bypass であることに変わりはなく，過不足のない適応判断で distal bypass が施行されることを期待したい．

しかしながら，足部近傍への静脈グラフトバイパスを施行可能な外科医が不足していることは疑いのない事実であり，血管外科学会を中心とした人材育成がその前提であることはいうまでもない．

文献

1) 日本透析医学会統計調査委員会：2013年末の慢性透析患者に関する基礎集計
（http://www.jsdt.or.jp/overview_confirm.html）
2) 東　信良ほか（監修）：Distal Bypass 実践マニュアル―Distal Bypass Workshop 公式テキストブック―，日本血管外科学会，2016
3) Owen RS, et al：N Engl J Med **326**：1577-1581, 1992
4) Johnston WF, et al：J Vasc Surg **56**：1331-1337, 2012
5) Bradbury AW, et al：J Vasc Surg **51**（5 Suppl）：5S-17S, 2010
6) Schanzer A, et al：J Vasc Surg **46**：1180-1190, 2007
7) Anderson JL, et al：JACC **61**：1555-1570, 2013

【山岡輝年】

Take Home Message（編集者より）

- 外科的血行再建術の成否は自家静脈グラフトの質に左右される．
- 全身状態，生命予後などから総合的に外科的血行再建の適応を判断する．

治療

9 カテーテル治療のエンドポイント

BASIL trial[1]において重症下肢虚血（CLI）に対する血行再建法としてバイパス術と血管内治療（EVT）で成績に大きな差がないことが示されて以降，EVTの適応が拡大している．切断回避生存率に差がないことは示されたものの，EVTで得られる血流はバイパスと比較すると開存率が低く血流量も少ないため，ただEVTを行えばいいという問題ではない．特に創傷を有するCLI症例ではどこまで治療を行えばよいのか，治療のエンドポイントに悩むことは多いが，明確な基準はいまだ確立していない．

本項ではCLIに対するEVTにおいてどの時点で治療を終えてよいのか，どのようなエンドポイントが重要であるかという点に関して筆者の考えを概説したい．

1　EVTの目的は何か

CLI患者に血行再建を行う際にはまず何のために血行再建を行うかを考える必要がある．除痛を目的とする場合もあるであろうし，潰瘍治癒が目標となる場合もあるであろう．傷の大きさや感染の程度，血行再建後の手術の予定術式によって求められる血流量や範囲，期待される開存期間は異なってくる．そのため個々の症例によって適切な血行再建の方法や治療のエンドポイントは異なってくるのは当然のことである．

EVTに関しては，安静時疼痛の患者であれば多くの症例でone straight lineが確保できれば虚血性の痛みは緩和される例が多い．求められる血流はそれほど多くはないのかもしれないが，傷がない分だけ開存期間が重要であり，数ヵ月で再狭窄し症状が再燃してしまう例も少なくない．

創傷を有する患者であれば何はともあれ創傷を治癒させることが最大の目的となることは異論がないであろう．創傷治癒に必要な血流を確保し，その後の治療でなんとか傷を治癒させたいと考える．結果として切断を回避し長生きしてもらいたいし，歩行を可能にしてADLを維持したいと考えている．しかし過去の多くの臨床試験ではその primary endpointはamputation free survivalを用いている．そのため潰瘍を治癒させるためにはどのような血行再建法が優れているのか，どのようなカテーテル治療を行うのが有効なのかということは明確にはされていない．

2　どの血管から治療にあたるべきか

創傷治癒を目的としてEVTを行う場合にまず悩むのはどの血管から治療を開始するべきかという問題である．膝上のinflowを確保することは当然として，膝下領域（BK）にEVTを行う際にはそこを考えなければならない．前述のように傷の状況や感染の程度によってその後行われる治療や求められる血流量は異なってくる．そのためEVTのエンドポイントも個々の症例によって異なってくるわけだが，いずれにしても傷の部位に血流を送ることができなければ治療の意味はない．

そこで大切になってくるのはアンジオサム（angiosome）コンセプトである[2]．傷の部位がどの血管の支配領域にあるかを確認し，傷のところに向かう血管に対して治療を行うというコンセプトである．色分けされた理論どおりにいかないこともしばしば経験されるが，治療前の血管造影所見からどの血管が傷につながっているかをよく考えて効率のよいEVTを行う必要がある．

一方で，ターゲットとなる血管は長区域の閉塞であるが，ターゲットではない血管が短い閉塞や狭窄である場合もある．そのような場合にはまず治療成功率の高いと予想される血管から治療を開始することも大事である．直接的に傷に向かわない血管を治療した結果として，足部のartery to artery connectionを介して創部への血流を認める例も多いためである．筆者の考えでは，どの血管を治療のターゲットとするかは，アンジオサムコンセプトを念頭におきつつ，治療開始時の血管造影所見で最も簡単そうな血管から治療を開始するのがよいと考えている．

3　治療エンドポイントの決め方

常にアンジオサムコンセプトのダイレクト血管を治療できる，もしくは3本すべてを開けられるテクニックがあればよいが，日常臨床ではそうはいかない．自分の力で治療可能な血管を治療したのちに，そこで治療をやめてもよいか，もう1本に手を出すべきか，悩

6. 重症下肢虚血　151

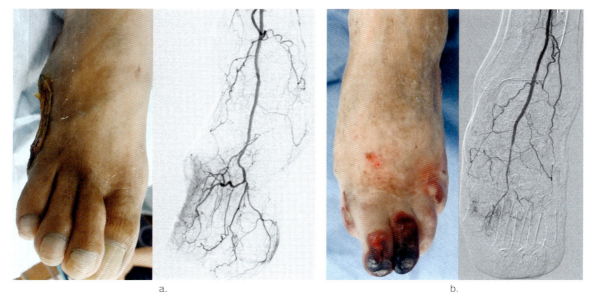

図1　wound blush 陽性例（a）と陰性例（b）
足部正面からの血管撮影所見を示す．a では小切断後の断端が造影剤で濃染されているのが確認できるが，b では足趾の創傷部位に造影剤は届いていない．

むことは多い．

　創傷治癒を目的として EVT を行う際のエンドポイントを決める方法として wound blush[3]を評価することは簡便かつ有用な方法であると考えている．血管造影所見で創傷の部位に造影剤による染まりが見られていれば，高い潰瘍治癒率が期待できるため，いったん治療を終了してもよいと判断することが可能である（図1）．評価のコツは，可能であれば DSA で足部を2方向から撮影し創傷のある場所を評価する．傷の周囲が造影剤で濃染されれば wound blush は陽性と判定できる．足を動かしてしまうと評価が難しいことや，感染で過大評価となってしまうこともあり注意を要する．治療可能な血管はすべて開けたにもかかわらず wound blush が得られない場合であっても，その情報を創傷治療医と共有することでその後の治療戦略を立てるうえで有用な情報となる．

　EVT は侵襲の小さい治療法であることを考えると，1回の治療で完結させることにこだわる必要はなく経過観察をして傷の治りが悪ければ再度，別の血管にチャレンジするという step by step のアプローチが非常に大切である．初回の治療で wound blush が得られなかったとしても spasm の影響などもあるためその後の治療経過で潰瘍治癒が促進するような例もある．

　創傷治癒を予測しうる血管造影所見として wound blush を評価することはとても大切なことである．CLI に対する EVT の治療エンドポイントとしてとても有用な指標の1つと考えられる．

文献
1) Iida O, et al：J Vasc Surg **55**：363-370 e5. 2012
2) Adam DJ, et al：Lancet **366**（9501）：1925-1934, 2005
3) Utsunomiya M, et al：J Vasc Surg **55**：113-121, 2012

【宇都宮　誠】

　Take Home Message（編集者より）

● R5, R6 の CLI 症例に対する EVT においては，患者の状態を加味しながら，wound blush を得ることを原則に治療することが創傷治癒につながる．

10 その他の治療①：Buerger病の治療

1 概念・疫学

　Buerger病は，青壮年の四肢の動脈閉塞をきたす疾患で，1879年オーストリアの医師Winiwarterによる57歳男性の特発性脱疽の報告に始まる．その中で本疾患の特徴を切断肢の病理学的検討から，動脈と静脈の炎症性疾患（endoarteritis obliterans and endophlebitis）と記している．その後，1908年米国の外科医Buergerが同様の患者11例の切断肢を報告し，その中で本疾患の病態として血栓と血管炎を認めることから閉塞性血栓性血管炎（thromboangiitis obliterans）と記し，以後Buerger病とも称されるようになった．
　Buerger病の症状は足の潰瘍や壊死以外に間欠性跛行，手の潰瘍や壊死を伴う場合もある[1-3]．わが国の患者数は減少傾向ではあるものの依然として約1万人と推定され，確立された治療法のない難治性疾患であることから厚生労働省による特定疾患に指定されている．受動喫煙を含めほとんどの患者に喫煙歴がある．男女比は10対1と男性に多いものの，女性の喫煙率上昇とともに女性の増加が指摘されている．生命予後はわが国では一般人口と差はないとされている．

2 診断

　診断基準としては，Olinや塩野谷の基準が報告されており[2,3]，厚生労働省のBuerger病の診断基準では表1のようになっている．
　また，Buerger病の診断には動脈硬化性や他の非動脈硬化性疾患の鑑別が重要である．血管炎（全身性エリテマトーデス，強皮症，Behçet病など）や血栓症（抗リン脂質抗体症候群や本態性血小板増多症など），膝窩動脈捕捉症候群，膝窩動脈外膜嚢腫，胸郭出口症候群など形態的異常，外傷性動脈血栓症，心房細動による塞栓症，振動障害，薬物（エルゴタミンや麻薬）によるスパスム，感染症や悪性疾患などでもBuerger病と類似の症状や末梢動脈閉塞所見を認めうることを認識して病歴聴取や検査を行う必要がある[1]．

表1　Buerger病の診断基準（厚生労働省）

① 50歳未満の発症
② 喫煙歴を有する
③ 膝窩動脈以下の閉塞がある
④ 動脈閉塞がある，または遊走性静脈炎の既往がある
⑤ 高血圧症，高脂血症，糖尿病を合併しない

以上の5項目を満たし，膠原病の検査所見が陰性の場合，Buerger病と診断できるが，女性例，非喫煙者では鑑別診断を厳密に行う．

　動脈造影所見としてcorkscrew様や蛇腹様病変が広く知られているが，これらの所見は必ずしもBuerger病に特徴的なものではない[1,2]．またcorkscrew様造影所見は側副路だけではなく，本来の固有動脈においても動脈壁不整と壁在血栓によって認められる[4]．

3 治療法

a 基本的な治療

　発症や症状の増悪に喫煙が強く関与していることから，症状の進行予防や切断回避のためにまず禁煙が重要である．禁煙に加え，抗血小板薬や血管拡張薬など内科的治療を行う．prostaglandinなどの血管作動性薬の非経口投与は虚血性疼痛改善や潰瘍や壊死の治癒に効果を認めることがある．
　内科的治療にもかかわらず症状の改善が得られない場合には血行再建が考慮されるが，Buerger病ではしばしば合併する神経障害や感染，静脈うっ滞による症状も混在するために，血行再建を考慮する場合には虚血の評価が重要である．Buerger病における虚血性組織欠損の治癒予測に有用な血流指標に関してのまとまった報告は認めないが，動脈硬化性疾患同様に足部や手の皮膚灌流圧（SPP）40〜50 mmHg以下を重症虚血肢の基準としている．SPP 40〜50 mmHg以上では，血管病変を認めても症状の原因として虚血以外の関与も十分考えられるために，抗菌薬投与やデブリードマンなどの感染コントロールや創部ケアを優先する．
　禁煙や既存の内科的治療でもSPP 40〜50 mmHg未満で安静時疼痛や創部改善が乏しい場合には血行再建を考慮する（図1）．

b 外科的治療

　笹嶋らによる静脈グラフトを用いた61患者（組織欠損59％，跛行41％）71例のバイパス手術（85％は下

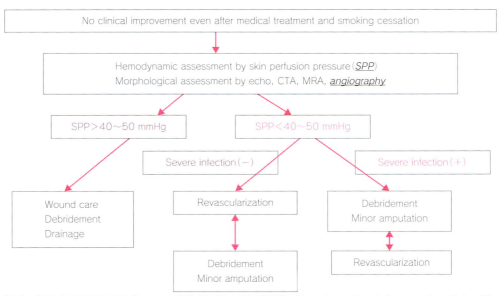

図1 重症虚血肢を呈するBuerger病患者に対する治療戦略（American Heart Association Scientific Session, 2016 発表）

腿動脈または足関節より末梢に対するバイパス）の検討では，一次開存率は5年で48.8％，10年で43.0％，二次開存率は5年で62.5％，56.3％であり，グラフト不全に伴い切断が行われたのは16％と比較的良好な臨床成績であった[5]．したがって，末梢側に吻合可能な部位が残されている場合にはバイパス手術も選択肢として考慮される（図2）．

しかし多くの場合下腿から足関節末梢にかけて連続する閉塞性病変を合併しており run off が不良であること，スパスムや急性閉塞が起こりやすいこと，バイパスグラフトに使用する伏在静脈にも潜在的に病変を有するなどの理由から，バイパス手術が行われることは少ないとの指摘もある．その他血行再建術の解剖学的適応がない患者には交感神経節切除術が考慮されることがある．

4 新たな治療法の選択肢：血管内治療

Buerger病に対する標準的治療法が未だ確立されていない中，動脈硬化性疾患の領域では血管内再開通手技の向上，ガイドワイヤやバルンカテーテルなどデバイスの開発によって，長区域閉塞性病変や小血管病変まで血管内治療が可能となってきており，Buerger病に対しても血管内治療という新たな選択肢を提示できつつある．

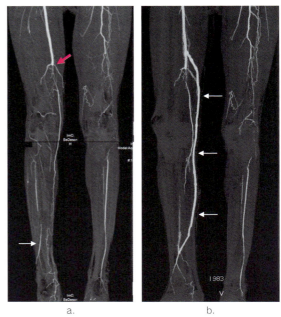

図2 Buerger病患者に対するバイパス手術
a：57歳男性，Buerger病，右足壊疽．診断造影CTでは，右浅大腿動脈遠位部から（赤矢印）下腿動脈まで広範な閉塞を認める．前脛骨動脈遠位部は側副路を介して保たれている（矢印）．
b：伏在静脈を用いた大腿―前脛骨動脈バイパス術後．術後造影CTではバイパスの良好な開存を認める（矢印）．
（笹嶋唯博先生提供）

第1部：第Ⅰ章　下肢動脈疾患

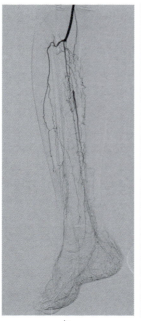
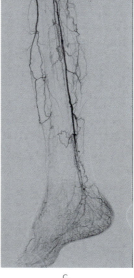
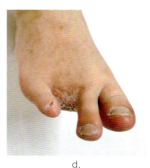

a.　　　　　　　　　　b.　　　　　　　　　　c.　　　　　　　　　　d.

図3　Buerger 病患者に対する下肢動脈の血管内治療
a：37 歳男性，Buerger 病，右 4 足趾壊疽にて小切断も断端が治癒しないために紹介受診．
b：診断造影では重症下腿動脈病変を認めた．前脛骨動脈から足背動脈，腓骨動脈は連続的に閉塞，後脛骨動脈近位部と遠位部に閉塞を認めるが，中間部は側副路を介して造影．
c：後脛骨動脈のガイドワイヤ通過に成功しバルン拡張を行った．最終造影では後脛骨動脈の良好な拡張を認めた．
d：皮膚灌流圧は 25 mmHg から 45 mmHg に改善し，3 ヵ月後に創部は完治．4 年フォローでも症状再燃なく経過．

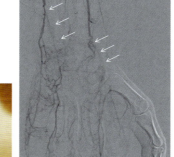
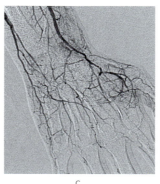
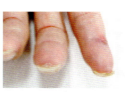

a.　　　　　　　　　　b.　　　　　　　　　　c.　　　　　　　　　　d.

図4　Buerger 病患者に対する上肢動脈の血管内治療
a：39 歳男性，Buerger 病，左 2，3 指の潰瘍，壊死．
b：診断造影では橈骨動脈遠位部や尺骨動脈遠位部から手掌動脈にかけて閉塞を認めた（矢印）．
c：橈骨動脈，尺骨動脈にガイドワイヤを通過させバルン拡張に成功．最終造影では血流再開を認めた．
d：手指の皮膚灌流圧は 20 mmHg から 57 mmHg に改善し，1 ヵ月後に創部は完治．

　2012 年 Graziani らは 20 肢（11 肢が潰瘍または壊疽）17 患者に対して血管内治療を行い，手技成功率 95％，症状改善 84％，救肢率 100％と報告している[6]．Yuan らは膝上動脈閉塞を呈する Buerger 病 9 例に対し血管内治療を行い，手技成功率は 100％と報告している[7]．

　筆者も 2007 年に Buerger 病患者の下腿動脈に対する血管内治療を行い，その後大腿膝窩から下腿動脈にかけての長区域閉塞性病変やバイパス閉塞，前腕から手の動脈の閉塞性病変に対して血管内治療を行い救肢に成功した症例を報告している[8-10]．最近では下肢の重

症虚血肢（図3）から上肢の重症虚血肢（図4）や高度跛行症例まで適応を拡大し，これまで25肢（重症虚血肢60%，跛行40%）20患者に対して血管内治療を行った．手技成功率は96%（24肢），手技成功後は全例症状の改善や組織欠損の完治や救肢が得られた．再治療回避率は6ヵ月で81.9%，10ヵ月で71.7%であった[4]．

Buerger病患者は動脈硬化性疾患患者よりも発症年齢が若く長期生命予後も良好とされていることから，創部完治や大切断回避だけでなくさらには歩行距離やQOLなどの観点からみた長期成績も重要と考えられる．今後さらに血管内治療における手技の工夫やニューデバイスの開発とともに，血管内治療成績の向上を期待したい．

文献

1) Kawarada O：Nonatherosclerotic peripheral artery disease. Angiography and Endovascular Therapy for Peripheral Artery Disease, Yokoi Y（ed）, Intech Open, p127-150, 2017
2) Olin JW：N Engl J Med **343**：864-869, 2000
3) Shionoya S：Cardiovasc Surg **1**：207-214, 1993
4) Kawarada O, et al：J Endovasc Ther **24**：504-515, 2017
5) Sasajima T, et al：Eur J Vasc Endovasc Surg **13**：186-192, 1997
6) Graziani L, et al：Ann Vasc Surg **26**：387-395, 2012
7) Yuan L, et al：Atherosclerosis **235**：110-115, 2014
8) Kawarada O, et al：J Endovasc Ther **20**：578-581, 2013
9) Kawarada O, et al：Cardiovasc Interv Ther **29**：266-269, 2014
10) Kawarada O, et al：Cardiovasc Interv Ther **30**：385-389, 2015

【河原田修身】

Take Home Message（編集者より）

- まずは禁煙・薬物療法が重要であるが，SPP 40〜50 mmHg以下では血行再建を考慮する．
- 血管内治療も短期的には満足すべき成績であるが，若年患者が多く，今後さらなる長期的成績の向上を期待したい．

治療

11 その他の治療②：マゴット療法

1 マゴット療法とは

重症下肢虚血に伴う難治性皮膚潰瘍に対する創傷治療として，医療用マゴット（ハエの幼虫）を用いたマゴット療法（maggot debridement therapy：MDT）が行われている[1]．

まず初めに，しばしば勘違いされがちであるが，マゴットは壊死組織を直接食べるわけではない．特殊な蛋白融解酵素を分泌し，酵素によって融解された壊死組織を吸い上げることによってデブリードマンを行っているのである．また，それ以外にも殺菌作用や肉芽増生促進作用があることが報告されている．

古くは数千年前より行われていたといわれるマゴット療法は，抗菌薬の開発や外科手術の進歩に伴い一時衰退した．しかし，抗菌薬濫用に伴う薬剤耐性菌の出現や，糖尿病足潰瘍・重症下肢虚血の増加に伴い近年再び脚光を浴び始めた．

わが国においては，2004 年に初めて治療が行われ，現在は㈱ジャパンマゴットカンパニーおよび㈱バイオセラピーメディカルの 2 社がマゴット療法用の無菌マゴットを飼育・販売している．いずれも注文して数日以内に冷蔵便で配送されるシステムである．

2 治療の概要

マゴットの投与方法は，直接法と間接法の 2 種類に分けられる．直接法は，マゴットを創部に直接撒き，通気性のフィルム剤やストッキングなどで被覆する（図1）．一方で間接法は，通気性フィルムやバッグの中にマゴットを入れて密封し，患部にそのバッグを置く（図2）．創の部位，形状や大きさによって直接法と間接法を使い分ける．創部が複雑な形状をしていたり，深さがあったりする場合は，直接法が有効である．逆に下腿など平面部の潰瘍では，間接法でも効果が期待できる．マゴットが直接創部を這い回るため，デブリードマンの効果は直接法のほうが強い一方で，そのことによる違和感や疼痛も強い．間接法ではマゴットが逃げ出すリスクが低いことから，外来患者に対して治療を行う際には有用である．

一旦投与したマゴットは 2〜3 日で除去する．その後，連続でマゴットを投与し続ける方法と，断続的に投与する方法の 2 種類がある（図3）．

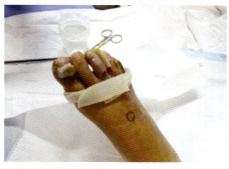
a.

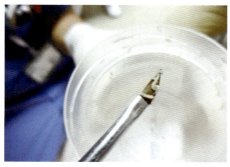
b.

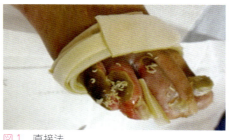
c.

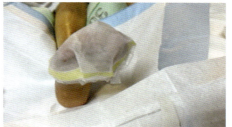
d.

図1　直接法
a：粘着性ハイドロコロイドを創部に貼付．
b, c：滅菌された筆を用いてマゴットを創部に投与する．
d：通気性のドレッシング材で創部を被覆する．

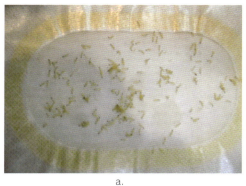
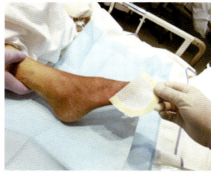

図2　間接法
a：通気性のドレッシング内にマゴットをパッキングする．
b：パックされたマゴットを創部に乗せる．

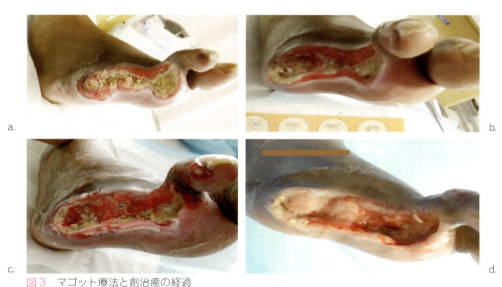

図3　マゴット療法と創治癒の経過
a：治療前，b：1週間後，c：2週間後，d：4週間後

3 メリット・デメリットと課題

　マゴット療法の一番の利点は，外科的なデブリードマンでは困難な緻密なデブリードマンが形成外科医でなくとも可能なことである．マゴットの分泌液は基本的には不良な壊死組織のみを融解するため，正常組織を傷つけることなくデブリードマンを行うことができるのである．また，マゴットのデブリードマンは24時間常に行われている．こういったことから，マゴットは「世界最小の外科医」ともいわれている．
　また，マゴット療法は過敏症の既往を除けば禁忌症例がない．ただし注意しなければいけないのは，マゴット療法だけでは治療困難な創傷が存在することである．たとえば広範な壊死組織や骨壊死，深部膿瘍などに対してはマゴット療法のみで治療を完遂することは困難であり，外科的なデブリードマンが必要となる．さらに，重度の血流不全が残存した状態でのマゴット療法は，効果が不十分であることが多い．適切な血行再建治療が必要最低条件となることは外科的デブリードマンと同様である．
　副作用としては，疼痛・出血・発熱・感染の悪化・高アンモニア血症などの報告があるが，いずれも頻度は少なく程度も軽い．ただし独特の臭気は必発であり，入院患者に行う場合には配慮が必要と考えられる．
　わが国においてマゴット治療を行ううえでの最大の

ネックは，保険治療未収載である点である．治療は原則自費診療となり，患者はマゴット代金のほか，診療費を全額実費負担しなければならない．また，現時点で重症虚血肢に対するマゴット療法に関するエビデンスも十分でない．

　医師主導の多施設前向き研究，臨床治験の実施を含めた保険治療収載に向けた働きかけは，われわれマゴット治療に関わる医療者の課題である．

文献
1) W. フライシュマンほか（沼田英治ほか訳）：マゴットセラピー―ウジを使った創傷治療，大阪公立大学共同出版会，2006

【金子喜仁】

Take Home Message（編集者より）

- これは編集者も驚愕であった．自身はまったく行ったことのない治療法であるが，頭の片隅に置いておこうと思う．
- 保険と自費の関係についても念頭に置くべきである．

12 その他の治療③：血管再生治療

重症下肢虚血（CLI）の一部には，血管内治療（EVT）や外科的バイパス手術などの血行再建術後も創傷治癒が遷延し，下肢切断に至る難治性の重症下肢虚血が存在する．この病態では下肢動脈の狭窄や閉塞だけでなく，より末梢の微小循環障害を伴っていることが多く，血行再建術による動脈血流の増加に加えて微小循環の改善が必要となる．血管再生治療は，この微小循環の血流改善を目的としており，EVT，バイパス手術に次ぐ第3の治療法として注目されている．

1997年に血管内皮前駆細胞（endothelial progenitor cell：EPC）が成人末梢血中から発見され[1]，胎生期にだけ存在するとされていた脈管形成（vasculogenesis）が成体においても同様に存在することが示された．EPCは，骨髄由来の単核球分画に存在することが明らかになり[2]，骨髄単核球細胞を用いた血管再生治療が行われるようになった[3]．その後，末梢血単核球細胞移植治療や，遺伝子治療，蛋白治療，さらには体外衝撃波治療と，微小循環血流の改善を目的としたさまざまな血管再生治療法が開発され，臨床応用されている．

本項では重症下肢虚血に対して現在行われている血管再生治療について紹介しつつ，その機序や役割について解説する．

1 血管再生の機序

血管再生治療について述べるには，まず，血管再生の機序について理解しておく必要がある．

血管再生には，大きく分けて3つのメカニズムが知られている[4]．血管新生（angiogenesis）は古くからよく知られた現象で，既存の血管内皮細胞が増殖・遊走し新しい血管を芽出する．一方，動脈の狭窄・閉塞により細動脈に多くの血液が流れ込むようになると細動脈が側副血行路として成長し，側副血行路形成（arteriogenesis）を引き起こす．最後に，前述した骨髄由来のEPCが血流を介して虚血部位に至り血管内皮細胞に分化し新生血管を形成する脈管形成（vasculogenesis）である．これらの血管再生における細胞動態は，血管内皮増殖因子（vascular endothelial growth factor：VEGF）や線維芽細胞増殖因子（fibroblast growth factor：FGF）などの増殖因子によって制御されることもわかってきた．

当初，自己単核球細胞を用いた血管再生治療は，前記のうち脈管形成を介した血管再生を期待して臨床応用された．しかし，その後の研究で，移植された細胞の多くは血管外にとどまり種々の増殖因子を分泌して既存の内皮細胞の増殖・遊走を促進する，つまり血管新生に関与していることが明らかになった．そのため，より低侵襲で細胞調整を必要としない血管新生効果のある増殖因子を用いた蛋白治療や遺伝子治療，また，これらの薬剤の注入すら必要としない衝撃波治療が開発され臨床研究が進められている（図1）．

2 自己細胞を用いた血管再生治療

EPCが骨髄から動員され単核球分画に存在することが明らかになると，CLIに対して世界で初となる骨髄単核球細胞を用いた血管再生治療がわが国から報告された（TACT試験）[3]．治療後4週の評価で，安静時

細胞治療	蛋白/遺伝子治療	低出力体外衝撃波
・骨髄単核球細胞移植 ・末梢血単核球細胞移植	・bFGF 徐放化投与 ・多血小板血漿徐放化投与 ・遺伝子治療（VEGF，HGF）	

侵襲度

図1　血管新生治療の例（日本医科大学付属病院）
全身麻酔下で，腸骨から骨髄細胞を採取し，局所投与する自己骨髄幹細胞移植や，血管新生効果のある蛋白質であるbFGFを徐放剤と混合し，筋肉内に徐放化投与する方法がある．しかし，これらの手技は程度の差はあるものの侵襲的であるため，non-CLIの患者には適応とならない．そこで，非侵襲であり，すべての患者に適応となりうる新たな治療法の出現が望まれていた．
筆者らは，低出力体外衝撃波に注目し，この新規治療法による血流改善効果を検証している．

疼痛，組織酸素分圧，歩行距離などの項目が改善し，その効果は6ヵ月後まで持続した．その後，安全性と一定の効果が認められ，現在では，国内の一部の施設で高度先進医療として実施されている．そして，現在ではより低侵襲な方法として末梢血の単核球細胞を利用した血管再生治療も行われている[5]．

また，単核球分画からCD34陽性のEPCをより選択的に採取して，移植細胞として利用する試みもなされている．しかし，CD34陽性EPCと非選別の単核球細胞のどちらがよりCLIに有効であるかについては一定の見解は得られていない．

3 蛋白・遺伝子を用いた血管再生治療

血管新生がVEGFやFGFなどの増殖因子によって制御されていることがわかると，まずこれらの蛋白や遺伝子を単独で用いた血管再生治療が行われたが，いずれも十分な臨床効果を示すことはできなかった．これは，蛋白や遺伝子の単独投与では，生体内での短い半減期のため血管再生を促す効果発現の期間が不十分であったことが一因と考えられた．

この欠点を補うために，蛋白質を生体内で一定期間徐放化する生体吸収性マイクロスフェアを用いたFGF徐放化血管再生治療が開発された．骨髄単核球細胞移植による血管再生治療との比較では，両グループとも治療後4週時点で微小血流評価としての経皮酸素分圧や疼痛スケールで有意な改善を認め，2年後の下肢切断回避および生存率は同等であった[6]．これにより増殖因子の徐放化投与が，細胞治療の代替治療となりうることが示された．

一方で，より効果的な血管新生を促すため複数の増殖因子を同時に徐放化投与する方法が模索されている．多血小板血漿と前述の生体吸収性マイクロスフェアを用いて血小板に含まれる複数の増殖因子を包括的に徐放化投与する方法がそれである[7]．多血小板血漿の至適濃縮率や調製方法に関して明確な基準がないという問題はあるものの，低侵襲である点，安全性が高い点など利点も多く，今後の臨床応用に期待したい．

4 低出力体外衝撃波を用いた血管再生治療

さらに低侵襲な血管再生治療として低出力体外衝撃波治療が挙げられる．結石破砕用に開発された体外衝撃波の約1/10の低出力で衝撃波に血管新生効果があることが示され，重症虚血性心疾患に対して一部の施設で先進医療の承認のもと，臨床応用されている[8]．さらに，下肢末梢動脈疾患領域でも，臨床研究が進んでおり，その安全性と有効性が示されつつある[9,10]．

体外衝撃波による血管再生治療のみでCLIを治癒するだけの血流改善を得ることは難しいかもしれない．しかし，衝撃波治療は極めて低侵襲であるため，繰り返し施行することができる．その特性を生かし，他の血管再生治療や血行再建術と併用することでCLI加療へ応用することは可能である．

血管再生治療は，EVTやバイパス手術などの血行再建術にはない微小循環の改善効果が期待できる．しかし，動脈の閉塞部位から虚血部位まで動脈血流を誘導するには力不足であり，CLIに対する適応にも制限がある．また，血管再生治療は血行再建術が適応とならない，いわゆるno-optional patientが対象患者であるため，血行再建術が発達してきている現状においては，その適応はますます限られたものとなっている．難治性CLIに対する治療効果を最大限に高めるためには，血管再生治療を単独に行うよりも，ハイブリッド治療として，血行再建術と組み合わせて行っていく治療戦略が重要と考える．

文献

1) Asahara T, et al：Science 275：964-967, 1997
2) Asahara T, et al：Circulation Res 85：221-228, 1999
3) Tateishi-Yuyama E, et al：Lancet 360：427-435, 2002
4) Risau W：Nature 386：671-674, 1997
5) Minamino T, et al：Lancet 360：2083-2084, 2002
6) Takagi G, et al：Tissue Eng Part A 17：2787-2794, 2011
7) Kurita J, et al：Ann Thorac Surg 92：837-844；discussion 844. 2011
8) Kikuchi Y, et al：Circ J 74：589-591, 2010
9) Serizawa F, et al：Circ J 76：1486-1493, 2012
10) Tara S, et al：J Nippon Med Sch 81：19-27, 2014

【太良修平】

Take Home Message（編集者より）

- さまざまな血管再生治療法があるが，いずれも未だ臨床研究段階である．
- 微小循環の改善効果が期待されている．
- 標準的な血行再建との組み合わせも将来のオプションの1つである．

治療

13 重症下肢虚血のリハビリテーション

運動療法は, Fontaine 分類Ⅲおよび Ⅳ度の患者については原則禁忌とされる[1]. 重症下肢虚血 (CLI) では痛みや全身状態管理のために, 安静を余儀なくされ廃用症候群が生じる. CLI による局所組織の欠損は, 身体機能に影響する. また, 身体機能や ADL は, CLI 発症前から低下していることが多い. よって, 既に低下していた ADL や生活の質 (QOL) は, CLI の発症に伴いさらに低下する.

CLI 患者に対する血管リハビリテーション (vascular rehabilitation:VR) の最大の目的は, 病期や虚血部位, 合併症の有無により多少異なるものの, 身体機能改善により ADL や QOL を向上させ長期的には生命予後を改善させることである[2]. 以下で VR の意義と, 運動療法の短期的な目的, 実際の内容, 課題を解説する.

1 血管リハビリテーション (VR) の意義

VR は, 心血管疾患リハビリテーションにおける包括的プログラム[3]の概念のもと実施される. 包括的プログラムとは, 運動療法のみではなく, 教育や心理的アプローチを含んだ多職種協同で行われるものである[3,4]. これにより自発的な運動を習慣づけさせ, 運動コンプライアンスを改善させ, ADL や QOL の向上を図る[5]. 理学療法士および作業療法士は, 運動の目的と効果, 実施内容とその注意点, 動作方法などを理解できるよう実施する.

運動療法は, 虚血や創傷に配慮し, 痛みを増悪させることなく実施可能である[6]. そのため全身状態が高度に不良で運動により生命維持が脅かされる場合を除けば, すべての CLI 患者に必要であることに議論の余地はない.

2 運動療法の短期的な目的と実際の内容

実際の内容は, 筆者の所属施設における標準的なものを記述する. CLI を除いた下肢 PAD への運動療法は, 有用性が確認されており, ガイドラインが作成されている[7]. これに対し CLI に対するガイドラインは作成されていないのが現状である.

年齢や体重, 冠動脈疾患や糖尿病合併, 透析の実施や腎機能の程度, 閉塞の程度と緊急手術の実施, 足関節血圧などは, FINNVASC や PREVENT Ⅲ, BASIL study の生命予後や非切断生存の予測変数である[8]. CLI 患者のこれらの指標の確認は, 退院後の生活を予測した運動療法の実施のために重要である. これら以外にも痛みや創傷の程度, 臥床期間, 入院前 ADL の程度は, 退院時 ADL に強く影響するため, 運動療法の実施は対象者の状態に合わせテイラーメイドな対応が必要である[9].

運動療法の実施は, その目的やメリットとデメリットを考慮し, 個別もしくは集団のどちらかを選択する. 主な実施内容は, 有酸素運動 (aerobic exercise:AE) やレジスタンストレーニング (resistance training:RT), 関節可動域練習 (range of motion:ROM), ストレッチ, 基本動作練習や ADL 練習である. 歩行に代表される AE は, 生命予後改善のために必要であるが, 虚血や創傷, 痛みにより困難な場合もある. その場合には坐位での AE など, 異なる様式を選択して実施する. RT は, 下肢は痛みや創傷部に配慮して実施し, 上肢も含めて数種類実施する. ROM, ストレッチ, 基本動作や ADL 練習は CLI 患者の状態により内容を考慮し, 潰瘍がある場合には, 反復する外傷が加わらないように実施する. また, 歩行による足部の摩擦を軽減するために, 免荷装具や補助具を使用する. 創傷部の虚血を誘発する運動や物理療法は医師と相談したうえで実施する. 末梢血流の改善目的に, Ratschow 下肢ストレス試験動作, 炭酸浴, 超音波, 骨格筋電気刺激などの実施も考慮する.

a 入院後血行再建前に運動療法を実施する場合

主な目的は生命の維持, 運動耐容能改善, 運動機能の改善である. 実施内容は創傷部以外の ROM (図1) や RT, バランス練習, 有酸素運動, 免荷歩行練習 (図2) である. 感染や炎症がある場合には, その部位や走行する筋を避けて実施する必要がある.

b 血行再建後に救肢が可能であった場合

主な目的は, 「a項」のものに ADL や QOL 向上, 歩行動作獲得が加わる. 実施内容は, 「a項」のものに加え, フットケアを念頭に入れた運動療法[9]を実施す

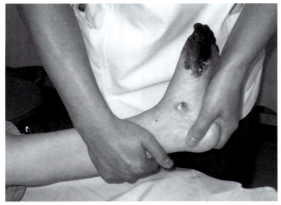

図1 関節可動域練習
創傷がある前足部への負荷を避け，足関節の関節可動域練習を実施する．

る．創傷部へのメカニカルストレスを軽減させるための，ROM や RT，バランス練習などを実施し，新たな潰瘍や胼胝の発生を予防する．より機能的な免荷移動動作獲得のための動作練習を実施する．

c 血行再建後に切断になってしまった場合

　主な目的は「b項」のものに移動動作獲得と介助量軽減が加わる．自立歩行獲得が困難な場合には，代替移動動作の練習が必要である．移動動作は，切断肢の状態や身体機能，生命予後，退院後の環境など多面的に評価して決定する．義足やインソールなどのフットウェアは，目標とする移動動作に合わせて作製する．たとえば大切断後の義足選定は，歩行動作獲得が目標であれば機能的義足を，歩行動作獲得困難であれば装飾用義足を作製する．車いす駆動介助が生活の主軸であるならば，車いすの購入やレンタルが必要である．小切断後は，荷重による潰瘍や胼胝形成など足部損傷の予防目的にインソールや靴形態の検討が必要である．フットケアを念頭に入れた運動療法は，救肢の場合同様に重要である．

d 血行再建および切断が困難であり内科治療や再生医療が行われる場合

　目的は「c項」と同様である．運動の実施は，虚血による痛みへの配慮と創傷部の免荷を念頭に入れ，可能な限り RT や AE を実施し運動耐容能や生命予後を改善させる必要がある．

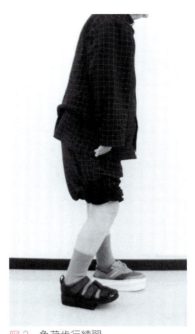

図2 免荷歩行練習
右側は中足部から後足部を補高したフットウェア．左側は足底全面を右側の補高と同程度補高したフットウェア．創傷のある前足部を免荷させるための適切なフットウェアを選定し，装着した歩行練習である．足の踏み切りを起こさせないよう指導する．

e 生活期（退院後）の場合

　目的は生命予後改善，再発予防，運動耐容能改善である．救肢や小切断の場合には，外来集団療法での運動継続を検討する．大切断に至った場合には，回復期病院転院や地域，家庭での運動の継続が必要である．以後生涯にわたり，身体機能に合わせた AE や RT の継続的な実施が望まれる．

3　課題

　CLI に対する運動療法の効果は，報告が少ない[3]のが現状である．運動療法は，CLI のさまざまな病期において，十分に効果が期待できる．そのため病期に合わせた CLI へのリハビリテーショの早急なエビデンスの確立が求められる．

文献
1) 松尾　汎：心臓リハビリテーション **14**：34-38，2009
2) 土田博光：心臓リハビリテーション **16**：77-80，2011
3) 野原隆司ほか：心血管疾患におけるリハビリテーションに関するガイドライン（2012年改訂版），日本循環器学会ほか，p16，2012（ホームページ公開）
4) 土田博光：日内誌 **97**：351-357，2008
5) Davies EJ, et al：Eur J Heart Fail **12**：706-715，2010
6) 日本理学療法士協会：理学療法診療ガイドライン（第1版），2011（ホームページ公開）
7) Norgren L, et al：N Engl J Med **344**：1608-1621，2001
8) Moxey PW, et al：J Vasc Surg **57**：1-7, 2013
9) 大塚未来子：身体機能・歩行動作からみたフットケア，野村卓夫ほか（編），文光堂，p130-132，2016

【大関直也】

Take Home Message（編集者より）

- 潰瘍がある場合のリハビリテーションは非常に難しい．
- それぞれの診療科の意見のバランスをうまく取りながら，適切な負荷量を決定していく必要がある．
- CLIの場合には「リハビリしておいて」というのみではなく，"何を"，"いつ"するか？ ということを症例ごとに決めるべきである．

治療

14 在宅管理・退院調整

糖尿病患者や透析患者は足病変を発症しやすく，重症下肢虚血(CLI)性潰瘍に移行することも少なくない．CLI治療は長期化することも多い一方で，厚生労働省は医療費抑制を図って入院日数の短縮，ベッド数の削減などを求めており，CLIの長期入院加療は困難である．そのため，在宅においても地域包括ケアシステムを基盤とした創傷管理が必要であり，筆者の所属施設（吉川内科医院，以下当院）では高次機能病院と在宅医療チームが連携する地域包括ケアシステムを構築した．また，下肢潰瘍の有効な治療法の一つである局所陰圧閉鎖療法(NPWT)においては，当院独自の在宅NPWTシステムを考案した．

以下では，地域包括ケアシステムおよび在宅NPWTシステムについて，在宅で創が治癒したCLI症例経過とともに紹介し，CLIの在宅管理・退院調整について考える．

1 在宅管理を行う環境整備

a 社会環境の変化に伴う当院の組織改革

当院は，各種専門外来，入院病棟，透析，在宅部門を持ち，地域医療に従事してきた．2002年に慢性創傷（糖尿病性足潰瘍，褥瘡など）の専門的治療を開始し，2006年には大学病院など高次機能病院との連携の中で，慢性創傷治療システムを確立した．また，2009年にフットケアシステムを確立し，予防ケアを行ってきた．

一方，2014年4月の厚生労働省のベッド数削減方針により，入院病棟（23床）を閉鎖し単独強化型在宅支援診療所となった．その後，入院病棟で行ってきた創傷治療を積極的に外来診察/在宅診察・訪問看護に移行し，当院のスタッフ，高次機能病院スタッフ，ケアマネージャー，医療ソーシャルワーカーなどと連携した地域包括ケアシステムを構築した．

b 当院の創傷治療に対する考え方

当院では，CLI移行の阻止に足病変の早期発見・早期治療と，創の再発予防にはフットケアの充実が必須であると考え，「創傷治療と予防ケアの融合」を基本としている．このため，フットケアは外来・透析室のみならず，在宅でも訪問看護時に実施している．しかし，患者状況によっては潰瘍形成を完全に阻止することは困難であり，創形成時には高次機能病院での適切な治療が必要となる．

当院の透析患者における創傷治癒，未治癒例の生存分析では，未治癒例は感染症などの併発により極端に生存率が低く（1年後28.6%，2年後4.2%，3年後0%），CLIは創の治癒なしに救肢・救命は望めないと考える．一方，CLI患者では基礎疾患の悪化，消耗性疾患や悪性腫瘍の罹患，認知症の悪化，高齢による老衰などにより創治癒が望めず，緩和的ケアに移行して疼痛緩和・感染制御に徹すべき症例もある．

創傷管理において積極的治療する創と，創治癒ではなく緩和的ケアに移行すべき創を明確に区別する必要性がある．

2 CLIの在宅治療に求められるポイント

a 在宅環境の病室化

高次機能病院を退院したCLI患者がスムースに在宅治療に移行するには，在宅での生活環境や治療環境を一部病室化することが望ましい．在宅生活環境の整備はケアマネージャー，ヘルパー，医療ソーシャルワーカーなどと連携し，居室，トイレ，浴室など患者の身体状況にあった調整が必要となる．

また，在宅での治療環境には，担当する訪問看護師/医師の診療体制を整備し，創部の洗浄・処置，安静・除圧環境，治療材料などを含めたケア環境も必要となる．創部の洗浄や治療に必要な医療材料をベッドサイドに持ち込み，創部安静を保持する除圧補助具，ヘルパーなど介護スタッフの人的配置，家族への介護指導なども検討，実施する．人，生活/治療環境が整えば，在宅においても外科的デブリードマン，NPWT，抗菌薬の全身投与など，入院治療とほぼ変わらない治療が可能となる．

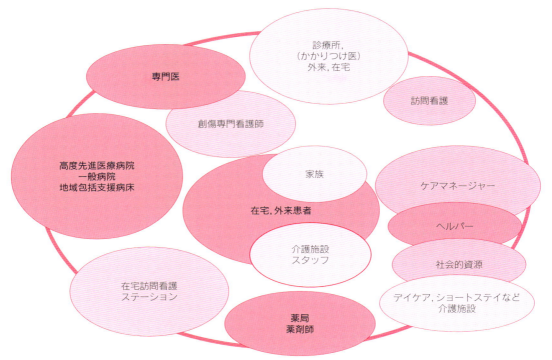

図1 在宅創傷治療の基盤となる地域包括医療システム
(吉川昌男：WOC Nursing 4 (11)：45-52, 2016 より引用)

b 地域包括ケアシステムの構築

1) 高次機能病院との病診連携

CLI による在宅創傷治療は，高次機能病院と密に連携し，CLI 発症時には速やかに入院して血行再建術（血管内，外科的），冠動脈などの評価・治療，形成外科的治療（小切断，皮弁，植皮など）を行い，退院後には在宅/外来で保存的治療（基礎疾患管理，局所創傷治療，薬物療法，LDL アフェレーシスなど）を実施する．

2) 地域包括ケアシステムでの連携

CLI によるの在宅創傷治療には，在宅治療チーム（訪問/外来医師，訪問/外来看護師，家族など介護担当者，ケアマネージャー，ヘルパー，在宅理学療法士，栄養士，薬剤師，医療ソーシャルワーカーなど）と高次機能病院などが連携した地域包括ケアシステムの構築が必要となる(図1)．システム内のスムースな連携には，全関係者が患者情報を密に交換し状況認識を共有することが求められる．単なる書類上での引き継ぎでなく，退院時などのタイミングで関係者が一堂に会した調整会議で，在宅での治療および生活の方向性を統一し，退院後も積極的な情報交換を継続することが重要である．

c 在宅 NPWT システムの構築

NPWT は創面をフィルムドレッシングで密封し，フィルムに装着したシリコンチューブで吸引することで，創部を陰圧に保ち滲出液や老廃物を排除して肉芽形成を促進する．糖尿病性足潰瘍などに対する有用性は国内外で報告されているが[1-4]，日本では NPWT の在宅使用は未認可で簡易なものしか存在しない．そこで，当院では RENASYS EZ 陰圧維持管理装置（スミス・アンド・ネフュー ウンドマネジメント社）を用いて独自の在宅 NPWT システムを作製し(図2)，創処置のみでは治癒が難しい症例に使用している．

在宅 NPWT（吸引圧：-100～-200 mmHg，適宜調整）は，創部汚染に対する処置（頻回洗浄，デブリードマン，軟膏処置，全身的抗菌薬投与など）後に実施するが，在宅環境下での創処置や在宅 NPWT は十分に可能である．創部安定時には2回/週の訪問で創処置と NPWT 装置の交換を基本とするが，訪問看護師が創部汚染状況で NPWT 装置を交換すべきと判断した場合や，訪問時間外に患者/介護者が異常（リークなど）を認めた場合は，速やかな当院医師への連絡により夜間・休日も緊急往診で対応する．

在宅 NPWT は創部洗浄・滲出液コントロールなど

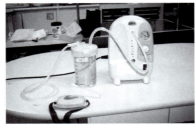
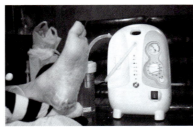
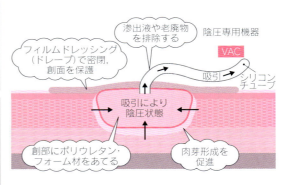

図2 在宅NPWTシステム（吉川医院考案）
（b，吉川昌男：WOC Nursing 4（11）：45-52, 2016より引用）

の頻回処置の軽減につながり，訪問看護の人的効率向上や介護者の負担軽減となるうえ，消費医療材料（ガーゼなど）の削減など医療経済面の負担も軽減される[5]．当院では以前より医師/看護師がNPWTに関する専門技術の獲得に努めており，在宅NPWTの開始時にも訪問医師/看護師の対応に大きな問題は生じなかった．しかし，NPWTの実施経験がない施設が新規に在宅NPWTを開始する場合には，経験を積んだ専門医師/看護師の何らかの関与が必要になると考える．

d 在宅治療における今後の課題

CLI患者の在宅治療には専門医師/看護師の担う役割が非常に大きいが，現時点では専門看護師の所属先や，在宅治療のどの部分に・どこまで関与すべきかなどが明確でない．在宅治療における専門医師/看護師の立ち位置の確立が今後の課題と考える．

以下にCLI患者に対する在宅治療の実際を紹介する．

症例

92歳・男性，糖尿病歴42年・前立腺癌治療中の患者である．CLI（潰瘍あり）で大学病院形成外科に入院．A病院で左下肢動脈（浅大腿動脈＋前脛骨動脈）の血管内治療（血行再建術）後，大学病院で足尖部切断・足底感染部切除したが，不穏が出現して入院継続が困難となり当院で在宅治療を開始した（図A①）．

訪問看護師の介助で自宅浴室でのシャワー浴，創部洗浄後の軟膏処置，妻への指導を含めた日常生活援助を連日（5回/週）実施し，必要時に医師往診によるデブリードマンを実施した．7病日には創状況から訪問看護回数を減らし（3回/週），14病日からはNPWT（足底部）とドレッシング材による閉鎖療法（足尖部）を開始した（図A②）．NPWT中には腱・骨切除，小まめなデブリードマンを行い，フィブラストスプレーを使用した．順調な創縮小を認め52病日には術前wound bed preparation（WBP）を完了した（図A③）．

大学病院に9日間入院して植皮術を受け（術後早期退院の予定もあり入院中不穏なし），退院後は当院訪問看護（2回/週）を継続して105病日に治癒，予防ケアに移行した（図A④）．フットウエアを作製後，杖使用での室内歩行を開始し，室外廊下，自宅の階段昇降，外出（1回/週，一部車椅子・家族介助）と活動を拡げ，3ヵ月後には念願であった家族との温泉旅行（タクシー，バス，電車利用）も達成でき，「もう一度行きたい」とリハビリを継続している．

6. 重症下肢虚血

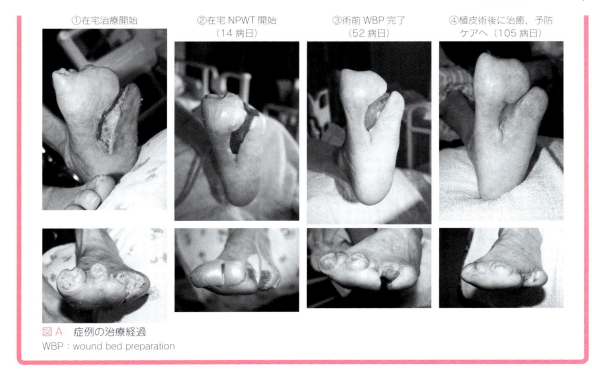

図A　症例の治療経過
WBP : wound bed preparation

　ここで紹介したように，患者を中心に各職種が密に連携した地域包括ケアシステムの構築，在宅NPWTシステムの活用などにより，長期治療を要することの多いCLI症例も創治癒を目指した在宅治療を可能とすることができると考える．

文献
1) 波利井清紀ほか：形成外科 57：169-179, 2014
2) Blume PA, et al：Diabetes Care 31：631-636, 2008
3) Zhang J, et al：Plast Reconstr Surg 134：141-151, 2014
4) Chan SY, et al：Diabet Foot Ankle 5：24718, 2014
5) Stryja J, et al：Rozhl Chir 94：322-328, 2015

【浦山佳代・吉川昌男】

Take Home Message（編集者より）

- 入院期間が長くなりがちなCLI診療に対する光明を示していただいた．編集者は著者のCLI患者の在宅診療への気合いに感服した．

治療

15 医療連携

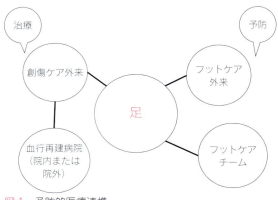

図1 予防的医療連携

「団塊の世代」が後期高齢者となる2025年問題に代表される高齢者の増加や，生活習慣病による高血圧や糖尿病患者の増加に下肢PADの患者数も比例し増加することが容易に予測される．下肢PAD患者がすでに増えつつある状況で今後最優先されるべきことは，そのような患者を「重症化させない」ことにあるといえる．「重症化」とは実際の下肢虚血の症状では，Fontaine分類Ⅲ・Ⅳ度，Rutherford分類4～6群の安静時疼痛，潰瘍，壊疽，壊死に相当する．これが重症虚血肢（CLI）であり，血行再建の適応となる下肢虚血である．

しかし，血行再建術適応時期にまでなると今後，再度の血行再建，合併症を発症するなどのリスクが高まり下肢を救うには時期としては遅いといえる．そのため重症下肢虚血に陥らせないための予防的医療連携が必要である（図1）．

1 日常診療における足の観察

重篤な足潰瘍に陥らないよう医療者ができることは，まず患者に足を見せてもらうことである〔下肢チェック頻度は，糖尿病足病変国際ワーキンググループインターナショナル・コンセンサス(表1)を参照〕．
一方，唐突に「足を見せてください」と患者に話しかけても「はいわかりました」とすぐに足を見せてくれるケースは少ない．まずは，医療者が下肢・下肢虚血に対する知識を持ち，各分野の専門性を活かしたアプローチをしなければならない．医師，看護師はもちろんのこと，臨床検査技師，管理栄養士，理学療法士，義肢装具士などが多角的に関わる必要がある．フットケア外来，創傷ケア外来にも上記のスタッフが関わり重症下肢虚血予防活動を行うことが望ましい（表2）．また，[1]個別指導だけではなく集団指導も行い，できるだけ多くの患者を対象とするための活動も効果的である[1]．

2 透析クリニック，フットケア外来など

糖尿病患者が多く存在する透析クリニックでは，CLIに移行する患者は少なくなく，予防的医療連携が最も必要である．しかし，下肢虚血を専門にした医師

表1 糖尿病足病変リスク分類

グループ	リスク	3年後の発症率（％）潰瘍	3年後の発症率（％）切断	適切な診療間隔（足の診療，指導）
グループ0	神経障害（−）	5.1	0	1年に1回
グループ1	神経障害（＋）足の変形（−）末梢動脈神経（−）	14.3	0	半年に1回
グループ2a	神経障害（＋）足の変形（＋）末梢動脈神経（−）	18.8	2.0	3ヵ月ごと
グループ2b	神経障害（＋）足の変形（＋）末梢動脈神経（＋）			
グループ3a	足潰瘍の既往（＋）	55.8	20.9	1～3ヵ月に1回
グループ3b	足潰瘍の既往（＋）	84.2	36.8	

（糖尿病足病変国際ワーキンググループ　インターナショナル・コンセンサス）

表2 多職種のCLI予防

職種	CLI予防活動内容
医師	血流の評価，生活指導
看護師	爪切り，肥厚爪グラインダー削りなどのフットケア，生活指導
臨床検査技師	ABI・SPP検査などの検査結果説明
管理栄養士	食生活指導，糖尿病生活指導
理学療法士	関節可動域，運動機能測定，歩行指導・靴の評価，創の免荷
義肢装具士	靴の評価・選び方，除圧靴の作製，足底板の作製

も少ないためハイリスク患者を早期に発見することが困難になってしまう場合がある．2016（平成28）年度の診療報酬改訂において，すべての人工透析患者の下肢チェックが急務であることが明らかとなった．「下肢末梢動脈疾患指導管理加算」が新設され，CLI患者をスクリーニング・評価し下肢治療の専門病院との連携を行うという[2]領域の垣根を越えた専門的治療への移行が可能となった．

前述のように医師によるスクリーニングが困難な場合，医師への提言も大事だが創傷ケア・フットケア外来などで，予防的フットケアへの関わりや，メディカルフットケアが国家資格であるドイツ式のフットケア技術を外部企業の研修で学ぶなどした技術（爪切り・グラインダーなど）の取得，下肢潰瘍予防生活指導・糖尿病生活指導方法に習熟した看護師の育成も必要である（フットケアの手技についてはp128参照）．その

ような看護師が各部署においてCLIに移行しないよう介入することは，円滑な医療連携を図るための有効な手段である．

文献
1) 日本糖尿病教育・看護学会（編）：糖尿病看護フットケア技術（第3版），日本看護協会出版会，2013
2) 大浦紀彦：「下肢末梢動脈疾患指導管理加算」（下肢救済加算）の基礎知識と実践，糖尿病ネットワーク，2016 (http://www.dm-net.co.jp/footcare/medical-fee/)

【髙橋知世美】

Take Home Message（編集者より）
- PAD診療において，特に下肢救済の面で医療連携は極めて重要である．

7 無症候性の下肢動脈疾患の問題点

1 下肢動脈病変の存在と下肢虚血の存在の乖離

　健常者では下肢へは余裕を持って血流が供給されているため、栄養血管に多少の病変が生じても虚血の域に達することなく経過しうる。加えて、特に膝下動脈領域では、複数の動脈が交通枝を持ちながら走行するため、血管が1本閉塞しても、交通枝を介して血流が供給され、下肢は虚血を免れることができる。

　さらに、閉塞性動脈硬化症のように慢性の経過をたどる場合は、侵された主幹動脈の周囲に側副血行路が発達し、下肢は重度の虚血にさらされずに済むことも多い。血管病変と虚血は次元の異なる概念であって、「下肢動脈疾患（arterial disease）」（下肢動脈の病変の存在）は必ずしも「下肢虚血疾患（ischemic disease）」（下肢が虚血にさらされている状態）とはならない点に留意する必要がある（図1）。

　こうした点に加え、血管病変と虚血の関係を論じるうえでは、下肢虚血検査の限界にも言及しておかねばならない。すなわち本当は虚血があっても虚血検査指標は正常値を示すことがある。特に足関節血圧やABIでは、血管に石灰化を認める場合、血管のコンプライアンスが低下し、検査結果は偽高値を示しうる[1]。また他の虚血検査においても、検査誤差のため一定の確率で虚血を同定できなかったり、機器の取り扱いに熟練を要するために検者によっては正確に評価できなかったりする可能性があり、注意が必要である（図1）。

2 下肢虚血の存在と下肢虚血症状の存在の乖離

　下肢虚血の重症度と下肢虚血症状の重症度についても、互いに一対一に対応するわけではない。

　まず、間欠性跛行症状が出現するかどうかは、患者の日常生活動作（ADL）に大きく左右される。間欠性跛行は運動時の血流の需給バランスの破綻が顕在化したものである。すなわち、血流の供給量が、安静状態の組織の栄養には十分であっても、運動時の需要を満たせなければ、組織は運動時に相対的虚血に陥り、跛行症状が出現する。裏を返せば、たとえ血流の供給量が運動時の需要を満たないレベルであっても、患者自身がそうした運動をしなければ、間欠性跛行は出現することはなく、無症候のまま経過することになる。

　次に、安静時疼痛（Fontaine分類Ⅲ度）と潰瘍・壊疽（同Ⅳ度）に関しては、虚血の程度でみると後者のほうがより軽度の虚血で出現しうる。これは、組織の修復には通常組織を養う以上の豊富な血流が必要になるためである。実際、安静時疼痛と潰瘍・壊疽に対応

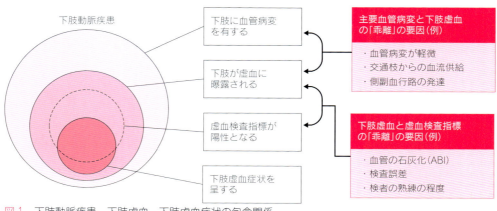

図1　下肢動脈疾患、下肢虚血、下肢虚血症状の包含関係

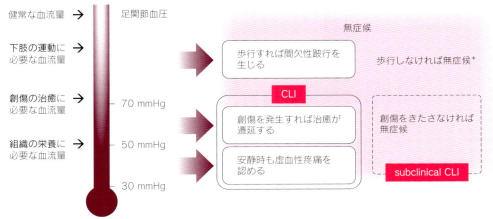

図2 下肢虚血と虚血症状との関連（subclinical CLI の実態）
下肢虚血の重症度は、①運動時であっても十分に下肢血流が確保されている段階（無症候の段階）、②安静時であれば十分に血流が確保されているが運動時には相対的な不足に陥る段階（運動すれば間欠性跛行を来しうる段階）、③安静時であれば十分に血流が確保されているが創傷治癒には不足する段階（創傷が発生すると治癒が遷延し虚血性潰瘍・壊疽を呈する段階）、④安静時であっても血流が不足する段階（安静時疼痛を呈する段階）とまとめることができる。歩行せず、創傷が発生しないかぎり、虚血が重度でも無症候で経過しうる（subclinical CLI）。
＊無症候にとどまる他の要因：神経障害，末梢側のみの血管病変（本文参照）．
（髙原充佳：脈管学 57：139-144, 2017 より引用，改変）

する典型的な足関節血圧はそれぞれ 30〜50 mmHg，50〜70 mmHg とされている．創傷がない状態では組織を十分栄養できていても（安静時虚血をきたさずに済んでいても），ひとたび創傷が発生すると，組織修復時の需要を満たせず，虚血性潰瘍・壊疽を呈することになる．

3 潜在的重症下肢虚血 (subclinical CLI)

ここまでの検討を踏まえれば，日頃あまり出歩くことのない無症候の患者が（Fontaine 分類 I 度），間欠性跛行（同 II 度）を呈しないまま重度の虚血に至り，突然，安静時疼痛を訴えたり（同 III 度），小外傷を契機に虚血性潰瘍・壊疽を呈したり（同 IV 度）しうることは容易に理解できる．このように，無症候であっても重度の虚血にさらされていれば CLI に移行するリスクは高く，こうした「重度の虚血を有しながらも無症候でいる状態」は潜在的重症下肢虚血（subclinical CLI）[2] や慢性潜在性下肢虚血（chronic subclinical limb ischemia）[1] と呼ばれ，他の無症候患者と区別して扱われる（図2）．

実際，subclinical CLI は CLI の重要な発症母地となっており，筆者らの検討でも，CLI を発症した患者の半数は間欠性跛行の既往を欠いていた[3]．さらに間欠性跛行の既往を欠いていることとの関連因子として，①CLI 発症前からの ADL 低下（車いす生活や寝たきりであって自立歩行できていないこと），②糖尿病の併存，③維持透析中の3つの因子を同定した（図3）[3]．ADL 低下が subclinical CLI の要因となることは前述のとおりで，糖尿病については，神経障害のため虚血性の疼痛を感じにくくなっていた可能性が挙げられよう．また，糖尿病と維持透析に関しては，病変の局在が関与しているかもしれない．すなわち，糖尿病と維持透析では膝下血管にのみ病変を認め，近位側は侵されずにいることが多い．一般に跛行症状は障害血管の遠位側の骨格筋に認めるとされており，糖尿病や透析患者では大腿や腓腹部に典型的な跛行症状が出ることなく経過していた可能性がある．いずれにせよ，こうした臨床背景を有する患者では，subclinical CLI から CLI 発症に至るリスクが高いと考えられ，注意を要する．

4 無症候性 PAD の有病率とスクリーニング

無症候性の下肢 PAD の有病率は症候性下肢 PAD の 2〜5 倍と見積もられており，下肢 PAD 患者の中では最も頻度が高い[4]．一般住民では数％が無症候性 PAD に罹患しているとされ，高齢者ほどその有病率は高く

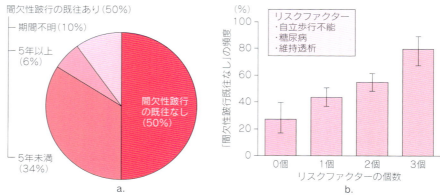

図3 間欠性跛行とCLIリスクファクターの関係
aはCLI患者における間欠性跛行の既往の頻度．跛行既往を有さないことのリスクファクターは，自立歩行不能（CLI発症前），糖尿病，維持透析であり，これらのリスクファクターが集積するほど跛行既往なしの頻度が高かった（b）．
（Takahara M, et al：J Atheroscler Thromb 22：718-725，2015 より引用，改変）

なる．

無症候性PADのスクリーニング方法としては，精度・簡便性の観点からABIが推奨されることが多い[1,2]．ただし，無症候性PADのスクリーニングの医療経済的な有用性は今のところ不明である[5]．特に，後述するように，無症候性PADが見つかった場合に，PADのない患者と差別化して管理するメリットについては十分なエビデンスが確立されているわけではない．また，PAD罹患のハイリスク集団である糖尿病患者や腎不全患者では，血管の石灰化のためABIが偽高値となるリスクが高く，ABIが正常であっても下肢虚血が潜在している可能性は否定できない[6]．エビデンスに基づいたスクリーニングシステムの確立が急務である．

5 無症候性PAD患者の症候性PADへの進展リスク

無症候性PAD全体で見れば，一般に，下肢PADの病状が「進行」する確率は低いと認識されており，過去の研究でも，間欠性跛行に移行するのは5年で10％，血行再建術の適応となるのは同1％程度とされている[7]．ただし，これまで述べてきたように，臨床症状の重症度は虚血の重症度と別物であり，こうした既報が本当に「病状の進行が緩徐である」ことを示しているのか，その解釈には慎重を要する．実際，糖尿病を併存した無症候性PAD患者では，6年間で3％の症例がCLIを発症し，その約半数が下肢大切断を受けたとも報告されており[8]，こうした症例はsubclinical CLIかそれに極めて近い状態であった可能性もある．

本来なら，subclinical CLIとそれ以外の無症候性PADとは分けて管理されるべきであるが，現実問題として，実臨床において，無症候性PAD患者全例の下肢虚血を詳細かつ正確に把握することは困難と思われる．臨床上subclinical CLIの可能性を完全に否定できないのであれば，せめて，無症候性PADの中にはsubclinical CLIが一定の頻度で紛れ込んでいるということを常に心にとどめ，フォローしていくことが肝要と考えられる．

なお，下肢PADに対する「予防的」な観血的治療の正当性は現時点では証明されておらず，無症候性PAD患者には下肢病変に対する血行再建の適応はない[2]．さらにsubclinical CLIをそれ以外の無症候性PADを差別化してどう管理していくべきか結論は出ておらず，今後のエビデンス確立が待たれる．

6 無症候性PAD患者の心血管疾患の発症リスク

無症候性PADには虚血の程度がさまざまな症例が混在しているため，その転帰をひとくくりに論じることは難しいが，少なくともすでに血管病変を有していることは紛れのない事実である．下肢の虚血は，将来の心血管疾患のリスクが高いということのマーカーでもあり，したがって，健常人と比べれば，無症候性PAD患者は，動脈硬化の観点でハイリスクな集団と捉えることができる．実際，無症候性PAD患者のイベント発生率は症候性PADと同等で，健常者よりも高

い[9,10]．

すなわち，無症候性 PAD 患者の管理目標は，動脈硬化性疾患の発症予防と進行抑制と位置づけることができる．ただその管理方法については，十分なエビデンスは確立されておらず，無症候性 PAD 患者に対する抗血小板薬の有用性も証明されていない[5]．現時点では，下肢 PAD を有さない一般の集団と同様，動脈硬化のリスク管理と生活習慣の改善を行うことが推奨されているが[2]，厳密にはこれも無症候性 PAD 患者で有用性が証明されたわけではない．たとえば，心血管疾患リスクの高い糖尿病患者に対する過度の血糖降下治療はむしろ有害であることも指摘されており[11]，無症候性 PAD を呈する糖尿病患者に対しても同様のことがあてはまる可能性がある．エビデンスに基づいた管理戦略の構築が急務である．

文献

1) Norgren L, et al：J Vasc Surg 45（Suppl S）：S5-S67, 2007
2) 宮田哲郎ほか：末梢閉塞性動脈疾患の治療ガイドライン（2015 年改訂版）．日本循環器学会ほか（ホームページ公開）
3) Takahara M, et al：J Atheroscler Thromb 22：718-725, 2015
4) Hirsch AT, et al：J Am Coll Cardiol 47：1239-1312, 2006
5) Conte MS, et al：J Vasc Surg 61（Suppl）：2S-41S, 2015
6) Takahara M, et al：Atherosclerosis 235：76-80, 2014
7) Leng GC, et al：Int J Epidemiol 25：1172-1181, 1996
8) Belch J, et al：Br Med J 337：a1840, 2008
9) Hooi JD, et al：Scand J Prim Health Care 16：177-182, 1998
10) Diehm C, et al：Circulation 120：2053-2061, 2009
11) The Action to Control Cardiovascular Risk in Diabetes Study Group：N Engl J Med 358：2545-2559, 2008

【髙原充佳】

Take Home Message（編集者より）

- 「重度の虚血を有しながらも無症候でありうる」というのは冠動脈と同じ考え方である．
- subclinical CLI というコンセプトを理解し，polyvascular disease としてより厳密なリスク評価を考慮するべきである．

TOPICS　カテーテル治療の匠！

逆行性アプローチ

逆行性アプローチの意義

　血行再建を成功させるには当然のことながら，病変部にワイヤ通過をさせることがまず必要であるが，閉塞病変ではときに難渋する．順行性アプローチ（antegrade；Ante）のみでのワイヤ通過が困難な場合，逆行性アプローチ（retrograde；Retro）を併用することで，その成功率は格段にアップする．

　体表面エコーやIVUSを用いることにより，膝上（AK）動脈領域においては，Anteのみでワイヤ通過できることも多く，また浅大腿動脈（SFA）領域においては，最近リエントリーデバイスも使用できるようになり，これらの背景をふまえ，AK領域においてRetroを必要とする機会は年々少なくなってきている印象である．一方で膝下（BK）動脈領域においては，血管径や石灰化などのアーチファクトから超音波検査が有用でない場合も多く，長区間の閉塞病変へワイヤを通過させるには，Retroを必要とすることがしばしばある．末梢動脈疾患（下肢PAD）患者へのカテーテル治療（EVT）を行うにあたり，必ずマスターしておくべき手法の1つと考えられるものであり，本手技について解説する．

方法について

　Retroは大きくTCAとDPの2種に分類されるが（表A），それぞれの長所・短所をよく理解したうえで，より確実で，かつ安全性の高い手法を選択する必要がある．なお，不成功に終わった際には，術前より虚血が悪化することもあり，その施行には注意を要する．

1）trans collateral approach（TCA）

　側副血行路を経由するアプローチのことであり，必ずしもすべての症例で行えるわけではない．目標血管遠位部に対し，上流方向へ流入する側副路で，かつ屈曲が少なく，また血管径が細すぎないもの，また合流部から近位部に十分なのりしろのある側副路がよい適応となる．しかしTCAを確立できた後も，ワイヤ操作が困難であったり，使用した側副路の損傷を生じたりする可能性もあり，必ずしも手技

表A　逆行性アプローチにおけるDPとTCAの違い

	distal puncture（DP）	TCA, trans pedal arch
長所	・ガイドワイヤ手技が容易	・追加穿刺不要
短所	熟練が必要 ・穿刺周辺の血管損傷 ・出血性合併症 ・A-Vシャント，スパスム	ガイドワイヤ手技が難しい ・側副路損傷の可能性
成功率	高い	高いとはいえない

表B　SFA-BK病変に対するDP選択肢

穿刺部分類	穿刺部位	X線装置角度	圧迫止血	患者体位変換
浅大腿動脈直接穿刺法	正面穿刺（frontal puncture）*Omote-pun	contra-lateral	△	不要
	側面穿刺（side puncture）*Yoko-pun		×	患肢屈曲
膝窩動脈直接穿刺法	表穿刺（frontal popliteal puncture）	ipsi-lateral	×	不要
	裏穿刺（(classical) popliteal puncture）*Ura-pun	frontal	○	足挙げ or 腹臥位
遠位部動脈穿刺法	高位前脛骨穿刺（high antero tibial puncture）	ipsi-lateral	×	不要
	（遠位部）前脛骨穿刺（antero tibial puncture）		○	
	（遠位部）後脛骨穿刺（postero tibial puncture）	contra-lateral	○	
	（遠位部）腓骨穿刺（peroneal puncture）	ipsi-lateral	×	
	足背穿刺（dorsalis pedis puncture）	frontal	○	
	足底穿刺（plantaris puncture）*Soko-pun	contra-lateral	△	
	中足骨穿刺（metatarsal puncture）*Yubi-pun	frontal	○	

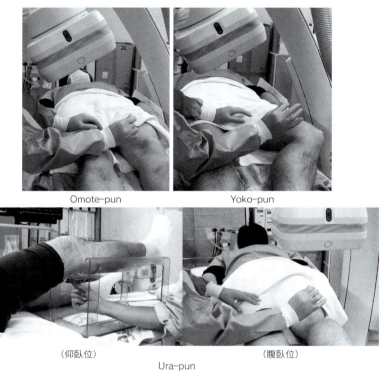

図A　患者の体位/肢位変換が必要な DP

成功率が高いとはいえない.
　また，使用可能な側副路が閉塞部末梢への唯一の流入血である場合には，血管損傷による虚血悪化の懸念から，基本的に TCA は推奨されない．なお，足底動脈弓（pedal arch）を介した逆行性アプローチ手技もその特徴は TCA と似る.

2）distal puncture（DP）

　病変部遠位の血管を逆行性に直接穿刺するアプローチのことであり，手技に慣れは必要なものの，一旦ルートを確立できた後はワイヤコントロールが容易で，成功率は高いと考えられる．SFA から BK 領域に対する EVT 手技において，DP できうる部位，至適 X 線 detector 角度を一覧にして示す（表 B）．穿刺部位により，患者の体位/肢位変換の必要もあるため，頭に入れておく（図 A）．部位によっては外部からの圧迫止血ができないので，ワイヤ通過後の血管内側からのバルン止血が絶対的に必要となる．断固たる決意でワイヤを通過させることはもちろんであるが，不慣れなうちは，外部からの圧迫止血が可能な部位からの DP を推奨する．
　筆者の所属施設では 3 種類の needle を主に用いているが，穿刺部位に応じ，その長さや細さ，またコストなどを考慮し選択している（図 B）．基本的に穿刺は造影ガイド下であるが，ときに石灰化や側副路/Arch を経由したワイヤもガイドとして使用している．サポートは TCA と同じくほぼマイクロカテーテルのみであるが，バックアップ強化や 0.035 インチワイヤ使用の必要性があれば，ごくまれに 3〜4 Fr シースを挿入している．

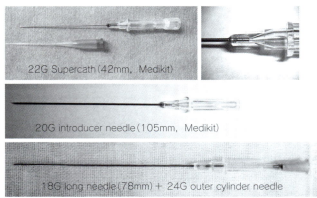

図B　DPで主に使用しているneedle

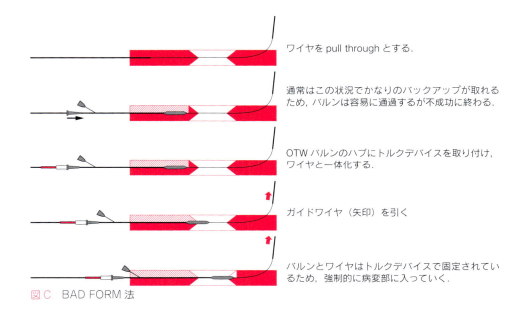

ワイヤをpull throughとする．

通常はこの状況でかなりのバックアップが取れるため，バルンは容易に通過するが不成功に終わる．

OTWバルンのハブにトルクデバイスを取り付け，ワイヤと一体化する．

ガイドワイヤ（矢印）を引く

バルンとワイヤはトルクデバイスで固定されているため，強制的に病変部に入っていく．

図C　BAD FORM法

アプローチ確立後

　両方向性アプローチが確立すれば，あとはrendezvous technique（p178参照），スネアリング，reverse CART（Controlled Antegrade and Retrograde Tracking）法などで病変部へのワイヤ通過を完成させることができる．また昨今は，極度の動脈硬化進行がある糖尿病性維持透析患者も増加しており，病変部へのワイヤ通過後のデバイス不通過症例もときに経験される．両方向性アプローチはこのような際にも有効な手段であり，ワイヤをpull throughにすることにより，デバイス通過できる可能性が高くなる．

　また，この条件下でもデバイスが通過しない場合，Rotablatorが使用できないわが国の現状においては，末梢側よりデバイスを引き込む手技であるBAD FORM（Balloon Deployment using Forcible Manner）法[1]も検討に値する（図C）．

文献
1）Ando H：Peripheral CTO for cardiologists. 139-141, 2016

【松井朗裕・安藤　弘】

> **📝 Take Home Message**（編集者より）
> - 慢性完全閉塞病変に対するEVTにおいて，両方向性アプローチを確立できれば成功率は著しく上昇する．
> - 一方，特にCLI患者において，下肢バイパス術の吻合部となりうる場所への安易な穿刺やシース挿入は炎症を惹起するため，そのデメリットも認識しておく必要がある．

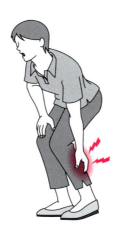

wire rendezvous technique

　wire rendezvous technique は倉敷中央病院におられた光藤和明先生により考案された方法である．冠動脈 CTO において，両方向性アプローチにおいて，retrograde（Retro）からのガイドワイヤが通過した後，antegrade（Ante）のガイディングカテーテルにガイドワイヤおよびマイクロカテーテルをデリバリーした後，ガイディングカテーテル内で，Retro のマイクロカテーテルに Ante からのガイドワイヤを挿入することにより，Ante のワイヤが CTO を通過させることを可能とした方法が最初であった[1]．

　その後，病変内での rendezvous technique が RCA CTO の症例において報告された[2]．以後，wire rendezvous technique は浦澤一史先生（時計台記念病院），安藤　弘先生（春日部中央総合病院）らの功績により，EVT においてここ数年間で末梢血管 CTO に対する wire crossing method として広く認知されるようになった．

wire rendezvous technique とは
　CTO 両端より Ante および Retro よりそれぞれガイドワイヤおよびマイクロカテーテルを進めていき，CTO 内部で一方のワイヤを他方のマイクロカテーテル内に進めることにより，病変部の wire cross を成し遂げる方法である．もちろん，ガイディングカテーテルやシース内で同様のことを行うことも wire rendezvous technique であり，こちらのほうがオリジナルではあるが，本項では病変内での wire rendezvous technique を中心に解説する．

rendezvous technique の手順の概要
① いずれかの方法で両方向システム（bi directional system, distal puncture や trance collateral approach）を構築する（図 A）．
② 両方向よりマイクロカテーテルを進める．
③ 両方向からのワイヤが十分に重なる位置までワイヤを進める．
④ 透視で多方向から観察し両方向からのワイヤの重なりが多いところ（rendezvous point）を，もしくは IVUS 等で各々のワイヤが同 lumen にある部位を探す（図 B）．
⑤ そこまでマイクロカテーテルおよびガイドワイヤを進め，片方のガイドワイヤをもう片方のマイクロカテーテル内へ進めることにより完遂する（図 C）．

rendezvous technique の実際
1）ワイヤの選択
　ワイヤを操作しマイクロカテーテル内へデリバリーするため，できるだけ細く，しかも意のままにワイヤの先端が動く優れた trackability 必要がある．また，マイクロカテーテルへ挿入する際，その周りのプラークをガイドワイヤが penetrate して進むことも必要になるため，ある程度の crossability も必要である．そのため，現状においてガイドワイヤの選択は tapered wire で stiff wire を使用することが好ましい．

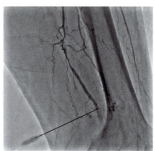

図 A　両方向からアプローチ

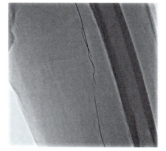

図 B　ワイヤの重なる部分

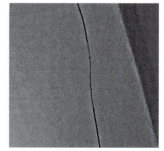

図 C　wire cross の完成

図 D　先端不透過マーカー

以上の理由から，筆者は ASTATO XS® 9-40（ASAHI Intecc）を選んで使用することが最も多い．また，先端を曲げすぎないことも非常に重要である．

2）マイクロカテーテルの選択

マイクロカテーテルの選択は術者の好みで決めてよい．しかし，マイクロカテーテルによって先端不透過マーカーが実際のカテーテルの先端とは異なっていることがほとんどである．そのため，マイクロカテーテルのマーカーが実際と離れているものがあることは把握しておかなければならない．一般的にマーカーと先端が近いほうが rendezvous しやすいが，その場合でも不透過マーカーの先に実際の先端があるのを把握することが必要である（図 D）．

3）ワイヤ操作

rendezvous する部位を決めたら，透視を拡大したうえで必ず2方向以上から確認する．そのポイントは Ante および Retro のシステムができる限り同軸性を保てる部位が望ましい．また，ワイヤとマイクロカテーテルが本当に近づくと，ワイヤ操作によってマイクロカテーテルがやや動くことが確認できる．しかし，その時点でワイヤを押してしまうと入らないことが多い．そのような場合，マイクロカテーテルとワイヤの間にプラーク等の組織があることが多く，決してワイヤは押さずにゆっくりローテーションを行い，マイクロカテーテル周辺の組織を penetrate する．マイクロカテーテル先端とワイヤが接するとマイクロカテーテルの先端とワイヤが同じ動きをする．無理に押さずにゆっくりローテーションするとワイヤがマイクロカテーテル内へ進み，wire rendezvous が成功する．

wire rendezvous technique は，CTO においては場所を問わず非常に有用な手技である．不確実なワイヤ通過を確実にする手技であるばかりでなく，rendezvous を成功すると誰しもが喜びと達成感を感じる．本法は敷居が高く高難度のものと思われがちだが，一つ一つは極めて基本的手技であり，特別な技術は必要としない．あえていえば，必要なものは「絶対に成功させる」という術者の気持ちである．この手技を続けることによって術者の手技のレベルは上がり，手技成功率も上がると思われる．

文献
1) 光藤和明：術者 MITSUDO の押さない PCI，医学書院，2016
2) Muramatsu T, et al：J Invasive Cardiol **22**：E179-182, 2010
3) 浦澤一史：複雑病変に挑む EVT 最新テクニック，メジカルビュー社，2013

【土井尻達紀】

 Take Home Message（編集者より）
- randevouz technique は既に interventionist には，必須のものとして理解されていると思う．
- endovascular の治療においては，このような一つ一つの techinique が最後に効いてくることがあるので注意したい．

ステント留置禁止部位（non stenting zone）

総大腿動脈について

　総大腿動脈（CFA）は鼠径靱帯から浅大腿動脈（SFA）と大腿深動脈（DFA）に分枝するまでの部位である（図A，TASC-Ⅱ腸骨動脈領域：TASC D）．CFAに対するEVTの治療成績に関しての報告はいくつかあるが，バルン拡張のみでは1年後の一次開存率は70〜80％程度であり，ステントを留置した場合も3年開存率は80％以上であるが長期成績は不明であり，有効性を示していない[1-3]．

　総大腿動脈病変に関しては外科的治療として血栓内膜切除術が標準的治療とされており，長期的成績も良好である（5年以上の一次開存率は90％以上）[4,5]．また，血管内治療における穿刺部位やバイパスの吻合部位となることから，ステント留置は不適切であり，バルン拡張のみでは治療が困難となる症例では外科的処置を念頭に置くべきである．

膝窩動脈について

　膝窩動脈は内転筋管（Hunter管）の下方から前脛骨動脈と後脛骨動脈に分枝するまでの部位である（図B，TASC-Ⅱ大腿膝窩動脈領域：TASC B or D）．この領域では動脈瘤，外膜嚢腫，膝窩動脈捕捉症候群といった特殊な末梢血管病変が存在することを知っておくことも治療方針を決めるうえで重要である（p24参照）．

　EVTによる治療成績に関してはさまざまな報告があるが，Rastanらの報告では1年後の一次開存率はバルン拡張で44.9％（TLR率44.1％），ステント留置で67.4％（TLR率14.7％）であり，provisional stentingとしては有効であるが開存率は低い[6]．

　膝窩動脈に関しては外科的治療としてバイパス術が標準的治療とされるが総大腿動脈に比べて長期的成績は良好とはいえない．これは膝下動脈の性状による影響（末梢のrun off）もあるが静脈グラフトと人工血管を使用した成績では大きな差があるためである[7,8]．

　このことからもバイパスとして使用可能な静脈の存在の有無と膝下動脈の状態を考慮してEVTによる治療かバイパスによる外科的処置をするか判断する必要がある．また最近では膝窩動脈に関してはSupera®ステントやViabahn®ステントなどの新たなステントによる良好な短期成績の報告も出てきている[9,10]．しかしながら膝窩動脈はDFAからの側副血行路や膝関節周囲から下腿への側副血行路を有することが多く，ステントを留置して閉塞した際は側副血行路を消失させ，さらなる病状の悪化をきたしてしまう可能性がある．

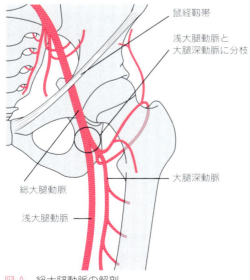

図A　総大腿動脈の解剖

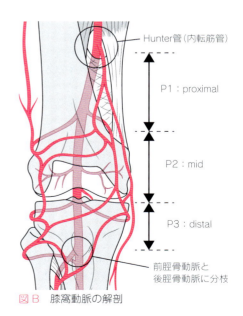

図B　膝窩動脈の解剖

したがって外科的処置が不可能である状況以外でのベイルアウトとしてのステント留置に関しては慎重に検討すべきである．

non stenting zone 治療の今後

国外ではアテレクトミーなどステントを回避するためのデバイスが開発され臨床使用が可能となっており，将来はわが国でも使用可能になると思われる．筆者の経験ではエキシマレーザーとバルン拡張を組み合わせた治療で良好な結果を得た経験から，今後はアテレクトミーデバイスと drug coated balloon（DCB）といったデバイスを組み合わせることで期待できる可能性がある．

しかし，新たなデバイスが出てきても non stenting zone では外科的治療というゴールドスタンダードがある以上，血管内治療の適応には十分な考慮が必要である．

文献
1) Bonvini RF, et al：J Am Coll Caldiol **58**：792-798, 2011
2) Soga Y, et al：Cardiovasc Interv Ther **28**：250-257, 2013
3) Stricker H, et al：J Endovasc Ther **11**：281-286, 2004
4) Ballotta E, et al：Surgery **147**：268-274, 2010
5) Kang JL, et al：J Vasc Surg **48**：872-877, 2008
6) Rastan A, et al：Circulation **127**：2535-2541, 2013
7) Dawson I, et al：J Vasc Surg **13**：398-407, 1991
8) Kram HB, et al：J Vasc Surg **14**：386-390, 1991
9) Scheinert D, et al：J Am Coll Caldiol **6**：65-71, 2013
10) Garg K, et al：J Vasc Surg **55**：1647-1653, 2012

【坂元　博】

Take Home Message（編集者より）
- ステント留置に不向きな部位は総大腿動脈と膝窩動脈，膝下動脈全般である．

ワイヤの選択

　冠動脈インターベンションと違い，末梢血管のインターベンションには個性的なワイヤが多く存在する．そもそも0.035インチ，0.018インチ，0.014インチワイヤのバリエーションが特徴的である．最近のガイドワイヤの進歩に伴い，0.014インチしか使用しない術者が増えているような印象があるが，ナックルワイヤやサポート力等，0.018インチ，0.035インチでしか得られないメリットもあるため，すべてに習熟しておく必要がある．

　領域別には，0.035インチが大動脈腸骨動脈領域，0.018インチが大腿膝窩動脈領域，0.014インチが膝下動脈領域とされるが，前述のとおり術者の好みによるところが大きい．まずは領域別に話を進める．

大動脈腸骨動脈領域

　まずは総腸骨と外腸骨で病変の性格が大きく異なる．総腸骨動脈は一般に4 cmまでの短区間であり，蛇行が少なく，血管径が大きく，病変の石灰化が強い，という特徴を持つ．外腸骨動脈は10 cmほどの比較的長区間であり，蛇行が強く，血管径が比較的小さく，石灰化が少ない，という特徴を持つ．

　そのため，総腸骨動脈の治療では，石灰化ガイドに0.018インチHalberd®やAstato®を使用することが多い．もちろん最近の0.014インチワイヤでもまったく問題はない．重要なことは大動脈末端で内膜下に入ってしまうと，戻ることは困難を極める．特に逆行性に進めた場合に，大動脈の内膜下にワイヤが進むことになる．大動脈内で真腔に戻すことは腸骨動脈や浅大腿動脈などより困難であるためCTOワイヤで慎重に真腔を狙うべきである．

　対照的に外腸骨動脈は蛇行が強い血管であり，CTOワイヤを手荒に扱うと血管穿孔のリスクがある．特に事前のCT情報がないと，思ってもいない血管走行に痛い目を見ることがある．taperedワイヤではなく，0.035インチRadifocus®をナックルに進めることで血管外に出るリスクを回避できる．この部位は石灰化が少ないため，CT情報またはガイドワイヤの感覚が何より重要である．

大腿膝窩動脈領域

　本領域では，0.014インチまたは0.018インチが用いられることが多い．筆者は，適切なマイクロカテーテルによるサポートが得られなければ0.014インチワイヤでは頼りないと感じるため，0.018インチのHalberd®，Astato®を好んで使用している．また，順行性穿刺を用いることでマイクロカテーテルの追従は良好になり，0.014インチのHalberd®，Astato XS®，Chevalier®シリーズ，Naveed®シリーズ等も多く使用されている．最大の先端荷重を持つJupiter MAX®も透析患者を中心に用いられる．

　大腿膝窩動脈は，しばしば長区間の閉塞病変を有するが，その際のワイヤ選択は，また違ったものになる．体表面エコーガイドを行う場合は，先端荷重が30 g以上のワイヤを最初から使用するが，アンギオガイドでは最初から先端荷重の大きいワイヤで操作すると，すぐに血管外に出てしまう．Chevalier floppy®やCommand®で開始して固い部分でワイヤをアップグレード，固い部分を通過後は適宜ダウングレードとするほうが確実である．内膜下にもぐるとガイドワイヤの挙動は変化する．特にワイヤを引き戻した際の粘り感が強いと，内膜下に入っている可能性が高く，方向修正が必要である．石灰化もまたよい目安となる．

　ナックルワイヤを使用する際であるが，入口部はきちんと血管内をとったほうがよい．Halberd®等のCTOワイヤで慎重にワイヤ操作，CTO内を2～3 cm進める．場合によりIVUSにて確認することがより望ましい．真腔を確認後，多くの場合4F CXI®＋Radifocus® stiff 1.5mmJにて血管内を進めることが可能である．その際1.5mmJはCXI®から少しだけ頭を出した状態でCXIと1.5mmJを一緒に進めることが望まれる．もちろん病変が固く，進まないときもあり，そのときはワイヤをしっかり出して大きなループを作り進めることになる．そのときは内膜下を進むことが多く，逆行性アプローチの追加やOutback®の使用が必要となることが多い．

膝下動脈領域

　この部位は0.014インチワイヤの独壇場である．近年の進歩でガイドワイヤが不通過にて不成功に終わる症例はかなり少なくなっている．基本はマイクロカテーテル＋Cruise®等のフロッピーワイヤで始める．病変が固ければ，Chevalier® 3 g Tapered等にアップグレード，病変通過後は，再びフロッピーに戻して進めることが望まれる．より固い血管の場合は，1stワイヤがCommand®で，Chevalier® PL-Xにアップグレード等，血管性状に沿ったガイドワイヤ選択が必要になる．膝下動脈では3 g程度のワイヤを手荒に使用しなければ内膜下を進む可能性は少ないが，10 g以上の荷重を持つガイドワイヤは容易に内膜下，しばしば血管外を進むことがあるので要注意である．そのためAstato XS®やJupiter® 45 g等を扱う際は，なるべく短い距離を心掛けるべきである．

　膝下動脈に対するインターベンションでは石灰化が大きなカギを握る．中膜のみの石灰化であれば，むしろよいメルクマールとなり，両側に見える筒状の石灰化の中心にワイヤをコントロールする．しかし血管全層にわたる石灰化は治療に大きな障害となり，しばしば30 g以上のワイヤでも血管外側にはじかれる原因となるので注意が必要である．

　どうしてもantegrade（Ante）ワイヤが病変を通過しない際の方法としては，ナックルワイヤとretrograde（Retro）アプローチがある．

　まずはナックルワイヤであるが，一般にCruise®等のフロッピーワイヤを強く血管に押しつけてナックル形状を作り，マイクロカテーテルのバックアップで進めていくことになる．しばしば内膜下を通過するが，自然に真腔に戻ることも珍しくないため，ガイドワイヤ不通過症例には，一度は試すべきである．当然であるが，ワイヤの先端は壊れるため二度と通常の操作はできなくなる．最近のナイチノールコアワイヤは，ナックル形状にしても先端形状を比較的よく保つ．しかし好みの問題であるが，Command®等であればナックル形状が大きくなるため操作感が異なる．

　そして最も重要なテクニックとなるRetroであるが，TCA（経側副血行路アプローチ）と，DP（遠位部穿刺）に大別される．まずは経側副血管アプローチについて述べる（p174も参照）．

　膝下動脈は非常に経側副血行路アプローチが行いやすい部位である．特に足関節付近には，蛇行が比較的ゆるやかなA-A connectionがある．Corsair PV®等のマイクロカテーテルとCruise®のような柔らかいコーティングワイヤを慎重に操作する．2～3 gのワイヤは向かない．ワイヤを強く押すと，側副血行路は容易にスパスムを起こすため細心のワイヤ操作が要求される．ガイドワイヤのカーブは先端にごく小さくするどいカーブをつけることが重要である．

　また遠位部穿刺は通常22 Gのエラスター針を用いて行う．穿刺は一般に容易であることが多いが，後脛骨動脈のほうが深く，固定しにくいため，やや困難である．また1回目の穿刺に失敗すると容易にスパスムを生じえるため，回数を重ねるごとに穿刺は困難となる．通常のフロッピーワイヤを閉塞部まで進めてからマイクロカテーテルをサポートとして挿入することとなる．その後は，CTOワイヤを使用していく．

　ワイヤの選択は好みによるところも大きいが，基本は同じである．それぞれのワイヤの特徴，病変の特徴をしっかりと理解することが手技の成功につながると考えられる．

【鈴木健之】

Take Home Message（編集者より）

- ワイヤの選択は，術者の好みが半分，知識が半分である．
- 重要なのは，ワイヤの特性を理解することである．そしてその手に伝わる感覚を忘れてはならない．

真腔と偽腔

真腔と偽腔とは何か．この定義から考える必要がある．
解剖学的には動脈は内膜（intima），中膜（media），外膜（adventitia）からなる3層構造を呈する．真腔とは従来血流が存在している内膜に囲まれた部位を指し，一般的に偽腔とは中膜が2層に剥離し作製された腔を指している．

sub-intimal と偽腔

1989年，Bolia等により浅大腿動脈の慢性完全閉塞病変の新しい治療法が発表された[1]．総大腿動脈を順行性に穿刺し，5 Frのカテーテルを用いてsub-intimalにエントリーを作り，0.035インチの親水性ガイドワイヤ（テルモワイヤー）をloop状にして進め（looped wire technique），遠位に鈍的にリエントリーを作製し，5～6 mmのバルンでこの経路を拡張するという治療法であり，この治療法をsub-intimal recanalization/sub-intimal angioplasty（SIA）と呼んだ．

SIAに対して，従来の0.014，0.018，0.035インチのガイドワイヤを用いて閉塞血管の中心（内膜内）をトレースする方法は，transluminal angioplasty/intraluminal angioplasty（ILA）と呼ばれるようになった．

広義の偽腔とはSIAによって治療されたCTO部位の血管を指すものとされるが，SIAを行った場合でも，必ずしも偽腔の中を経由せず，真腔を進み遠位閉塞断端まで到達する場合があることが示されている．

SogaらはSIAとILAを比較し，looped wire techniqueを用いても必ずしもSIAでなく，intraluminalを通過する場合もあったことを示し，sub-intimal angioplastyではなく，sub-intimal approachとするほうがStudyの実情に近いと述べている[2]．

実際，Kawasakiらはlooped wire techniqueにて大腿膝窩動脈領域の治療を行った連続57症例をIVUSにて解析したところ，ガイドワイヤの通過位置は近位部では98%がintra-plaqueであり，遠位部では52%がsub-intima，28%がintra-mediaであったと報告した[3]．

この報告から，広義の偽腔とはSIAによる治療で血行再建された内腔，狭義の偽腔とは解剖学的に中膜に発生した新規内腔を指し（intra-media），真腔とは内膜内のルート（intra-plaque，sub-intima）を指していると考えられる．これらは血管内超音波（IVUS）でないと厳密に評価することが困難である（図A①～③）．

intra-plaque，sub-intima，intra-mediaの順により血管外膜に近づく部位となり，この順でバルン/ステントの拡張不全をきたしやすくなり，拡張時の患者の疼痛も強くなる．intra-mediaに自己拡張型のステントが留置された場合，形態は三日月状になることをよく経験する（図A④）．sub-intimaでもステントが楕円状に拡張されていることがあるが，この部位の場合，慢性期には正円にステント拡張が得られていることが多い．

SIAとILAの成績

SIAに関しては，Boliaらの発表以降，後ろ向きの報告が多いものの，多くの成績が発表されている．HongらはSIAを施行した150症例を解析し，1年の開存率が77%であり，重症下肢虚血（CLI）患者では成績が低下すること，ステント数や術後のABI低値が再狭窄の予測因子であったと報告している[4]．Boufiらは，間欠性跛行患者の大腿膝窩動脈に対してのSIAの成績はバイパス手術に匹敵すると報告している[5]．

初期成功率は60～100%まで差があるが，おおむね80～90%であり，近年になってリエントリーデバイスが導入されてからはさらに成功率が向上している．1年の初期開存率は50～80%とばらつきが大きいが，病変形態や基礎疾患の影響によるところが大きい．

SIAとILAの比較では，Ghoneimらは511人のCLI患者に対してEVTを施行し，ILAがSIAよりも成績がよかったと報告している[6]．一方で，Antusevasらは，SIAのほうが開存率に優れていたと報告しており[7]，またSogaらはSIAとILAを比較し，3年の開存率に有意差がなかったと報告している[2]．

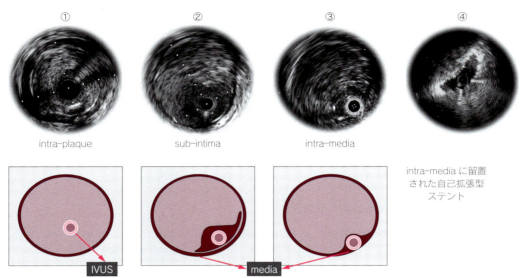

図A　IVUSによるCTO内のワイヤルート

SIAとILAの分類を行うこと自体が困難であり，前向きのエビデンスレベルの高い報告がないため，一定した見解が得られていないことが現状である．

今後の展開について

今後，radial force が強く fracture が少ないベアメタルステント，drug eluting stent（DES），drug coated balloon（DCB）などの薬剤溶出性デバイス，Viabahn® などのカバードステント，そしてアテレクトミーデバイスなどが使用可能になると，それぞれのデバイスに対して，SIA と ILA ではどちらが有効な成績をとるか，偽腔と真腔の留置ではどちらが優れているか，という議論が発生することは間違いないと思われる．

Ishihara らは Zilver PTX® のレジストリデータから SIA と ILA での開存率に差がなかったことを報告しているが，SIA と ILA との判定は個々の術者によって評価されていたため，信頼性に乏しい点もある[8]．

intra-media でのステント留置の場合，患者の疼痛が強くなることと，vessel rupture のリスクが高くなるため，十分な拡張ができず，三日月状にステントが留置されることも多いが，Viabahn® のようなカバードステントであれば，intra-media であっても，vessel rupture のリスクは除外できるため，急性期から正円拡張を得やすくなり，違った成績になる可能性は十分にある．実際に Schneider などは SIA にて Viabahn® を使用した成績が困難症例であったにもかかわらず良好であったことを報告している[9]．

一方でアテレクトミーデバイスを intra-media の lumen で使用することは vessel purforation の可能性が高くなるため使用が困難であり，アテレクトミーを考慮する場合，必然的に ILA を目指す戦略になると思われる．Tarricone らはアテレクトミーデバイスを用いて外膜に障害が及ぶと再狭窄率が有意に上昇すると報告しており[10]，有効な切削を行うためには，ILA でなるべく血管の中央をトレースするワイヤ操作が求められることになるだろう．いずれにせよ，まだまだ未知の分野であり，比較研究を主体としたさらなる臨床研究が望まれるところである．

文献
1) Bolia A, et al：Clin Radiol **40**：325, 1989
2) Soga Y, et al：J Vasc Surg **58**：1547-1555, 2013
3) Kawasaki D, et al：J Atheroscler Thromb **22**：1071-1079, 2015
4) Hong SJ, et al：J Endovasc Ther **20**：782-791, 2013
5) Boufi M, et al：Eur J Vasc Endovasc Surg **46**：347-352, 2013
6) Ghoneim B, et al：Int J Angiol **23**：197-206, 2014
7) Antusevas A, et al：Eur J Vasc Endovasc Surg **36**：101-106, 2008
8) Ishihara T, et al：J Endovasc Ther **23**：889-895, 2016
9) Schneider JR, et al：Vasc Endovascular Surg **45**：391-397, 2011
10) Tarricone A, et al：J Endovasc Ther **22**：712-715, 2015

【相原英明】

 Take Home Message（編集者より）
- 急性期の拡張の程度が慢性期の成績と必ずしも合致しない病態もあるが，DCB の導入に伴い今後の EVT の治療においては，真腔と偽腔を認識することは重要となっていく可能性がある．

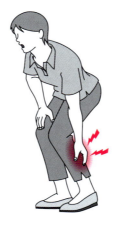

鈍的な病変貫通

「鈍的デバイス」には具体的な定義は存在しないが，一般的には knuckle wire（法）やマイクロカテーテル，Crosser® カテーテル，IVUS カテーテルなどのデバイスを，ガイドワイヤを先行することなく使用することが相当する．

鈍的なデバイスによる病変通過の大きなメリットは，①手技時間の短縮，②血管外穿孔リスクの低減，③分枝迷入リスクの低減である．しかし鈍的なデバイスは先端を意図的にコントロールすることが難しく，偽腔（本項では sub-intimal lumen と intra-media lumen を総称して偽腔とする）に進行した場合は真腔（true lumen）に抜けることが困難であることが多い．したがって，病変形態の把握と distal true lumen へのリエントリーテクニックを習得することが重要である．

knuckle wire 法

テルモ社製 Radifocus Guide wire® M stiff type，1.5 mm J shape（0.035 インチ）ワイヤによる knuckle wire 法が一般的である．筆者の所属施設では 4 Fr の MP（マルチパーパス）カテーテルでサポートしながら使用することが多い．浅大腿動脈（SFA）領域で 0.035 インチワイヤの knuckle 法を行った場合，順行性（antegrade）で通過するのは 74％との報告がある．現在はリエントリーデバイスである Outback®（Cordis 社）も使用可能となっており，SFA 領域では 1 方向性のアプローチで完結できる可能性が高くなっている．0.018 インチワイヤでは NEXUS NT® 1.5 J Ⅱ（FMD 社）は knuckle 専用設計であり，V-18 ControlWire（Boston Scientific 社）も先端はソフトであるがシャフトは硬く knuckle wire に優れている．手技のポイントを以下に解説する．

1）CTO 内の操作

CTO 内で knuckle wire 法を行う際はエントリー部位の確認が重要であり，入口部の intra-plaque（いわゆる真腔）を確認して進めれば 1 方向性で再疎通できる可能性が高い．ただし，distal true lumen の手前で止め 0.014 インチの CTO ワイヤに変更し distal cap を貫くほうがより確実である．

distal true lumen に大きな偽腔を形成してしまうと，病変長の延長や側副路の閉塞の原因となるため注意が必要である．distal true lumen にリエントリーできなくなった場合は，リエントリーデバイスを使用するか両方向性のアプローチに変更する必要がある．

2）逆行性（retrograde）アプローチ

retrograde から knuckle wire 法を行う際は，より真腔を捉えられる可能性が高くなる．特に膝下血管では distal puncture 後に retrograde から knuckle wire を行い antegrade のワイヤと rendezvous することで硬い CTO ワイヤで探るよりも血管穿孔のリスクは少なくなり，手技の成功率も向上する．

3）高度石灰化の場合

高度の石灰化で CTO ワイヤがまったく通過しない場合は，血行再建を得るために knuckle wire が必要になるケースがある（図 A）．そのほとんどは sub-intimal angioplasty となるが，あらゆる CTO ワ

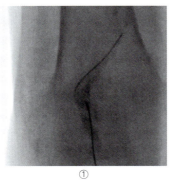
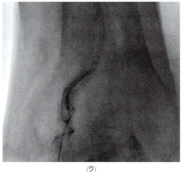

図 A　knuckle wire 法の例
①：膝窩動脈の高度石灰化 CTO 病変でガイドワイヤの tail も通過困難であった．
②：reterograde から sub-intimal space への knuckle 後に reverse CART が成立し血行再建を得た．

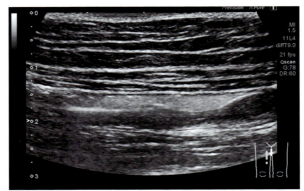

図B　Crosser®により解離が末梢側へ進行する様子

イヤが通過しない場合の最終手段として非常に有効である.

マイクロカテーテル

　大腿動脈および膝下動脈領域では比較的ストレートな血管が多いので，狭窄が軽い場合や血栓閉塞病変ではマイクロカテーテルを先行して進めるほうがガイドワイヤを先行するよりも通過性がよく，分枝に迷入するリスクも少ない．近年はさまざまなマイクロカテーテルが発売されており，マイクロカテーテルの単独使用でもサポート性は向上している．

IVUS

　ガイドワイヤよりもIVUSを先行して進める方法は上述のマイクロカテーテルと同様にストレートな血管に対して有効であり，IVUSで真腔かどうかを確認しながら進めることができる．Volcano®のIVUSは先端チップが短くシャフトが強くpushabilityがあるため好んで使用する術者も多い．偽腔に進行した場合は，IVUSを引き戻して先端からガイドワイヤを出して真腔をねらい直すか，もう1本のワイヤで真腔をねらい直すparallel wire techniqueを用いることで再び真腔へ誘導することができる．

Crosser®

　Crosser®システムは末梢血管貫通用デバイスであり，ガイドワイヤを先行せずに使用するのが本来の使い方である．しかし必ずしも真腔を通過していくのではなく，ときに大きな偽腔を形成してしまうこともあるため，近年はワイヤ先行で使用されることが多い．筆者の所属施設でもワイヤ先行なしでCrosser®を使用した際に広範囲な偽腔が形成されたことを体表面エコー下で経験している（図B）．

　Crosser®単独の使用は解離や血管穿孔のリスクもあるが，高度の石灰化病変でワイヤが通過しない場合は選択肢の1つとなる．Crosser®は破損しやすいデバイスでもあるため，前に進めようとして強く押すのではなく，軽く押しあてる程度にすることが肝要である．

文献
1) Kawarada O, et al：Catheter Cardiovasc Interv **65**：187-192, 2005
2) Kawasaki D, et al：J Atheroscler Thromb **22**：1071-1079, 2015

【尾崎俊介】

 Take Home Message（編集者より）
- デバイスごとの特性を本項を通じて理解を深めていただきたい．
- 押しつけの程度や，knuckleの大きさなどは実際の病変長，押し具合で決まり，この部分を術者の感覚として習得する必要がある．

SUICA法（内膜下造影法）

　現在までにさまざまなデバイスが登場し血管内治療の主に初期成績を向上させ，さらに多様なステントデザイン，薬剤溶出性・コーティングなどのテクノロジーが加わり中長期成績を向上させた．同時に，特に日本で，ユニークな穿刺法，ガイドワイヤ通過法など初期成績を向上させるさまざまな手技・技術が発展した．

　今回，初期成績の向上に寄与し，今後の中長期成績の改善に関連すると推察されるガイドワイヤ通過法であるSUICA（sub-intimal contrast angiography）法（内膜下造影法）について解説したい．

SUICA法の始まり

　そもそも完全閉塞病変内での造影は，マイクロカテーテル使用下でのガイドワイヤ交換の際に経験していた．完全閉塞病変で操作しているマイクロカテーテル内のガイドワイヤを抜去すると，マイクロカテーテル内が陰圧となり通常空気が混入する．それを防ぐため，ガイドワイヤ抜去に合わせ生食もしくは造影剤をマイクロカテーテルlumenに滴下する．再度ガイドワイヤをマイクロカテーテルに挿入すると，マイクロカテーテル内の生食もしくは造影剤がその先端から完全閉塞病変内に押し出される．造影剤であれば透視上閉塞血管の形状が可視化される．これを意図的に行ったとき，閉塞血管の解剖学的位置の確認が透視上可能となり，あたかも閉塞血管ではないような感覚でガイドワイヤ操作ができるのではないかと考えていた．

　2013年3月，浅大腿動脈の長区域慢性完全閉塞病変に対する血管内治療手技中に，SUICA法のチャンピオンケースとなる症例を経験したことからSUICA法による手技が本格的に始動した．

基本的な考え方

　従来から，完全閉塞病変内でのガイドワイヤ操作は，解剖学的情報と術者のいわゆる手先の感覚，術者の感覚依存で行われていた．そのため，匠の技や伝承の手技などと呼ばれ標準的手技として確立されることは困難であった．そのような状況から最近では，体表エコー，血管内エコーなどを使用して標的閉塞動脈を画像で確認しながら行う手技へと発展していった．しかしながら，このような手技も医療経済的な点から，また人員（エコー技師スタッフなど）配置が困難などの点から広く一般的には普及していないのが現状である．SUICA法でのガイドワイヤ操作は以下の特徴を有する．

①閉塞血管内造影であるので，カテーテルインターベンションを経験していれば高度な技術は必要ない．
②画像診断的手技であり，閉塞血管を透視上可視化させることができる．
③閉塞血管内造影によって可視化された血管の画像情報をもとにガイドワイヤ操作ができるので，エコーを使わなくてもガイドワイヤの真腔通過の確率が高まる．
④組織内に造影剤を注入することで組織が疎になりガイドワイヤの通過性が増す．
⑤高度石灰化病変では，SUICA法の適応はない

　以上の点からSUICA法は，通常の手技の範囲内であり，医療経済的な負担も増えることなく実施可能である．

最近のSUICA法

　SUICA法についての問い合わせで一番多いのが，造影剤を閉塞血管内に注入するのは，解離を助長し危険ではないかというものである．閉塞血管内で造影剤を必要以上に注入すると，血腫同様に造影剤腫（?）が大きくなったり，閉塞遠位端を越えて解離が助長されてしまう．したがって，SUICA法を成功させるポイントは，造影剤が自然に末梢に進まない限りはその注入量を極少量（通常0.5 mL以下）とし，造影剤が末梢に進む場合はゆっくり注入を続け閉塞遠位端を越えないということである．遠位開存lumenに造影剤は抜けることがあるが（造影剤の再開通：recanalization），低頻度で自施設内の調査でも2%程度である．

　以上のことに注意したSUICA法に関して，IVUSを使用した自施設内調査では，ガイドワイヤが閉塞血管区域の90%以上の長さで真腔を通過することがわかった．

表A　SUICA法での腸骨・大腿膝窩動脈に対する血管内治療の結果（新東京病院データ）

臨床成績	率・時間	症例数
手技成功	97.6%	(41/42)
手技時間（再開通時間）	28分（±9）	
手技関連合併症	2.3%	(2/42)
6カ月一次開存率（腸骨動脈）	97.6%	(41/42)
6カ月一次開存率（大腿膝窩動脈）	90.5%	(38/42)

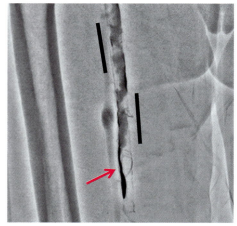 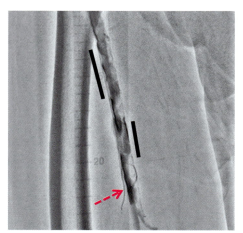

図A　内膜下造影の線状の濃い陰影　　図B　内膜下造影の面状の薄い造影

　真腔のガイドワイヤ通過は，今後の drug coated balloon（DCB）や debulking device の使用の際に重要な要素になると考えられ，SUICA法が有用な手技になるかもしれない．
　そのような点も踏まえ，SUICA法のネーミングは当初 sub-intimal angioplasty との関連を意識し，sub-intimal contrast angiography としたが，現在では sub-intimal and intra-plaque contrast angiography としている．

SUICA法のエビデンス

　他施設での調査がないため，自施設内での調査結果のみを提示する．SUICA法で行われた angioplasty の初期成績，1年開存性，安全性について，従来の intra-luminal/sub-intimal angioplasty と比較して劣っていないと考えられる（表A）．

SUICA法の実例

　以下の手順で行う．
①閉塞血管内に，主にマイクロカテーテル使用下で造影剤を極少量注入する．
②マイクロカテーテル先端から2〜3cm程度先までの閉塞血管を可視化させる．
③可視化陰影をガイドとしてガイドワイヤを進める．
④透視パネルを回転させると，内膜化造影であれば線状の濃い陰影（図A矢印）が面状の薄い陰影（図B矢印）に観察され，真腔造影であれば太さの変わらない薄い陰影が観察される（図A，Bの太いライン）．陰影をガイドとしてガイドワイヤを進める．
⑤以上の③と④を繰り返し閉塞遠位端まで進み，distal cap を越える．

部位別の有効性
1）腸骨動脈領域
　血管径が大きく，閉塞血管の辺縁が明瞭になりやすく，屈曲病変でも安全で再開通成功率も非常に高い．
2）浅大腿膝窩動脈領域
　血管径が小さくなく，vasovasolum，本管からのbranchなども観察され閉塞血管を可視化，認知しやすい．屈曲病変でも安全で再開通成功率も非常に高い．
3）下腿動脈領域
　血管径が小さく，閉塞血管の辺縁が明瞭になりにくく再開通成功率が高いとはいえない．

　注入造影剤量の調整，透視の回転を利用するなどの多少のコツは必要だが，ガイドワイヤ通過法であるSUICA法は再開通率・1年開存性・安全性について有用である．ガイドワイヤ通過法の選択肢の1つとして，広く一般的に利用されることを期待したい．

【朴澤耕治】

Take Home Message（編集者より）
- 閉塞血管を染めることで，血管の全体像を認識し真腔を捉えるという非常に合理的な方法である．
- しかしながら，偽腔を造影剤で染める際に穿孔の危険があることや，染めた部位が偽腔か真腔かの認識が難しいことがあるため，ぜひ本項を熟読してから安全に本法を施行していただきたい．

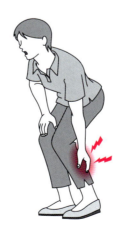

慢性完全閉塞病変へのアプローチ

　慢性完全閉塞（chronic total occlusion：CTO）病変は下肢の EVT に関わっているものであれば必ず遭遇する病変であり，いうまでもなく難易度が高く，治療を成功させるためにはさまざまなテクニックに精通する必要がある．同時に合併症などに対するベイルアウトの方法も知らねばならない．

　CTO 病変の難易度は病変の場所や病変長によってさまざまであるが，TASC D 病変と向き合うことが多く，EVT を行うにあたっては 90％以上の成功が見込める必要があり，たとえ不成功になったとしても患肢の予後を悪化させないための配慮が必要である．また，長期開存率についても十分なデータが不足しており，現時点では決して高いとはいえない．

　このことから，短期的な成功のみにとらわれることなく，将来再度 EVT が必要になる可能性や外科的治療が必要になる可能性も考慮して，将来の治療オプションを潰してしまうような治療計画を立ててはならない．このためにはやはり事前の画像診断が必須であり，これを詳細に検討し CTO 病変へのアプローチを行う．

CTO 病変には必ず側副血行路が存在する

　慢性閉塞の特徴としてかならず側副血行路が存在し，閉塞の遠位部は側副血行により栄養されている．CTO 病変の近位端および遠位端と側副血行路の位置関係を十分に把握する必要がある．通常側副血行路は複数存在するが，治療の際にこれらの側副血行路をすべて潰してしまうようなことのないように配慮が必要である．浅大腿動脈の CTO 病変の場合，大腿深動脈が唯一の側副血行路である場合が多く，大腿深動脈分岐部を閉塞させてしまうようなことのないようにしなければならない（図 A）．

　また，側副血行路を詳細に観察することは，側副血行路を介した逆行性アプローチのルートを探ることにもなり，使用可能な逆行性アプローチルートを把握しておくことは，治療成功への選択肢を広げることとなる．

CTO 病変は分岐部病変である

　完全閉塞に至った病変周囲では血流速が失われるため，徐々に血栓化が進行する．この血栓化は血流が存在する分岐部まで進行するのが通常である．このため，CTO 病変の近位端は腸骨動脈領域であれば，腹部大動脈分岐部（図 B①矢印）や内腸骨動脈分岐部であることが多く，遠位端は内腸骨動脈分岐部や側副血行の流入する外腸骨動脈遠位部であることが多い．また，大腿膝窩動脈領域においては，近

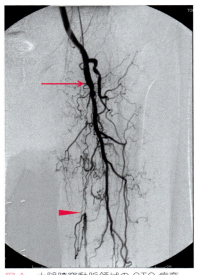

図 A　大腿膝窩動脈領域の CTO 病変

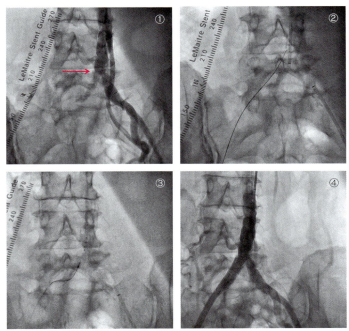

図B　さまざまな部位のCTO病変の対応

位端が大腿深動脈分岐部近く（図A 矢印）や側副血行を供給する浅大腿動脈の小血管分岐部であることが多く，遠位端は側副血行が流入する浅大腿動脈遠位部であることが多い（図A 矢頭）．ただし，血管径が太いためか幸いなことにstumpが存在することが多く，入口部の真腔を確保しやすい（stumpが存在しない場合には，IVUSガイドを用いて入口部の真腔を確保する必要も生じうる）．

一方で，腹部大動脈分岐部や深大腿動脈分岐部からのCTO病変においては，特にステントを留置する場合，分枝する血管への影響を十分に考慮する必要があり，ステント近位端の位置はもちろん，腹部大動脈分岐部においては対側の総腸骨動脈へのステント挿入も辞さない構えが必要である（図B④に示すように両総腸骨動脈にステントを留置）．

CTO病変治療成功の鍵は両方向性アプローチにある

下肢動脈のCTO病変に対しては通常大腿動脈穿刺によるアプローチが基本であろう．

これは大腿膝窩動脈領域に対しては順行性アプローチであり，腸骨動脈領域に対しては逆行性アプローチとなる．比較的病変長の短い（10 cm以内）大腿膝窩動脈領域のCTO病変であれば，順行性アプローチのみでワイヤが通過できることが多いが，病変長の長い大腿膝窩動脈領域のCTO病変や腸骨動脈領域のCTO病変（三次元的に屈曲している）では，両方向性のアプローチを行うことで，成功率を飛躍的に伸ばすことができる（図B①）．

一方向のみのアプローチでは，ワイヤが偽腔に迷入してしまった場合（図B②），必ずしもこれを真腔に戻せるとは限らない．だが最終的にワイヤは真腔に到達させなければ治療は成功しない．この際に両方向性アプローチを行っていれば，少なくともCTO出口の真腔は確保できるうえに対側からワイヤを進められれば，そこが偽腔であってもワイヤ通過を成し遂げることはさほど難しくない．

以上のことから，難易度の高い病変では両方向性アプローチはほぼ必須であり，そうでない病変においてもCTO病変に遭遇した場合，両方向性アプローチが可能か否か，どこから対側のアプローチを取るかを，術前に評価し治療の全体像を把握できるようにしておくことが非常に大切である．筆者の所属施設では大腿膝窩動脈領域は膝裏穿刺を行い，腸骨動脈領域では上腕動脈穿刺を行い対側のアプローチを行っているが，2014年より本格的にCTO病変治療に取り組んで以来，初期成功率は100％である．

難易度の高いCTO病変ではIVUSを活用する

　病変長が長い，高度石灰化を有する，病変入口部の同定が困難な症例などは，IVUSが非常に強い武器になる．体表面エコーももちろん有用であるが，石灰化が強い場合はほぼ全長にわたって観察できないこともあり，この場合はIVUSが極めて有効である（B③）．また，両方向性アプローチでお互いのワイヤの位置を確認する場合や，IVUSナックルによるトラッキング，ワイヤが最終的に真腔に抜けたか否かの確認など，難易度が高い病変であるほどその有用性は増してくる．

　以上，慢性完全閉塞病変へのアプローチについて概説したが，なによりも事前に成功への道筋をシミュレーションしておくことが重要である．その際に必要なさまざまなテクニックについては他項に詳述されており，1つでも多く自分のものとし引き出しの数を増やしておくことがCTO病変治療の成功率を上昇させる．

【児玉隆秀】

📝 Take Home Message（編集者より）

- 間違いなく，両方向性アプローチが鍵である．
- 両方向でアプローチした最後のCARTやreverse CARTといった基本手技も忘れてはならない．

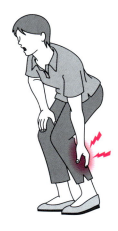

ステント血栓症・ステント再狭窄

ステント再狭窄の実態

　腸骨動脈領域においては，ナイチノールステント留置後の再狭窄率は2年間で13.7%と非常に低く（図A①）[1]，低侵襲という特徴も相俟ってファーストラインの治療となっている．一方，大腿膝窩動脈領域においても，ナイチノールステント留置により良好な開存が得られることが報告されており一般的な治療となりつつあるが，再狭窄率は2年間で28.2%と腸骨動脈領域から比較すると高く（図A②）[2]，冠動脈の歴史と同様に，ステント再狭窄が新たな問題となってきている．

　ステント再狭窄の実情を調べるため，国内複数施設でステント再狭窄に対してplain balloon angioplasty（POBA）を施行した133肢を再狭窄形態で分類（図B）し再々狭窄率を解析した結果，focalおよびdiffuseな「ステント内狭窄」群と比較し，「ステント内閉塞」群では有意に再々狭窄率が高かった（図C）[3]．

　この結果から，ステント留置後のマネジメントとして，まずステント内閉塞を防ぐこと，そしてステント再狭窄，特にステント内閉塞に対する有効な治療を検討する必要があることがいえる．

ステント内閉塞を防ぐ

　筆者の所属施設ではステント留置後エコー検査を用いたフォローアップを行っているが，ステント内閉塞には2つのパターンがあることがわかってきた．

　第一は，それまでエコー検査で再狭窄が指摘されていないにもかかわらず，突然の安静時疼痛など劇的な症状の増悪を呈する，「血栓性」ステント内閉塞である．ステント血栓症が典型的であるが，中には心原性塞栓症が原因となっているものもある．いずれにしても適切な抗血小板療法や，発作性を含めた心房細動を見逃さない内科的管理でしか防ぐことはできず，おろそかにしてはいけない．

　第二にfocalあるいはdiffuseな新生内膜の増殖が徐々に進行し，最終的にその前後の血流を停滞させて閉塞する，「新生内膜性」ステント内閉塞である．これを防ぐためには，再狭窄自体を減らすことと，再狭窄が進行して血流を停滞させる前の高度狭窄の段階で発見することが必要となる．cilostazol

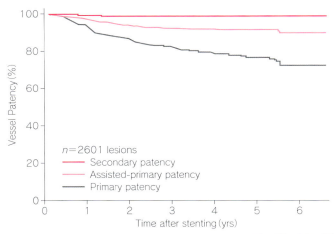

図A①　ナイチノールステントの腸骨動脈領域における開存率
（Soga Y, et al：Circ J 76：2697-2704, 2012 より引用）

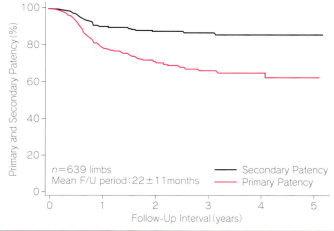

図A② ナイチノールステントの大腿膝窩動脈領域における開存率
(Soga Y, et al：J Vasc Surg **52**：608-615, 2010 より引用)

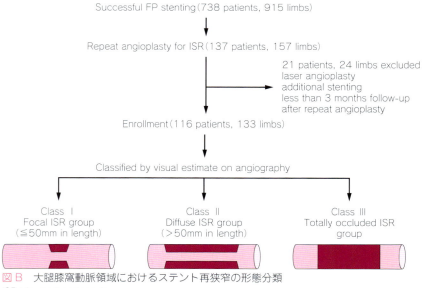

図B 大腿膝窩動脈領域におけるステント再狭窄の形態分類
ISR：in-stent restenosis.
(Tosaka A, et al：J Am Coll Cardiol **59**：16-23, 2012 より引用)

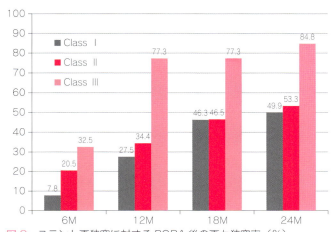

図C ステント再狭窄に対するPOBA後の再々狭窄率（%）
(Tosaka A, et al：J Am Coll Cardiol **59**：16-23, 2012 より引用，改変)

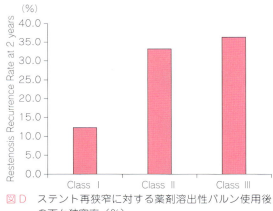

図D ステント再狭窄に対する薬剤溶出性バルン使用後の再々狭窄率（%）
Bar graph representing superficial femoral artery instent restenosis (SFA ISR) recurrence at 2 years in patients treated with drug-eluting balloons for SFA ISR according to ISR class at baseline ($p=0.05$).
(Liistro F, et al：J Endovasc Ther **21**：1-8, 2014 より引用)

は大腿膝窩動脈領域における血管内治療後の再狭窄を減らす効果が報告されており[4]，積極的に投与すべきである．

また，ステントを留置する際は再狭窄の危険性を念頭に置き，少なくとも問診とABIを用いたフォローアップを行うべきである．これによりステント内閉塞となる前の高度狭窄の段階で介入できる可能性が上昇する．筆者の所属施設では，ステント留置後1，3，6，9，12ヵ月後に問診・ABI・エコーを用いてフォローアップを施行している．

ステント再狭窄，特にステント内閉塞に対する有効な治療を検討する

これまで日本では使用できるデバイスの種類が少なく，ステント内閉塞に対しては外科にバイパス手術をお願いしたり，手術困難な場合はバルンの長時間拡張や血栓溶解療法（CDT）を併用したりして治療してきた．しかし近年では新しいデバイスがステント内閉塞にも有効であることを示唆する報告も出

てきている.

　ステント再狭窄に対する薬剤溶出性バルン（drug coated balloon：DCB）の使用は，POBA と比較して有効であったという報告に加え，ステント内閉塞に対して使用しても 2 年間での再々狭窄率が 36.3％と低く抑えられたと報告されている（ D)[5]．また薬剤溶出性ステント（DES）は，ステント内狭窄に対する使用では POBA と同等の効果であったが，ステント内閉塞に対して使用した場合，再々狭窄を低減した[6]．カバードステントやアテレクトミーデバイスの開発・研究も進められており，難治性再狭窄病変の治療に役立つことを期待したい.

文献

1) Soga Y, et al：Circ J **76**：2697-2704, 2012
2) Soga Y, et al：J Vasc Surg **52**：608-615, 2010
3) Tosaka A, et al：J Am Coll Cardiol **59**：16-23, 2012
4) Iida O, et al：Circulation **127**：2307-2315, 2013
5) Liistro F, et al：J Endovasc Ther **21**：1-8, 2014
6) Murata N, et al：J Endovasc Ther **23**：642-647, 2016

【登坂　淳】

Take Home Message（編集者より）

- ステントを閉塞させたら負けである．ステントが閉塞する前に高度狭窄で拾い上げるフォローアップが大事である．
- ABI と問診のみでは不十分であり，無症候性の高度狭窄を拾えない．本項の著者が行っているようにエコーによるフォローアップを併用することが大事である．

ステント治療の功罪と今後の発展

浅大腿動脈（SFA）病変に対する血管内治療（EVT）では冠動脈に対するPCIとは異なり，ステント治療の成績が一定ではなく絶対的な信頼はない．少なくとも現在日本で使用可能なステントではバルン拡張術と比較して圧倒的な成績を有するステントはない．また，ステント再狭窄となった場合に再治療を行った際の成績は極めて不良であり，繰り返す再狭窄の悪循環に陥ってしまう場合も少なくない．またステント再狭窄病変は，治療前より病変長を延長させ，側副血行の状況も悪くするおそれがあり，臨床症状を治療前より悪化させかねない．

対して，バルン拡張術のみで治療を終えることが可能であった場合にはその臨床成績はステント留置術後の成績と大差がないことが知られており（図A）[1]，また再狭窄に陥った場合でも多くは術前の状態に戻る程度で臨床症状が悪化する可能性も低い．

以上の点を考慮すると筆者は，現状ではSFA領域のEVTではあくまでもバルン拡張術を優先し，必要な場合にのみステント留置を行うようにすべきであろうと考えている．本項ではSFA病変に対する治療戦略において，ステント治療を選択するか否かの判断に関して筆者の考えを概説する．

SFAステントの位置づけ

SFA領域のEVTの成績には病変長が大きく影響することは間違いない．病変長が20 cmを超えるTASC D病変となるとEVTの成績は極めて不良となる．現在わが国で使用可能な大腿動脈用ステントは複数あるが，薬剤溶出性ステント（DES）を含めてもその成績は似たり寄ったりで，治験に登録するようなそれほど複雑でない病変を対象にした成績でも1年間の一次開存率は70～80％程度である．TASC D病変を対象とするとその成績は極めて不良となり，一次開存率は50％程度となる[2]．

ステントの再狭窄形態とその後の治療の困難さに関しては前項に譲るが，一般的にステント再狭窄病変の治療成績は極めて不良である．特にステント再閉塞に陥ると，症例によっては病変長が術前より延長したり，側副血行路を阻害したりと術前の患肢の状態よりも悪化する場合もある．跛行患者のlong SFA CTOにステントを留置し再閉塞からCLIとなった例を経験したこともある．

一方，バルン治療の成績は悪いものの現状のステント治療と比較しても大差はない．メタアナリシスのデータを見てもバルン拡張術で手技を終えることができた症例の成績はステントを留置した症例の成績と有意な差はない[3,4]．ステント再狭窄病変と異なりバルン拡張術後の再狭窄病変は術前の状態に戻るだけで，不必要な金属が入っていない分，術前と比較して患肢の状態が悪化することは少ないと考え

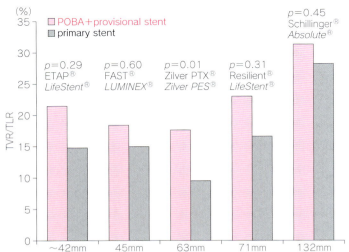

図A 病変長別のPOBA＋provisional stentとprimary stentの治療結果
(Shammas NW, et al：J Invasive Cardiol 27：E258-261, 2015 より引用，改変)

られている．長区域病変になればバルンの成績は極めて悪くなるが，long stent の成績も悪いことを考えると許容しうる症例もあると考えられる．

　以上のことを考えると，SFA に対する EVT の基本はバルン拡張術をしっかりと行い，術者が手技を終了してよいと判断した場合にはステントを留置せず，拡張が得られない場合にのみステントを留置する戦術がよいと筆者は考えている（provisional stent strategy）．provisional stent strategy の問題点はバルンのみで手技を終えた場合に急性閉塞の危険性は残るということと，どのような場合にステントを留置するべきであるかという明確な基準が存在しないという点である．

provisional stent の決定とその方法

　どのようなときにステントを留置すべきかという明確な基準はないが，多くの臨床試験では残存狭窄率 50％と flow limiting dissection があればステント治療を行うと記載されている．しかし flow limiting dissection のとはどのような解離なのかの基準はなくあいまいな記載であるといえる．

　バルン拡張後の解離の程度が強くステント留置すべきか否か判断に迷う場合には圧較差を測定すると判断の助けとなる．4 Fr 以下のカテーテルもしくは 0.018 インチワイヤ用のマイクロカテーテルを用いれば測定可能であり，局所的に 20 mmHg 以上の圧較差があればステント治療を行うことが多い．また IVUS の所見も参考になるが，IVUS で見られる血管解離をすべてステントでカバーしようとするとステント長が長くなってしまうため慎重に解釈しなければならない．

　ステント留置法としてはステント長が長くなりすぎないよう工夫すべきであると考えられる．spot stent と full cover stent では spot stent のほうがよい成績であったとする報告もある[5]．結果的に長くステントを置かざるをえなかった病変形態が悪かっただけかもしれないが，長くステントを留置した後の苦労した苦い症例の経験もあるため，初回の治療から long stent となるのは極力避けたいところである．

　筆者は可能な限り 1 本のステントで収めるよう考えている．筆者は病変の中で最も解離の程度が強く圧較差があるところにのみステント留置を行うようにしているが，閉塞の近位端と遠位端にのみステントを留置する方法や，SFA の入口部にのみステントを留置する方法などさまざまな工夫があり今後の検討が待たれる．

　いずれにしても現状使用可能なデバイスでは long SFA CTO 病変に対する EVT の一次開存率は低い．long SFA CTO を 1 回の治療のみで解決させる方法を模索するならばバイパス術に現時点ではかなわない．しかしカテーテル治療は複数回行えることが強みの 1 つであるので，一次開存率が低かったとしても複数回の治療で補助一次開存，二次開存を維持できるように工夫していくべきであると考えている．

将来の展望

　SFA EVT の一次開存率を今後上昇させるためにはデバイスの進化に期待するところは大きい．今後期待されるデバイスとしてはステントグラフト（Viabahn®），DCB（drug coated balloon），DES がある．ステントグラフトは長区域に留置した場合でも成績が落ちないことが証明されており，long stent をするくらいならステントグラフトを留置したほうがよいのかもしれない．しかし側枝や側副血行路が完全に消失してしまう点やデバイス血栓症の問題などで懸念が残る．DCB も期待されるデバイスだが，薬剤を塗布したとしても血管解離を抑えられるわけではないため，まずは初期の治療をきちんと行い，大丈夫だと判断される症例にのみ使用されるだろう．血管解離の定義とそれぞれの成績を理解し適切に使用されなければその効果を享受できない可能性もある．

　筆者は，今のうちから SFA に対するバルン拡張術後の血管解離の状態とその成績を明らかにしておく必要があるだろうと考えている．冠動脈 PCI からの流れを考えると本当に成績のよい DES が発売されれば，バルンで終われるかどうかなどという議論はまったく必要ないものとなる．MAJESTIC trial で高い 1 年開存率を証明した Eluvia® ステントだが，実臨床でどれほどの成績となるのか注目を集めている．今後の動向を注視したい．

文献

1) Shammas NW, et al：J Invasive Cardiol **27**：E258-261, 2015
2) Armstrong EJ, et al：J Endovasc Ther **21**：34-43, 2014
3) Chowdhury MM, et al：Cochrane Database Syst Rev **24**；(6)：CD006767, 2014
4) Jens S, et al：Eur J Vasc Endovasc Surg **47**：524-535, 2014
5) Hong SJ, et al：JACC Cardiovasc Interv **8**：472-480, 2015

【宇都宮　誠】

 Take Home Message （編集者より）
- バルンのみ，またステントを留置するかどうかは確固たる基準があるわけではない．
- それぞれの長所・短所について，術者としてコンセプトを理解するべきである．
- 新しいデバイスがこれらの悩みを解消する可能性がある．

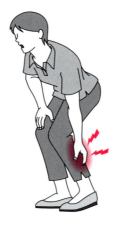

石灰化病変に対する EVT テクニック

石灰化病変対応の課題

　PAD において石灰化は頻繁に遭遇する所見であり，2012 年 6 月から 2015 年 12 月に筆者の所属施設（太田記念病院）で EVT が施行された大動脈腸骨（aorto-iliac）186 病変，大腿膝窩（femoro-popliteal）474 病変のうち，中等度から高度の石灰化病変はそれぞれ 68 病変（37％），183 病変（39％）であった．

　石灰化は EVT 後の初期および遠隔期の開存率を低下させる主要な因子の 1 つであり（表 A），ワイヤやデバイス通過の困難さ，vessel compliance の低下による拡張不良，recoil，解離形成などが開存率低下の要因である．また期待が高い薬剤溶出性バルン（DCB）においても石灰がバリアとなり血管壁への薬剤溶出が妨げられるため DCB の効果が減弱するという報告が多い．

　このように高度石灰化が治療成績に及ぼす影響は大きいものの，TASC 分類でも石灰化はわずかな言及にとどまっている．また，これまでの主要な前向き研究では高度石灰化は除外項目であること多く十分なエビデンスに乏しい．

　さらに，客観的評価法が確立していないことが大きな問題である．造影所見での客観的評価法として 2 方法が知られており，いずれも短軸（円周方向）と長軸（病変長）の石灰化分布を組み合わせて重症度を分類しているが（PACSS では内膜あるいは中膜石灰化に分類），臨床に耐えうる scoring system とはいえないのが実際である（表 B）．

高度石灰化に対するさまざまなテクニック

　高度石灰化の CTO 病変では石灰塊にワイヤを通過させることが困難なことからナックルワイヤ法にて石灰の外側からリエントリーさせて，自己拡張ステントを留置することが多い．しかしステント拡張不良は必発で，長期的開存の観点からベストな治療ではないのは明白である．

　石灰部にワイヤを通過させる方法とワイヤ通過後のデバイス通過困難時の対処方法を図 A にまとめ

表 A　Variables on patency (other than clinical backgrounds)

- Lesion Length： 15-20 cm breaking point?
- Lesion Location： Ostial, popliteal
- Calcification： Moderate to severe
- Technical： Coagulation issues, Technical issue
- Restenosis： Focal, diffuse, occlusion
- CTO

表 B　Angiographicn calcium score

Angiographic calcium score	
0 (none)	No calcium on 2 orthogonal views
1 (mild)	Calcium deposits＜180°in circumference and＜50％ of total lesion length
2 (moderate)	Calcium deposits＜180°in circumference and＞/＝50％ of total length
3 (moderate severe)	Calcium deposits＞/＝180°in circumference (on both sides of vessel) and＜50％ of total lesion length
4 (severe)	Calcium deposits＞/＝180°in circumference (on both sides of vessel) and＞/＝50％ of total lesion length

PACSS (proposed peripheral arterial calcium scoring system)	
0	Novisible calcium at the target lesion site
1	Unilateral calcification＜5 cm ; a) initimal calcification ; b) medial calcification ; c) mixed type
2	Unilateral calcification＞5 cm ; a) initimal calcification ; b) medial calcification ; c) mixed type
3	Bilateral calcification＜5 cm ; a) initimal calcification ; b) medial calcification ; c) mixed type
4	Bilateral calcification＞5 cm ; a) initimal calcification ; b) medial calcification ; c) mixed type

（Dattilo R, et al：J Invasive Cardiol 26：355-360, 2014 より引用）

（Rocha-Singh KJ, et al：Catheter Cardiovasc Interv 83：E212-220, 2014 より引用）

How to cross guide wires

Creating lumen outside of calcium
- looped (knuckle) wire
- Outback® (re-entry)
- bi-directional approach

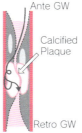

Penetrating center of calcium (Cracking or breaking calcium)
- Crusade® with very stiff as the second wire
- Crosser®
- Tail attack
- Cannon technique

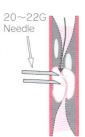

How to cross devices after guide wire passage
- Crosser®
- Percutaneous needle cracking (PIERCE technique)
- Guideliner®
- BAD FORM technique

図A 石灰部へのワイヤ通過法およびその後の対処方法

| 血管内腔がすべて石灰化で占拠されている（full moon） | ある程度厚みのある石灰化が全周性に認められる |
| 塊状の石灰化が血管内腔の 3/4 以上を占拠する | ある程度厚みのある石灰化が 3/4 周以上の認められる |

図B calcium distribution on CT（circumferencial）

た．紙面の関係上個々の手技の解説はできないが，状況に応じ試してみる価値は十分にある．また，石灰部位を stiff なワイヤで複数箇所通過させ，それぞれに Crosser® やバルン拡張を行い個々に作製された亀裂が交通し，より大きな内腔が得られることもある（Cannon 法）．

CT 短軸像による石灰の評価

　個人的には円周方向の石灰化の分布がアウトカムに最も影響すると考えている．造影で severe に分類される石灰化も CT の短軸像を丹念に観察することでいくつかのパターンに分類される（図B）．もちろん長区域の病変ではさまざまな石灰化タイプが混在するが，いわゆる full moon 型では石灰の中にワイヤを penetration させることは困難で，長軸方向に長い範囲でこの所見が観察される例や，多発性に観察される例は外科的バイパス術を考慮すべきであろう（図C）．

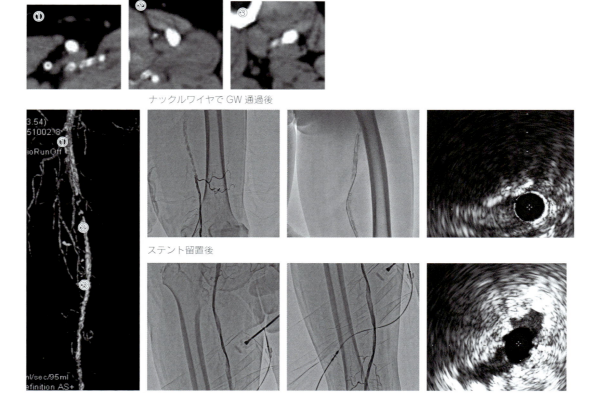

図C 50歳代透析患者（男性，Rutherford 4）症例

アテレクトミーデバイス（TurboHawk®），ステントグラフト（Viabahn®）と石灰化病変

　今後臨床利用可能となるDCBは前述したように石灰化病変では効果が減弱する可能性があり，TurboHawk®で石灰のバリアを除去できれば薬剤効果を最大限に活かせる可能性がある．また石灰は短軸像で偏在性に分布していることが多く，偏在性石灰をTurboHawk®で完全に除去できないまでも量を減少させることで健常血管壁の過度な拡張を防ぎ，これがrecoil減少，ステント拡張改善，血管破裂の予防につながると予想される．しかし実際のデータは乏しく，今後CTやIVUS所見を活用しながらどのような石灰化にどこまで有効性があるか検討していく必要がある．

　Viabahn®の高度石灰化病変への有効性は不明である．自身が経験した症例から推察される高度石灰化に対するViabahn®の使用法を記す（図D）．ナックルワイヤで高度石灰化CTOを進み閉塞遠位でOutback®により真腔を捕捉した．ステント留置後に血管破裂を生じたがバルン長時間拡張で止血に成功した．その後の造影およびIVUS所見では破裂した高度石灰部位のステント拡張は良好であった．Viabahn®が使用可能であれば，石灰の外側でreconstitutionさせた後にバルン高圧拡張を行い意図的に血管破裂を生じさせ，Viabahn®を留置するという戦略もありうると推察する．

　高度石灰化病変はEVT領域の残された大きなobstacleである．わが国で培われてきた技術と新しいデバイスを組み合わせることで，この障害を克服できることを期待したい．

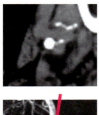
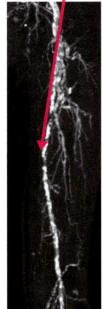
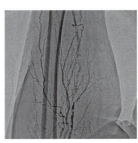
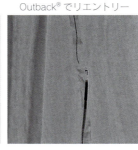
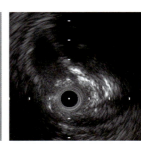

Outback® でリエントリー

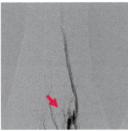
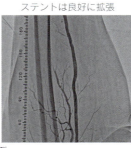
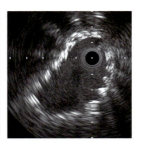

ステント留置後血管破裂　　ステントは良好に拡張

図D　60 歳代透析患者（女性，Rutherford 5）症例

文献

1) Fanelli F, et al：Cardiovasc Intervent Radiol **37**：898-907, 2014
2) Tepe G, et al：J Endovasc Ther **22**：727-733, 2015
3) Dattilo R, et al：J Invasive Cardiol **26**：355-360, 2014
4) Rocha-Singh KJ, et al：Catheter Cardiovasc Interv **83**：E212-220, 2014
5) Roberts D, et al：Catheter Cardiovasc Interv **84**：236-244, 2014

【安齋　均】

 Take Home Message（編集者より）

- EVT の長期成績維持のための大きな課題である石灰化病変の治療についてまとめていただいた．
- 冠動脈の石灰化病変に対する治療もそうであったように，EVT においてもデバイスと技術の進歩による克服を期待したい．

勃起障害に対するカテーテル治療

内腸骨動脈やその分枝である内陰部動脈，さらに末梢の動脈を総称して勃起関連動脈といい，その灌流障害により惹起される勃起障害（ED）を動脈硬化性 ED と呼ぶ．動脈硬化性 ED は陰茎海綿体への血流誘導が得られにくく他の病態に比して PDE-5 阻害薬への反応性が不良と考えられている．近年，PDE-5 阻害薬不応性の勃起関連動脈の血行再建による ED 治療が注目されている．

米国の ZEN 試験において ED 患者 30 例に対し zotarolimus 溶出性ステントを内陰部動脈に留置し，

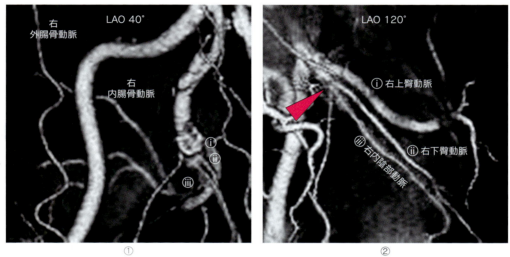

図A　40歳代男性の造影CT
①内腸骨動脈が三叉に分岐している．②深い左前斜位によりその走行が判別され頭側より⒤上臀動脈，⒥下臀動脈，⒦内陰部動脈と同定される．内陰部動脈の起始部に狭窄が認められた（矢頭）．
（岩田　曜：循環器内科 **79**：359，2016 より転載）

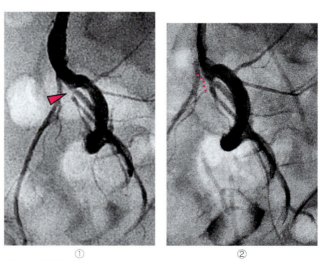

図B　同症例の治療前後
①CTで確認された解剖どおりの三叉分岐．内陰部動脈の起始部に90%狭窄を認めた（矢頭）．②everolimus 溶出性ステント（傍点線部）留置後．狭窄は良好に改善した．
（岩田　曜：循環器内科 **79**：359，2016 より転載）

6割において臨床的改善が見られたと報告された[1]．台湾のPERFECT2試験は内陰部動脈よりも末梢（血管径1.7 mm）の動脈にバルン拡張術を施した結果，91％の手技的成功率，8ヵ月時点での41％の再狭窄率が見られ，12か月時点で50％の患者で臨床的改善が維持されていたと報告している[2]．

筆者の経験した症例をもとに解説する[3]．3年間のED罹患歴のある40歳代の男性で造影CTで内陰部動脈の狭窄が疑われた（図A）．観血的動脈造影で内陰部動脈の90％狭窄が確認され，この病変に対して2.5×8 mmのeverolimus溶出性ステントが留置された（図B）．術後にPDE-5阻害薬の反応性が向上し，3年来となる性交渉に成功した．

わが国において薬剤溶出性ステントを用いた血管内治療により動脈硬化性EDが改善した報告はこれ以前には見られない．本症例は刊行時点では保険適用外の治療であり，医師主導研究の形式で実施医療機関における倫理委員会の承認を得て行われたものである．

ED患者に対する勃起関連動脈を標的としたカテーテル治療は，冠動脈や下肢動脈に対するカテーテル治療と同様に安全に運用できる．DESを用いることで冠動脈に匹敵する長期開存効果が得られるかどうかは今後の検討が待たれるところである．

文献
1) Rogers JH, et al：J Am Col Cardiol **60**：2618, 2012
2) Wang TD, et al：J Endovasc Ther **23**：867, 2016
3) 岩田　曜：循環器内科 **79**：359, 2016

【岩田　曜】

Take Home Message（編集者より）

- すべての疾患で虚血を疑えということで，勃起障害でも虚血を疑う必要がある．
- 逆に，EVARなどで内腸骨動脈が閉塞した場合には勃起障害がありうるという知識も重要である．
- 本症例のように倫理委員会も含めたインターベンションのstrategyは知識として覚えておくべきである．

体表エコーを利用した血管内治療

　超音波検査（エコー）は血管疾患の診断においてなくてはならない検査である．非侵襲的検査であり，診断から治療効果判定，経過観察において有効である．画像モダリティーの中で，リアルタイムに画像を描出できるのは放射線透視画像とエコーだけである．放射線透視画像では骨とカテーテルのデバイスを確認できるが，軟部組織は写らない．それに対して，エコーは透視画像ではわからない軟部組織をリアルタイムに観察することが可能である．またエコーは他のモダリティーと比較し非侵襲的であり，放射線被曝がなく，造影剤が不要である．よって，エコーは診断のみならず治療モダリティーと考えている．そのエコーを用いたEVTについて解説する．

エコーガイド穿刺

　エコーガイド穿刺のメリットは，周囲の構造物を観察しながら，確実に標的血管に穿刺を行うことができることである．石灰化をよけることや，静脈を貫かないようにすることができ，穿刺部合併症を減らすことが可能である．穿刺時には，血管の長軸像と短軸像を描出する2つの方法があるが，長軸像による方法は，穿刺針の通過部位を見ながら穿刺が可能であり，周囲の構造物の損傷を予防することができるため，筆者は長軸像で穿刺を行っている．

　EVTにおいてはさまざまな部位を穿刺しretrograde approachにより手技成功率が向上してきている．造影ガイドでの穿刺は放射線被曝を伴い，また造影剤も必要である．膝窩動脈や前脛骨動脈，後脛骨動脈に対してはエコーガイド下穿刺が侵襲的に可能である．特に高周波リニアプローブを用いることで指パンなど表層に近い位置にある血管に対しても穿刺が可能である．

　エコーガイド下穿刺は閉塞血管内にも穿刺することができる．たとえば膝下動脈に対するEVTにおいて，末梢のrun offも閉塞している症例に対して，足背動脈や後脛骨動脈の閉塞内に直接穿刺を行い，そこからガイドワイヤを挿入し，閉塞内にワイヤリングを行う．その後マイクロカテーテルを挿入し，両方向性にワイヤリングを行ってrendezvousを行う．次にdistal puncture（DP）部位より末梢をantegradeにワイヤリングして通過が可能である．DP部位は閉塞内に穿刺しているので，バルン拡張と同時に止血も可能である．

エコーガイドワイヤリング
1）一般的な手技，デバイス選択

　エコーガイドワイヤリングは，エコーで描出が可能な血管であれば施行可能である．特に浅大腿動脈や膝窩動脈領域に適している．エコーガイドワイヤリングのメリットは，①放射線被曝がない，②造影剤が不要，③ガイドワイヤ通過時間の短縮，④ガイドワイヤコストの削減，⑤安全性である．

　③のガイドワイヤ通過時間については，ワイヤリングテクニックの習熟が必要ではあるが，慣れれば通過時間は3分から30分程度で可能である．④に関しては，ガイドワイヤの進む道を可視化しながら行うため，ガイドワイヤが血管外へ出ることはなく，初めから固い穿通力のあるトルクレスポンスのよいガイドワイヤを用いることで，ガイドワイヤコストの削減になる．筆者は先端荷重40～100gのガイドワイヤをfirstで用いている．また⑤に関して，同様の理由から血管外へガイドワイヤが出ることはなく安全である．またこの方法によりantegradeからのみでガイドワイヤ通過が可能となり，穿刺部位も1ヵ所で可能である．よって穿刺による合併症を回避できる．

　浅大腿動脈の慢性完全閉塞病変に対するエコーガイドワイヤリングにおけるシステムは，通常6Frガイディングシースを用い，さらに6Frガイディングカテーテルを挿入している．またマイクロカテーテルは用いず，0.018インチのover the wire（OTW）のバルンカテーテルを使用する．ガイドワイヤは0.014インチの先端荷重40g以上をfirstで使用する．OTWを用いることで，バルーニングを行いながら病変を進むことができ，その部位まで6Frガイディングカテーテルを挿入可能となり，バックアップもよくなり，またガイドワイヤの操作性も向上する．0.014インチのガイドワイヤに対して0.018インチ対応のOTWを用いるのもガイドワイヤとの摩擦を減少させ，操作性をよくするためである．よって同側順行性または対側からのcross over approachでもガイドワイヤ操作が可能となる．

　また，エコー機器の選択，エコーの設定も重要である．できるだけハイエンドモデルのほうが明瞭な

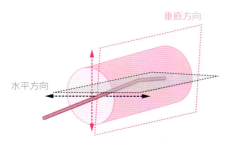
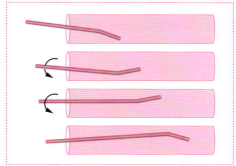
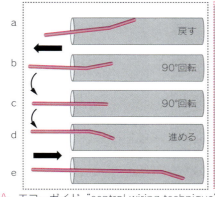
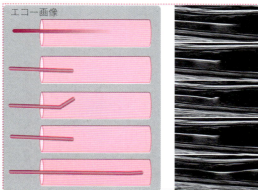

図A　エコーガイド"central wiring technique"
①：エコーによる垂直方向と水平方向
②：垂直方向のガイドワイヤ操作
③：水平方向のガイドワイヤ操作

画像が得られる．筆者の施設ではAplio™ 500 Platinum Series，最近ではAplio™ i-Series（ともに東芝メディカルシステムズ社）を使用している．非常にエコー画像が鮮明でエコーガイドワイヤリングに適していると思われる．設定に関しては，通常の検査とは異なり，閉塞血管の内膜との境界が明瞭でかつガイドワイヤのみが浮いて見えるような設定に工夫している．

2) central wiring technique

浅大腿動脈領域のステント開存率に関しては，今後の課題であるが，現状ではステント留置後の十分な内腔と，できるだけ長くないステント留置を行うことが開存率に寄与する報告が多い．エコーガイドワイヤリングにより確実にtrue lumenを捕えることにより，spot stentが可能になったり，内腔をしっかりと確保できると筆者は考えている．また将来的にデバルキングやdrug coated balloon（DCB）を使用するためにはtrue lumenへのワイヤリングが必要になるであろう．そこで，エコーガイドワイヤリングによりtrue lumen，特に閉塞の中央にガイドワイヤを通過させる"central wiring technique"の方法を以下に解説する．

①エコーにて標的血管の中央の長軸断面像を描出し，固定する．その際に血管の中央がしっかりと描出されているかが重要である．
②次にその断面像の中央にガイドワイヤが明瞭に描出されるように，ガイドワイヤを通過させる．その間エコープローブはまったく動かさないように固定する（これが実際は難しい）．
③エコー画像の上下方向のガイドワイヤ操作（図A②）：ガイドワイヤをゆっくりと回転させ，ガイドワイヤ先端の曲がりの方向を操作しプッシュする．たとえばガイドワイヤ先端を上向きにしたまま数

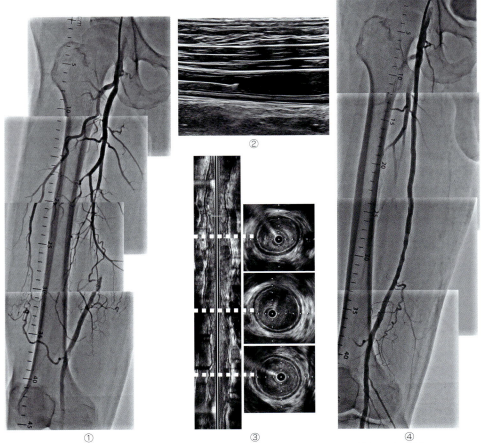

図B 右浅大腿動脈の慢性完全閉塞病変に対するエコーガイドワイヤリングを行った1例
①：治療前造影.
②：エコーガイドワイヤリング時の長軸像.
③：ガイドワイヤ通過後の血管内超音波.
④：ステント留置後造影. ステントは拡張良好である.

cm進め，中央からやや上方にずれてきたら，下方向に回転させ向きを変換する．
④エコー画像の水平方向のガイドワイヤ操作（図A③）：図A③のaのように，ガイドワイヤを挿入していくと描出断面像からガイドワイヤの先端が見えなくなり薄れていく．これは描出されている閉塞血管の中央からガイドワイヤがそれているのを示している．この状況でガイドワイヤを進めるとほぼsub-intimaに入ってしまう．そのため，ガイドワイヤ先端がはっきりと見えるまでガイドワイヤを引く．次にどちらかに90°ガイドワイヤを回転させる．そうするとガイドワイヤ先端のシェプが上か下を向く．そのままガイドワイヤの先端シェプが見えなくなるまでさらに90°同じ方向に回転させる．すると水平断面では，はじめにガイドワイヤ先端が向いていた方向と反対方向に向く．その状態で挿入すると閉塞内の中心にもどる．
⑤垂直方向と水平方向のワイヤリングを混ぜながら，ガイドワイヤが閉塞血管の中央に位置するようにワイヤリングしていく．この操作の繰り返しで"central wiring"が可能である．
　ガイドワイヤが描出断面に薄く写っている場合はほぼずれていると考える．よって濃くガイドワイヤが見えている場合は閉塞血管の中央に位置しており，できるだけ垂直方向のガイドワイヤ操作だけで進めばよい．よって垂直方向でのガイドワイヤ操作の上下も正確に操作するコツが必要となる．

エコーガイドワイヤリングの実例

に浅大腿動脈の慢性完全閉塞病変の1例を示す．ガイドワイヤの通過した部位を血管内超音波で確認すると，中心近くを通過していることがわかる．またステント留置後も拡張は良好であった．

　エコーは治療モダリティーであり，エコーガイドワイヤリングはソノグラファーとの協力が必要である．EVTにおいてもチーム医療が成功の秘訣であると考える．

【滝村英幸・平野敬典】

📝 Take Home Message（編集者より）

- 身体に害のないエコーのEVTへの応用は積極的に利用されるべきである．

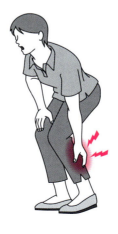

TOPICS 外科的血行再建術の匠！

血栓内膜切除術

　総大腿動脈（CFA）の狭窄・閉塞病変は，浅大腿動脈（SFA）のみならず下腿への側副血行路として機能すべき大腿深動脈（DFA）の血流障害を同時にきたすため，病変長に比して虚血症状が強く出ることが特徴である．

　CFAは"non stenting zone"であり，血栓内膜切除術（thromboendarterectomy：TEA）が有効で長期成績もよく，第一選択となる[1]．体表に近く，外科的に到達することは容易であり侵襲度も低い．腸骨動脈からCFAに連続した病変を有する症例では，血管内治療（EVT）を組み合わせたハイブリッド治療が有用である[2]．

　なお，跛行症例ではSFAが閉塞していたとしてもDFAが開存していればCFAに対するTEAのみで血行再建としては十分であり，一般に鼠径靱帯以下のバイパス手術を同時に行う必要はない[3]．

CFAに対するTEA
1）体位・麻酔
　原則として全身麻酔で行うが，全身状態不良例では局所麻酔でも施行可能である．仰臥位で，下肢は自然な外旋位とする．
2）皮切
　従来，鼠径靱帯から遠位側にかけての縦切開で行ってきたが，創傷治癒の観点ならびに将来アクセスルートとして穿刺することを考慮すると，皮膚の皺に沿った斜切開が望ましい．病変長が長く斜切開だけでは十分な視野がとれない場合には，上下の縦切開を加えたS状切開も考慮される．
3）大腿動脈の露出と剥離
　リンパ管およびリンパ節は大腿動脈内側から静脈近傍の浅在筋膜下の脂肪織に多いことから，術後のリンパ瘻予防のため，これらの部位では3-0絹糸で結紮し切離する．深在筋膜まで至り，これをCFAの外側縁で縦切開して血管鞘を開き，動脈を剥離，露出する（図A）．

　病変がCFA全長あるいは外腸骨動脈（EIA）遠位まで及んでいる場合には，鼠径靱帯を切離する．深腸骨回旋動脈および下腹壁動脈はテーピングし温存する．この際，中枢側遮断鉗子はEIAにかけることとなる．SFAおよびDFAについても同様に安全に遮断鉗子をかけることができる十分柔らかい部分まで剥離を行う．
4）血流遮断
　heparin 50単位/kgを静脈内投与して全身ヘパリン化し（ACTを150～200秒にコントロールする），動脈の遮断を行う．CFA中枢側は部分遮断鉗子を用い，SFAおよびDFAの起始部をブルドック鉗子で遮断する．DFAを比較的末梢まで露出した場合には，血管テープを二重にテーピングし，軽く牽引して血流遮断してもよい．
5）内膜切除
　尖刀およびポッツミス剪刀でCFA前壁を縦切開する（図B）．TEAは病変中央あるいはやや近位側より全周性に行う．剥離層は，通常は中膜深層と外弾性板との間になることが多いため，輪状に走行する中膜深層は切除することとなる（図C）．

　病変の近位端は内膜中膜が外弾性板に固定されているようにポッツミス剪刀で鋭的に切離する．軽度の病変残存による段差が生じることがあるが，段差は1mm以内に収まるようにする．

　SFAおよびDFAへ進展した病変の遠位端については，軽度の病変でも残存しないように健常部位までTEAを進める．遠位端がときに内膜中膜が固定されずにフラップ状となることがあるが，その際には内膜中膜を輪状に少しずつ剥離し，剥離面が徐々に中膜浅層から内膜に移行するようにしている．遠位端は内膜固定をできるだけ行わないようにしているが，フラップが残存した際は血流再開後に解離が末梢へ進展することを防ぐため，遊離した内膜中膜から外へ，またTEAを施行した部位にも内腔から外へ

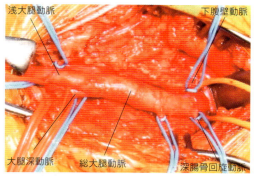

図A　動脈露出
左CFA，SFA，DFAを露出し，テーピングした．

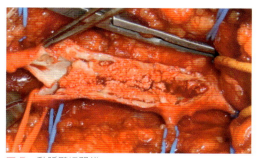

図B　動脈壁切開後
CFA前壁からSFA起始部外側およびDFA起始部内側にかけて切開した．

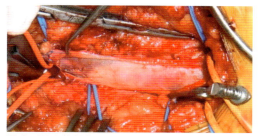

図C　TEA施行後
中膜深層まで切除されており，全長にわたり外弾性板が露出している．SFA起始部外側およびDFA起始部内側の切開部は後壁側がプロリン®糸で縫合されている（"beak plasty technique"）．

6-0または7-0プロリン糸を通し，外膜側で結紮して遊離した内膜中膜を固定する．
　なお，動脈壁切開は病変およびTEAを行う範囲によって
①CFAの前壁のみ切開（CFAのみに限局した病変）
②CFAからDFA前壁にかけて切開（→profunda plasty）
③CFA前壁からSFAおよびDFAの分岐部側にかけて切開（→"beak plasty"）
④CFA前壁からSFAとDFAの各々の前壁に切開（→Y型パッチ形成）
のように使い分ける．

6）動脈壁縫合

切開した動脈壁の縫合は，以下の方法がある．

・primary closure

総大腿動脈の径が十分あり，術後の再狭窄があまり危惧されない場合には，切開した動脈壁を直接縫合閉鎖する．5-0または6-0プロリン糸連続縫合で行う（図D）．

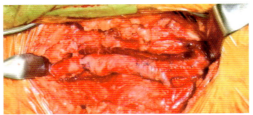

図D 動脈壁切開部縫合後
動脈壁切開部がプロリン®糸の連続縫合でprimary closure されている．TEAを行った部位が拡張しすぎないように注意する．

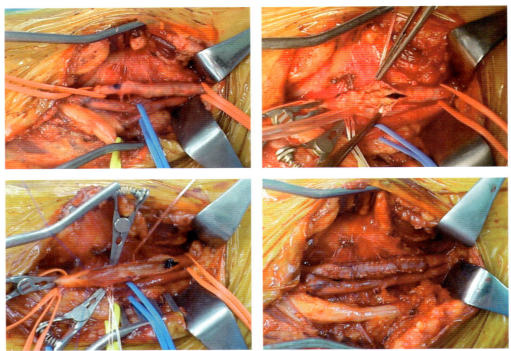

図E 膝窩動脈病変に対する内膜切除手術例
自家静脈パッチを用いて動脈切開部が縫合閉鎖されている．
(慶應義塾大学 尾原秀明先生提供)

・"beak plasty technique"
　CFAのみならずSFAおよびDFAの起始部にも病変が及んでおり，同部位にもTEAを要する場合に用いる．CFAは前壁正中を切開し，末梢側はSFA・DFA起始部の分岐部側を連続して切開する．TEAを行った後，SFA・DFA切開部分を後壁同士，次いで前壁同士を縫合し閉鎖する．
・パッチ形成
①単純なパッチ形成：総大腿動脈径が細い場合には，術後の再狭窄を予防するためパッチを使用し閉鎖する．将来アクセスルートとして穿刺する可能性があること，感染のリスクを減らすことを考慮し，人工血管片（ePTFE）よりも自家静脈を用いることが望ましい．鼠径部の大伏在静脈の枝，または足関節近傍で大伏在静脈本幹を採取し使用する．

②profunda plasty を併用したパッチ形成：病変部が大腿深動脈に及んでいる場合，CFA から DFA にかけてパッチ形成を行う．DFA の第一分枝（外側大腿回旋動脈）起始部あるいはそれ以遠の健常部位まで剝離，テーピングし，パッチ形成を行う．
③Y 型パッチ形成：SFA および DFA の中枢側に病変が及んでいる場合，CFA から SFA・DFA 各々にパッチ形成を行う．

7）血流状態，狭窄のチェック

血流再開後，血管造影あるいは duplex scan を用いて，特に TEA 施行部の血流，TEA の中枢側端・末梢側端での残存狭窄あるいはフラップ形成の有無を確認する．

8）術後管理

抗血小板薬を服用し，術後 3 ヵ月，6 ヵ月，1 年，その後は半年ごとに超音波検査で再狭窄の有無を確認することが望ましい．一般に術後の抗凝固薬は使用しない．

膝窩動脈に対する TEA

著しい石灰化を伴う限局性の病変に対しては，適応となることがある．伏臥位で施行する必要があり，術野がやや深くなること，脛骨神経・総腓骨神経などの損傷に注意しなければならないことなどから，やや熟練を要する（）．

文献
1) Kang JL1, et al：J Vasc Surg **48**：872-877, 2008
2) 中村政宏ほか：脈管学 **56**：7-12，2016
3) Malgor RD, et al：Ann Vasc Surg **26**：946-956, 2012

【工藤敏文】

> **Take Home Message**（編集者より）
> - CFA は non stenting zone であり，血栓内膜切除が第一選択となる．
> - 適宜，自家静脈を用いたパッチ形成を行う．
> - 局所麻酔でも施行可能である．
> - 膝窩動脈も適応となることがある．

バイパス術

　下肢血行再建術は，血管外科医が扱う1つの分野である．当然であるが，下肢血行再建術を行う目的は，下肢救済でありその機能を可能な限り温存することである．特に組織欠損を伴う下肢救済治療を考える場合，治療段階は3つあると考える．まず，①虚血状態改善のための血行再建術，次に②足趾壊死部に対する wound bed preparation，そして③組織欠損に対する植皮術や皮弁による形成といった創補填処置である．下肢救済を達成するためには血管外科医が積極的かつ総合的に足部管理に介入することが肝要であると考える．

　本項では，①の下肢血行再建術の考え方と手技について症例（図A）を提示しながら解説するが，再建後の2段階（②③）の治療を疎かにしてはいけない．

inflow 再建

　まず下肢血行再建術を考える場合に，病変の領域区域を考える必要がある．筆者らは，下肢血流を骨盤，大腿，下腿と3領域に区分し血行再建の必要区間を決定している．一般的に間欠性跛行や安静時疼痛を示す虚血肢では，骨盤・大腿型病変が主たる責任病変となっており，この場合の血行再建術は inflow 再建となる．各領域における outflow 血管は，骨盤型であれば大腿深動脈，大腿型であれば膝窩動脈，下腿型であれば足背/足底動脈となる．

　多領域に及ぶ病変では，中継を伴わない long bypass を避けるために各領域で確実に中継点を設けるバイパス術を設定している．また，グラフト長の短縮を目的に腸骨大腿領域では病変により内膜摘除（図B）や血管内治療を併用することもある．

outflow 再建

　下肢の重症虚血を呈する場合には多領域にわたる病変の存在と，虚血原因が下腿病変となっていることが多い（図C）．この場合には，確実な inflow の確保と outflow 再建が必要となる．特に責任病変が下腿型では，distal bypass による血行再建術が必須となる．

distal bypass 手技

　血行再建術の目標は，長期にわたる血流の維持による虚血の改善であり，バイパス術においてはグラフトの開存性の確保が重要である．長期間バイパスグラフトの開存性を維持するためには，以下に挙げる点を十分に考慮し確実な手術手技が必要となる．

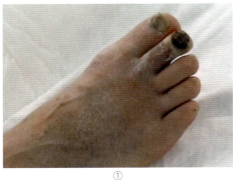
①

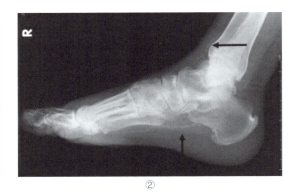
②

図A　術前の症例の概要
①：足部所見（Rutherford 5，WIfI 分類 2，2，0）
症例は77歳男性，2型糖尿病，糖尿病性腎症（血液透析歴7年）で，第2趾末節部壊疽，透析時安静時疼痛を呈している．ABI＝0.46
②：足部単純X線像（矢印：動脈高度石灰化）

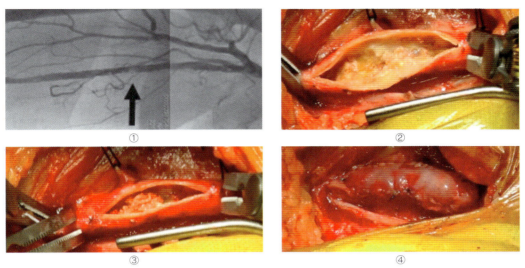

図B　内膜摘除術
①：SFA の限局性狭窄病変（矢印）．
②：術中所見：動脈切開にて内腔に突出した粥腫を認める．
③：術中所見：内膜摘除後．
④：術中所見：自家静脈を用いたパッチ形成後．

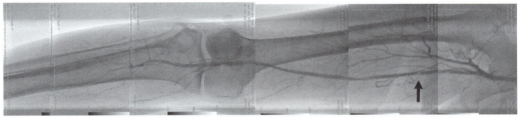

図C　術前血管造影所見
4 Fr カテーテルを用いて外腸骨動脈より造影（矢印：狭窄病変）下腿動脈の描出は極めて不良．

1）病変部位の確認
　より鮮明な DSA 画像が必要である．しかしながら，さまざまな条件により術前 DSA では吻合標的血管の性状を把握するには不十分であることもあり，術中に中枢吻合部となる動脈から DSA を行い正確な吻合部位の決定を行う（図D）．

2）動脈石灰化の評価
　石灰化動脈を評価するには，単純 X 線の側面像が有効である（図A②）．

3）末梢吻合部の同定
　吻合部は可能な限り病変血管ではない部位を選定する．より石灰化が少なく，血管径が保たれ，遠位で血管床が多い動脈を選択する．

4）自家静脈の選択
　distal bypass には自家静脈による再建以外の選択肢はない．大伏在静脈（GSV）による single piece が第一選択である．筆者らは，吻合部の血管口径がより生理的である in situ 法や non-reversed（translocation）法を多用している．GSV が不良の際には，小伏在静脈（LSV）や上肢静脈が第二選択となる．長さが single piece で確保できない場合には，連結グラフト（spliced）の作製も必要となる．
　静脈評価は，術前に duplex scan によるマッピングが必須であるが，最終的には術中に静脈拡張を行い，拡張性がよく 2.5 mm 以上あるものは使用している．

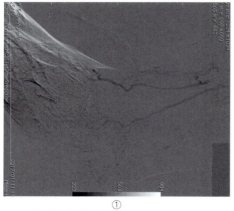 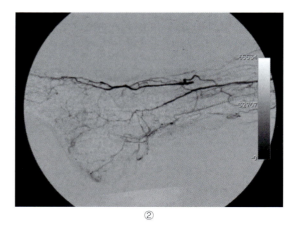

図D　足部血管造影所見
①：術前に4 Frカテーテルより外腸骨動脈より造影．前脛骨動脈は閉塞，側副血行により足背動脈が描出．後脛骨動脈から足底動脈まで造影不良．
②：術中に膝下膝窩動脈より18G針を用いて造影．術前の造影所見と比べ，より鮮明な動脈所見が得られる．

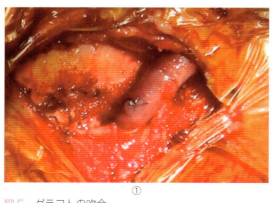 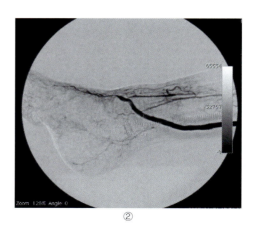

図E　グラフトの吻合
①：末梢吻合部の術中所見（足背動脈への静脈グラフト吻合）．
②：吻合後の術中グラフト造影．

5）静脈弁の処理

　*in situ*法であればexpandable valvulotome（LeMaitre®）を用いて静脈弁を破壊している．またGSVのsaphenous-femoral junctionに存在する静脈弁は直視下に切除する．静脈弁を処理したのち，静脈弁の遺残がないかを中枢側からヘパリン化血液を注入し確認する．non-reversed（translocation）法の場合には，静脈をフリーで取り出すためMill's valvulotome（LeMaitre®）を用いて処理している．

6）グラフト経路

　グラフト経路は，術後の創治癒不全の可能性を考えグラフトが露出しないよう工夫する必要がある．

7）動脈遮断

　吻合部が確保されても動脈遮断部位が高度石灰化のため，遮断鉗子による遮断ができないことがある．この場合には，バルンカテーテルを動脈切開口より挿入し血流遮断を行っている．重症虚血肢において中枢吻合部の遮断により血流がコントロールされる場合には，末梢吻合部の血流遮断は行わずに吻合操作を行うこともある．

8) 動脈吻合

　石灰化動脈の吻合には，動脈切開は大きくとり，針は通常の針より one size up している．また針先が鈍となるため，単結節を多用することもある．運針は，動脈壁が石灰化により割れやすいためバイトは大きくとるようにする（図 E）．

二刀流？

　このところ血管外科医の中でも血管内治療と従来式のバイパス外科治療を行う医師を二刀流と称しているようである．

　外科的治療は日進月歩であり，さまざまな治療手段や治療材料の多様性が存在するこのご時世で，あらゆる治療手段を尽くして治療を行うのが外科医であると考える．近くでは消化器外科領域において大きな開腹を行う手術に対して，小さな開腹で鏡視下に対応した道具を用いて胆嚢摘出術や胃切除術があたり前のように行われており，鏡視下手術ができる外科医をこの分野で二刀流と呼んでいるのを耳にしたことがない．また，内視鏡的病変摘除に精力を費やす消化器外科医も目にしない．

　一方で，血管外科医が自ら二刀流と称しているのはいかがなものかと，いつも疑問に感じているのは筆者だけであろうか．

【小久保　拓】

Take Home Message（編集者より）

- 虚血肢で，下腿病変が存在している場合には，distal bypass による血行再建術が有効である．
- 自家動脈を用いたバイパス術は，長期の下肢救済予後を改善する．

ハイブリッド治療

近年，医療界においてもハイブリッドという単語が頻繁に使用されるようになった．元来は異なった性質の生物を掛け合わせるところから発生した用語であるが，巷では2つのものを掛け合わせた製品は猫も杓子もハイブリッド，といった状況で濫用されている．

血管外科においては通常，血管内治療と外科手術を組み合わせて施行することをハイブリッド治療と呼んでおり，血管内治療の低侵襲性と外科手術の汎用性との「いいとこどり」が売りの治療法である．PADの治療においては，特にEVTと同時にバイパス手術あるいは血栓内膜切除術などの外科手術を施行することをハイブリッド治療と呼ぶことでコンセンサスが得られている．以前は二期的にEVTとバイパスを行うこともハイブリッド治療と呼称していたが，血管外科医が血管内治療を行うことがあたり前となり，さらにいわゆるハイブリッド手術室が普及してきた現在においては一期的に行うことが主流となり，ハイブリッド治療すなわち一期的と広く認識されている．

本項ではPADに対するハイブリッド治療の現況と，筆者らの行っている手技上の工夫について解説する．

ハイブリッド治療の適応

EVTのみで治療可能な病変，あるいは手術のみで全病変を治療する際には当然ながらハイブリッド治療の適応とはならない．図Aのように広範囲の複合病変，たとえば腸骨動脈のCTOとTASC Dの膝窩動脈や総大腿動脈の狭窄を含む場合などに，腸骨動脈のEVTとバイパス，あるいは内膜摘除を同時に行うのはよい適応である．あるいはSFA領域の狭窄病変と下腿領域の長区間CTOを呈したCLI症例に対して，SFAのEVTと下腿のdistal bypassを同時施行というのも広く行われる．

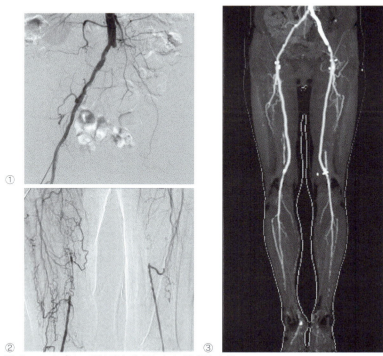

図A　ハイブリッド治療を施行した左側CLI症例
①：左CIA以下の完全閉塞を認める．
②：両側SFAも閉塞しているが末梢run offは比較的良好．
③：同症例術後MRA像．ハイブリッド治療にて，左腸骨動脈全長のEVT，両側大腿膝窩動脈バイパスを施行．術後CLIを脱却した．

最近はSFAに対するEVTデバイスが多様化し，事実上TASC分類にかかわらずEVT適応が拡大となっているため，CFAや膝窩動脈などいわゆる"non stenting zone"のみに外科的内膜摘除を行い，同時に広範囲にEVTを行う症例が増加している．

ハイブリッド治療のメリット/デメリット

メリットとして最たるものは，手術の侵襲をほぼ拡大せずに治療域を格段に拡大可能という点である．入院日数短縮も見込め，さらには一期的に広範囲病変を治療することによってinflow・run offともに確保できるため開存率の向上が期待されるが，いまだその成績に関する大規模な前向き検討は存在しない．筆者らは以前，自験CLI 35症例に対するハイブリッド治療後1年における一次開存率を77%と報告したが，長期成績等は今後の検討課題である．

一方，デメリットとしてまずは診療報酬の点がある．ハイブリッド手術を行っても現在の制度ではバイパス手術のみ，あるいはEVTのみの診療報酬しか請求できず，この点は医療施設にとっては大きな痛手となる．さらには，ハイブリッド治療による広範囲血行再建が過大治療となりうる点も留意すべきであろう．CLI症例の場合には広範囲の完全血行再建は容認されるが，間欠性跛行の患者に複数病変を一期的に治療する必要があるのか，ガイドラインの存在しない現時点で正当性を持った判断は困難である．少なくとも軽症の跛行症例の際にはバイパス手術を含んだハイブリッド治療については慎重に適応を考慮すべきであろう．一方，CFAの内膜摘除とその中枢/末梢のEVTといった手技は局麻でも可能であり創も小さく，軽症例に対しても適用することが容認されると考える．

手技に関するコツ

ハイブリッド治療の際に血管内治療の部位と手術部位の病変が連続している場合，治療部位間に病変が残存してしまう可能性があるため注意を要する．

たとえば図Aのように腸骨動脈の閉塞病変に対してEVTを行い，引き続いて末梢にバイパスを施行する際に，①CFAよりシースを挿入して中枢のEVT治療，②CFA中枢に遮断鉗子をかけてシースを抜去しCFAを切開，バイパスを行うという手順が一般的であるが，その際に遮断部位に狭窄病変が残存することがある．

治療部位の連続性を保つためには，治療部位に最終的に到達可能なEVTルートを確保しておくべきであり，たとえば対側からシースを回しておく，バイパス後に末梢からシースを再留置することなどによって術中に最終造影を行って評価し，残存病変の追加治療も可能となる．

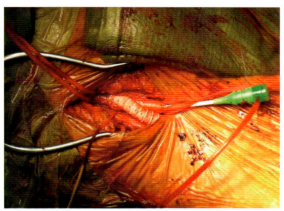

図B　閉塞したSFAよりシースを留置したまま大腿膝窩動脈バイパス施行した後
中枢側遮断はPTA用バルンカテーテルにて行い，遮断鉗子は末梢側のみに使用した．この後シースは最終確認造影を施行した後に抜去した．

筆者らは腸骨動脈のEVTを行う際に，SFAからシースを挿入している（B）．SFA中枢が閉塞している症例であっても，直視下に穿刺して先端を開存部まで注意深く進めれば問題なく留置できる．この方法ではEVT後にシースやガイドワイヤを残したままCFAの切開や吻合，内膜摘除が可能であり，またCFAを切開する際にEVTに使用したバルンカテーテルを用いて中枢遮断が可能なため，鉗子による内膜の圧挫や解離等の危険性を回避でき，CFA直上まで残存なく治療可能である．CFAの中枢側剝離も最小限でよく，最終造影や追加治療もシースより容易に施行可能と利点は大きい．

CFAを中心に中枢側，末梢側の病変が存在する際には，前記の方法にてまずは中枢側の治療後にCFAの内膜摘除を行い，自家静脈でパッチ閉鎖後に中枢の確認造影を行う．SFAのシースを抜去し，CFAのパッチにタバコ縫合をかけて順行性にシースを挿入，末梢側の治療を行う手順が合理的である．

腸骨動脈領域やSFA領域の病変がほぼEVTにて治療可能となった現在においても，外科的アプローチを必要とする症例が存在する．ハイブリッド治療はこのような時代にこそ求められる極めて有用な手技であり，その応用範囲は広く今後もますます発展が期待される．近々に適切な診療報酬の請求が可能となることを切に祈る次第である．

【原田裕久】

Take Home Message（編集者より）

- 外科手術と血管内治療を一期的に組み合わせて施行することをハイブリッド治療という．
- 手術侵襲を拡大することなく治療域を拡大可能である．血管外科医として必須のテクニックである．

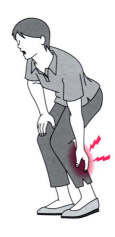

血管吻合のこだわり

　心臓血管領域の手術において血管吻合は重要な1つの手技である．大口径の血管の場合は出血しないように，小口径の場合は吻合部の狭窄などにならないようにと，注意点も少し異なってくる．吻合に関してはある程度トレーニングを受けた外科医なら「誰がやっても同じようにできる」というのが理想である．確実性，クオリティ，ある程度の速さが求められる．さまざまな吻合方法があってもいいが，基本は次のようなコンセプトをおさえていることが重要である．

基本コンセプト
- 吻合にあたってはできるだけ縫いやすい視野を確保する．
- 端端で縫う場合は人工血管のサイズが少し小さめが縫いやすい．
- 細かく縫えばいいわけではない（基本1吻合12針でいいはず）．
- 自己血管がカットしたり，針穴が大きくなって出血するほうが追加針は難しい．歩みが多少大きくなった場合の追加針は容易である．
- 縫いにくいところを最初に縫って，縫いやすいところで終わる．
- サイズ合わせは追加針がしやすい場所で行う（極端な話：後壁はまじめに，前壁は適当に）．
- パラシュートの部分は術者から遠い側から始めて術者側に歩んでくる（こうすれば糸が絡まない）．
- 歩む針を持ちかえる回数はできるだけ少ないほうがよい．
- 端側の場合は側面で終わる
- 大動脈の人工血管が長すぎる場合は，将来の血管内治療などが困難になる．末梢側をつなぐ前には必ず遮断を人工血管の末梢に移して，人工血管に十分圧をかけて長さを決定する．腹部大動脈瘤でYグラフトを使用する場合，脚は10 mm以上を選ぶ（将来の血管内治療のため）．

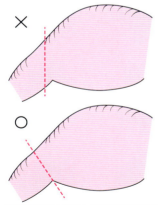

離断する際は意識して後壁側を残すようにしないと後壁側が短くなる．また，外膜をしっかり残すように注意する．この際は後壁の外膜の外側にライトアングルなどの直角型の鉗子を挿入して離断すると容易である．

図A　腹部大動脈瘤など視野のよい端端吻合①

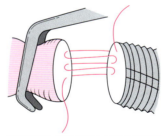

術者の遠い側の後壁より吻合を開始する．パラシュート法でまず人工血管の内→外，自己血管の外→内と進め，そのまま手前に進めていく．細かく縫おうとするあまり，スティッチとスティッチが近いと針穴が大きくなる可能性があるので，大動脈の性状が悪いときこそ5 mmくらい歩んだほうがよい．5針くらい進めたら針の両方を引っぱって人工血管と自己血管を合わせる．

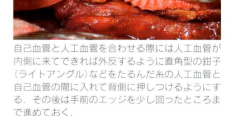

自己血管と人工血管を合わせる際には人工血管が内側に来てできれば外反するように直角型の鉗子（ライトアングル）などをたるんだ糸の人工血管と自己血管の間に入れて背側に押しつけるようにする．その後は手前のエッジを少し回ったところまで進めておく．

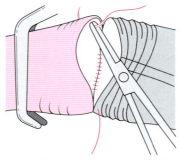

次に両端針の反対側を持つと人工血管の内側にあるはずなので自己血管の内→外から始める。

次いで人工血管の外→内，自己血管の内→外と進め，術者から遠い側のエッジを回って前壁を同様に縫い進めて最後に反対の糸と結紮する．結紮する前にフックなどで糸を締める場合もあるが，大動脈の性状が悪い場合は針穴が大きくなる場合があるので，図Cで述べるように緩んだ糸を処理するほうがよい．この縫合は基本的に順手のみで吻合可能であり，初心者にも縫いやすいと考えている．遮断解除する前に歩みの大きいところがあれば追加針を行う．またスティッチのゆるい部分があれば図Dに示す方法でしめておく．

図B 腹部大動脈瘤など視野のよい端端吻合②

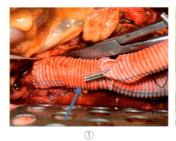 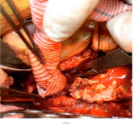 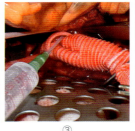 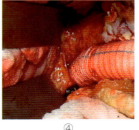

① ② ③ ④

図C 吻合部をカバーする通称パンツ

止血を確認したら最初に切って吻合する前に人工血管にかぶせていた25 mmくらいの幅の人工血管（通称パンツ：図①中の→）を吻合部にかぶせる．人工血管を引っぱるときに吻合部に余計な力が加わらないように人工血管を鑷子でしっかり固定して吻合部にパンツをかぶせる（②）．パンツをかぶせたら吻合部にフィブリングルー®を散布して（③）遮断解除する．吻合部の縫合糸もすべてカバーできているのがわかる（④）．

この方法は筆者が医者になった30年近く前に研修先の国立岩国病院（現 岩国医療センター）心臓血管外科で教えてもらった方法で，旧岡山大学第一外科心臓グループの諸先輩が代々行ってきた方法である．これにより，AAA術後の吻合部仮性瘤や大動脈十二指腸瘻が少ないと考えられる．この場を借りて岡山大学第一外科心臓グループの諸先生に感謝いたします．

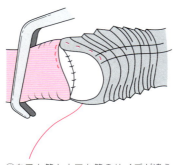 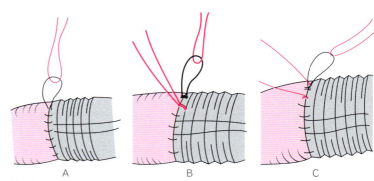

①自己血管と人口血管のサイズが違う場合

人工血管が大きい場合，後壁は通常どおり吻合し，側壁から前壁にかけては人工血管の歩みを大きく，自己血管の歩みを小さくすると徐々に合ってくる．前壁は万が一出血しても容易に追加針ができるため前壁側で調節する．

A　　　　B　　　　C

②縫合の糸がゆるんだ場合

縫合糸を結紮したのちに糸のゆるみを発見する場合がある．こうした場合はゆるんだ糸をフックで引っぱってそのループに4-0ポリプロピレン糸を通す（A）．通したら針は落として把持しておく．そのスティッチの近くに4-0ポリプロピレン糸で追加針を行い，結紮する（B）．結紮した糸の一方と先ほどのループに通した糸を結紮する（C）．結紮するときには追加針をして結紮したほうはそのうちの1本とループに通した糸を結紮するほうがやりやすい．ループにかけた糸は抜いて追加針の糸だけ切るとゆるんだ糸を固定できる．ループは切らない．

図D 種々の工夫

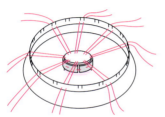

自己血管の外側に幅8〜10 mmのフェルトストリップを全周性にあててフェルト→自己血管外→内とかけてスーチャーリングにかけておく．糸は4-0ポリプロピレン糸を用いてeverting mattressでかけておくが弁置換と違ってプレジェットは使用せず，mattressのスティッチ同士の間はほとんど歩まず5〜7 mmくらいの間でかけておく．あまり幅広くかけると結紮したときに波打って変形しやすくなるためである．こうしたスティッチを大体8針くらいかけておく．視野がよい場合は4針でもよい．また，フェルトと人工血管の間に自己血管がはみ出すくらいのほうがよいため自己血管は1 cm以上バイトをとってかける．

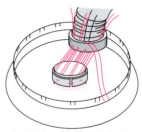

こうしてかけた糸を人工血管に順次かけていく．人工血管は7 mmくらいのバイトをとってかける．最初はスティッチを出す場所が同じラインになるようにペンで1周ラインを書いてもよいし，図のように最初に端を折り返してもよい．人工血管に全部のスティッチをかけると順番に結紮する．

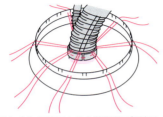

こうしておくと自然に人工血管断端が反転して上を向くようになるが，そのようになっていることを十分確認してから結紮する．結紮したら図のようにスーチャーリングにtensionをかけて固定しておくと吻合部が手前に出てきて次の連続縫合が行いやすい．12時の糸の一方で9時から8時くらいまで連続縫合を行う．次いで6時の糸で9時8時まで連続縫合を行い結紮する．同様に12時から3-4時まで，また6時から3-4時まで連続で縫合して結紮する．
図E　弓部置換末梢側吻合など視野の悪い場合の端端吻合

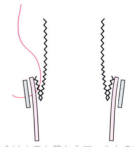

この連続縫合は人工血管からフェルトまでover and overでかけていく．人工血管が図のように反転しているためこの縫合は容易である．最初のmattressの際に自己血管のバイトを多くとっているほうが図のように人工血管とフェルトの間から自己血管が少しはみ出る形となり縫合が容易かつ確実になる．

部位・手技別の吻合のコツ
1）腹部大動脈瘤
　吻合の際に大事なのはグラフトのサイズ選択で，ちょうどよいサイズを選択する（図A，B）．自己血管よりも少し小さめが吻合しやすく，サイズで悩んだ場合は小さいほうを選択しておく．自己血管よりも人工血管が大きくなった場合が一番合わせにくいからである．吻合部をカバーする方法を図Cに紹介する．
　そうはいっても，頸部分枝などの場合は必ずしもサイズを合わせられるわけではなく，その際は図Dに示すような方法でサイズ合わせを行う．
2）胸部大動脈瘤
　弓部置換末梢側の吻合の場合は視野があまりよくない場合が多いので1回の吻合で確実に行う必要がある．図Eに示す方法は比較的初心者でも縫いやすいうえに追加針の必要がほぼない．また，結節のmattressは弁置換などと違って幅を広くしないほうが吻合部の変形をきたさない．

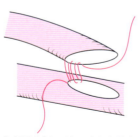 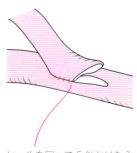 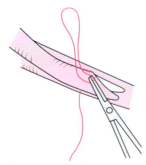

3針目くらいでヒールになるように最初はヒールから3針術者から遠い側からグラフト外→内，自己血管内→外とかけていく．パラシュート部分は引っぱるときにカットにならないように1mmくらいのバイトをとったほうがよい．

ヒールを回って5針かけたら両端を引っぱってグラフトと自己血管を合わせて縫合を進め，手前の側面まで同様に進めておく．

次いで糸の反対側を持って対側のグラフト外→内，自己血管の内→外とかけていく．Toeを回って手前で結紮する．Toeを回るときはややグラフトの歩みを大きくしたほうが猫の手のような吻合となる．結紮するときは締めすぎないように血流を流してゆるめに結紮する．

図F　バイパスなど小口径の血管の端側吻合

3）小口径の血管のバイパスの吻合

　小口径の血管はバイパスなどで端側吻合が多い．基本は1針，連続，パラシュートである．また，自己血管はできるだけ内→外でかけるようにする．縫いにくいヒール側を最初に縫って最後に側面で終わるのが基本である（図F）．スティッチとスティッチの間に追加針をするのは簡単だが，血管がカットした場合，バイトを大きくしなければならないので極端にバイトを小さくするのはかえってよくない．

【金岡祐司】

 Take Home Message（編集者より）

- 基本コンセプトをしっかり把握する．
- 血管径や視野によってさまざまな吻合法とコツがある．

生体肝移植における顕微鏡下肝動脈再建

　1989年から現在（2017年12月）まで8,000件以上の生体肝移植が国内で施行されており，肝移植は末期肝疾患患者に対する標準治療となっている．1995年4月から2016年12月までに筆者の所属施設（慶應義塾大学病院）で施行された生体部分肝移植は257例（成人150例，小児107例）で，肝動脈再建は全例顕微鏡下の端端吻合を原則としている．術後早期の肝動脈血栓性閉塞はグラフト肝不全を高率にきたし，レシピエント死に至る重篤な合併症である．したがって，肝移植における肝動脈吻合はグラフト肝の生着，ひいてはレシピエント（患者）の生死そのものを決定するといっても過言ではない．

　生体部分肝移植における肝動脈吻合の術野は，頭側にはグラフト肝と胸郭があり，尾側からは腸管が押し上げてくるため，吻合のためのスペースが極めて限られるうえ，肋骨弓に邪魔されて術者の左手の自由度も制限されてしまう．さらに，グラフト肝動脈は短いことが多く，吻合血管同士の反転に難渋することも少なくない．このような状況下でも確実な血行再建が可能な，back wall technique を用いた顕微鏡下動脈吻合の詳細について述べる．血管外科手技の応用編としてご参考になれば幸いである．

肝動脈吻合に必要な器材

　生体肝移植の肝動脈吻合には，顕微鏡下によるマイクロサージェリーの技術が用いられている．対象となる肝動脈径は，1～3 mm であり，吻合径が3 mm 以上の場合はサージカルルーペ下でも吻合可能である．筆者ら血管外科医が日常ルーペ下で施行している下肢 distal bypass の末梢吻合側の動脈径も1～2 mm であるが，吻合法は端側吻合であるため，血管吻合部径は10～15 mm に調節可能である．しかしながら，生体肝移植時の肝動脈吻合は端端吻合であり，径2 mm 以下の微小血管を確実に端端吻合するにはマイクロサージェリーの技術は必須である．顕微鏡下吻合はルーペ以上の拡大率が得られるのみならず，視野が固定され，十分な光量を得られるなど有利な点が多い．当施設では，術者は患者の右側，第1助手は左側に立つ．

　通常のマイクロサージェリー用の鑷子や持針器は短いものが多いが，術野が深い本手術では10 cm 以上の長い器具を使用することもある．血管鉗子は，以前は，吻合動脈の位置を固定しやすい，フレーム付きダブルマイクロクリップ・アプロキシメーター（ABB-2 V）を使用していた[1]が，back wall technique 導入後は通常のプラスチッククリップを用いている．縫合糸は，Johnson & Johnson 社の9-0 ナイロンモノフィラメント糸付きマイクロサージェリー用血管縫合針（9-0 Ethilon BV-100）を用いている．本製品は針が細くて切れがよく，血流再開後の針穴からの出血が少ないのが特徴である[2]．

レシピエントの術野展開

　生体肝移植の脈管吻合は，グラフト肝をレシピエント腹腔内に収めた（put in）後，肝静脈→門脈→肝動脈の順に行う．マイクロサージェリーでは，わずかな出血でも術野の妨げとなるので，動脈吻合部術野の背側に持続吸引管を適宜設置する．手術台の高さは術者が最も操作しやすい高さとする．

レシピエント側の動脈吻合の準備

　吻合に用いるレシピエント側動脈としては，通常左右の肝動脈もしくは中肝動脈が用いられる．これらのうち，変性が少なくて動脈の拍出状態がよく，グラフト動脈との口径差が小さく，吻合後に緊張やねじれ・屈曲の起こりにくいものを選択する．吻合された肝動脈は，術後にグラフト肝容積が増大して肝門部の位置が移動することを想定して長さに若干の余裕を持たせる．

抗凝固療法

　当施設では activating clotting time（ACT）を指標に heparin 投与を行っている．動脈吻合直前の ACT が 200 秒以下であれば heparin の投与を行うが，通常この段階では ACT は延長しており heparin 投与は不要である．

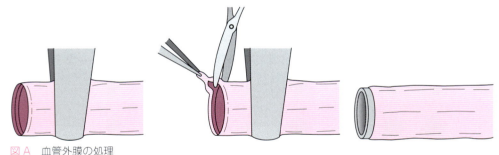

図A　血管外膜の処理
(尾原秀明ほか：血管外科 30：18-21，2011 より引用)

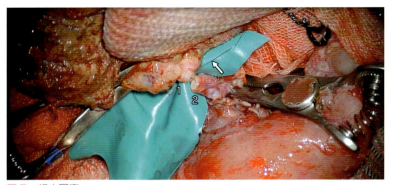

図B　術中写真
レシピエント肝動脈とグラフト肝動脈を端端吻合．矢印：3時方向の支持糸（9-0血管縫合針），1：グラフト肝動脈，2：レシピエント肝動脈

back wall technique を用いた肝動脈吻合の実際
①吻合するグラフト肝およびレシピエントの肝動脈にシングルクリップ，あるいはダブルタイプのクリップを掛ける．
②顕微鏡下に両血管の断端を詳細に観察する．断端部の不整や内膜剝離があれば，躊躇なくハサミを用いて全層切離を追加する．その後，内腔への巻き込みを防ぐため外膜周囲組織を鋭的に切除する（図A）．剝離操作は，血管が脆弱化しないよう吻合部周囲にとどめるのがコツである．外膜よりわずかに内膜が突出する程度がよい．
③ねじれを防ぐため，吻合前に双方の肝動脈の腹側12時方向にピオクタニンで印をつける．また，血管の攣縮を防ぐため10倍希釈の papaverine hydrochloride を適宜散布する．
④小ガーゼをクリップ背側や周囲に充填し，吻合部がなるべく水平になるように調節する．位置が決まれば，クリップ背側に色付きゴムシート（緑色のゴム手袋片）を敷くと，縫合糸が見えやすくなり，また周囲組織やガーゼに糸が絡みつくのを防ぐことができる（図B）．
⑤最初に血管後壁より縫合を開始する．
⑥前述の9-0ナイロン糸を用い，術者の右側にあるレシピエント肝動脈の3時方向に1針目を外→内に刺入し，そのまま連続的に左側のグラフト肝動脈の3時方向に内→外で針を刺入した後に結紮し，支持糸とする（図C）．縫合針は血管壁に対してほぼ直角に刺入し，内膜と外膜を確実に貫くのが重要である．縫いしろは壁の厚さの1.5〜2倍程度とする．縫合糸はなるべく内腔に露出しないようにし，壁が外翻するよう心がける．グラフト肝動脈の内膜解離は致命的となるので，グラフト側血管は必ず内→外に運針し，内膜解離を生じないよう細心の注意を払う[3]．また，血管内膜は鑷子でつままないようにし，内膜損傷に注意する．

TOPICS 外科的血行再建術の匠! 生体肝移植における顕微鏡下肝動脈再建

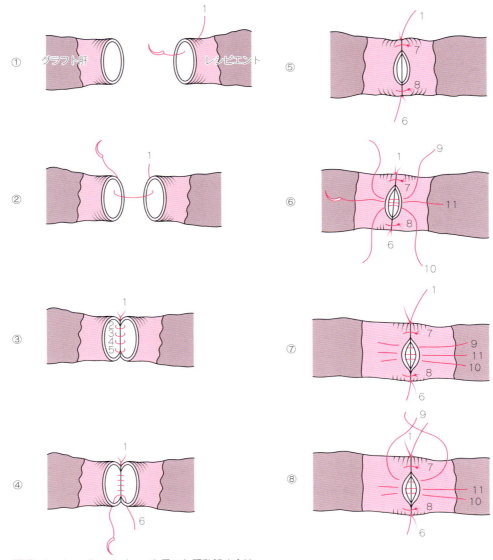

図C　back wall technique を用いた肝動脈吻合法
1) 1針目は，術者右側に位置するレシピエント血管の3時方向の外壁側から針を刺入し，次いで左側のグラフト血管の内腔側より針を刺入（外→内→内→外の運針）する．結紮し支持糸とする．
2) 1針目と同様，順次後壁に3～4針掛け，9時の縫合糸を支持糸とする．
3) 前壁側もレシピエント血管から同様に外→内→内→外に運針し，両端から中央に向かって交互に縫合していくが，最後の3針は untied suture とする．
4) untied suture の3針を順次結紮し，吻合が終了．

⑦同じ要領で，3～4針ほど後壁を縫合していく．後壁最後の針は9時方向に掛けて結紮し，支持糸とする．
⑧次に血管前壁を縫合する．両端から中央に向かって交互に縫合していくが，最後の3針は先に糸を掛けてからまとめ結紮する（untied suture）[2]．
⑨通常，支持糸を含め，全周で10～12針の結節縫合となる．いずれの縫合もゆるまないよう，二重―単純―単純の外科3回結びを行う．

⑩吻合が完了した後，クランプを解除して肝動脈血流を再開する．噴出性の出血点がある場合には，再度血管をクランプしてから追加縫合を行う．にじみ出るような出血の場合は，吻合部背側に設置した色付きゴムシートでしばらく圧迫しておくことで止血を得られることがほとんどである．再灌流後はカラードプラ超音波にてグラフト肝内肝動脈血流の測定を行う．

吻合動脈の口径差が大きい場合の断端形成

吻合する肝動脈の口径差が1.5倍程度までは，運針のピッチを調節することで端端吻合可能である．それ以上の口径差がある場合は，小口径血管を斜めに切開するか，小口径血管断端に fish-mouth incision を2ヵ所入れている．

術後管理

術後2週間は，1日2回の超音波カラードプラ検査にて肝動脈の血流を確認する．超音波カラードプラで動脈血流が極めて微弱になった場合には，肝動脈血栓を疑って即座に造影CT検査を行う．

血管吻合に要する時間は平均30〜40分であるが，顕微鏡のセッティング，術野の展開，吻合後の超音波検査等を含めると全過程で60〜90分となる．血管後壁を先に吻合し，血管把持クリップを反転させる必要のない back wall technique は，生体肝移植のように吻合術野が深く狭い場合には極めて有用な吻合法である．腹部臓器，血管双方の取り扱いに慣れた「血管外科医」が本手技に習熟することで，より優れた吻合が可能となる．肝移植手術の鍵を握るのは肝静脈，門脈，肝動脈の血管吻合であり，血管外科医が肝動脈吻合のみならず，積極的に肝移植手術に携わることで術式選択や適応の幅が広がると考える．

文献
1) 田邉　稔ほか：臨外 **64**：289-294, 2009
2) 尾原秀明ほか：血管外科 **30**：18-21, 2011
3) 尾原秀明ほか：臨泌 **63**：51-57, 2009

【尾原秀明】

Take Home Message（編集者より）

- 径2 mm以下の微小血管の端端吻合を確実に行うためにはマイクロサージェリーの技術は必須である．
- 後壁から始めて全周10〜12針の結節縫合を行う．

第2部

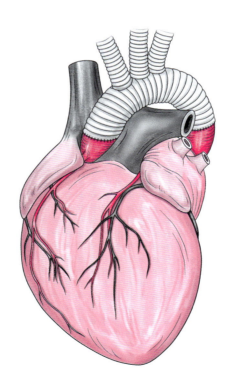

医療スタッフ必携。南江堂の好評書籍

今日の治療薬2018 解説と便覧

- 編集 浦部晶夫・島田和幸・川合眞一
- 特長：①薬剤の特徴がすぐにわかる「新薬」（2）ジェネリック医薬品の薬価帯を掲載 ③「妊娠中の安全性マーク」を変更（4）特に重要な相互作用を赤字でポイントダウン
- 解説：①薬剤の選択に迷ったときのさらに見やすく！②見出しをさらに配置
- 付録：①インデックスシール ②「代表的なレジメン一覧表」を掲載
- その他：頁数はそのまま、書籍の厚さはそのまま

■B6判・1,472頁 2018.1. 定価（本体4,600円＋税）

総合診療専門医マニュアル

- 編集 伴信太郎・生坂政臣・橋本正良
- 初期診療では見逃してはならない重大疾患になかなか症状、鑑別診断、遭遇頻度別の「疑うべき疾患」リスト、「主要疾患フローチャート」から正しい診療へつなげるテクニックを解説。ジェネラリストが遭遇する全ての症例を、主要疾患の診断から小児から高齢者まで網羅した。

■B6変型判・546頁 2017.5. 定価（本体6,300円＋税）

即引き！薬の必須検査値チェックブック

- 監修 伊藤正明 編集 奥田真弘・村木優一
- 処方成分や薬剤の副作用モニタリングに必要な検査値のカットオフ値をコンパクトに解説したポケットブック。薬剤師業務に便利なポケットブック、薬剤約1,000品目について、服用した際の検査値の動きを一覧にまとめた。

■B6変型判・330頁 2017.3. 定価（本体3,200円＋税）

飲しない薬の必須処方のしかた

- 著 藤村昭夫

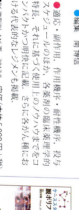

今日の臨床検査2017-2018

- 監修 櫻林郁之介
- 編集 矢冨裕・廣畑俊成・山田俊幸・石黒厚至
- 保険収載されている検査を網羅。「主要疾患の検査」では、病態分類やフローチャートに必要な検査をまとめ、新たに「開検血」「アレルギー」を追加。検体・検査対象や方法などをまとめた「解説」と、各検査項目の「解説」で構成。

■B6判・704頁 2017.5. 定価（本体4,800円＋税）

薬剤師のための医学論文の読み方・使い方

- 著 名郷直樹・青島周一
- 医学論文の読み方を解説しながら、「できる」と飲んでください」と説明している薬の効果をEBMとして「根拠主義医療」により検証し、論文の活用法を学んでいく。構造主義医学者池田清彦氏推薦！

■B5判・204頁 2017.7. 定価（本体3,800円＋税）

薬理学的特性に基づく治療 改訂第2版

- 編集 南博信
- 適応、副作用、作用機序、耐性機序、投与スケジュールのほか、各薬剤の臨床薬理学的特長、それに基づく臨床上のノウハウまでをコンパクトかつ明快に記載。さらに各がん腫におけ代表的なレジメンも掲載。

■B6変型判・446頁 2017.8. 定価（本体5,000円＋税）

あらゆる症例から学ぶ！薬学的思考トレーニング

- 著 菅野彊・野口吉美

当直医実戦マニュアル 改訂第5版増補版

- 監修 亀田信介・梅田悦生・滝口進
- 編集 実戦マニュアル編集委員会 瀬下明良
- 実戦マニュアルでは薬剤に関する情報、ガイドラインに掲載を最新のものに更新。入院させるか、他院に搬送すべきか、翌日までどうしのぐか、といったノウハウを凝縮せた一冊。

■B6変型判・448頁 2014.4. 定価（本体4,900円＋税）

患者さんにみせて伝える吸入・点鼻・自己注射薬

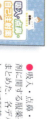

- 監修 川合眞一 編集 北村正樹
- 吸入・点鼻・自己注射薬における手技や薬剤に関する最新のデバイスを薬剤師に広く、各デバイスの標準的な操作手順を共通化した、一目で理解できる一冊。

■A4判・170頁 2017.10. 定価（本体4,800円＋税）

ケーススタディでわかる脱ポリファーマシー

- 編集 徳田安春
- ケーススタディでわかる薬剤におけるスケールダウンのあるコメントを多数、作用の解説注は実施多角的観点からの危険を見出し、適正な薬物療法を指南するための医師、薬剤師必携の一冊。

■B5判・234頁 2016.10. 定価（本体3,800円＋税）

チャートでわかる糖尿病治療薬処方のトリセツ

- 著 野見山崇

未来を護るベストチョイス！

高齢者糖尿病診療ガイドライン2017

●編・著　日本老年医学会・日本糖尿病学会

■B5判・194頁　2017.6.　定価（本体3,000円＋税）

『小児・思春期糖尿病コンセンサス・ガイドライン』の内容をもとに、要点を簡潔な箇条書きとしてまとめた。

高齢者特有の生理的機能の変化や併発症進展など、糖尿病診療にあたって考慮すべき点や臨床上の疑問についてCQ形式で解説。

糖尿病に関する新しい知識の伝達、を目的に長年改訂を続け、多くの患者さん、ご家族に愛読されてきた好評書。

糖尿病治療の手びき 2017
(改訂第57版)

●編・著　日本糖尿病学会

■B5判・150頁　2017.6.　定価（本体650円＋税）

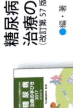

小児・思春期1型糖尿病の診療ガイド

●編・著　日本糖尿病学会・日本小児内分泌学会

■B5判・102頁　2017.6.　定価（本体1,800円＋税）

「専門ではないけれども『診る機会がある』」あなたへ
むかしの頭で診ていませんか？

日常の診療に役立つ、知っておくと便利な各領域の知識をスッキリとまとめました。
①各項目の冒頭に結論を掲載　②一般臨床医が遭遇する可能性が高い病態に絞って解説
③具体的にどうするのか「なぜ考え方が変わったのか」など、要点をキュッと凝縮。
「○○を診る機会がある」けれども「○○は専門ではない」あなたに。

むかしの頭で診ていませんか？ 糖尿病診療をスッキリまとめました

●編集　森 保道・大西由希子
■A5判・248頁　2017.12.　定価（本体3,800円＋税）

むかしの頭で診ていませんか？ 呼吸器診療をスッキリまとめました

●編集　滝澤 始
■A5判・230頁　2017.11.　定価（本体3,800円＋税）

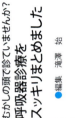

むかしの頭で診ていませんか？ 血液診療をスッキリまとめました

●編集　神田善伸
■A5判・210頁　2017.10.　定価（本体3,800円＋税）

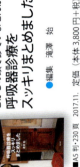

むかしの頭で診ていませんか？ 循環器診療をスッキリまとめました

●編集　村川裕二
■A5判・248頁　2015.8.　定価（本体3,800円＋税）

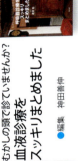

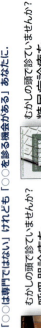
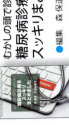

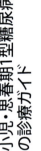
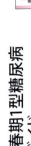

そうだったのか！腰痛診療
エキスパートの診かた・考えかたを治しかた

原因、メカニズムから症状、診断、治療、予防まであらゆる角度から腰痛診療の、原因の特定できない非特異的腰痛にも多くの紙幅を割いている。

●著　松平 浩・竹下克志
■B5判・204頁　2017.11.　定価（本体4,800円＋税）

痛みの考えかた
しくみ・何を・どう効かす

親しみやすい解説と豊富なイラストで「痛み」を楽しくマスター。

●著　丸山一男
■A5判・366頁　2014.5.　定価（本体3,200円＋税）

苦い経験から学ぶ！緩和医療ピットフォールファイル

失敗事例を分析することで、臨床に役立つ知識と技能を楽しく身につけることができるケースブック集。

●編集　森田達也・濵口恵子
■B5判・238頁　2017.6.　定価（本体3,500円＋税）

よい質問から広がる緩和ケア

患者の何を見て、どのような質問を、どのタイミングで行い、その後どう対応するか。チャート図に豊富な話題でリアルに体感できる。

●著　余宮きのみ
■A5判・240頁　2017.2.　定価（本体3,000円＋税）

目からウロコの嘔吐・便秘治療

ウイルス感染症である部状対処・単純便秘について、基本知識から診察の最新動向までを解説。

リアルワールドデータの

多彩な統計解析機能を組み込んだ統計「EZR」の開発者自らが解説。初心者でもすぐにできるフリー統計ソフト「EZR」

誰でも簡単統計解析

● 著　神田善伸

■ B5判・214頁　2014.11.　定価（本体 3,800円＋税）

患者さんからよく尋ねられる内科診療のFAQ

臨床雑誌『内科』2017年9月増大号 特集

■ B5判・520頁　定価（本体 5,500円＋税）

実地医家が日ごろの診療で困りくわしい「患者さんからのよくある質問」を集め、その答え方、説明のポイントを解説した「教本集」。少なく答え方が難しい sensitive なテーマも含まれている。話し下手の上手なピットラクティブな話題や、実際にに経験された事例も適宜盛り込んだ。

ご購入・ご注文はお近くの書店で

あなたのプレゼン 誰も聞いてませんよ！ シンプルに伝える魔法のテクニック

● 著　渡部欣忍

■ A5判・140頁　2017.4.　定価（本体 2,700円＋税）

実践的な研究発表のプレゼンテーションをビジュアルに解説

血液がん 最新治療と支持療法

雑誌『がん看護』2017年1・2月増刊号（Vol.22 No.2） 特集

● 編集　田村和夫・近藤美紀

■ A4変判・208頁　定価（本体 3,300円＋税）

専門医による新規薬剤の概説と、看護師による基本的な仕組み、使用のメリットを考察をペアで読めることにより、認定・専門看護師、一般看護師の明日からの実践に役立つ。学校教育・就労問題、意思決定支援についても記載。包括的な血液疾患医療に関する特集である。

慢性便秘症診療ガイドライン2017

● 編集　日本消化器病学会関連研究会　慢性便秘の診断・治療研究会

■ B5判・112頁　2017.10.　定価（本体 2,800円＋税）

続・あなたのプレゼン 誰も聞いてませんよ！ とことんシンプルに作り込むスライドテクニック

● 著　渡部欣忍

■ A5判・184頁　2017.10.　定価（本体 2,800円＋税）

『あなプレ』待望の第2弾！

スライド作成技術の原則から具体的な修正方法までのすべてを解説！多くの実例や講演の紙上再現という形式で紹介されている。

外科手術器具の理論と使用法

臨床雑誌『外科』2017年11月増刊号（Vol.79 No.12） 特集

■ B5判・222頁　定価（本体 6,500円＋税）

総論では各手術器具、手術材料の特性や基本的な仕組み、使用のメリット等を解説。各論では各臓器の手術でどのように器具が選択され、どのような場面で使用されるのか、さらにどのように対応したら上手に使うコツなどの手技についても解説した。（「編集にあたって」より抜粋）

ヘルペス診療ハンドブック

● 編集　白濱茂穂・渡辺大輔

■ B5判・222頁　2017.10.　定価（本体 7,200円＋税）

「査読者の目を引く抄録タイトルは？」「学会発表前の準備は何から手をつける？」…こんな悩みを解決！忙しい若手ドクターのために

新 英語抄録・口頭発表・論文作成 虎の巻

● 著　上松正朗

■ A5判・186頁　2017.3.　定価（本体 2,500円＋税）

症候から考える画像診断アトラス

臨床雑誌『内科』2017年4月増大号（Vol.119 No.4） 特集

■ B5判・450頁　定価（本体 8,000円＋税）

実地医家が遭遇する common disease を中心に画像診断が有用であった症例を取り上げ、鑑別診断と必要な検査の考え方、読影のポイントやコツを症例とともに解説。さまざまな症状で来院される患者を的確に診断するために必要な、画像診断の知識整理としても役立つ1冊。

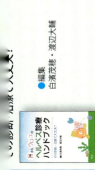
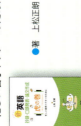

南江堂　NANKODO

www.nankodo.co.jp

〒113-8410　東京都文京区本郷三丁目42-6
（営業）TEL 03-3811-7239　FAX 03-3811-7230

定価は消費税率の変更によって変動いたします。
消費税は別途加算されます。

■編集　黒山政一・大谷道輝

同種・同効薬の違いがわかりやすく実践的に解説した好評シリーズ。

続々違いがわかる！同種・同効薬

- 好評書第3弾。「経口抗肝炎ウイルス薬」「抗がん症治療薬」「SGLT2阻害薬」など、日常業務ですぐに役立つ12薬効群を収載。

164頁　2016.9.　定価（本体2,500円＋税）

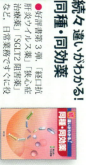

続・違いがわかる！同種・同効薬

- 「違いがわかる！」で掲載しなかった項目のうち、使用頻度が高い薬剤を補完。

220頁　2013.6.　定価（本体2,800円＋税）

違いがわかる！同種・同効薬（改訂第2版）

- 好評書第1弾。要望の多かった「オピオイド鎮痛薬」「抗不安薬」の章を新設。

266頁　2015.3.　定価（本体2,800円＋税）

ナースが気づいて見抜いてすぐ動く急変対応と蘇生の技術

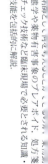

■編集　三上剛人

- 急変を見抜き、心停止に陥らせないための適切な対応法を解説。心停止編は「急変対応編」と「蘇生の技術編」の2部構成で、院内のどの場面でどのように考え行動すべきかを学べる。

B5判・236頁　2016.11.　定価（本体2,700円＋税）

A5判・172頁　2017.9.　定価（本体3,200円＋税）

リウマチ・膠原病診療ゴールデンハンドブック

- 臨床症状の見極めかたから、各種検査の要点、治療法・治療薬の知識、各疾患のアプローチ、エマージェンシーまで、エッセンスを凝縮。重症度分類等を収載。

352頁　2017.1.　定価（本体4,000円＋税）

ここが知りたかった研修医・若手医師のための具体的ポイントをコンパクトにまとめた携帯に便利な新書判。

162頁　2014.12.　定価（本体2,800円＋税）
ここが知りたかったスーパー処方せん

318頁　2013.10.　定価（本体3,200円＋税）
ここが知りたかったOTC医薬品の選び方と勧め方

302頁　2016.　定価（本体2,900円＋税）
ここが知りたかった緩和ケア（増補版）

282頁　2013.9.　定価（本体2,800円＋税）
ここが知りたかった在宅ケアのお薬事情 薬剤師が答える111の疑問

338頁　2012.10.　定価（本体3,200円＋税）
ここが知りたかった同種神経系の服薬指導

182頁　2015.6.　定価（本体2,800円＋税）
ここが知りたかった腎機能チェック 腎疾患の方から検査値から腎機能を評価する

■発売中

- 甲状腺・副甲状腺診療ゴールデンハンドブック
  定価（本体3,500円＋税）2012.11.
- 神経内科ゴールデンハンドブック（改訂第2版）
  定価（本体4,000円＋税）2014.4.
- 小児・新生児診療ゴールデンハンドブック
  定価（本体4,500円＋税）2016.5.
- 糖尿病治療・療養指導ゴールデンハンドブック（改訂第2版）
  定価（本体3,000円＋税）2013.2.
- 感染症診療ゴールデンハンドブック
  定価（本体3,800円＋税）2007.7.
- 腎臓病診療ゴールデンハンドブック
  定価（本体4,200円＋税）2009.4.
- 透析療法ゴールデンハンドブック（改訂第2版）
  定価（本体3,200円＋税）2016.10.
- 循環器内科ゴールデンハンドブック（改訂第3版）
  定価（本体4,800円＋税）2013.3.
- 内分泌・代謝ゴールデンハンドブック
  定価（本体3,800円＋税）2015.12.
- 血液内科ゴールデンハンドブック（改訂第2版）
  定価（本体4,600円＋税）2016.10.
- 緩和ケアゴールデンハンドブック（改訂第2版）
  定価（本体3,200円＋税）2015.6.
- アレルギー診療ゴールデンハンドブック
  定価（本体3,800円＋税）2013.6.

最新の治療シリーズ

年々進歩する各専門領域の最新情報と治療方針を整理する。

- 感染症　最新の治療2016-2018（*）
- 糖尿病　最新の治療2016-2018（*）
- 呼吸器疾患　最新の治療2016-2018（*）
- 眼科疾患　最新の治療2016-2018
- 産科婦人科疾患　最新の治療2016-2018（*）
- 皮膚疾患　最新の治療2017-2018
- 消化器疾患　最新の治療2017-2019
- 腎疾患・透析　最新の治療2017-2019
- 血液疾患　最新の治療2017-2019
- 循環器疾患　最新の治療2018-2019
- 神経疾患　最新の治療2018-2020

*2018年は、下記の2点がリニューアル。

各B5判　定価（本体8,000円～10,000円＋税）

（）はオンライン・アクセス権が付いております

第Ⅰ章

大動脈瘤

総論

　大動脈瘤は日常よく遭遇する疾患で，そのうち約60〜70%は腹部大動脈瘤（abdominal aortic aneurysm：AAA），20〜30%が胸部大動脈瘤（thoracic aortic aneurysm：TAA）といわれている．典型的には無症状で徐々に拡大し，破裂に至るとされている．動脈瘤は無症状であるがゆえに自分ではその進行度がわからない．ゆえに破裂すると不安をあおって治療を進めることは簡単である．しかしながら，小さな動脈瘤は破裂のリスクもなく日常生活の制限もない．また，治療リスクは患者の年齢，状態や動脈瘤の形態などさまざまな要因により変わってくる．したがって，患者により破裂リスク，治療リスクを考えて治療適応を決めるべきである．古典的な破裂リスクは年齢，痛み，慢性閉塞性肺疾患（chronic obstructive pulmonary disease：COPD），大動脈径であり，女性のほうが破裂リスクが高いとするものもある．また，Marfan症候群など症候群性のものは破裂リスクが高く，小さなサイズでも治療が進められている．

　今から30年以上前，筆者が学生だった頃，大学の先生に「病気の原因でわからないと思ったら体質，アレルギー，ストレスっていえば大丈夫だから」といわれ，冗談なのかと思っていた．しかし，現在においてこの言葉は現実に近いともいえる．最近は，癌や生活習慣病での一塩基多型（single nucleotide polymorphism：SNP）解析が進められており，SNP解析により以前に「体質」といわれていたものが明らかとなってきている．人種間で有病率に差のある川崎病や癌あるいは生活習慣病にも，こうした遺伝的要因が関わっていることがわかってきた．本項では動脈瘤の総論を述べるが，主には最近話題の遺伝を含めたその原因について解説する．一般的な用語や特徴については多くの教科書や「大動脈瘤・大動脈解離診療ガイドライン（2011年改訂版）」を参照されたい[1]．

1 定義

　大動脈瘤は「大動脈瘤・大動脈解離診療ガイドライン」によると，「大動脈の一部の壁が，全周性または局所性に拡大または突出した状態」と定義されている．一般的に大動脈の正常径は胸部で30 mm，腹部で20 mmであることから胸部は45 mm，腹部は30 mmを超えて拡大すると動脈瘤と呼称される．それ以下の場合は瘤状拡大と称することが多い．

2 分類

　大動脈瘤は組織学的に分類として3つに分かれる．それぞれ真性瘤，仮性瘤，解離瘤である．真性瘤は大動脈の壁構造が保たれている，つまり内膜，中膜，外膜の構造を保ったままで瘤化したものを指す．真性瘤は病理学的には動脈硬化やその他の原因により中膜の平滑筋や弾性線維が消失した状態である．仮性瘤では大動脈の壁構造は保たれず，一度破綻して出血したところの血腫による瘤であり，周囲の組織に包まれて瘤が形成される．そのため早急な処置が必要といわれている．仮性瘤は手術後後出血，外傷や人工血管吻合部の破綻などで生じることがある．解離瘤は大動脈解離の慢性期に瘤化したものを指す．

　瘤の形態的な分類は全周性に拡張をきたしているものを紡錘状瘤（fusiform），壁の一部が拡張しているものを嚢状瘤（saccular）と呼ぶ．

　さらに瘤が存在する場所で呼び名が変わり，TAAのうち上行大動脈にできたものは上行大動脈瘤，頸部分枝を巻き込むものを弓部大動脈瘤，大動脈峡部（isthmus）を中心にできたものを遠位弓部大動脈瘤（近位下行大動脈瘤），下行を下行大動脈瘤，遠位弓部から腹部分枝を超えるものを胸腹部大動脈瘤（thoracoabdominal aortic aneurysm：TAAA），腎動脈付近より末梢をAAAと呼称する．TAAAはCrawford分類が一

一般的に使用され，Ⅰ～Ⅳに分けられる（p265参照）．なお，胸部下行（第6肋間以下）から腎動脈までのものをⅠと分けてⅤとする場合がある．AAAは腎動脈下に1cm以上の正常部分がある場合が一般的だが，1cm未満の場合は腎動脈を超えないものはjuxtarenal，腎動脈を超えて伸展しているものはsuprarenalタイプと分別されるが，合わせてわが国では傍腎動脈型AAAと呼ばれる．

3 疫学

ノルウエーの報告ではAAAは45～55歳では男性2.6％，女性0.5％であるが55～64歳でそれぞれ6.2％，0.7％，65～74歳で14.1％，4.2％，75～84歳で19.8％，5.2％と年齢が上がるにしたがって有病率も上昇する[2]．わが国のエコーのスクリーニングでも3cm以上のAAAは60～69歳男性の1.6％，女性0.6％，70～79歳でそれぞれ5.7％，1.3％，80歳以上で9.2％，5.7％という報告もある[3]．

4 原因

原因は動脈硬化性，外傷性，炎症性，感染性，先天性などが挙げられるが，動脈硬化性が最も多い．特殊な病態としては炎症性疾患である高安病，Behçet病（血管型）や先天性結合織異常であるMarfan症候群，Ehlers-Danlos症候群，Loeys-Dietz症候群などが挙げられる．一般的には動脈硬化性が多く，動脈瘤のリスクファクターとしては年齢，男性，高血圧，家族歴，喫煙などが挙げられる．特にAAAにおいて喫煙は多大なるリスクファクターである．疫学調査により現在も喫煙している場合は7.4倍，過去に喫煙歴のある場合は3.6倍AAAが多いことがわかっていたが，動物実験によりニコチンがアデノシン1リン酸（AMP）依存性プロテインキナーゼ（AMPK）-α2経由で血管平滑筋に作用し，マトリックスメタロプロテアーゼ（matrix metalloproteinase：MMP）を活性化させることにより動脈瘤を形成することなどがわかってきた[4]．また，最近AAA発症における喫煙の生涯リスクのコホート研究が発表された．それによるとAAA発症の生涯リスクは5.6％で，生涯リスクを上げるリスクファクターは現喫煙者（10.5％），多いたばこ本数（pack×year）などであった．また，生涯リスクは非喫煙者（1.4％），長期禁煙者（4.1％），短期喫煙者（6.6％），現喫煙者（10.5％）と喫煙程度とみごとに相関し，禁煙は生涯リスクを低下させる．また，女性喫煙者のAAA生涯リスクも8.2％と高値で男性非喫煙者の3.9％よりも高かった．このように喫煙は動脈瘤のAAAの場合，多大なるリスクである[5]．

AAAの場合は動脈内腔側には強い動脈硬化性変化があり，瘤の発生に動脈硬化が強く関連していると考えられている．しかし，その一方でAAAと下肢PADとの合併は思ったほど多くないことやAAAには家族内発生があること，糖尿病はPADの重大なリスクファクターである反面，AAAのリスクではない，あるいは糖尿病がある場合は動脈瘤になりにくいいわゆる逆相関を示す報告もあること，大動脈瘤とLDLとの間に有意な関連が見られないことなど大動脈瘤の発生が動脈硬化のみでは説明できない点も多い．

動脈瘤の発生には高血圧の関与のほか，最近は遺伝的要因が明らかになってきている．米国血管外科学会では家族歴のある人は1.9倍AAAリスクが高いため，65歳以上でAAAの家族歴を有する男性はスクリーニングを行っている．

TAAのうち，Marfan症候群などの全身性結合織異常に伴う症候群性のものは全体の10％以下であり，ほとんどは大動脈瘤以外の症状を伴わない非症候群性である．一方，非症候群性の症例でも，約20％は家系内に複数の患者を認めることより遺伝的要因が発症に関与していることが示唆される．これまでに，非症候群性TAAについては，家系解析により，いくつかの原因遺伝子座や原因遺伝子が同定された．これらは，単一遺伝子の異常で大動脈瘤を発症している．

こうした遺伝の影響は上行大動脈から胸部下行，腹部に行くにしたがって弱くなっていくといわれる．上行大動脈病変を有する患者家系では，家系内の他の発症者も上行大動脈である確率が高い．一方，胸部下行大動脈瘤患者の家系では，家系内の他の発症者は胸部および腹部大動脈瘤を発症する確率がほぼ等しいとされる．AAAについては，単一遺伝子を病因とする症候群性疾患は知られていない．しかし，AAA患者の約11～20％は同一家系内に複数の患者を認め，発症に遺伝的要因が関与することが示唆される．さらに，一部のAAA患者家系では病因としての遺伝子座が同定されているが，その他の多くの場合，AAAの病因は単一遺伝子ではなく，環境要因も発症に関わる多因子遺伝性疾患であると考えられている．AAAは動脈硬化性病変を認める場合が多く，内膜の粥状硬化とそれ

表1 大動脈瘤を合併する遺伝性症候群

症候群名	病因遺伝子	遺伝形式	心血管の異常	その他の症状	備考
Marfan	FBN1	常染色体優性 5,000人に1人 75%が遺伝性 25%が孤発性	上行大動脈拡大 大動脈解離 大動脈瘤 僧帽弁閉鎖不全 など	骨格の異常（側彎, 股臼底突出, クモ状四肢など） 目の異常（水晶体偏位, 近視など）	Ghent基準（2010年改訂） 類縁疾患 Loeys-Dietz, Ehlers-Danlosのほか MASS, MVPS Shprintzen-Goldberg症候群など
Loeys-Dietz	TGFBR1 TGFBR2	常染色体優性 Marfanの10～15%	大動脈蛇行 大動脈瘤 大動脈解離	顔面の異常（眼角離解, 二分口蓋垂, 口蓋裂など） 水晶体偏位はない	
血管型 Ehlers-Danlos	COL3A1	常染色体優性 全型で5,000人に1人 血管型は50,000～250,000人に1人	大動脈瘤 大動脈解離	関節過伸長 静脈が透見できる 薄い皮膚	
Turner	X染色体モノソミー	染色体異常 出生女児2,000人に1人	大動脈縮窄 大動脈二尖弁	低身長 腺異形成 翼状頸など	
家族性胸部大動脈瘤・解離	ACTA2 MYH11 TGFBR1, 2など TAAD1 FAA TAAD2	常染色体優性 Marfan以外の20%	大動脈瘤 大動脈解離	Marfanのような身体的特徴なし	
動脈蛇行症候群（ATS）	SLC2A10	常染色体劣性	大動脈蛇行 大動脈瘤	皮膚の過伸展 関節過可動性	

MASS：近視僧帽弁逸脱大動脈基部拡張皮膚線条骨格大動脈瘤症候群（myopia, mitral valve prolapse, aortic root dilatation, striae, skeletal findings, aortic aneurysm syndrome）
MVPS：僧帽弁逸脱症候群

に伴う中膜弾性層の破壊および慢性炎症が発症の主たる役割を占めると考えられる．実際，多因子病を想定したAAAにおけるSNP関連解析でこれまでに関連が示された遺伝子多型のほとんどは，炎症に関係する種々の因子の遺伝子である．分子レベルでは interleukinやINF-γ等の炎症性 cytokineや，MMP等の細胞外マトリックスの分解に関与する酵素の関与が強く示唆されている．

5 症候群性大動脈疾患

大動脈瘤を合併する遺伝性症候群にはいくつか存在する．高頻度に合併するものとしてはMarfan症候群，血管型 Ehlers-Danlos症候群，Loeys-Dietz症候群，Turner症候群などがある（表1）．こうした症候群性の動脈瘤においては手術時期も早める必要がある．特にMarfan症候群は比較的よく遭遇するものであり，大動脈疾患の治療がうまくいけば予後も良好である．

大動脈瘤について概説したが，最近は遺伝の影響があることがわかってきており，今後は動脈瘤になりや

すい体質，破裂しやすい体質などがさらに判明してくると思われる．ステントグラフトによりネック拡大をきたしやすい体質，瘤が縮小しやすいあるいはしにくい体質などが判明し，治療方針を左右するいわゆるテイラーメイド医療が進むかもしれない．こうした分野の知識の update も必要である．

文献
1) 高本眞一ほか：大動脈瘤・大動脈解離診療ガイドライン（2011年改訂版），日本循環器学会ほか（ホームページ公開）
2) Singh K, et al：Am J Epidemiol 154：236-244, 2001
3) Fukuda S, et al；for the AAA Japan Study Investigators：Circ J 79：524-529, 2015
4) Wang S, et al：Nat Med 18：902-910, 2012
5) Tang W, NS, et al：Arterioscler Thromb Vasc Biol 36：2468-2477, 2016

【金岡祐司】

Take Home Message（編集者より）

● 遺伝的背景を踏まえたケレン味のない展開はまさに"勉強になる"の一言につきる．

2 診 断

　大動脈瘤の多くは無症状であり，偶然行った画像検査や他疾患精査中の検査異常などで発見されることが多い．しかし，一部の症候性の大動脈瘤は，動脈瘤径が大きく周囲臓器の圧迫症状を伴うもの，塞栓症を合併したもの，切迫破裂，感染性，炎症性，急速拡大などのケースがあり，緊急手術を必要とする症例では早急な対応が求められる．さらに，急激に発症した激痛（胸痛，背部痛，腹痛，腰痛など）と低血圧を認めた場合には大動脈瘤破裂を疑い，必要最小限の画像検査で診断し，救命のためにただちに緊急手術を行う必要がある．

　本項では非破裂大動脈瘤を中心に，大動脈瘤の存在を疑うべき身体所見や画像検査のポイントなどについて述べる．

1 身体所見・症状

　動脈瘤患者において重要な身体所見には，腹部拍動の触知や圧痛の有無・四肢の脈の触知・皮膚色素異常や下肢塞栓症の有無などがある．家族歴，喫煙歴，高血圧・脂質異常症・糖尿病・虚血性心疾患・慢性腎臓病・脳血管障害・高尿酸血症の有無や，手術歴などの聴取も必要である．また，心雑音・頸部雑音聴取も重要である．大動脈瘤内にある壁在血栓が，弓部分枝・腹部分枝・下肢動脈・脊髄動脈を閉塞させ，脳梗塞・腸管虚血・下肢虚血・脊髄虚血をきたすこともあるため，塞栓症による症状も念頭に置く必要がある．

a 胸部大動脈瘤（TAA）

　動脈瘤の位置によってさまざまな自覚症状を認める．弓部大動脈瘤の場合，反回神経麻痺による嗄声や食道圧排による嚥下障害などが見られることがある．下行大動脈瘤では胸部違和感や胸部痛など認めることも多い．急激に発症した激しい胸痛・背部痛などの場合は大動脈解離との鑑別が重要である．

b 腹部大動脈瘤（AAA），腸骨動脈瘤（IAA）

　腹部の拍動性腫瘤を自覚して医療機関を受診する場合もあるが，その頻度は非常に少ない．触診にて拍動性腫瘤を認めた場合は後述する画像検査を必ず行う必要がある．やせている患者ではわかりやすいが，肥満患者では動脈瘤が存在していても，拍動性腫瘤を触知しないことも多い．腹部大動脈瘤に対するステントグラフト内挿術（endovascular aortic repair：EVAR）では，術前後での腹部拍動の変化は手術の成否の判断に重要であり，また術後フォローアップ中の拍動の変化はエンドリーク（endoleak）の発生を疑う所見である．破裂・感染性・炎症性・急速拡大などの場合には瘤に一致した圧痛や背部痛を認める．頻度は少ないが大動脈瘤−十二指腸瘻を合併した場合には，突然，大量の消化管出血をきたすことがある．

　腸骨動脈瘤（iliac artery aneurysm：IAA）は下肢の塞栓症状を契機に診断される場合があるが，診察上，瘤径がある程度大きくないと触知することは難しい．大きい総腸骨動脈瘤では，腸骨静脈の圧排や動静脈瘻の形成により下肢腫脹が見られることがある．また，まれに尿管と交通し腸骨動脈瘤−尿管瘻となり血尿が生じる．内腸骨動脈瘤は通常，破裂するまで無症候性で，拍動も触知できない．

c 胸腹部大動脈瘤（TAAA）

　基本的には無症状であるが，瘤径が大きい場合には心窩部や背部の痛み・圧迫感・違和感を認める．

2 画像所見

　日常臨床で使用される各画像検査のチェックすべきポイントを述べる．

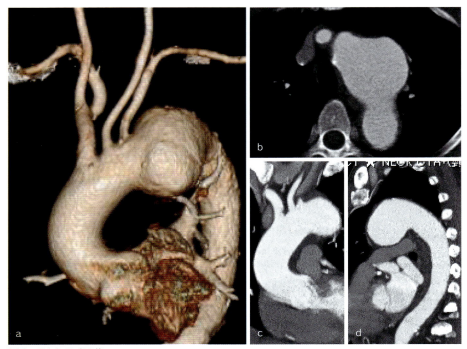

図1　TAAのCT像
a：3DCT，b：横断面，c：冠状断，d：矢状断

a 単純X線画像

最も基本的な画像検査であるが，大動脈瘤発見の契機になることがある．TAAでは，上行大動脈瘤であれば右方に大動脈が突出し，弓部大動脈瘤の場合は左第1弓の突出・腫瘤様陰影を認める．縦隔腫瘍や肺癌との鑑別は重要である．下行大動脈瘤の場合は，屈曲蛇行した大動脈との鑑別が重要である．AAA・IAAでは動脈壁の石灰化が強い場合に動脈瘤の輪郭がわかることがある．

b CT検査

すべての動脈瘤の発見・診断・治療において，最も重要な検査で，スクリーニングや他疾患精査時のCT検査にて動脈瘤は発見されることが多い（図1）．瘤径の比較やフォローのみであれば，単純CT検査で十分であるが，造影剤を使用し，頸部から骨盤あるいは下肢まで行うことによって，大動脈瘤のみではなく下肢閉塞性動脈硬化症（ASO）・頸動脈狭窄・冠動脈狭窄や，肺・甲状腺・腹部臓器・泌尿器・脊椎など全身の評価を行えるため非常に有用である．CTを撮った場合，自分たちで読影する要素の順番を決めてすべてを確認する．その際，まず興味のある動脈瘤を見るとその他の病変に対する意識が薄くなるため，動脈瘤は最後に見るとよい．また，腹部であってもデバイスやワイヤは胸部まで達するため必ず胸部から撮影する．造影剤使用に関してはアレルギー・腎障害・喘息などの特有の問題があるため，使用に関しては適切に判断する必要がある．特に治療方針の決定の際には，単純・動脈相・静脈相の撮影を行い，瘤径・正常大動脈径・屈曲・石灰化・血栓などの評価や，冠状断・矢状断や3D構築などをして，解剖学的形態を詳細に検討する．EVARや胸部ステントグラフト内挿術（thoracic endovascular aortic repair：TEVAR）を行う際には，造影CTにて中枢や末梢のネック径・アクセス血管径の内径/外径や性状を，その他にも中枢/末梢のネック長・動脈瘤長・治療長・ネックの角度・動脈瘤径・両腎の大きさ・内腸骨動脈（internal iliac artery：IIA）の分岐角度・壁在血栓の有無などさまざまな情報を得る必要がある．shaggy aortaの評価や頸部分枝の性状は，特に上腕・頸部からアプローチを必要とするpull through法・snorkel法や，頸部のバイパスや胸部の枝付きステントを行う際は詳細に検討する必要がある．

また，術後の評価でも必ず単純・動脈相・静脈相を撮影し，吻合部・ステントグラフト術後のエンドリー

ク，ステント内狭窄・血栓や，再建分枝の評価を行う．ステントグラフト手術では，人工血管置換術に比べ，術後に造影CT検査を頻回に行うことが多いため，術前からヨードアレルギーや造影剤腎症などの問題点に留意しておく必要がある．AHA/ACCガイドライン2012年改訂版では術後造影検査が行えない場合は人工血管置換術を推奨している．

c 血管造影検査

大動脈瘤の診断・治療方針の決定は造影CT検査で十分である．一方，血管造影検査には塞栓症や穿刺に伴う血腫などの合併症がある．したがって，診断目的に侵襲を伴う血管造影検査を行うことは通常まれである．

d 超音波検査

非侵襲でかつ簡便な検査であり，スクリーニングに用いられている．「大動脈瘤・大動脈解離診療ガイドライン」[1]でも，男性・65歳以上・喫煙・高血圧・家族歴などのリスクファクターがある場合は，腹部超音波検査によるAAAのスクリーニングを推奨している．経胸壁超音波検査では上行大動脈・弓部などの評価ができ，腹部超音波検査では腹部大動脈から腸骨動脈と，腹部分枝の評価を行うことも可能である．屈曲の程度や瘤径の評価もできるが，高度肥満患者では描出に難渋することも多く，また検査者の誤差や能力によってばらつきが生じる欠点がある．以前は破裂を疑う場合，超音波検査を推奨した時代もあったがCTが短時間で撮影できるようになったためその意義は低下した[3]．一方，超音波検査でEVAR術後のエンドリークを評価することが可能であり，造影剤の使用を控えたい症例では非常に有用である[4]．また，type IIエンドリークが将来血栓化するかどうかの判定にも有用である．

e MRI・MRA

胸壁・縦隔・脊椎・肝胆膵・腎の疾患を評価した際に，動脈瘤が偶然見つかることがある．CT検査と比較して，被曝リスクがない・造影剤を使用しないで血管描出が可能などの長所がある．一方，検査時間が長い・撮影範囲が狭い・厳重なモニタリングが必要な状況においては施行困難な場合がある．石灰化の評価が十分に行えないなどの短所があり，手術方法の決定に用いられることは少ない．ヨード造影剤に強いアレルギーの既往がある場合には，MRAにて手術方法を検討することもある．

文献

1) 高本眞一ほか：大動脈瘤・大動脈解離診療ガイドライン（2011年改訂版），日本循環器学会ほか（ホームページ公開）
2) 大木隆生（編）：腹部大動脈瘤ステントグラフト内挿術の実際，医学書院，2010
3) 金岡祐司：心エコー **17**：454-459，2016
4) 金岡祐司：心エコー **16**：1070-1078，2015

【萩原　慎・佐久田　斉】

Take Home Message（編集者より）

- 大動脈瘤の診断には画像モダリティが必須である．
- 動脈瘤が大きいということだけではなく，蛇行・石灰化はもちろん，他疾患を見逃さないようにしっかりと読影すべきポイントをおさえて見る必要がある．

3 治　療

A 内服治療

　大動脈瘤の治療の目的は破裂による突然死を防ぐことである．大動脈瘤は，CT検査や超音波検査で無症候性に診断されることが多く，診断当初に手術が必要となるような大径瘤で診断されることはまれである．大動脈瘤は瘤径が大きくなるほど瘤破裂のリスクが高くなることが知られているが，40〜54 mmの中径腹部大動脈瘤に関して，経過観察に対して早期人工血管置換術，または早期ステントグラフト内挿術を検討したそれぞれの比較試験では，いずれも経過観察を上回る有益性は示されていない[1,2]．55 mm未満の小径〜中径瘤に対しては瘤径拡大を抑制または遅延させることが治療の最大の目的となる．また，動脈瘤の患者では，高血圧や脂質異常症，糖尿病といった動脈硬化リスク疾患を有することが多く，必要であればこれらに対する精査治療を行い，心血管イベントを予防することが大切である．

　小径〜中径瘤に対する治療法としては，禁煙や適度な運動といった生活習慣の是正による瘤径拡大リスクの除去に加え，内服治療が治療の中心である．以下に記すように，いくつかの種類の内服薬に関して，現在までさまざまな研究が行われてきた．大動脈瘤は，明らかな原因は不明であるが，局所の慢性炎症が関与し，大動脈壁の脆弱化，拡張をきたしていると考えられている．また，拡張をきたした異常な大動脈壁に対するshear stressは，さらなる拡張を助長しているとされる．これらの観点から大動脈瘤に対する内服治療は，降圧薬であるβ遮断薬やCa拮抗薬，慢性炎症の制御のためのスタチンやRAS阻害薬といった薬剤が検討される．以下でそれぞれの薬剤に関して解説する．

1 β遮断薬

　β遮断薬は大動脈壁shear stress低下のための降圧療法の中心に位置づけられ，降圧目標は収縮期血圧で105〜120 mmHgとされる．β遮断薬はコホート研究では大動脈瘤径拡大を抑制したとの報告があるが，その後のpropranololを用いたランダム化比較試験（RCT）では，β遮断薬の有効性を示せなかった[3,4]．RCTにおいて，propranolol群では副作用（肺機能低下やABI低下，QOL低下）を半数以上に認め，死亡率上昇を認める結果となっている．しかしながら，β遮断薬に忍容性のある患者においてのβ遮断薬の有効性に関しては検討の余地がある．

2 カルシウム拮抗薬，利尿薬

　Ca拮抗薬，利尿薬に関しては，降圧薬として大動脈瘤抑制に対する検討がされている．Ca拮抗薬はコホート研究では有意差はないものの，大動脈瘤を抑制した傾向が示されている．利尿薬には瘤抑制に対する効果は認められなかった[5]．

3 スタチン

　コレステロール値と大動脈瘤の関係については，LDLコレステロール値の関連はないが，HDLコレステロール値はその値が高いほど大動脈瘤発症が少ない

との報告がある[6]．これより，LDL コレステロール値は大動脈瘤進展予防として直接の治療ターゲットとはならないと考えられるが，実際にはスタチンの大動脈瘤進展予防効果が多数報告されている．大動脈瘤壁の病理像は，マクロファージおよびリンパ球を主体とする炎症細胞の浸潤，弾性線維を主体とする細胞外マトリックスの菲薄化，断裂，消失，および血管平滑筋細胞の減少が特徴であり，スタチンの持つ抗炎症作用や，細胞外マトリックス分解の実行分子として知られるマトリックス・メタロプロテアーゼ酵素の抑制作用が，スタチンの大動脈瘤進展抑制に対する作用機序と考えられている．

スタチンと大動脈瘤進展に関する研究に関しては，5つのコホート研究をもとにしたメタアナリシスで，スタチンが 55 mm 以下の大動脈瘤に対し進展抑制効果が認められたとの報告がある[7]．しかし一方で，スタチンの使用が大動脈瘤進展を示唆する報告もあり，今後 RCT を含めたさらなる研究が望まれる．また，大動脈瘤患者でのスタチンの使用が，大動脈瘤進展にかかわらず死亡率を下げたとの報告もあり[8]，大動脈瘤患者では動脈硬化性疾患を合併していることが多いことから，大動脈瘤とは別に，心血管イベント予防にスタチンは使用を考慮される薬剤の一つである．

4　RAS 阻害薬

動物モデルの研究では ACE 阻害薬，ARB ともに大動脈瘤進展を抑制する報告がある．ラットにアンジオテンシン II を注入した研究では，大動脈瘤形成が促進される結果となっているが，これはアンジオテンシン II による二次的な血圧上昇によるものではなく，大動脈に対する炎症や蛋白分解が原因と考えられている[9]．また，このようなアンジオテンシン II やその他の薬剤で形成された動物モデルの大動脈瘤に対し，ARB を使用して進展を抑制したとの報告がある[10]．

ヒトでの研究では，大規模後ろ向き研究で ACE 阻害薬は大動脈破裂リスクを有意に減らした報告がある．なお，この研究では ARB の有効性は示されなかった[11]．一方で，ACE 阻害薬が大動脈瘤進展のリスクを増やすのとの報告もあり，今後さらなる検討が必要である．2016 年に行われた 30〜54 mm の大動脈瘤を対象に perindopril 10 mg，amlodipine 5 mg，プラセボを投与した RCT の結果では，その後の瘤径進展にそれぞれ有意差を認めなかった[12]．

5　抗血小板療法

aspirin を使用した抗血小板療法が，大動脈瘤の進展抑制に有効であるとする報告がある．大動脈瘤内には壁在血栓が生成される場合があり，血栓内には炎症細胞が含まれる．壁在血栓の量と大動脈瘤径は関連があり，抗血小板療法は大動脈瘤内の血栓を減少させ，大動脈壁への炎症を軽減し，大動脈瘤抑制に寄与する可能性がある[13]．しかし，抗血小板薬療法に関しても，RCT は行われておらず，コホート研究で有効であったとする報告と，そうではなかった報告が散見される．先にも記したように，大動脈瘤患者では動脈硬化性疾患を有することが多く，スタチンと同様に，大動脈瘤以外の心血管イベントを予防するために，必要であれば検討される薬剤である．

大動脈瘤に対する内服治療は，それぞれの薬剤に対し，大規模 RCT を含めまだまだ さらなる検討の余地がある．大動脈瘤患者では，破裂死を防ぐための瘤径進展の抑制，予後の改善が治療の目的である．動脈硬化性疾患の合併症を認める場合も多く，そちらに対する治療介入をすることで心血管イベントを予防することも合わせて大切である．

文献
1) Ballard DJ, et al：Cochrane Database Syst Rev 2008：CD001835.
2) Cao P, et al：Eur J Vasc Endovasc Surg 41：13-25, 2011
3) Propanolol Aneurysm Trial Investigators：J Vasc Surg 35：72-79, 2002
4) Lindholt JS, et al：Int Angiol 18：52-57, 1999
5) Brady AR, et al：Circulation 110：16-21, 2004
6) Golledge J, et al：Am J Cardzol 105：1480-1484, 2010
7) Takagi H, et al：J Vasc Surg 52：1675-1681, 2010
8) Twine CP, et al：Br J Surg 98：346, 2011
9) Saraff K, et al：Arterioscler Thromb Vasc Biol 23：1621, 2003
10) Yang HH, et al：J Thorac Cardiovasc Surg 140：305-312, 2010
11) Hackam DG, et al：Lancet 368（9536）：659, 2006
12) Bincknell CD, et al：Eur Heart J 37：3213-3221, 2016
13) Lindholt JS, et al：Vasc Endovascular Surg 42：329, 2008

【徳山榮男】

Take Home Message（編集者より）
- その効果を判定するためには長期的な研究を要する動脈瘤に対する内服治療のエビデンスは，まだまだ不十分である．

B ステントグラフト治療の基本的な考え方とフォローアップならびに予後

1 治療法の歴史

1952年，Dubostが腹部大動脈瘤（AAA）の切除と同種大動脈グラフトによる再建術の最初の成功例を報告し，大動脈瘤に対する治療は長らくopen surgeryであった．1964年，Dotterがカテーテルにより血管を拡張する概念を発表し，1969年ステンレスのコイルばねを使用した血管内治療の成績を発表した．そして1983年Nitinol coilをステントグラフト（SG）と呼称したのが現在の呼び名の初出のようである[1]．1988年にVolodosらによって外傷性胸部大動脈瘤に対する胸部ステントグラフト内挿術（TEVAR）の報告がなされ，これが臨床における初めてのステントグラフト治療とされている．その後1991年にアルゼンチンの外科医Parodiらが，腹部SGの治療成績を[2]，1994年にDakeらによるTEVARの治療成績が発表され，SGの開発が急速に発展していった．

1995年にAAA用企業製SGの臨床試験がヨーロッパを中心に開始され，初代から改良された第二世代SGを使用したAAAに対する2つのrandomized control studyがイギリス（EVAR trial 1；以下EVAR 1）[3]とオランダ（DREAM trial；以下DREAM）[4]で行われた．これらの臨床試験では，ステントグラフト内挿術（EVAR）にもopen surgeryにも適した患者を両治療群に割り付け，急性期と中期の成績を検討した．いずれの試験でも，EVAR群はopen surgeryに比べて，術後30日以内の死亡率がほぼ1/3～1/4に低下することが証明された（open surgery群の死亡率EVAR 1：4.8%，DREAM：4.6%，EVAR群EVAR 1：1.7%，DREAM：1.2%；いずれも統計学的に有意差あり）．術後経過観察中に，EVAR群に心筋梗塞などの他病死が多く見られ，両群における生存率の差は縮小されたが，動脈瘤関連死においては4年後においても統計学的有意差をもってEVAR群が優れていた．

こうした結果を受け，EVARは，AAA治療の確固たる地位を獲得し，さらなる企業製SGの開発が進んでいった．

米国では胸部大動脈瘤（TAA）がAAAに比べ少ないことから腹部のSGの開発が中心に行われ，わが国ではAAAのopen surgeryの治療成績が良好なことから，SGはTAA治療のオプションの1つとして発展してきた．1990年代よりUBEグラフトとGianturco Zステントを用いた自作SG，MK-SGやInoue-SGが臨床に用いられており，企業製のTAG（W. L. Gore & Associates）が開発されるまでわが国は胸部においては世界一の症例を誇っていた．

2 ステントグラフトの瘤イベント抑制に関する減圧の仕組みとendoleakの解説

EVARは，瘤の中枢から末梢にSGで橋渡しをすることによって，動脈瘤壁に血圧がかからないようにする治療である．その結果，動脈瘤を破れにくくし，瘤イベント抑制を低減する治療である．しかし，EVARを施行された患者の100%で動脈瘤径が縮小するわけではなく，60～70%が変化なし，30～40%が縮小，5%程度が拡大すると報告[5]されていた．

拡大をきたす症例の多くでエンドリークの合併が認められる．エンドリークは，ステントグラフト留置後に大動脈瘤内へ血流の漏れがある状態，血栓化が十分に得られない状態である．エンドリークは大動脈瘤に対するEVARにおける最大の問題である．その発生原因によりtype I～Vに分類されている（図1）．EVAR後初期のエンドリークは10%前後に見られ，type IIがその半数以上を占める．しかし，術直後のtype IIエンドリークは瘤内圧が下がっていることを示すもので好ましいサインといえる．type IおよびIIIは明らかに予後不良であり，EVAR終了時に消失させておくことが基本である．

エンドリークの中で最も問題となるものはtype Iaエンドリークである．type IのエンドリークはSGと宿主大動脈との接合不全に基づいたリークのことで，type Iaは中枢側からのエンドリーク，type Ibは末梢側からのエンドリークに分類される．他のエンドリークより瘤内への血流が多く，ジェット流となっている

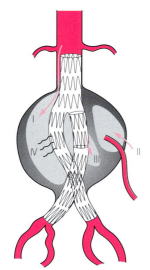

図1 エンドリーク
type I ：ステントグラフトと宿主大動脈との接合不全に基づいた leak で，perigraft leak とも呼ばれる．
type II ：大動脈瘤側枝からの逆流に伴う leak で，side branch endoleak とも呼ばれる．
type III：ステントグラフト-ステントグラフト間の接合部，あるいはステントグラフトのグラフト損傷等に伴う leak で connection leak あるいは fabric leak とも呼ばれる．
type IV：ステントグラフトのporosityからのleakでporosity leak とも呼ばれる．
type V ：画像診断上，明らかなendoleakは指摘できないが，徐々に拡大傾向をきたすもので，endotensionとも呼ばれる．
（高本真一ほか：大動脈瘤・大動脈解離診療ガイドライン（2011 年改訂版），p27，日本循環器学会，2011より引用）

ため type Ia エンドリークの残存は瘤拡大，瘤破裂に関連する．

EUROSTAR 研究でも高度屈曲症例では早期ならびに遠隔期の type I エンドリークが有意に多く，遠隔期の再インターベンション率も高頻度になると報告[6]されている．屈曲，アンダーサイズや infolding（皺），中枢固定部のシール不十分などの原因に対して touch up の追加，aortic extender の追加や extra large Parmaz stent の使用，中枢への SG の延長などの処置を行っておくべきである．

近年では治療成績がずいぶん安定し，長期の経過観察で 51.8〜68％に瘤径縮小を得られたとする文献[7,8]も認め，type II エンドリークによる遠隔期の瘤拡大が問題となりつつある．

3 解剖学的適応の意義

わが国における AAA の治療は，従来の開腹手術の成績が安定していることから，第一に人工血管置換術を考慮し，合併症を有するハイリスク症例などに EVAR が施行されており，企業製デバイスの取扱説明書（instruction for use：IFU）にも明記されている．米国では 2005 年から 2008 年の間に平均 84％の AAA 症例に EVAR が行われており，臨床試験時に定められた IFU を遵守して EVAR を施行すれば，誰がどのデバイスを使用しても一定の良好な早期ならびに遠隔成績が得られると報告しているが，瘤イベントを抑制するためには，前記のように，いかに type I や III エンドリークの発生を減らすかが重要である．そのためには解剖学的適応を守ることが大切である．治療成功のためには解剖学的適応を十分に理解し検討することが必要であるが，デバイスごとに，中枢ランディングゾーンの距離，屈曲，病変のないアクセスルートなどが定められている．しかし，現実的にすべての解剖学的適応を満たす症例は全症例の 30〜40％といわれており，IFU 外のハイリスク症例に関しても適応を拡大していく必要がある．そういった症例に対しても，fenestrated stent graft（穴あきステントグラフト），branched stent graft（枝付きステントグラフト），iliac branch Endoprosthesis[9,10]を用いて治療を行っている施設もある．

4 胸部・腹部大動脈瘤の留意点

EVAR はこれまでの大動脈瘤治療を一変させた画期的治療法であるが，手術を安全に施行するためには，血管造影の知識，大動脈瘤診療の経験，デバイス操作の習熟，適切な透視装置の設置や開胸，開腹手術にも対応できる施設など，一定の基準を設ける必要があったため，第三者機関として 2006 年 12 月に日本血管外科学会をはじめとした関連 11 学会により構成された「日本ステントグラフト実施基準管理委員会」が立ち上がり，「腹部大動脈瘤ステントグラフト実施基準」が制定され，デバイスごとに実施医，指導医，施設基準が制定されている．また，ステントグラフト手術データやフォローアップデータの登録が義務づけられ，データを一括管理し，全国規模でステントグラフト治療が標準化され，開腹手術と比較しても治療成績は維持されている[11]．

しかしながら，依然合併症として問題となるものは腹部・胸部ともに手術時のアクセスの問題（redo surgery，アクセス不良，アクセス血管の損傷など），塞栓症（脳梗塞，腸管虚血，下肢急性動脈閉塞，コレステ

リン塞栓など）、胸部では非解剖学的な頸部分枝再建や対麻痺、腹部では術後エンドリーク残存による瘤拡大などが挙げられる。アクセスに関しては、大腿動脈より中枢からのアプローチ、low profile device、経皮的ステントグラフト内挿術（percutaneous EVAR：PEVAR）[12]によってアクセスの問題が減少する可能性がある。塞栓症も low profile device による加療や shaggy aorta の定量的評価（shagginess score）[13]を行うことで予防効果が期待できるかもしれない。エンドリークに関しても、SG の延長や塞栓術などで対応が可能であり、また瘤内部を polymer で完全にシーリングする方法で typeⅡ エンドリークをなくすことを目的に作製された新たな概念の SG も発売されている。EVAR が増え、それによる功罪もわかってきているため、それぞれの留意点に注意しながら EVAR を行うべきである。

5 合併症，適応

従来の AAA に対する標準術式は、歴史的背景をもとに、open surgery による人工血管置換術である。open surgery は、長期成績が安定し、一度手術を乗り切ってしまえば、長期的には大きな合併症の心配が少ないメリットがあるが、手術侵襲が大きいというデメリットがある。手術合併症として肺炎、心筋梗塞、腸閉塞、出血、腎不全、末梢塞栓症などが、約20〜30％の頻度で見られる。また術後回復までに数週間を要したり、ADL の低下や、認知症の増悪、さらに男性患者における性機能障害や、ハイリスクで手術不能とされていた症例群の存在も open surgery の問題点であった。ただ 2010 年 4 月に EVAR trial 2 の長期成績が発表され、従来の開腹手術を行えない全身状態不良の患者においても、全死因死亡率は両群で変わらないものの、ハイリスク群には EVAR を介入させたほうが介入しない群よりも動脈瘤関連死が有意に少ないことが示され、手術不能とされる患者に EVAR を施行する割合が増加している。

さらに、前記の EVAR 1 や DREAM trial では術死や動脈瘤関連死を有意に減少させた。すなわち術後の再血管内治療（re-intervention）は開腹群に比較し明らかに多いものの、4 年後の動脈瘤関連死も EVAR 群で低く、非常に意義のある結果であった。合併症に関しても開腹手術では心血管イベント、呼吸器合併症が有意に多かった。EVAR で危惧された腎不全は開腹と同等であった。

SVS practice guideline の動脈瘤の大きさの治療指針としては UKSAT（United Kingdom Small Aneurysm Trial）[14]や ADAM（Aneurysm Detection and Management）[15]の結果をふまえて、最大短径 55 mm 以上の紡錘状瘤や症候性大動脈瘤に対して手術を行い、40〜54 mm 以下の動脈瘤は経過観察を推奨している。また、小さな AAA を対象に早期 EVAR 群と経過観察、拡大後 EVAR 群に分けた CAESAR（Comparison of surveillance vs Aortic Endografting for Small Aneurysm Repair）trial[16]や PIVOTAL（Positive Impact of endoVascular Options for Treatment Aneurysm earLy）trial[17]が行われ、EVAR の手術死亡は 3 年で 0.6％ と低かったにもかかわらず、拡大後に EVAR を行った群との間で死亡率、大動脈関連死において差を認めなかった。これにより 50 mm 未満の AAA に対して早期に EVAR を行うことの短期的な優位性は否定されたため、EVAR が低侵襲であるからという理由で小さな AAA を治療していいというわけではなく、治療対象は開腹手術と同じサイズからとすべきである。

また、前記にもあるように EVAR は一定の解剖学的条件を満たす必要があり、proximal neck の長さが長く比較的まっすぐかつ直径が 28 mm 以上、アクセスルートとして腸骨動脈が太く、極端な屈曲蛇行、石灰化が見られない、distal neck が 10 mm 以上、ということになる。機種によって多少の長さや径のサイズは異なるが遵守すべきである。特に中枢 neck の長さ、性状は留置後の成績に強く影響を及ぼすため適応を遵守すべきである。

文献

1) Doter CT, et al：Radiol **147**：259-260, 1983
2) Parodi JC, et al：Ann Vasc **5**：491-499, 1991
3) EVAR trial participants：Lancet **365**：2179-2186, 2005
4) Prinssen M, et al：N Engl J Med **351**：1607-1618, 2004
5) Kaufmann JA, et al：Am J Radiol **175**：289-302, 2000
6) Buth J, et al：J Vasc Surg **35**：211-221, 2002
7) Raphael JS, et al：Ann Vasc **29**：770-779, 2015
8) Enrico C, et al：Eur J Vasc Endovasc Surg **46**：192-200, 2013
9) Greenberg RK, et al：J Vasc Surg **50**：730-737, 2009
10) Hidde J, et al：J Endovasc Ther 1-7, 2016
11) ステントグラフト実施基準管理委員会 HP　http://www.stentgraft.jp/
12) Nelson PR, et al：J Vasc Surg **59**：1181-1193, 2013
13) Hosaka A, et al：Medicine **95**：e2863, 2016
14) UK small aneurysm trial participants：Lancet **352**：1649-1655, 1998
15) Lederle FA, et al：Ann Intern Med **126**：441-449, 1997
16) Cao P, CAESAR trial collaborators：Eur J Vasc Endo-

vasc Surg **30**:245-251, 2005
17) Ouriel K:The PIVOTAL study:J Vasc Surg **49**:266-269, 2009

【粟田憲明・柚木靖弘】

 Take Home Message(編集者より)

- エンドリークはステントグラフトの課題であり，今後克服されるべきである．
- ステントグラフトが低侵襲であるからという理由で小さな瘤を治療してよいわけではない．
- 解剖学的条件を満たした症例に行うほうが長期成績がよいとされている．

C 胸部大動脈瘤

1 外科的治療

1 概要

　最近のデバイスの進歩や手術手技の確立から手術死亡率は減少したとはいえ，未だ5％ほどのリスクは残っているのが現状である．「大動脈瘤・大動脈解離診療ガイドライン（2011年版）」では内科治療における破裂および大動脈解離のリスクとの比較では，大動脈径50〜59 mmが手術適応として妥当な基準と判断される．

　胸部大動脈瘤（TAA）はその部位により外科的治療法は異なる．一般的に大動脈基部病変から上行大動脈，弓部大動脈，下行大動脈と分かれるが病変が解剖学的にまたがることもまれではない．基部病変に代表されるのは大動脈弁輪拡張症である．弁輪が拡大することで大動脈弁閉鎖不全症が生じる．洋ナシ状とよく表現される．手術はBentall手術，その変法，自己大動脈弁を温存するaortic valve sparing surgery（David手術，Yacoub手術）などがある．Valsalva洞の拡大はそのまま上行大動脈の拡大につながり末梢では正常径を呈することが多い．

　上行から大動脈弓部，下行大動脈，胸腹部大動脈と，瘤の所在により行う手術方法も変わってくる．本項では次項のTEVAR治療との比較をするうえで主に上行弓部大動脈瘤に関して，その手術内容を中心に説明していきたい．

2 弓部大動脈瘤の外科的治療の流れ

　弓部大動脈瘤の外科的治療の基本切開は胸骨正中切開である．その再建範囲や再建方法は各施設により異なる．一般的に脳分離体外循環を補助手段とした場合，末梢側の再建後に中枢側を再建，弓部分枝を再建する場合が多いようである．何を主に重視するかでその再建方法も異なる．筆者の所属施設では体外循環を確立し，冷却時間までを利用し中枢側吻合を初めに行い，28℃の時点で循環停止，末梢側吻合の手順としている．この方法により手術時間も短縮することができている．しかし，この方法はむしろ少数派のため，ここでは一般的な方法を紹介する．

a 胸骨正中切開アプローチ

　左裾切開を追加し分枝動脈の展開をしやすくする場合もある．

b 送血路の確保

　送血路は上行大動脈送血，腋窩動脈送血（人工血管を建てる）をメインの送血路とする場合が多い．大腿動脈送血は副次的な送血路として空気の除去や，デブリスなどの除去に用いる．

c 右心房からの1本脱血

　脱血が不十分な場合には2本脱血とする．

d 左房から左室ベントを挿入

　中枢側吻合の際，左室ベンティングのほうがより視野が取りやすい．

e 心筋保護

　順行性，逆行性（施設により）があり，中枢側遮断をおく場合には順行性心筋保護が可能である．

f 冷却

循環停止までの冷却温度は20℃から28℃と各施設間で異なる．一昔前では深部温18℃前後の超低体温循環停止法を行っていた．これは組織代謝（脳代謝）を最大限抑え，さらに各種脳循環（順行性選択的脳灌流，逆行性脳灌流など）を追加することで確実な脳保護を行うことを目的とした．近年では手術手技の確立，人工心肺技術の向上により手術時間の短縮が可能になった．このため冷却温度を高めに設定する施設も増えている．一般的に25℃が多いようである．

g 大動脈遮断，循環停止

十分な心筋保護を投与し心停止が得られたら中枢側firstとする場合にはそのまま遮断を解除し中枢側吻合へと取りかかる．多くの施設は末梢側吻合を最初に行う場合が多いため，循環停止 open distal 吻合へと続く．

h 順行性脳送血挿入

筆者の所属施設では直腸温が28℃付近で循環停止とし，末梢側吻合の前に弓部分枝動脈に順行性に選択的に脳灌流カテーテルを挿入する．脳送血カニューレはすべて12 Frを選択している．この際十分に愛護的に操作を行うことを心がける．特に腕頭動脈カニューレが深すぎたために右総頸動脈の灌流不全が起きることがあるため super selective にならないよう注意する．脳灌流が十分に行われていることを内頸静脈酸素飽和度や INVOS などで確認する．

i 末梢側吻合

オープンステントの出現で末梢側吻合が手前で行うことができ，手術がより簡便となった（図1, 2）．オープンステントは特に広範囲の弓部瘤や遠位囊状瘤などに適している（図3）．

吻合の基本は鎖骨下動脈より近位側で行う．人工血管が裏打ちされているため吻合部の破綻も起こりづらい．さらに下行大動脈へ2期的な TEVAR が必要なケースにもやりやすい．

オープンステント留置における最大の注意点は広範囲に肋間動脈をカバーした場合，脊髄虚血が発生する可能性があることである．これはステント治療と違って挿入操作が盲目的になりがちで，意外なほど末梢側までカバーしてしまう場合があり，この際に広範囲に脊髄動脈を閉塞する可能性がある．そのため当院ではX線透視下に挿入を行っている．TEVARの利点としては脊髄麻痺が起きにくいことがある．詳細は次項に譲るとして，この合併症を予防するための遠位側の位置決めは非常に重要である．筆者らは基本的には Th7 を基準に，それ以上遠位への挿入は避けている．大動脈弁レベルを基準にすると，意外と遠位になる場合があ

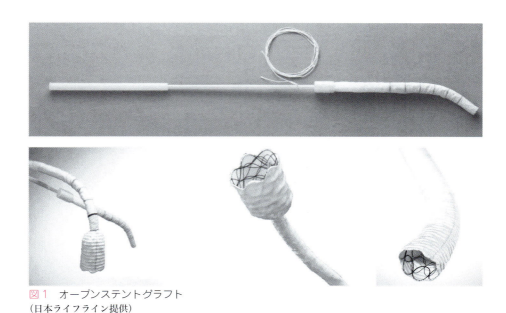

図1 オープンステントグラフト
（日本ライフライン提供）

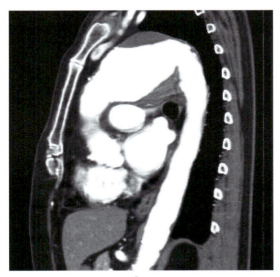
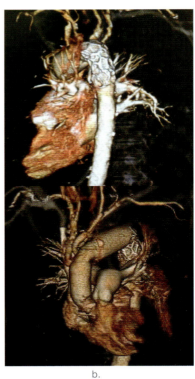

図2 オープンステントグラフト留置例
a：単純CT，b：3DCT

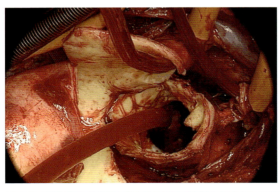
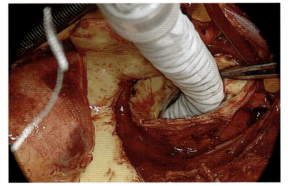
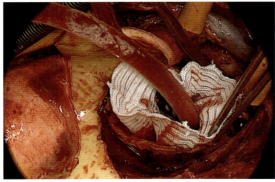

図3 ステント留置の術中写真
（日本ライフライン提供）

3. 治 療　249

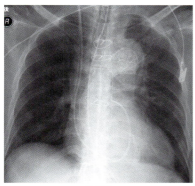
術直後

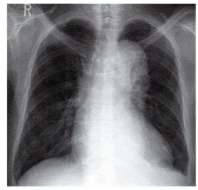
術後7日目

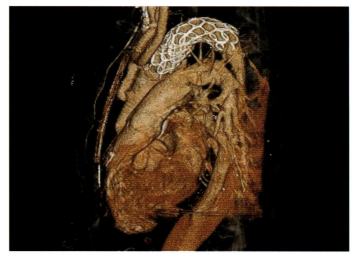
図4　ステントマイグレーション
X線像上，diatal edge が中枢側に移動しているのがわかる．

るため注意する．
　また，留置の際ステントマイグレーション（stent migration）が起きる可能性もあるため慎重に留置を心がける（図4）．

j 左鎖骨下動脈吻合　中枢側吻合

　小彎側の屈曲が起きないように人工血管の走行を注意する．どの側枝を頸部分枝に吻合するかは施設間でもこだわりがあるようだが，自然な走行になるように配置を心がけることが重要である．左鎖骨下動脈を吻合した後側枝送血を開始，復温する．中枢吻合は3点固定の turn up 変法（図5，6）で行っている（末梢側も同様である）．

k 頸部分枝再建

　再建方法は左総頸動脈，腕頭動脈と行っている．十分に air 抜きを行う．特に側枝が長い場合には人工血管側にトラップされた空気が意外と多いため，吻合前に人工血管内を CO_2 で充満したり，血液でのミルキングを行い十分な air 抜きを心がけている．

l 体外循環離脱

　離脱前に十分に復温されていること，止血がなされていることを確認する．protamine 注入後にすぐに新鮮凍結血漿や血小板が投与できるように麻酔側と連携を取っておく．

3　外科的治療の現状と今後

　以上簡単ではあるが手術の流れについて説明した．筆者の所属施設では中枢側吻合を初めに行い，その後末梢側，頸部分枝の流れで手術を進めているが一般的には本編で説明したやり方が多いようである．
　外科的修復術とステント治療との大きな違いは直視下で修復することで瘤径の減少が得られること，エンドリークなどの心配が少ない，ステント径の制限がないことなどであるが，最も大きなデメリットはやはり手術侵襲の大きさである．特に人工心肺を使用し低体

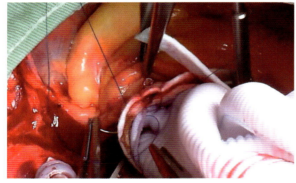
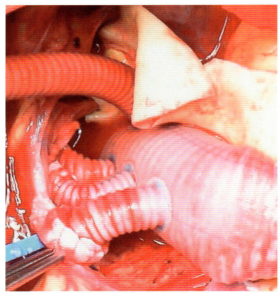

図5　turn up 変法の吻合の様子（a）と吻合の完成（b）

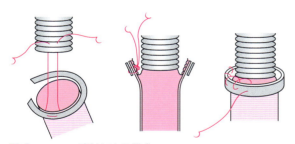

図6　turn up 変法による縫合

温循環停止法を行うことはそれだけでステント治療と比較し大きなデメリットとなる．それぞれの一長一短があるが，すみわけを行うのではなく，各々の長所を生かした複合治療ができることが今後の課題でもあり期待されるところでもある．

文献
1) 高本眞一ほか：大動脈瘤・大動脈解離診療ガイドライン（2011年改訂版），日本循環器学会ほか（ホームページ公開）
2) 龍野勝彦ほか（編）：心臓血管外科テキスト（改訂2版），中外医学社，2011

【中村　賢】

Take Home Message（編集者より）

- 弓部置換は選択的脳灌流，中等度低体温下で行う．
- 市販のオープンステントの登場により，末梢側吻合を左鎖骨下動脈より中枢で行う方法で循環停止時間を短縮できる．

胸部大動脈瘤

2 ステントグラフト治療

胸部用ステントグラフト（SG）の留置位置は一般的にzone分類が使用されるが（図1），遠位弓部を含む胸部下行大動脈瘤（descending TAA：DTAA）に対してのzone 2からzone 4へのTEVARの治療成績は良好であり，多くのトライアルから容認されている．しかし弓部大動脈瘤（zone 0, 1）に対するTEVARは頸部分枝再建の問題からいまだにchallengingな手技である．

1 DTAAに対するTEVARのエビデンス

わが国ではじめて保険収載されたTAG®（W. L. Gore & Associates）は1994年より開発が始まり，DTAAに対するTEVARとopen surgery（OS）との比較試験を行うこととなった．当初のTAG®はステントの縦軸方向の破損，透過性の問題によるseromaの発症などを認めたため，改良を加えつつ再試験が行われた．初期のTAG®の使用成績においても30日死亡はTAG群で2.1%，OS群で6.4%と有意差をもってTEVAR群が低かった．改良型TAG®を加えた5年における動脈瘤関連死はTAG群：2.8%，OS群：11.7%とTAG群で低く，脳梗塞，対麻痺などの主要合併症も同様にTAG群で低かった．これらの結果を受け，2005年にFDAの認可がなされTEVARは急速に広まっていくこととなった．その後に行われたTX2®（Cook medical）のtrialにおいても30日死亡はTX2群：1.9%，OS群：5.7%でありTEVARの有用性が示された．これらを受け「大動脈瘤・大動脈解離診療ガイドライン」においても外科手術ハイリスク例に対するDTAAはTEVARが第一選択として考慮されるべきとしている（ClassⅡa, Level B）．さらに外科手術ローリスクにおいても対麻痺発生やQOLの維持の点から第一選択とすべき意見も多い（ClassⅡb, Level C）．

長期成績では，TEVARとOSの比較では30日死亡や対麻痺発生率においてTEVARの成績は良好であり，10年における全死因死亡は有意差を認めなかったという報告がある．また，DTAAに対するOSは生死だけではなく創痛などの問題もあり，短期・長期成績

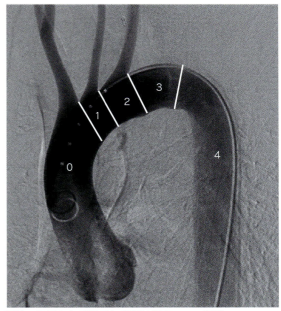

図1 ステントグラフト留置位置のzone分類

から今後もTEVARが第一選択となっていくと考えられる．

2 使用できるデバイスとその特性

現在使用できる企業製デバイスはC-TAG®, TX2®, Valiant®（Medtronic），Relay®（Bolton medical），Najuta®（Kawasumi）の5機種がある．C-TAG®およびTX2®は大動脈瘤だけでなく大動脈解離症例に対しても適応がある．Najuta®は開窓型の企業製デバイスであり，弓部瘤への対応が可能である．C-TAG®以外はすべてシースと一体型のデバイスであり，デバイスによって内径・外径表示が異なるが，太さは18〜25 Frである．TX2®およびNajuta®はステンレスが使用されており，他はすべてナイチノール使用である．ステンレス製のSGは，基本は術後MRIが禁忌であるが，3テスラまでのMRIまでは撮影可能である．Valiant®およびRelay®はトップステントを有するタイプがあり，Relay®は背骨の骨格を有する．SGの多くはシースに親水性コーティングがなされており，スムーズな挿入が可能である．

それぞれのデバイス特性については表1に記載する．

表1 各胸部用デバイスの特徴

	TAG	Valiant	TX2	Najuta	Relay
中枢ネック径	16〜42 mm（ID）	18〜42 mm（ID）	20〜38 mm（ID）	20〜38 mm（ID）	19〜42 mm（ID）
中枢ネック長	≧20 mm	≧20 mm	≧25 mm	≧20 mm	≧15〜25 mm
中枢 seal	zone 2	zone 2	zone 2	zone 0	zone 2
末梢ネック長	≧20 mm	≧20 mm	≧25 mm	≧20 mm	≧25〜30 mm
dissection 適応	あり	なし	あり	なし	なし
最小メインシース	18 Fr	22 Fr	22 Fr	22 Fr	22 Fr
ステント材質	ナイチノール	ナイチノール	ステンレス	ステンレス	ナイチノール
特徴	・しなやかでありさまざまな瘤に対応しやすい． ・解離に対しても適応がある．	・中枢にverbがあり固定力が強い． ・radial forceが大きい．	・末梢デバイスにverbを有するため位置を調整しやすい．	・開窓してあり頸部分枝にかかる動脈瘤も治療可能．	・背骨の骨格を有しカーブに追従しやすい． ・長い病変に対応可能．
製品外観					

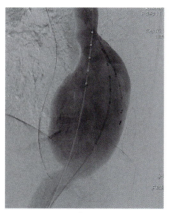 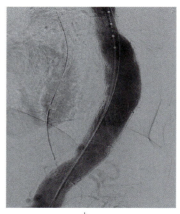

a.   b.

図2 胸部用デバイスの留置前（a）と留置後（b）

3 胸部下行大動脈瘤に対するTEVARの実際

　TEVARを行う場合は造影CTが必要である．通常，筆者らはアクセス血管の確認や頸部分枝の性状なども確認するために頸部から大腿骨頭レベルまでのCTを撮影している．得られたDICOMデータを再構築し，留置する血管径などの詳細なサイジングを行う．デバイスにはそれぞれ解剖学的要件（instruction for use：IFU）があり，これに則ってSGを選択しなければならない．通常は動脈径の1〜2割程度 oversizing のものが選択される．径は21〜46 mm，長さは100〜250 cmまでのSGが使用可能である．

　通常のTEVARでは鼠径部に3 cm程度の小切開をおき大腿動脈からデバイスを挿入する．しかし胸部用の SGはシース径が太く，アクセスに不安がある場合には腸骨動脈や大動脈から挿入することを躊躇してはならない．対側は造影用のカテーテルを挿入するのみでよいため，穿刺のみで対応可能である．造影ルートは遠位弓部瘤の場合は右上腕動脈から造影用カテーテルを挿入し，下行瘤の場合は大腿動脈から挿入することが多い．また正確な留置が要求される場合は，ペーシング用カテーテルを挿入し rapid pacing を行ったり，末梢からATPを静注することもある．デバイス挿入前には heparin を80〜100 単位/kg 静注しACTを250〜300秒程度に維持する．

　造影は至適な位置および角度で行い，留置部位の確認を行う．遠位弓部の場合は頸部分枝を直角視する左前斜位（LAO）で行う．TEVARにおける，CO_2造影は量が多くなり塞栓症のリスクも高まるため推奨されな

い．使用する透視機器は flat panel detector が望ましいが，OEC などの移動型透視機器でもよい．しかし移動型は透視時間が長くなるとオーバーヒートを起こすため，透視時間が長くなるような複雑な TEVAR には適していない．

造影で留置位置を決定したらワイヤを stiff ワイヤへ交換し，デバイスを挿入後，至適位置で deploy する．SG の種類によってはバルンにて touch up を行う．過度の圧をかけると逆行性解離を起こすため注意が必要である．最後に造影を行いエンドリークの有無を確認する（図2）．

zone 2 TEVAR においては椎骨動脈造影を行う必要がある．造影で左椎骨動脈が優位で，左右の交通がない場合にはバイパスが必要となるが，交通がある場合は必ずしも再建する必要はない．左内胸動脈を使用した冠動脈バイパス術（coronary artery bypass grafting：CABG）後，左上肢に透析用シャントを有する場合などは，左鎖骨下動脈を再建している．再建が必要ない場合は，type II エンドリークの予防のためにプラグやコイルにて左鎖骨下動脈起始部の塞栓を行う．

4 DTAA に対する TEVAR における代表的な偶発症

DTAA に対する TEVAR における代表的な合併症は，出血，感染，塞栓症，対麻痺，エンドリークなどが挙げられる．出血は輸血を要するような出血はほとんどなく，多くは無輸血で治療可能である．感染はまれだが，近年は SG 感染が問題となっている．瘤が大きい場合などは大動脈食道瘻（aortoesophageal fistula：AEF）を形成することがあり，この場合は致命的である．保存的治療では治癒しないため食道抜去，ステントグラフト抜去が基本となる．

塞栓症はすべての血管内治療で起こることがあるが，特に zone 0-2 TEVAR では脳梗塞に注意する必要がある．これはデバイスが弓部を通過する際に弓部のデブリスを擦過し，脳梗塞を起こすと考えられている．対麻痺は比較的少ないが，カバー範囲が長くなると生じやすくなる．Adamkiewicz 動脈や多くの肋間動脈を犠牲にすることで起こるといわれているが，OS と比べ TEVAR のほうが少ないとの報告が多い．予防法としては術中の平均血圧を 80 mmHg 以上に保つ，脳脊髄液ドレナージを挿入するなどあるが，確実な予防法や治療法はない．また TEVAR では，瘤の血栓化に時間がかかることがあり，遅発性に対麻痺を発生することがあるため 3〜4 日は注意が必要である．

エンドリークは SG 治療の特有の偶発症であるが，5 つの type に分かれる．type Ia は中枢の固定部からの漏れ，type Ib は末梢固定部からの漏れ，type II は肋間動脈などの逆行性血流による漏れ，type III はステントグラフトの重なり，グラフト破損からの漏れ，type IV は porosity リーク，type V は原因不明（endotension）である（p242 参照）．type I，III は治療対象となる．

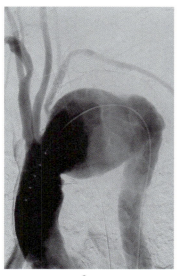
a.

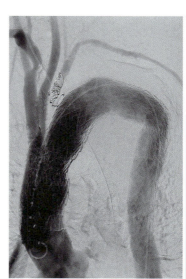
b.

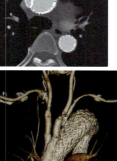

図3　chimney 法による弓部大動脈瘤の治療例（a：術前，b：術後）

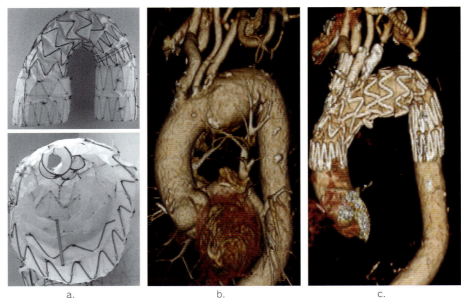

図4 枝付きデバイスの製品外観（a）と使用後3DCT（b, c）

5 弓部大動脈瘤に対するTEVAR

弓部大動脈瘤に対するTEVARは頸部分枝の再建が必要となる．TEVARにおける頸部分枝の再建方法は2つあり，1つはバイパス，もう1つはchimney法（図3），RIBS法（retrograde in-situ branched stentgrafting）や in-situ fenestration法による血管内治療による再建である．バイパスは total debranchingや頸動脈バイパス術などがあるが，total debranchingは胸骨正中切開が必要である．最近では企業製デバイスが発売されたこともあり，open stentも広く行われるようになった．

chimneyは数本のSGが上行大動脈に挿入されるため解離を起こさないよう留意が必要である．in-situ fenestrationはPTGBD針や気管支鏡を用いて，直接SGに針を刺し開窓する方法である．近年では企業製の枝付きデバイスが登場しているが，シースが大きいこと，非常に固いワイヤを心室内に挿入する必要があるなど改良点も多く，現時点では試験的な使用にとどまっている（図4）．

文献
1) Makaroun MS, et al：J Vasc Surg **47**：912-918, 2008
2) Cheng D, et al：J Am Coll Cardiol **55**：986-1001, 2010
3) Kanaoka Y, et al：Medicine（Baltimore）**95**：e3335, 2016

【前田剛志】

Take Home Message（編集者より）

- 胸部下行大動脈瘤においてはステントグラフト治療が第一選択となりつつある．
- 弓部大動脈瘤においてはいまだ弓部置換が第一選択であり，弓部置換ハイリスク症例に対し頸部分枝を温存したステントグラフト治療が行われる．

胸部大動脈瘤

3 ハイブリッド治療

　胸部大動脈疾患に対するステントグラフト内挿術（TEVAR）と，開胸手術による人工血管置換術（open repair）の成績を比較する無作為比較試験はない[1]．胸部下行大動脈に限局した病変に対しては，複数の非無作為試験によって少なくとも早期成績に関する利点が示唆されている．一方で，弓部大動脈や胸腹部大動脈に病変が及ぶ症例に対して，重要な分枝の再建を要するためのさまざまな方法が提唱され，適応拡大が積極的に行われているが，未だ多くの問題を抱える．外科的な分枝再建（バイパス手術）と血管内治療（TEVAR）を同時，あるいは 2 期的に行うものを hybrid TEVAR と呼ぶ．

1 弓部大動脈疾患に対する治療方法

　表 1 に，弓部大動脈疾患に対する治療方法を示す．open repair としての弓部置換術や open stent から，完全に血管内治療で行う方法まで，さらにその血行再建方法は多岐にわたる．中枢側ランディング部位ごとに見ると，zone 2 landing の際に，左鎖骨下動脈再建のためにバイパス術を行うものは，既に標準術式といえる．

2 zone 1 hybrid TEVAR

　対象となる病態としては，遠位弓部大動脈瘤や Stanford type B aortic dissection のうち比較的中枢側のランディングを要するものであろう．open repair は，胸骨正中切開からの弓部置換やオープンステント法，あるいは治療範囲が胸部下行大動脈を含む場合には左開胸が選択される．一方で hybrid TEVAR は，中枢側ランディング部位が腕頭動脈と左総頸動脈起始部の間になるため，左総頸動脈と左鎖骨下動脈の 2 分枝再建が必要となる（図 1a）が，頸動脈および腋窩動脈は胸郭外で露出できるため，胸骨縦切開を必要とせず，大きな侵襲ではない．chimney graft technique を用いると，完全血管内治療も可能となるが，gutter leak（後述）や長期開存性などの問題がある[2]．開胸外科手術との無作為比較試験はないが，脳梗塞の頻度は少なくない．現状では zone 1 hybrid TEVAR は開胸外科手術のリスクが高い症例に限局されるべきであろう．

3 zone 0 hybrid TEVAR

　対象となる病変は，従来弓部全置換（±オープンス

表 1　弓部大動脈疾患に対する術式

治療範囲 （中枢側 landing zone）	hybrid TEVAR	完全血管内治療	人工血管置換術
zone 2	zone 2 TEVAR 　1）+LCC-lt. Ax bypass 　　または 　2）+Ax-Ax bypass	zone 2 TEVAR 　1）+chimney graft 　　または 　2）+fenestration	①胸骨正中切開 　1）全弓部置換 　　または 　2）open stent 法 ②左開胸下行置換
zone 1	zone 1 TEVAR 　1）+Carotid-Carotid-Ax bypass（図 1a） 　　または 　2）+Ax-Ax-lt. carotid bypass	zone 1 TEVAR 　1）+chimney graft 　　または 　2）+fenestration 　　（または branched graft）	胸骨正中切開 　1）全弓部置換± 　　open stent 法
zone 0	①中枢側 landing が不適な場合 　elephant trunk 先行+TEVAR（図 1c） ②zone 0 landing 可能な場合 　1）胸骨正中切開から total debranching（図 1b） 　　または 　2）+chimney graft とバイパス術 　　または 　3）+fenestraion とバイパス術（図 2 in situ fenestration） 　4）（branched graft の使用）	zone 0 TEVAR 　1）+chimney graft 　　または 　2）+fenestration 　3）（branched graft）	胸骨正中切開 　1）全弓部置換± 　　open stent 法

TEVAR : thoracic endovascular aortic repair, LCC : left common carotid artery, Ax : axillar artery

256　第2部：第Ⅰ章　大動脈瘤

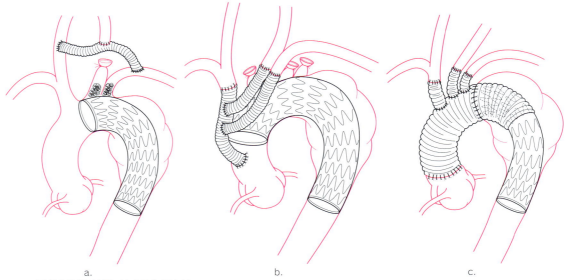

図1　弓部大動脈疾患に対する治療方法
a：zone 1 TEVAR＋carotid-carotid-axillary bypass
b：total debranching＋zone 0 TEVAR
c：elephant trunk＋TEVAR

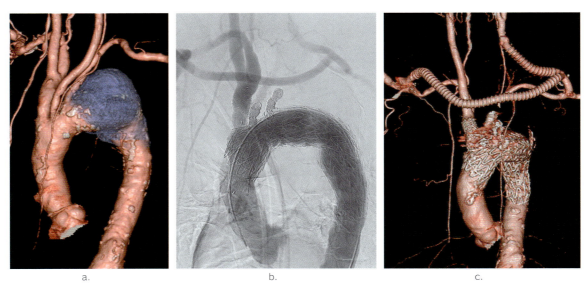

図2　in situ fenestration
a：術前画像（弓部大動脈瘤症例の造影CTの三次元構築）
b：術中大動脈造影．腕頭動脈からexcluderの脚を挿入，留置．右腋窩-左腋窩-左総頸動脈バイパス術．左総頸動脈と左鎖骨下動脈根部はコイル塞栓．
c：in situ fenestration後の造影CTの三次元構築

テント法）が行われてきた．弓部や上行大動脈を含むものとなる．hybrid TEVAR としてさまざまな術式が提唱されてきた．

上行大動脈がlanding zoneとして不適な場合には，まず人工心肺を使用して上行置換や弓部置換（±エレ

ファントトランク）を行い，中枢側landing zoneを形成する必要がある（図1c）．一方で上行大動脈にlandingが可能な場合，さまざまな分枝再建の方法が報告されている．

胸骨正中切開から上行大動脈にside biting clampを

置きグラフトを端側吻合し inflow を確保し，頸部 3 分枝を再建した後に zone 0 TEVAR を行う方法（total debranching TEVAR）（図 1b）はハイリスク患者において低い死亡率が報告されるが，真性瘤における脳梗塞の頻度は open repair と比べて少ないとはいえない[3]．11％にも及ぶ大動脈解離の合併も報告される．エンドリークも多く，1/4 にも及ぶ高い再治療率も問題である[4]．適応拡大は現状慎重であるべきである．

胸骨正中切開を回避する方法としては，腕頭動脈あるいは左総頸動脈を加えた 2 本を血管内治療で inflow として確保したうえで，胸郭外でバイパス手術を追加して分枝再建とする方法がある．3 本とも血管内治療で再建した場合には，Katada 等が報告する完全血管内治療となる[5]．胸骨切開をせずに inflow を確保する方法としては，chimney graft technique や fenestration，*in-situ* fenestration[6] などがある．chimney graft technique には，gutter leak（2 つのグラフトの間の溝を介するエンドリーク）という問題点がある．レビューによると，11％に type I エンドリークを認め，そのうち 21％で自然消失し，27％で追加治療が行われ，9％が open conversion となったと報告される．また 2％に脳梗塞を合併し，2％の chimney graft が閉塞した[2]．筆者らは，gutter leak に対するコイル塞栓術を同時に行っている．*in-situ* fenestration（図 2）はこの問題を解決する方法である[5,6]が，手技的な困難さやデバイスの耐久性が不明な点などの問題がある．今後日本でも認可されるであろう分枝型ステントグラフトにより解決される可能性がある．

文献

1) Abraha I, et al：Cochrane Database of Systematic Reviews 2016；6.
2) Lindblad B, et al：Eur J Vasc Endovasc Surg **50**：722-731, 2015
3) Narita H, et al：AnnVasc Surg **34**：55-61, 2016
4) Faure EM, et al：J Thorac Cardiovasc Surg **152**：162-168, 2016
5) Katada Y, et al：Ann Thorac Surg **101**：625-630, 2016
6) Hongo N, et al：Cardiovasc Intervent Radiol **37**：1093-1098, 2014

【村上貴志】

📝 *Take Home Message*（編集者より）

- 頸部分枝にバイパスを行い（debranch）ステントグラフト治療を行うものを hybrid TEVAR という．
- zone 0, 1 の haybrid TEVAR は脳梗塞，エンドリークの問題もあり，適応は慎重であるべきである．

D 腹部大動脈瘤

1 外科的治療

1952年にDubost[1]がホモグラフトを使用して腹部大動脈瘤（AAA）切除手術に成功し，1966年にCreech[2]が現在標準術式となっている大動脈瘤縫縮術と人工血管置換術を同時に行う手技を報告した．以来，手術手技の改良やシールドグラフトの出現，周術期管理の発達などによって開腹による人工血管置換術は安定した術式となった．

日本血管外科学会の血管外科手術例数アニュアルレポート2013[3]によると，非破裂AAAに対する人工血管置換術症例数は6,213例で，在院死亡率は1.6%であり，またEVAR治療症例数は8,194例で，在院死亡率は0.9%であった．つまり約60%の症例に対してEVAR治療が行われ短期成績も人工血管置換術よりよい傾向である．1999年から2004年までに行われた両方の手技を15年間比較検討したEVAR trial 1[4]によると，大動脈瘤関連死亡率について全体的に差はないが，6ヵ月まではEVAR治療群のほうが低く，8年を超えると開腹手術群のほうが低くなる結果であった．

以上から，開腹手術の長期成績は良好であり，成績をさらに改善するためには急性期死亡率を下げることが肝要である．

1 適応

開腹手術は年齢75歳未満を目安とし，開腹歴，高度COPDがある場合はEVAR治療を選択している．腎機能に関しては透析患者を除くeGFR 30 mL/min/1.73 m²以下の患者はEVAR治療より開腹術を優先している．また75歳以上であってもADLがよい場合や，遠隔地で経過観察が困難な場合は開腹手術を考慮している．

この適応で年間AAA手術の約40%が開腹手術になっている．

2 手術について

EVAR治療全盛の時代において，筆者らは低侵襲性血管外科手術（minimally invasive vascular surgery：MIVS）による小切開手術を行っている[5,6]．小切開によって腸管を腹腔内にパッキングし不感蒸泄や腸管機能低下を防ぎ輸液量も少なく，いままでの大開腹術より回復が早い．

3 低侵襲性血管外科手術（MIVS）の方法

a 開腹

麻酔導入後に腹部エコーにてAAAの頸部（neck）と大動脈分岐部（bifurcation）に相当する皮膚にマジックでマーキングをする．neck上約2 cmの部位よりbifurcationまで皮膚切開を行う．皮膚切開は臍部の左側1 cmのところをまっすぐ行い，皮下脂肪を少し右側に寄りながら切開し，白線に至り開腹する．

b 腸管のパッキング

Treitz靱帯から回盲部までの小腸をAAAの右側に移動し，濡らした柄付タオルで脾方向から始め，反時計方向に，正中上，肝方向，右側，回盲部，Douglas窩方向へ腸管を腹腔内へ押し込めパッキングする．このとき，タオルを後腹膜に沿って腸管を包み込むようにして腹腔内へ押しやる．タオルの隙間から腸管が出てこないように注意する（図1）．

次に開創器で視野展開を行うが，筆者の施設ではトンプソン開創器（Thompson Traverse city Michigan）を使用している．曲げ伸ばしできるヘラを7個用いてタオルを圧排し視野を確保する（図2）．

3. 治療　259

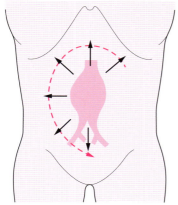

図1　腸管のパッキング
濡らした柄付タオルで脾方向から始め，反時計方向に，正中上，肝方向，右側，回盲部，Douglas 窩方向へ腸管を腹腔内へ押し込めパッキングする．
（Matsumoto M, et al：J Vasc Surg **35**：656, 2002 より引用）

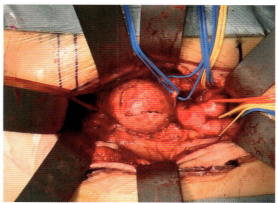

図2　トンプソン開創器による視野展開
左方向が頭側．ヘラを7個用いて視野展開している．

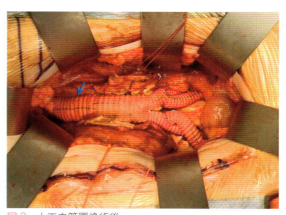

図3　人工血管置換術後
左方向が頭側．青矢印は中枢側吻合部に被せている同サイズの人工血管（sleeve reinforcement）．

c　中枢側，末梢側の露出

Treitz 靱帯左側 2 cm の後腹膜を切開し，AAA 直上を bifurcation まで延長する．切開した後腹膜の裏側にヘラを掛け直しして牽引する．特に下方は，腸骨動脈に沿って左右のヘラを挿入し持ち上げると外腸骨動脈までよく見えて視野良好となる．腎動脈直下の正常な腹部大動脈，腸骨動脈をテーピングするが，無理はしない．また，下腸間膜動脈（IMA）根部も剝離しておく．

d　大動脈遮断

heparin を 100 単位/kg 全身投与したのち，AAA の中枢側と末梢側動脈，IMA を遮断する．筆者の所属施設では小切開創で視野の妨げにならないように，中枢側は DeBaky tangenital occlusion 鉗子（GEISTER 社）を，末梢側は Cooley-Derra 血管鉗子（GEISTER 社）を使用している．

e　瘤切開，人工血管置換術

瘤中央部の左右に絹糸で糸掛けを行い牽引しながら，その間を電気メスで瘤切開を行う．瘤内の血栓を取り除き，腰動脈からの出血を確認してフェルト付き 4-0 BB プロリーン®（ETHICON 社）で止血する．
中枢側，末梢側ともに正常部分で完全離断し Y 型ダクロン人工血管と exclusion 法で吻合する．筆者の施設では，中枢側吻合には 4-0 SH-1 プロリーン® を，末梢側吻合には 4-0 BB プロリーン® を使用している．中枢側吻合部は同サイズの人工血管でカバーする sleeve reinforcement[7]を行う（図3）．同サイズ人工血管でのカバーが難しい場合は，人工血管中枢側部分の余剰部分か，テフロンフェルトを吻合部に巻きつけて 4-0 BB プロリーン® で固定する．この場合は遮断解除して吻合部を軽く絞める程度に行う．sleeve reinforcement により中枢側吻合部からの後出血や，これが原因となる仮性瘤による吻合部十二指腸瘻も予防できると考えている．
筆者らは両側内腸骨動脈再建を心がけている．内腸骨動脈瘤などで片側または両側再建できない場合には，IMA の逆流噴出を見て，勢いがよければ結紮を，悪ければ再建を行っている．

f 閉創

人工血管置換術を終えたら止血を確認し，よく洗浄する．瘤壁をカバーしたのち，4-0 BB プロリーン® で後腹膜を閉じる．腹腔内のタオルを取り除き右側腹腔内にパッキングしていた小腸を元に戻す．このとき腸管をしつこく触らず，ねじれのない程度で元に戻すようにする．

腹腔内にパッキングしていたため腸蠕動は温存されており[8]，これを維持することで，早期に経口摂取開始できるようになる．最後に型どおり閉腹する．

4 手術成績

2007 年から 2016 年までの 10 年間で 144 例の MIVS AAA 手術で手術死亡・在院死亡は 0% であった．

急速に進歩を遂げる EVAR 治療の時代に，MIVS による小切開手術は開腹手術の低侵襲性手技として習得しておきたい．

文献

1) Dubost C, et al：AMA Arch Surg **64**：405-408, 1952
2) Creech O, Jr：Ann Surg **164**：935-946, 1966
3) 日本血管外科学会：血管外科手術例数アニュアルレポート 2013，2013（Available from：http://www.jsvs.org/ja/enquete/aggregate_2013.pdf.）
4) Patel R, et al：Lancet **388**：2366-2374, 2016
5) Matsumoto M, et al：J Vasc Surg **35**：654-60, 2002
6) Matsumoto M：Minimally Invasive Vascular Surgery for Abdominal Aortic Aneurysm Repair（2nd Ed），Domingo L（ed）. University of MoRon, 2003.
7) Totsugawa T, et al：Ann Thorac Cardiovasc Surg **16**：380-384, 2010
8) Kalff JC, et al：Ann Surg **228**：652-663, 1998

【松本三明】

Take Home Message（編集者より）

- 小切開による開腹人工血管置換術は低侵襲性血管外科手術（MIVS）として是非習得しておくべき手技である．
- MIVS により術後早期の経口摂取開始が可能となる．

腹部大動脈瘤

2 ステントグラフト治療

腹部大動脈瘤（AAA）に対するステントグラフト内挿術（EVAR）[1]は、わが国においても2006年7月に薬事承認されて以降急速に普及し、2013年を境にEVAR件数は従来の人工血管置換術（open repair）を追い抜いた（日本ステントグラフト実施基準委員会より）。現在、大動脈血管を扱う医師にとって、必要不可欠な手技となっている。

1 治療成績

a 初期・中期成績

EVAR の良好な初期成績を裏づける無作為割付試験（RCT）として、英国の EVAR trial 1（2005年）[2]、オランダの DREAM trial（2004年）[3]、米国の OVAR trial（2009年）[4]が最も有名である。EVAR trial 1 ならびに DREAM trial はいずれも、60歳以上で5.5 cm 以上の AAA を有し、EVAR にも open repair にも適した患者群を割り付け、急性期と中期の成績を検討した。いずれも EVAR 群は open repair 群に比して術後30日以内の手術死亡率がほぼ1/3〜1/4に低下することが証明された。一方、術後4年時の全死亡率（TM）に有意差は認められなかったが、動脈瘤関連死亡率（ARM）においては有意差をもって EVAR 群が優れていた。この結果を受け、EVAR は AAA に対する治療としての地位を確立し、さらに普及していくこととなった。

これに遅れて報告された OVAR trial でも、手術死亡率は有意差をもって EVAR 群が優れていたという結果であったが、2年時の TM、ならびに ARM や re-intervention を含む合併症に有意差を認めず、EVAR 群の初期成績は中期成績でそのアドバンテージが相殺される結果となった。

b 長期成績

安定した長期成績が多数報告されている open repair に比して、EVAR で問題となるのは長期での有用性および耐久性である。EVAR の長期成績に関して最長となるのは、EVAR trial 1 の平均フォローアップ12.7年間の結果である[5]。この臨床試験では、TM および ARM は両群に有意差は認めないという結果であった。しかし、術後6ヵ月までの TM および ARM は、EVAR 群が良好であったが、術後8年目以降に TM、ARM いずれも EVAR 群が有意に高いことが報告された。この術後8年目以降の ARM の増加は、二次的な瘤破裂が寄与していた。この結論として、EVAR 術後のフォローアップは生涯にわたって不可欠であることを強調している。

しかしながら、EVAR trial 1 では、手術が施行されたのは1999-2004年である。デバイスが旧世代であったことや、エンドリークに対する適切な対処に成熟していなかったこと、現在は複数の機種が存在し、より解剖学的特性に応じたデバイス選択が可能なことなどを考慮すると、今後の EVAR の長期成績はさらに改善していくものと考えられる。

2 各ガイドラインにおける EVAR の適応

SVS（2009）[6]、ESVS（2011）[7]、ACC/AHA（2011）[8]のいずれのガイドラインも最大短径5.5 cm 以上の AAA の治療を推奨している（Class I）。一方、わが国の「大動脈瘤・大動脈解離ガイドライン（2011年改訂版）」[9]では、5.0 cm 以上であっても女性であれば Class I の推奨となっており、欧米との体格差や女性の破裂率が高いことが考慮されている点が特徴的である。

open repair ハイリスク症例に対する EVAR は、その低侵襲性から、良好な治療成績が期待された。しかしながら、open repair ハイリスク症例を EVAR 群と経過観察群に割り付けた EVAR trial 2[10]では、4年間の追跡調査において、TM、ARM ともに両群で統計学的有意差を示さなかった。この結果を踏まえ、現時点で open repair ハイリスク症例に対する EVAR を支持するデータは乏しいといえる。ACC/AHA の2005年版のガイドラインでは、open repair ハイリスク患者に対する EVAR は Class IIa の推奨であったが、2011年の update ではハイリスク群に対する EVAR は一定のコンセンサスは得られていないとなっている。同様に、SVS のガイドラインでも推奨度は weak とされている。

一方、わが国のガイドラインにおいては、EVAR の保険適用は open repair が困難なハイリスク症例に限られており、あくまで AAA 治療の第一選択は open repair という位置づけであり、欧米のガイドラインと

表1 本邦で使用可能な腹部用企業性デバイスとIFU

	Zenith Flex (COOK)	Excluder C3 (GORE)	Endurant II (Medtronic)	AFX (Endologix)	Aorfix (Lombard Medical)
血管径の測定	外径	内径	内径	外径	内径
中枢ネック角（腎動脈下）	≦60°	≦60°	≦60°	≦60°	≦90°
中枢ネック径	18〜32	19〜32	19〜32	18〜26	19〜29
中枢ネック長	≧15	≧15	≧10	≧15	≧15
末梢ネック径	7.5〜20	8〜25	8〜25	10〜18	9〜19
末梢ネック長	≧10	≧10	≧15	≧15	≧15
アクセス血管径	≧7.5	≧6.8	≧6.0	≧6.5	≧7.6
素材	ポリエステル ステンレススチール	ePTFE ナイチノール	ポリエステル ナイチノール	ePTFE ナイチノール	ポリエステル ナイチノール
特徴	腎動脈上ステント	万能型	腎動脈上ステント 中枢ネックが短い症例	terminal aortaが狭い 腸骨動脈瘤症例	高度屈曲症例 瘤径縮小が得られやすい
製品外観					

は異なっている．ESVSのガイドラインではopen repairかEVARかは患者の好みとしており，どちらが第一選択という明記はない．今後，わが国のガイドラインの動向に注目していきたい．

3 EVARの実際

現在，本邦において保険収載されている企業性デバイスは5種類である（2017年1月現在）．デバイスごとに解剖学的要件（IFU）が異なるため，より解剖学的特性に応じたデバイスを選択することができ，かつ，デバイスの特徴を知ることで，最適なデバイスを選択することが可能となってきている（表1）．

IFU内症例における基本的なEVAR手技に関しては，すでに広く普及し安全に施行されており，安定期に入ったといえる．一方でIFU外症例に関しては良好な成績といえないのが現状である．特に中枢ネックのIFU外症例に関しては未だ改善の余地があるため，従来のopen repairを行うべきとの考えもあるが，ハイリスクゆえにopen repair困難もしくは不可で，EVARを選択せざるをえない症例にもたびたび遭遇する．

以下に，筆者らの施設で行っている，中枢ネックのIFU外症例に対する治療の工夫を紹介する．

a 中枢 short neck

IFU上，Endurant IIのみ中枢ネック長は10 mm以上であるが，その他のデバイスでは15 mm以上となっている．しかし，中枢ネックの長さが10 mm未満の症例には，腎動脈にベアステントを留置することで中枢ネックをさらに頭側へ延長させるsnorkel EVARが有効である．

1）治療方法

片側，もしくは両側の上腕動脈から腎動脈ステントをあらかじめ挿入しておく（図1a）．続いて，腹部ステントグラフト（腎動脈上ステントがついているデバイスは腎動脈ステント留置の操作で引っかかりやすいという難点があるため，可能な限りExcluder®を推奨する）を上腸間膜動脈直下，もしくは片側腎動脈直下でdeployし，その後，腎動脈ステントを展開する．その際，ステントグラフトと腎動脈ステントの中枢端がほぼ同じ高さになるのが好ましい（図1b）．腎動脈ステントを拡張した状態で，中枢ネックのtouch-upを行う（kissing balloon）ことで，ステントの狭窄を予防する（図1c, d）．

2）課題

本術式の問題点は，腎動脈から上腸間膜動脈までの距離（もしくは左右の腎動脈の距離）であり，これが短い場合にはあまり有効とはならない．snorkel EVAR以外にも，custom-madeや自作枝付きステントグラフト，debranching EVARの術式が行われているが，これらは主に胸腹部大動脈瘤に対する治療であるため，別項を参照されたい（p268）．

3. 治 療   263

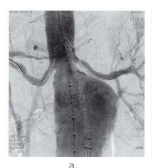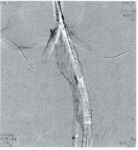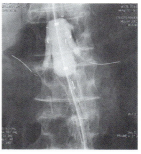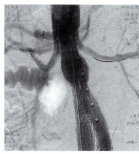
　　　a.　　　　　　　　　b.　　　　　　　　　c.　　　　　　　　　d.

図1　中枢 short neck な AAA に対する snorkel EVAR
a：ステントグラフト，両側腎動脈ステントが挿入されている．
b：ステントグラフトとステントの中枢端は，ほぼ同じ高さで deploy する．
c：腎動脈バルンは拡張したまま，ステントグラフトの touch up を行う（kissing balloon）．
d：最終造影．

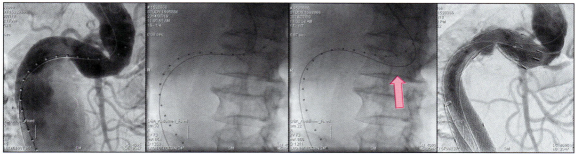
a：pull-through 法．ワイヤを上腕動脈，総大腿動脈から押しつけることで，適切な位置にステントグラフトを誘導可能となる（矢印）

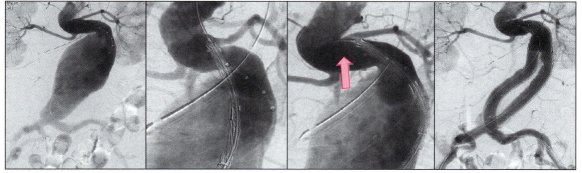
b：引き抜き法．stiff ワイヤを引き抜くことで，解剖学的な留置が可能となる（矢印）
図2　anatomical deployment

b 中枢ネック高度屈曲

1）治療方法

　高度屈曲例では，ステントグラフトを deploy する際，解剖学的に屈曲に沿った状態で留置することがエンドリーク防止に重要となる．その方法として，pull-through 法と stiff ワイヤ引き抜き法が挙げられる．
　pull-through 法では，上腕動脈と総大腿動脈を用いるが，両方向からワイヤを押しつけてワイヤを大彎側に押しつけることで，より屈曲に沿ってデバイスを進めることが可能となる（図2a）．その際使用するワイヤは，通常の stiff ワイヤでは血管損傷が危惧されるため，筆者らは stiff type の Radifocus® ガイドワイヤ（テルモ）を用いて行っている．
　引き抜き法では，デバイスを腎動脈下にデリバリーした後，stiff ワイヤを抜去することにより直線化が解

除され，より解剖学的な留置が可能となる（図2b）．いずれも，デバイスを挿入する前にステントを彎曲させることも1つの方法である．

2）デバイスの選択

デバイス選択においては，Excluder® は屈曲に対応する機種と考えられる．より屈曲に沿わせるためには，メインボディ留置の際，左右の脚を前後に向かせることがポイントである．

また，IFU上，腎動脈下の中枢ネック角は一般的に60°以下であるが，Aorfix® は唯一90°までの適応を有しており，高度屈曲症例おいてよい適応となる．

EVARの成績，ガイドライン上の適応，さらにEVARの一部各論に関して概説した．未だ長期成績が十分に解明されておらず，治療選択には議論の余地があると考えられる．EVARの問題点は，術後，中長期のエンドリークであるのは経験上明らかであり，このエンドリークによる二次性の瘤破裂を予防するために術後のフォローアップ，および適切な二次治療を行うことがさらなる長期成績の改善につながる．加えて，今後新たなデバイスの開発による長期成績の改善にも期待することができよう．

文献

1) Parodi JC, et al：Ann Vasc Surg **5**：491-499, 1991
2) EVAR trial participants：Lancet **365**：2179-2186, 2005
3) Prinssen M, et al：N Engl J Med **351**：1607-1618, 2004
4) Lederle FA, et al：JAMA **302**：1535-1542, 2009
5) Patel R, et al：Lancet **388**：2366-2374, 2016
6) Chaikof EL, et al：J Vasc Surg **50**：880-896, 2009
7) Moll FL, et al：Eur J Vasc Endovasc Surg **41**（Suppl 1）：S1-S58, 2011
8) Rooke TW, et al：J Vasc Surg **54**：e32-58, 2011
9) 髙本眞一ほか：大動脈瘤・大動脈解離ガイドライン（2011年改訂版），日本循環器学会ほか（ホームページ公開）
10) EVAR trial participants：Lancet **365**：2187-2192, 2005

【小澤博嗣・金子健二郎】

Take Home Message（編集者より）

- EVARは開腹術に比してより低侵襲で短期成績は良好であるが，長期成績はまだ十分に解明されていない．
- 各デバイスの特徴を理解し，最適なデバイスを選択することが成功のカギである．
- エンドリークに対する適切な対応が長期成績の改善につながる．

E 胸腹部大動脈瘤

1 外科的治療

1 手術治療の成績

わが国の胸部，胸腹部大動脈瘤の open repair の手術成績については 2008 年集計の日本胸部外科学会報告によると，上行・基部の待機手術の成績は良好で，手術死亡率は約 2〜3％，弓部大動脈瘤では平均約 6％，胸部下行大動脈瘤においては平均約 5％であった．これに対し，胸腹部大動脈瘤では平均約 10％の手術死亡率であった[1]．

海外からの報告では約 7〜11％とわが国とほぼ同等の成績であった[2-5]．また，遠隔成績に影響する合併症の対麻痺の発生頻度は広範囲 Crawford II 型（Crawford 分類，図 1）で最も高くなるが，平均約 10％程度と報告されている．

2 手術適応，リスクファクター

手術適応に関しては COPD などの重症呼吸不全は適応外となり，早期手術死亡のリスクファクターとして年齢，腎不全，脳血管障害，緊急手術などが挙げられる．

3 手術の方法

胸腹部大動脈瘤に対する open repair について概説する．

a 手術の準備

手術前日に脊髄ドレナージチューブを挿入しておく．全身麻酔導入後，体外循環カニューレ挿入のための大腿動静脈を cut down で確保する．手術体位は左半側臥位に骨盤をややひねる形で固定する．頭部には INVOS モニターのほかに運動誘発電位（MEP）用の Pad をつけて，手術開始から終了まで持続間欠的に測

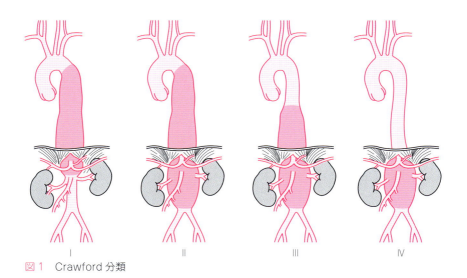

図 1 Crawford 分類

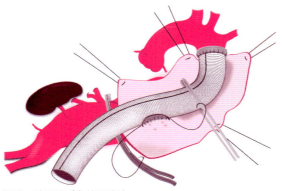

図2　肋間動脈島状再建法

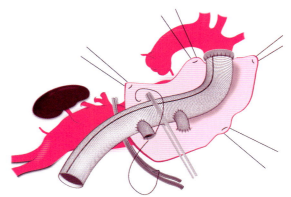

図3　肋間動脈 graft interposition 法

定を行う．

b 瘤へのアプローチ

　開胸は左第5もしくは6肋間で行い，肋骨弓を離断する．そのまま後腹膜へ入り剝離を進め，横隔膜を弧状に切開し瘤へ到達する．この時点で後腹膜経路ではなく開腹によるアプローチも可能であり，脾臓など腹部臓器の損傷や出血，虚血の有無などを確認するのには有用とされる．

　横隔膜脚を切離し，左腎動脈を同定する．通常腹腔動脈，上腸間膜動脈，右腎動脈の同定はこの時点で必要がないため行わない．弓部大動脈レベルでは横隔神経，反回神経を同定し，剝離，テーピングを行う．肺尖が大動脈周囲に癒着が見られることが多く，温生理食塩水に浸したガーゼで肺を愛護的に用手牽引しながら癒着を解除する．この時点での粗雑な操作は肺出血の原因になるため慎重に行う．

　heparin を全身投与した後，脱血管を右大腿静脈，送血管を左大腿動脈に挿入し体外循環を開始する．左心房脱血，大腿動脈による左心バイパス法によって heparin 量を軽減することが可能である．しかし，この方法では大量出血や心肺機能が低下したときに血行動態が破綻してしまう．筆者らの行っている人工心肺を用いる方法は急な血行動態の変化にも無理なく対応でき，安全性が高いと思われる．

c 中枢側吻合，肋間動脈および分枝再建，末梢側吻合

　部分体外循環下に segmental clamping 法（分節遮断）で中枢側吻合から開始する．一気に瘤全体を開放するのではなく，分節的に行うことで中枢側大動脈遮断の後の肋間動脈や臓器虚血時間をできるだけ短くすることができる．まず左鎖骨下動脈遠位で大動脈を遮断し，中部下行大動脈レベルで遮断．この間は大腿動脈から人工心肺からの送血で肋間動脈，下半身臓器は灌流される．中枢側大動脈が遮断できない症例では超低体温循環停止法が必要となる．遮断された椎体間の瘤を切開，開放し肋間動脈を縫合閉鎖する．大動脈を周囲組織（食道，左反回神経，胸管など）から剝離し完全に離断する．人工血管は腹部分枝再建用の4分枝付き人工血管を使用し，中枢側吻合は4-0モノフィラメント糸で行う．

　次いで可能であれば Th10-11 で大動脈を分節遮断し，瘤を切開，開放する．Th8 から L2 あたりの肋間動脈が Adamkiewicz 動脈であることが多く，術前 CT で同定されていればターゲットとなる．瘤開放後の肋間動脈からのバックフローはあらかじめ瘤外側から血管を同定し clamp することで制御する．また，肋間動脈入口部に小径バルン付きカテーテルを挿入することも有用である．

　肋間動脈再建は inclusion technique による島状再建法（図2），または short graft interposition 法で4-0モノフィラメント糸により行う（図3）．島状再建法のほうが脊髄虚血時間は短くなるが3椎体以上もしくは左右1対の肋間動脈入口部が離れているときなどは残される大動脈壁が大きくなり，遠隔期に瘤化が懸念されるため行わない．short graft interposition 法はそれぞれの肋間動脈を吻合した小口径人工血管を main graft の側孔に再建する．

　肋間動脈の再建が終了すれば次に腎動脈下大動脈を遮断し，腹部分枝レベルの瘤を切開，開放する．このレベルでの腰動脈は通常縫合閉鎖される．腹腔動脈，上腸間膜動脈，左右腎動脈入口部は同定され，8 Fr バ

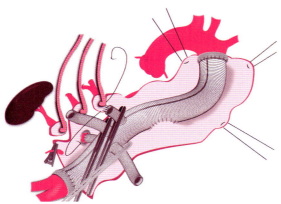

図4 腹部分枝再建

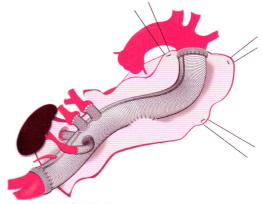

図5 血管吻合の完成

ルン付きカテーテルを挿入し臓器灌流を開始する．通常1つのローラーポンプで150〜200 mL/minの流量で送血している．腹部分枝再建（図4）はまず右腎動脈から行う．main graftには腹部分枝用に側枝が4本ついており，この側枝と入口部を大動脈壁からボタン状にくり抜いて4-0モノフィラメント糸により吻合する．inclusion法でも可能であるがbutton techniqueにより確実な吻合となる．その後にmain graftと腹部大動脈終末部で4-0モノフィラメント糸により末梢側吻合を行う．

腹腔動脈，上腸間膜動脈は右腎動脈と同様に吻合，最後に左腎動脈の再建となる．通常左腎は術野において患者右側へ授動されているため，授動解除された位置を想定した位置に吻合することになる．そのためどうしてもkinkを生じやすく，人工血管側枝の長さや吻合位置の決定は慎重に行う．

すべての吻合が完成し（図5），止血が確認できれば人工心肺から離脱しprotamine中和を行う．胸腹部大動脈瘤手術は吻合箇所も多く，止血に時間を要することも少なくない．体外循環中においてもフィブリノーゲン値の低下など凝固線溶系異常をきたすこともあり，新鮮凍結血漿（FFP），血小板などの輸血を適時行うことも重要である．完全に止血を確認した後，胸腔，後腹膜にドレーンを留置し，閉胸，閉腹する．

文献

1) Committee for Scientific Affairs；Sakata R, et al：Gen Thorac Cardiovasc Surg **58**：356-383, 2010
2) Svensson LG, et al：Experience with 1509 patients undergoing thoracoabdominal aortic operations. J Vasc Surg **17**：357-368；discussion 368-370, 1993
3) Hollier LH, et al：Am J Surg **164**：210-213；discussion 213-214, 1992
4) Hines GL, et al：J Cardiovasc Surg（Torino）**35**（6 Suppl1）：243-246, 1994
5) LeMaire SA, et al：Ann Thorac Surg **75**：508-513, 2003

【南　一司・大村篤史】

📝 Take Home Message（編集者より）

- 胸腹部大動脈瘤手術は広範囲な人工血管置換となるため侵襲性が高く，手術死亡率は約10％である．
- 広範囲なCrawfordⅡ型の場合，対麻痺発生率も約10％とされる．

胸腹部大動脈瘤

2 ステントグラフト治療

胸腹部大動脈瘤治療のゴールドスタンダードは人工血管置換術であるが，大動脈手術の中で最も侵襲性の高い治療の1つである．そのため，血管内治療の併用など低侵襲な方法が報告されている．さらなる低侵襲化を目的に，欧米やわが国の一部の施設ではfenestrated・branched endograftによる血管内治療も行われている[1,2]．本項では胸腹部大動脈瘤に対するfenestrated・branched endograftによる血管内治療について概説する．

1 ステントグラフトの種類

腹部分枝を血管内治療で再建するステントグラフト（SG）はさまざまな種類の製品が報告されているが，本項では現在広く使用されているCOOK社のZenith® fenestrated/branched stent graftについて解説する（図1）．分枝再建の方法は開窓式とカフ式の2つの方法に分けられる．

a 開窓式

開窓式のSGは各分枝用に6〜12 mm径のfenestrationされており，周囲をナイチノールリングで補強してある（図1a）．このナイチノールリングによりfenestrationの拡張を補助し，接合する分枝SGとのシーリングが強固になる．一般的に接合する分枝SGはバルン拡張型SGを用い，fenestrationとの接合部を大口径バルンカテーテルでflaringし，圧着する．

b カフ付き

カフ付きの枝付きデバイスはSG本体と一体化した，分枝血管のSGと連結するための袖状のカフが一体化している（図1b, c）．単純なfenestration branch graftと比較して手技的に簡便で，カフにより分枝SGの接続部でのシーリング効果が高まるためにtype IIIエンドリークを予防することが可能である．

カフ付きのSGを使用するにはカフが拡張するためのスペースを確保するため，分枝レベルおよびその中枢側の大動脈血流腔が約25 m以上必要である．大動脈血流腔が25 mm未満では分枝SGが十分拡張せず，閉塞の危険性がある．カフのスペースを十分確保できない症例・分枝ではfenestrationベースのSGを使用することになる．

概してCrawford II型やIII型の胸腹部瘤の分枝（特に腹腔動脈と上腸間膜動脈）はカフ付きのSGで，IV型胸腹部瘤では開窓式のSGを使用することが多い．

2 分枝再建の方法

分枝再建ではまずカテーテルとガイドワイヤで分枝にアクセスし，硬性ガイドワイヤに置換した後，ガイディングシースを分枝に挿入し，分枝とメインボディを連結するSGを留置する．

大動脈血流腔が広い症例では分枝再建時に，目的とする分枝の起始部が造影され難い場合があり，分枝の位置確認を容易に行うためにSG展開前にpre-cannulationしておくことが望ましい．

分枝再建方法は開窓式とカフ付きで多少異なるため，別々に解説する．

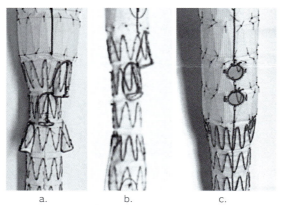

図1 胸腹部大動脈瘤用のステントグラフト
a：4分枝開窓式，b：4分枝カフ付き，c：2分枝カフ付き（腹腔動脈，SMA）2分枝開窓式

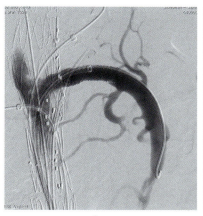
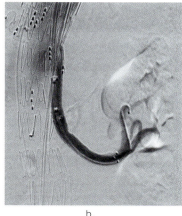

図2　開窓式およびカフ付きデバイスによる分枝再建
a：開窓式デバイスによる SMA 再建
b：カフ付きデバイスによる左腎動脈再建

a 開窓式（図2a）

　一般的にメインボディ挿入側と対側の大腿動脈アプローチで行う．メインボディをアンシースし対側大腿動脈から Van Schie® 4 もしくは 3，VS 形状の 5 Fr カテーテルで開窓部にアクセスし，Radifocus® ガイドワイヤを挿入する．硬性ガイドワイヤに置換した後に，ガイディングシースを挿入する．メインボディを展開後，バルン拡張型 SG で分枝と開窓部を連結する．10～12 mm 径のバルンカテーテルで開窓部を拡張し，分枝 SG とメインボディの接合部を密着させる．SMA にバルン拡張型 SG を留置した際には解離が発生しやすく，解離予防のため，末梢ランディング部に自己拡張型ベアステント留置が必須である．

　分枝へのアクセスは基本的に最も尾側の分枝から頭側の分枝へ移行し，再建分枝 SG の展開は最も頭側の分枝から行うほうが安全である．

b カフ付き（図2b）

　一般的に腋窩動脈アプローチで行う．12 Fr シースを腋窩動脈から挿入し，大腿動脈との間で pull through を確保しつつ，手技を行う．すべての分枝がカフ付きグラフトで再建される場合はメインボディを完全展開した後に分枝へのアクセスを行うことができ，脊髄虚血や下肢虚血予防には適している．12 Fr シースから 10 Fr シースを挿入し，カフから分枝血管へ Radifocus® を挿入後，硬性ガイドワイヤに置換する．10 Fr シースを分枝血管へ挿入し，分枝再建用の SG（主に自己拡張型）を挿入する．再建分枝の kink 予防目的に自己拡張型ベアステントで内張りする．

3　治療成績（脊髄虚血を含めて）

　術中の type I もしくは III エンドリーク発生率は 2.8％で，周術期死亡率は 5～9％である[3-5]．

　脊髄虚血に関しては，TAAA に対する血管内治療では広範囲にわたる大動脈治療となるため，多数の肋間動脈や腰動脈を閉塞せざるをえず，単純な胸部大動脈瘤や腎動脈下腹部大動脈瘤治療と比較して発生しやすい．しかし Adamkiewiz 動脈が閉塞されても，開胸手術と比較して側副路が発達し側副路を介した脊髄への供血が保たれやすいと考えられていた．最近の報告では脊髄虚血発生率は 4～21％であり[5-7]，当初期待していたほどには発生頻度は低くなっていない．

　原因は脊髄への側副路の発達不良や術中の塞栓症が考えられている．脊髄虚血のリスクファクターとして慈恵医大のグループからの報告では枝付きデバイス（カフ付き）による治療，動脈瘤径（≧65 mm），長区域治療（≧360 mm），内腸骨動脈閉塞，多数の肋間動脈閉塞が挙げられている[8]．諸家の報告でも脊髄虚血のリスクファクターとして，鎖骨下動脈や内腸骨動脈の閉塞，腎機能低下，長時間手術などが挙げられている[6,7]．

　瘤内の血流を一時的に維持する脊髄保護用の開窓を設けたデバイスも考案されたが，期待されたほどの成績は得られていない．

広範囲の大動脈治療となるので，一期的に行わず多段階的に行うことで脊髄虚血の頻度が低下する報告もあり，近年，high volume center では段階的治療が推奨されている．また骨盤・下肢血流は脊髄への供血に重要な役割を果たしており，デバイス留置後速やかに大口径のシースを抜去するなどの工夫を行うことで脊髄虚血が予防できるとする報告もあり[9]，考慮すべきである．

4　分枝再建時の問題点と分枝開存率

a　合併症

分枝再建手技で術後合併症が最も発生しやすく[10]，本手技を速く確実に行うことが本治療のキーポイントである．筆者らの最近の20例での検討では，尾側へ急峻な角度で分岐する腎動脈，50％以上狭窄もしくは50％以上の動脈壁石灰化がある分枝は開窓式ステントグラフトの分枝再建手技が煩雑になる傾向がある．

腹腔動脈は正中弓状靱帯で圧迫され狭窄していることが多く，このような腹腔動脈は再建困難となりやすい[11]．このため腹腔動脈を閉塞するプランがとられることもあり，治療手技による複雑性と閉塞による虚血合併症を天秤にかけて総合的にプランを立てる必要がある．開窓式では血管解剖に応じて，buddy catheter technique や double wire technique，molding balloon technique などが有効な対処法となる．筆者らの経験では，最も重要な SMA の再建は比較的容易である．

b　再建後の開存率

再建された分枝の開存率は90〜99％であり[12,13]，外科的手術による開存率と比較して遜色ない成績が得られている．腎動脈の開存が最も低く遠隔期での腎機能悪化の要因の1つである[13]．他の腹部分枝と比較して腎動脈の開存率が低い原因として，急峻な分岐角度と呼吸性移動が大きいことによるステントの金属疲労や kink などが考えられている．右腎動脈の走行は左腎動脈と比較して屈曲する例が多く kink による再閉塞率がやや高い．自己拡張型ベアステントで内張りすることで再閉塞が予防可能とする報告がある．

開窓式と比較してカフ付きデバイスでの腎動脈開存率が低いとする報告もあり（10％ vs 2％）[12]，ステントグラフトデザイン時には考慮すべき点である．

腹腔動脈は正中弓状靱帯症候群においても再建に成功さえすれば開存率はおおむね良好であると報告されている．最も重要な SMA は再閉塞・2nd intervention 率が低く，本治療の安心材料の1つである．

胸腹部大動脈瘤に対する血管内治療は一定の成績を収めてはいるが，分枝再建デザイン・分枝再建手技の標準化，脊髄虚血予防法の構築，わが国においてはデバイスの保険未収載など課題も残されている．今後，さらなるデバイスの改良とともにこれらの課題の克服が急務である．

文献

1) 金岡祐司ほか：Heart View **17**：1247-1257，2013
2) Higashiura W, et al：Jpn J Radiol **28**：66-74, 2010
3) Eagleton MJ, et al：J Vasc Surg **63**：930-942, 2016
4) Reilly LM, et al：J Vasc Surg **56**：53-64, 2012
5) Eagleton MJ, at al：Surgery **162**：963-973, 2017
6) Eagleton MJ, et al：J Vasc Surg **59**：89-95, 2014
7) Sobel JD, et al：J Vasc Surg **61**：623-628, 2015
8) Baba T, et al：Ann Vasc Surg **44**：146-157,2017
9) Maurel B, et al：Eur J Vasc Endovasc Surg **49**：248-254, 2015
10) Cohennec F, et al：J Vasc Surg **60**：571-578, 2014
11) Wattez H, et al：J Vasc Surg **64**：1595-1601, 2016
12) Martin-Gonzalez T, et al：Eur J Vasc Endovasc Surg **52**：141-148, 2016
13) Mastracci TM, et al：Eur J Vasc Endovasc Surg **51**：536-542, 2016

【東浦　渉】

Take Home Message（編集者より）

- 胸腹部大動脈瘤の SG 治療は穴あき（開窓），枝付き SG を使用する．
- この領域の対麻痺発生率は当初期待していたよりは高く 4〜21％である．
- 分枝開存率は良好であるものの，まだまだ改善の余地がある．

F 腸骨動脈瘤

　腸骨動脈瘤（iliac artery aneurysm：IAA）は，腹部大動脈瘤同様に，拡大すると破裂リスクが高まるため，手術の適応となる．解剖学的な部位としては，総腸骨動脈，内腸骨動脈，外腸骨動脈に分けられるが，一般的に瘤が見られる部位は総腸骨動脈，内腸骨動脈が多く，外腸骨動脈に孤立性に真性瘤が見られることはまれである．孤立性に腸骨動脈瘤が見られる頻度は2％程度と報告されている[1]，腹部大動脈瘤（AAA）の合併例は20％程度と報告されており[2]，AAAと同時に発見され，治療が行われることも多い．

1 治療適応

　総腸骨腸骨動脈の正常径は一般的に1〜1.5 cm程度である．手術適応となる瘤径としては，明確なガイドラインというものはみられないが，3 cm以下は経過観察，3〜3.5 cm以上で手術を考慮すべきという報告が多く，一般的にもコンセンサスが得られていると思われる[3,4]．

　ただし，AAAとの合併の頻度も高く，どちらか一方が治療適応の瘤径の場合は，同時に治療するべきである．

2 治療法の選択

　AAA同様に，外科手術（open repair）と血管内治療（EVAR）の2つの治療法があり，双方の治療の一般的なメリット，デメリットについては，AAAの治療と同様である．しかし，腸骨動脈瘤の場合，外科手術は，内腸骨動脈再建が可能なのに対して，血管内治療の場合，通常，内腸骨動脈のコイル塞栓が同時に行われるため，内腸骨動脈温存の有無で両者の治療の相違がある．

　人工血管置換術において，通常，腸管虚血などの合併症を避けるため，少なくとも片側の内腸骨動脈は再建すべきとの主張が一般的にされてきたため，血管内治療においても，特に両側内腸骨動脈のコイル塞栓の可否は議論の対象となってきた．内腸骨動脈をコイル塞栓した場合の懸念される合併症として，臀筋跛行，勃起障害（インポテンツ），重篤な場合には，臀筋壊死，腸管虚血などが挙げられる．

　Mehtaらは両側内腸骨動脈コイル塞栓後の合併症を検討しており，臀筋壊死や腸管虚血，周術期死亡などの重篤な合併症の発生はなく，一時的な臀筋跛行が42％に見られ，長期継続した症例は15％のみであったと報告している[5]．また，武井らは両側腸骨動脈瘤のステントグラフト症例において，両側内腸骨動脈コイル塞栓群と片側内腸骨動脈再建/対側内腸骨動脈コイル塞栓群を比較し，臀筋跛行，性機能障害，腸管虚血の発生に有意差はなく，再建群で結腸壊死を認めたと報告している[6]．自験例でも，両側内腸骨動脈をコイル塞栓した約100例において，腸管虚血などの重篤合併症は1例も経験していない．腸管虚血などの重篤合併症は末梢塞栓によると考えられ[5]，内腸骨動脈のできるだけ起始部に限局してコイル塞栓を行い，末梢のcollateralのネットワークを温存するように配慮することで，合併症を避けられると考えている．

　また，外科手術のデメリットである侵襲の大きさに関しては，孤立性腸骨動脈瘤の場合では，皮膚切開の大きさもAAAの手術に比べて小さく，血管内治療との侵襲の差がより小さくなる．Igariらは，孤立性腸骨動脈瘤のopen repairとEVARを比較し，術後入院期間，術後合併症などに有意差はなかったと報告している[7]．施設によっては，内腸骨動脈の片側温存のため，片側内腸骨−外腸骨動脈バイパスを施行後にステントグラフトを挿入する，ハイブリッド治療を行う施設もある[8-10]．

　患者の年齢，全身状態，ADL，解剖学的形態により，治療法を適切に選択する必要がある．

3 外科手術（人工血管置換術）

　瘤の部位により，人工血管の置換法にバリエーショ

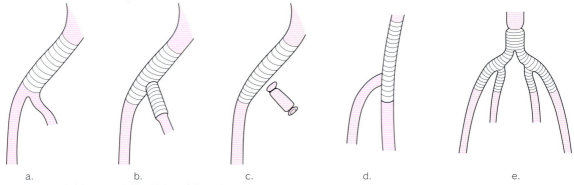

図1 腸骨動脈瘤 人工血管置換術の吻合のバリエーション
a：内腸骨，外腸骨動脈分岐部で末梢吻合．
b：外腸骨動脈に末梢端端吻合，内腸骨動脈をグラフト置換し，端側吻合．
c：外腸骨動脈に末梢吻合，内腸骨動脈を結紮にて空置．
d：内腸骨動脈に末梢端端吻合，外腸骨動脈をグラフトに端側吻合．
e：4分枝管を使用した両側外腸骨，内腸骨動脈への端端吻合．

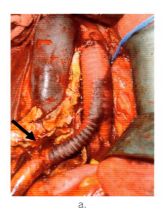
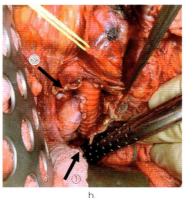

図2 人工血管置換術中写真
a：Y型人工血管を使用し，中枢は腎動脈下腹部大動脈で吻合，末梢は人工血管を外腸骨動脈・内腸骨動脈分岐部で吻合（腹部大動脈瘤合併例）．
b：人工血管を内腸骨動脈に吻合し（①），外腸骨動脈を人工血管に端側で再建（②）．

ンがある（図1，2）．解剖学的な制限がなく，分枝の再建や瘤の空置が可能である．中枢側，末梢側とも瘤化のない正常血管に人工血管を吻合する．

　AAA合併例では，Y型の人工血管を用いて，血行再建を行う．内腸骨動脈も必要に応じて，再建する．外腸骨動脈に瘤化が及んでいない症例では，内腸骨，外腸骨分岐部で末梢吻合すると，1つの吻合で両方の血管の血流が温存できる（図1a，図2a）．内腸骨動脈の末梢吻合部は一般的に骨盤内の深部にあるため，グラフトを内腸骨動脈に端端吻合し，その後，外腸骨動脈をグラフトの端側吻合する方法も有用である（図1d，図2b）．

　孤立性の総腸骨動脈瘤の場合は，総腸骨動脈のみ人工血管置換を行う．

　内腸骨動脈瘤を合併している場合は，内腸骨動脈を再建する（図1b，d，図2b）．遮断位置は，瘤の位置にもよるが，中枢遮断は，腹部大動脈または総腸骨動脈，末梢遮断は，外腸骨動脈，内腸骨動脈で行われる．

　両側総腸骨動脈病変や内腸骨瘤合併例などでは，4分枝管を用いた再建も行われる（図1e）．

4 血管内治療（ステントグラフト）

　解剖学的には，原則として，中枢側，末梢側に一定の距離の正常な血管（neck）が必要である．typeⅡエンドリークを予防するため，通常，内腸骨動脈コイル

3. 治 療 273

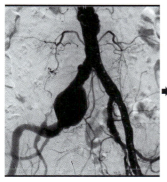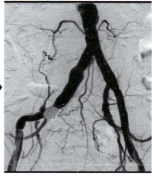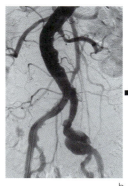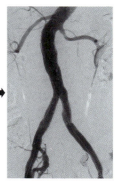

a. b.

図3 腸骨動脈瘤の血管内治療
　a：ステントグラフトレッグ（GORE Excluder® Contralateral leg）＋内腸骨動脈コイル塞栓
　b：ステントグラフト（Endologix Powerlink® メインボディ/GORE Excluder® leg）＋内腸骨動脈コイル塞栓

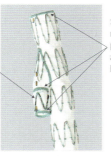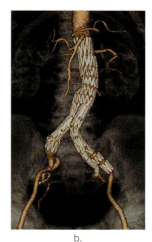

a. b.

図4 内腸骨分枝デバイス（Iliac Bifurcation Graft，Cook 社）
（Cook 社提供）

塞栓または vascular plug（AVP）による塞栓が同時に行われる．総腸骨動脈の起始部に neck の存在する例では，腹部ステントグラフトのレッグのみで治療が行われ，12 Fr 程度の細いシースで対応が可能なため，経皮的アプローチも可能であり，より低侵襲である．中枢 neck に十分な距離がない症例では，AAA と同様に，bifurcated のメインボディとレッグを使用して治療される（図3）．terminal aorta が狭い例や孤立性腸骨動脈瘤では AFX（Endologix®）の使用が有用である．

内腸骨動脈コイル塞栓は，できるだけ本幹の起始部に限局して留置し，末梢の側副血行路のネットワークを温存するようにする．内腸骨動脈瘤がある場合は，瘤近傍の分枝に着目し，それらを遮断できるように瘤内もしくは一部 selective にコイルを留置する必要が

ある．特に中枢側で腸腰動脈が分枝している場合もあり，注意を要する．孤立性の内腸骨動脈瘤においても，コイル塞栓のみではなく，総腸骨動脈から外腸骨動脈にかけて，ステントグラフトを留置し，inflow の遮断を行う．

5 内腸骨動脈の血流温存用デバイス

以前は内腸骨温存デバイスとして IBD（Cook 社）があったもののわが国では未承認であったため限定的使用にとどまっていた．これは分枝デバイスにカバードステントを接続し，内腸骨動脈の血流を温存するものである（図4）．

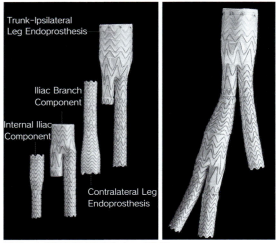

図5　内腸骨再建用デバイス（IBE）
IBE：iliac branch endoprothesis
（W. L. Gore & Associates Flagstaff AZ 社提供）

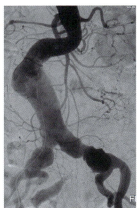 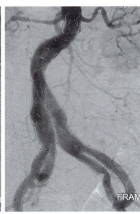

a.　　　　　　　　b.
図6　IBE 使用 EVAR の術前（a），術後（b）造影
（東京慈恵会医科大学　金岡祐司先生提供）

　最近は同様のコンセプトで内腸骨動脈再建を行うステントグラフトとして IBE が使用可能になった（図5）．これにより以前は内腸骨の順行性血流を犠牲にして術後臀筋跛行が見られたような若年者には内腸骨動脈の順行性血流を温存して治療することが可能となった（図6）．

6　ハイブリッド治療

　後腹膜アプローチにより内腸骨動脈-外腸骨動脈を自家静脈または人工血管でバイパスした後に，ステントグラフトを挿入するハイブリッド治療もある．

文献

1) Richardson JW, et al：J Vasc Surg **8**：165-171, 1988
2) Armon MP, et al：Eur J Vasc Endovasc Surg **15**：255-257, 1998
3) Huang Y, et al：J Vasc Surg **47**：1203-1210；discussion 10-1, 2008
4) Santilli SM, et al：J Vasc Surg **31**（1 Pt 1）：114-121, 2000
5) Mehta M, et al：J Vasc Surg **40**：698-702, 2004
6) 武井祐介ほか：日血管外会誌 **23**：899-903，2014
7) Igari K, et al：Surg Today **45**：290-296, 2015
8) Faries PL, et al：J Vasc Surg **34**：892-899, 2001
9) Kobayashi Y, et al：BMC Res Notes **8**：183, 2015
10) 高松昌史ほか：日血管外会誌 **24**：786-789，2015

【黒澤弘二】

Take Home Message（編集者より）

- 内腸骨動脈を温存するか否かで治療法（開腹術か血管内治療か）が変わる．
- さまざまな術式があり，内腸骨動脈温存デバイスも販売されている．

G 大動脈瘤外科的治療後のフォローアップ

大動脈瘤外科手術（いわゆる open surgery）後の合併症はまれであるが，いったん発症すれば重症化することが多く，術後早期から長期にわたって適切な経過観察が必要となる（表1）[1]．本項では筆者らの施設での経験を踏まえ，画像診断の役割を中心に概説する．

1 術後早期

術後出血の多くは循環動態やドレーン排液量から再開胸止血手術の判断をすることが多く，画像診断の寄与は少ない．一方，腸管虚血，脳梗塞，脊髄梗塞などの虚血性合併症は造影 CT や MRI などの画像診断が有用である．

左開胸での下行・胸腹部大動脈人工血管置換術に合併する乳び漏の多くは保存的治療を行うが，ときに遷延し外科的結紮を要することがある．また長期ドレーン留置に伴う感染リスクも懸念される．近年，乳び漏に対して破綻したリンパ管の塞栓効果を期待した鼠径部リンパ節穿刺によるリンパ管造影の有用性が報告され[2]，筆者らは積極的に保存的治療と併用している．

2 遠隔期

術後フォローアップは退院前，3，6，12ヵ月後，以後1年ごとに非造影 CT を撮影し，精査や追加治療が必要となったときには造影 CT を施行している．

吻合部瘤は自家血管の変性や動脈硬化の進行，自家血管と人工血管とのコンプライアンス差，人工血管の経年劣化，感染などを機序として発生する．瘤が周囲既存構造に破綻することで，大動脈-気管支肺瘻，大動脈-腸管瘻などを形成することもある．診断にはフォローアップ CT の経時的対比や造影 CT が有用である．

グラフト感染は，①グラフトが感染巣であることを証明することが難しいこと，②根治的治療の手術侵襲が高く除外診断になりがちであること，③ときに臨床症状が乏しい場合があること，などの理由から診断が

表1 大動脈瘤外科的治療後の合併症

時期	機序	合併症	頻度（%）
早期	出血性	再開胸を要する術後出血	3〜10
早期	虚血性	脳梗塞	3〜11
		脊髄梗塞	5〜12
		腸管虚血	1〜4.5
		腎障害	10
		下肢虚血	1.7〜3
	末梢神経障害	嗄声	3.5
		横隔神経麻痺	5
		勃起障害（インポテンツ）	0.5
	リンパ管損傷	乳び漏	0.5〜5
遠隔期	吻合部離開・感染	吻合部瘤	1〜10
		大動脈-気管支肺瘻	0.2〜1.3
		大動脈-腸管瘻	1
	感染	グラフト感染	0.6〜5
	創部脆弱性	創部瘢痕ヘルニア	30

（Upchurch GR Jr, et al（eds）：Aortic Aneurysms Pathogenesis and Treatment, Humana Press, 2009 より引用，改変）

遅れがちとなる．CT はグラフト周囲の液体貯留やガス像などの随伴陰影を検出でき，診断に有用である．ただしグラフト周囲の随伴陰影は術後経過が良好でもしばしば見られることに留意が必要であり，陰影の長期残存や増大傾向などを丁寧に比較読影することが肝要である[3]．

その他，感染巣の局在・質的診断には MRI，シンチグラム，PET-CT が，菌同定には画像ガイド下の穿刺吸引が有用なことがあり，適宜活用している．

文献
1) Upchurch GR Jr, et al（eds）：Aortic Aneurysms Pathogenesis and Treatment, Humana Press, 2009
2) Kariya S, et al：Cardiovasc Intervent Radiol 37：1606-1610, 2014
3) Murphy DJ, et al：Insight Imaging 7：801-818, 2016

【長谷聡一郎】

Take Home Message（編集者より）
- 大動脈瘤手術後の合併症は出血，腸管虚血，脳梗塞，対麻痺，乳び胸（乳び漏）などがある．
- 乳び胸にはリンパ管造影が有用である．
- 慢性期の合併症は少ないが，定期的に観察することが望ましい．

ステントグラフト留置術後のエコーでのフォローアップ

近年，腹部大動脈瘤の治療としてステントグラフト内挿術（EVAR）が普及するにつれて，経過観察中にEVAR特有の合併症であるエンドリークと遭遇する機会が増えてきている．EVAR後の経過観察には一般的に造影CT検査が推奨されているが，腎機能障害や造影剤アレルギーなどの併存疾患のために造影CTが躊躇される場合，無侵襲検査である超音波検査での評価が有用となる．CTと比較した超音波検査によるエンドリークの診断感度は67～86％，特異度は67～100％であると報告されている[1]．

検査を始める前に

術前CTで瘤の形態や壁在血栓の有無などを確認しておくと描出する際の参考になる．ステントグラフトのデバイスの種類によってエンドリークの出現様式やその頻度に差があるため，デバイスの種類や手術内容も把握しておく．

検査の流れ

1）瘤径の測定

瘤長軸直交断面での最大径を外膜間距離で計測をする．術前と比べ瘤径が拡大している場合には原因を検索し，追加治療を検討する必要があるため必ず正しい計測方法で最大径を測定しなければならない．

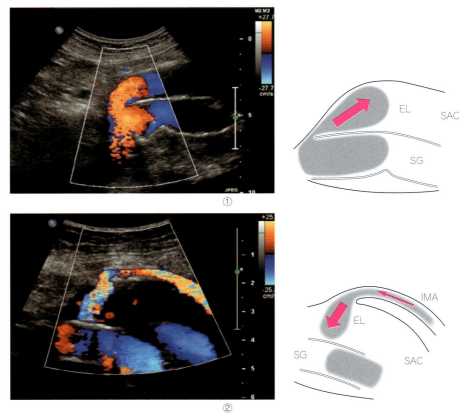

図A　エンドリーク（エコー図およびシェーマ）
①：type Ia エンドリーク
　　ステントグラフトと瘤頸部の隙間から瘤内に向かう血流を描出する．
②：type II エンドリーク
　　下腸間膜動脈から瘤内に向かう血流を描出する．
SAC：瘤内，EL：エンドリーク，SG：ステントグラフト，IMA：下腸間膜動脈

2）瘤内部の性状評価

ステントグラフトにより瘤内腔の血栓化が始まると，エコー輝度の上昇として観察することができる．この際，一部に低エコー領域が見られる場合にはエンドリークにより血栓化が進んでいない可能性があるためエンドリークの有無を慎重に探索していく必要がある．

3）エンドリークの評価

血流方向を観察するためカラードプラ法を用いるが，カラードプラ法で明瞭でない場合，より低流速の血流が描出できるモード（B-flow，ADF，SMIなど）を使用することにより描出感度を上げることができる．海外では造影超音波が有用であるという報告[2]もあり，国内ではエコー用造影剤ソナゾイド®を用いたエンドリーク評価の報告[3]も出てきているが，検査法としては確立されていないため，今後の展開が期待される．

ステントグラフトの背側ではデバイスの音響陰影によりエンドリークを見逃しやすいため，多方向から観察する必要がある．typeⅠエンドリークでは，ステントグラフトと動脈壁の隙間から瘤内に向かう血流を描出することができる（図A①）．typeⅡエンドリークでは，下腸間膜動脈や腰動脈などの分枝から瘤内に向かう血流を描出することができる（図A②）．typeⅢエンドリークでは，デバイスの接合部やグラフトの損傷部から瘤内に向かう血流を描出することができる（図B①）．typeⅣエンドリークでは，グラフトの素材から瘤内に滲出する血流を描出することになる（図B②）が，デバイスの種類によってこのタイプのエンドリークを認めるものと認めないものがあり，また，術後経過とともに徐々に

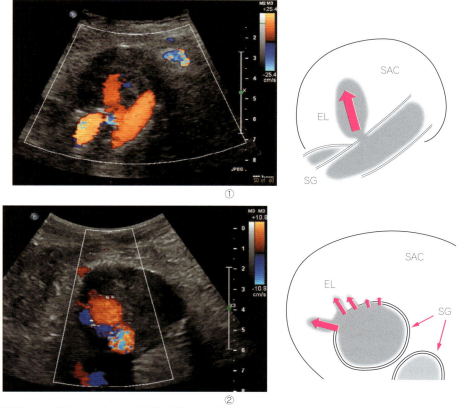

図B　エンドリーク（エコー図およびシェーマ）
①：typeⅢエンドリーク
　　デバイスの接合部から瘤内に向かう血流を描出する．
②：typeⅣエンドリーク
　　グラフトの表面から瘤内に滲出する血流を描出する．

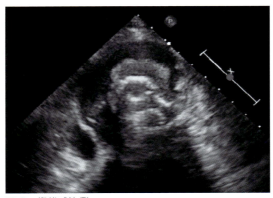
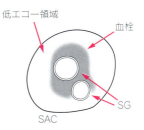

図C　術後感染例
瘤内部のエコー輝度の上昇が不均一で多数の低エコー領域が見られる.

消失することが多いので注意が必要である[4].

　明らかなエンドリークを認めないにもかかわらず，瘤内部のエコー輝度の上昇が不均一で多数の低エコー領域が見られ，かつ経過観察中に瘤が拡大していたり，瘤壁が肥厚している場合は感染を合併している可能性もある（図C）.

d) ステントグラフト内の血流評価

　グラフト内の血流速度を測定することにより変形や血栓などで狭窄している部位や閉塞部位を見つけることができる.

　EVAR後のエンドリーク探索のための超音波検査は高度肥満や腸管ガスの影響により描出が困難な場合もあり，現状ではゴールドスタンダードとされる造影CTの完全な代用とはなりえないが，瘤内腔の状態だけでなく血流の評価も可能であり，エンドリークのタイプを分類できる点でも有用なモダリティと考える.

文献
1) Gray C, et al：Eur J Vasc Endovasc Surg **44**：145-150, 2012
2) Bendick PJ, et al：J Vasc Surg **37**：381-385, 2003
3) 山内陽平ほか：脈管学 **55**：S156, 2015
4) Green N, et al：Rev Vasc Med **2**：43-47, 2014

【松下友美・新本春夫】

 Take Home Message（編集者より）
- ステントグラフト後のエンドリークの判定にはエコーが有用で，カラードプラにより血流方向を観察することが重要である.
- 感染やステントグラフトの狭窄，閉塞もチェックすることができる.

第Ⅱ章

急性大動脈症候群

総論

1 分類

　大動脈解離（aortic dissection）は大動脈壁が内膜に亀裂を生じることで中膜層に血液が流入し，中膜レベルで大動脈壁が2層に剥離して2腔（真腔，偽腔）になった状態を指す．偽腔に血流があるものを偽腔開存型，血流のないものを偽腔閉塞型と呼ぶ．近年の画像診断技術の進歩によって大動脈中膜が血腫により剥離しているものの裂孔（tear）が認められない壁内血腫（intramural hematoma：IMH）と称される病態も見出された．また，大動脈の粥状硬化性病巣が潰瘍化して中膜以下まで達したものは penetrating atherosclerotic ulcer（PAU）と提唱されている．

　米国では急性大動脈解離，IMH，PAU の3者をまとめて急性大動脈症候群（acute aortic syndrome：AAS）と定義しているが，わが国のガイドラインには急性大動脈症候群の記載はない．これは AAS のうちの IMH という診断名を臨床上使用しないこととされたため，混乱を避ける目的があったと思われる．IMH は偽腔閉塞型解離と完全に同義ではないため，画像上 tear が潰瘍様突出像（ulcer-like projection：ULP）として確認される ULP 型解離という新たな病態が加えられた．

　各国で大動脈疾患に対する認識の違いが存在するが，本項では章タイトルに準じ，わが国においてオリジナルの AAS に相当する急性大動脈解離や PAU について述べていく（図1）．なお，前記の偽腔血流や組織学的な状態による分類以外に，解離範囲による分類も治療方針の選択にとって重要であり，Stanford 分類や DeBakey 分類が有名である（図2）．

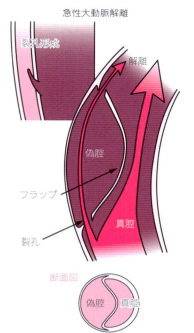
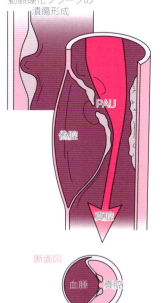

図1　急性大動脈解離と PAU
（Mussa FF, et al：JAMA **316**：754-763, 2016，Fig1B を元に作成）

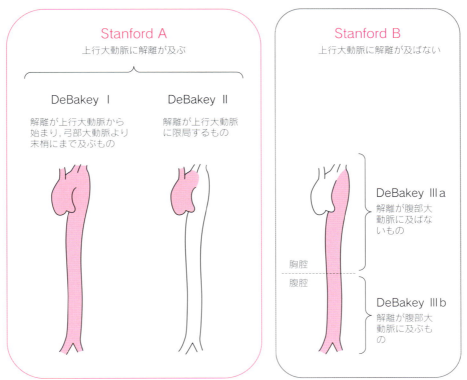

図2 大動脈解離の分類（Stanford分類とDeBakey分類）

2 成因

大動脈解離の原因はまだ完全には解明されていないものの，一般的には動脈壁組織の脆弱化を背景として，血管にかかるずり応力により内膜がずれて内膜亀裂が生じることで発症するものと考えられている．そのため動脈壁の結合組織変性をもたらす高血圧やMarfan症候群，Loeys-Dietz症候群，血管型Ehlers-Danlos症候群などの遺伝性結合組織疾患が原因として代表的であり，その他血流動態の変化をもたらす大動脈二尖弁や大動脈縮窄症もリスクファクターとされている．

IMHの原因は大動脈壁の栄養血管（vasa vasorum）の破綻・出血が原因とされている．それまで医療機関に通院したことがなく，大動脈解離を発症して初めて搬送される患者も多いが，その場合は基礎疾患の検索を念入りに行う必要がある．未治療の高血圧を併発していることが多く，原則まず二次性高血圧のスクリーニングを行うべきである．また，若年での発症症例では上記のような各種遺伝性疾患を疑うべきであり，専門施設への紹介を検討する．詳細は他項に譲るが，遺伝性結合組織疾患の多くは原因遺伝子が判明しており，まだ保険診療内では検査できないが，今後わが国でのエビデンスの蓄積に伴って徐々にその検査・診断パイプラインが整っていくものと期待される．

3 疫学，予後

急性大動脈解離は大血管領域の最も重大な疾患の1つであり，外科的技術や集学的治療の進歩にもかかわらず依然予後がよいとはいえない．10万人あたりの年間発症率は以前は3人前後といわれていたが，徐々に増加傾向であり，近年の報告では15人とされている[1]．2013年の東京都急性大動脈スーパーネットワークによる集計報告によれば，東京都内では急性大動脈解離は年間約1,250例発生しており，急性心筋梗塞の実に約1/3の発生数である．また，このうちの約半数は24時間以内の緊急手術を要し，急性大動脈解離全体の急性期（30日）死亡率は15％と，急性心血管疾患の中では最も高い死亡率であるといえる．もっとも，年代や施設によってかなり生命予後はばらついており，海外の報告ではおおむね院内死亡率は13〜17％程度

であり，わが国の 1997〜2007 年にかけての調査では 10.9〜14.5％であった[2]．

これまでのいくつかの観察研究から男性のほうが多く（50〜81％），病歴としては高血圧の合併が 45〜100％と多く，続いて喫煙歴（20〜85％），慢性腎臓病（3〜79％），COPD（5〜36％），脳血管疾患（0〜20％）なども基礎疾患として確認されることが多い[3]．

平均発症年齢は近年低下傾向であり，60 歳代前後と報告されることが多い．報告により多少異なるが，これまで知られている主な予後不良因子としては高齢（80 歳以上），術前ショック，臓器灌流障害，術前脳障害，術中大量出血，術後感染，術後急性腎障害[4]などが挙げられる．

4 今後の課題

急性大動脈解離は生命予後や合併症の観点では決して良好ではないといえるが，何よりも重要なのは迅速かつ正確な診断である．大動脈解離の症状は胸背部痛が典型的ではあるが，分枝への解離の波及や閉塞によって生じうる各種合併症症状（急性大動脈弁閉鎖不全に伴う心不全，冠動脈解離に伴う急性冠症候群，頸動脈解離に伴う片麻痺や失神，腹腔内臓器虚血に伴う各種腹部症状，前脊髄動脈閉塞に伴う対麻痺や四肢麻痺，腎動脈解離に伴う急性腎不全，末梢四肢動脈閉塞に伴う血流障害等）が前面に出ることもあるので，見逃さないためには注意が必要である．

画像機器の進歩により診断は以前と比較すれば容易になりつつあるが，治療に際してはどのようにすれば脳血管障害や腎障害といった周術期合併症を減らせるのか，まだエビデンスに乏しいのが現状である．また，近年の血管内治療デバイスの著しい進歩に伴い，たとえば重篤な合併症を有する急性 Stanford B 型大動脈解離では既にステントグラフト内挿術が良好な治療成績を挙げつつある．今後さらなる研究の積み重ねにより治療適応の拡大が模索され，どのような大動脈解離の患者群にとって，こうしたデバイスによる治療の恩恵が最も大きいのかが徐々に明らかにされるであろう．

文献

1) Landenhed M, et al：J Am Heart Assoc 4（1）：e001513.2015
2) Goda M, et al：Ann Thorac Surg 90：1246-1250, 2010
3) Mussa FF, et al：JAMA 316：754-763, 2016
4) Ko T, et al：Am J Cardiol 116：463-468, 2015

【候　聡志】

Take Home Message（編集者より）

- 米国では急性大動脈解離，IMH，PAU をまとめて急性大動脈症候群という．
- 胸背部痛が典型的であるが，片麻痺や失神，腹部，下肢の症状などさまざまな症状を呈し，早期診断が重要である．

2 診断

1 診断に際しての注意

　わが国のガイドラインには急性大動脈症候群（AAS）の記載はない．AASの1つとされる壁内血腫（IMH）を臨床上の診断名としてはわが国では使用しないこととなり，混乱を避ける目的があったと思われる．IMHは偽腔閉塞型解離と完全に同義ではないため，画像上tearが潰瘍様突出像（ULP）として確認されるULP型解離という新たな病態が加えられた[1]．また欧米では大動脈瘤は慢性疾患とされ，大動脈瘤破裂はAASに含まれていない．

　このように各国で大動脈疾患に対する認識の違いが存在するが，以下ではわが国においてオリジナルのAAS[2]に相当する急性大動脈解離（偽腔開存型，偽腔閉塞型，ULP型）とpenetrating atherosclerotic ulcer（PAU）について解説する．

　診断には疾患を特定する「存在診断」と治療法を考察する「病態診断」がある．急性大動脈解離とPAUは致死的な疾患であり，できるだけ速やかにこの2つのプロセスを経て，治療に移行しなければならない．

2 急性大動脈解離の診断

a 存在診断

1）身体所見

　遺伝的な背景や突然の激烈な胸痛・背部痛という典型的な症状であれば，大動脈解離を疑うことは難しくないが，最初の受診が必ずしも循環器専門病院でないことや，非典型例も存在することから診断が遅れることはまれではない．患者の多くは発症間もなく病院へ搬送されるにもかかわらず，発症から24時間以内に診断されたのは39％に過ぎないとの報告もある[3]．診断遅延因子としては，女性，病院間移送，発熱，正常血圧が挙げられており，70歳以上，入院時胸痛なしは破裂死亡の予測因子とされている[3]．

　重篤感のない患者もいる以上，身体所見のみで大動脈解離を否定することは不可能に思えるが，医療訴訟の争点として責任を問われるのはこの段階であることが多く[4]，少しでも疑いを抱いたなら続けて検査を施行する．

2）分子バイオマーカー

　診断の遅れが生存に影響することから，血清学的検査による早期診断の研究も進められているが，急性冠症候群におけるトロポニンTに相当するようなマーカーは未だ存在しない．平滑筋ミオシン重鎖は感度，特異度ともに高いマーカーではあるが，発症3時間から6時間以内での測定に限られ[5]，実用化には至っていない．

　現時点で最も有用とされているのはD-ダイマーである．ただし，感度は97％と高いものの，特異度は47〜57％と低いため[3]，確定診断には使用できないので注意が必要である（D-ダイマーの陰性は通常1.0μg/mL以下だが，この文献では0.5μg/mL以下としている）．しかしながら，陰性（0.5μg/mL以下）ならほぼ大動脈解離を除外診断できるということは臨床の現場において大いに役立つ．

　その他，MMP-9やTGF-βなどのマーカーは早期存在診断のみならず，発症後のモニターとして有用である可能性があり，今後の展開が期待される．

3）イメージングモダリティ

　近年の画像診断技術の進歩は著しく，メタアナリシスにおいてもCT，MRI，経食道心臓超音波検査は感度98〜100％，特異度95〜98％と報告されており[3]，特にCTは大動脈解離の存在診断において必須の検査となった．また経胸壁心臓超音波も有用な検査である．筆者の所属施設では急性心筋梗塞で搬送された場合でも必ず上行大動脈の状態を確認しているが，一定の割合で大動脈解離が原因だったことが判明している．解離の存在診断のみならず，心嚢水や大動脈弁閉鎖不全症の合併など，次のプロセスである病態診断のモダリティとしても有用である．

表1 DISSECT分類

Duration：発症時期	急性・亜急性・慢性
Intimal tear location：亀裂の部位	DeBakey分類
Size of Aorta：大動脈径	拡大・瘤化
Segmental Extent：解離の範囲	DeBakey・Stanford分類
Complication：合併症	臓器虚血・破裂など
Thrombosis：偽腔の血栓化	開存・完全閉塞・部分閉塞

（Dake MD, et al：Eur J Vasc Endovasc Surg 46：175-190, 2013 より引用，改変）

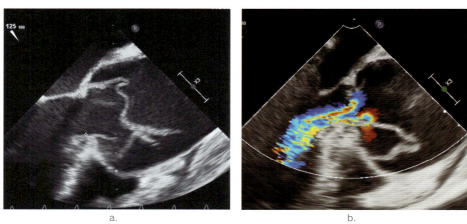

図1 術中経食道心臓超音波画像（収縮期：a，拡張期：b）
解離腔は Valsalva 洞まで及び，重度の大動脈弁逆流を生じている．
交連は剝離していたが弁尖には異常がなく，自己弁温存基部置換術が選択された．

b 病態診断

急性大動脈解離は前項で解説されているようにさまざまな分類があるが，近年は必ずしも Stanford A 型は外科治療，B 型は内科治療と振り分けられなくなっており，DISSECT 分類という概念も提唱されている（表1）[6]．前述の分類だけでなく主要予後因子も含んでおり，内科治療，外科治療に加えて血管内治療も選択肢となった現在では病態の整理や方針決定に役立つ．たとえば急性 Stanford A 型であっても大動脈径が 50 mm 未満，偽腔径 11 mm 未満，合併症がなく偽腔閉塞型であれば，内科治療も考慮されうるし，急性 B 型で臓器虚血の合併症があれば血管内治療もしくは外科手術が考慮される．急性偽腔開存型 A 型解離の外科手術においても，tear の位置や大動脈弁閉鎖不全症の程度によって術式は大きく変化する（図1）．この分類に沿って病態診断を行えば治療法はほぼ決定されるといっても過言ではない．複雑に見えるが，いままでの分類に大動脈径と合併症の有無が加わっただけと考えると理解しやすいかもしれない．独自の得意なモダリティを組み合わせて病態診断を完成されたい．

3 PAU の診断

PAU は大動脈内膜に生じた動脈硬化性不安定プラークが潰瘍化して中膜以下にまで達した状態を指す．この概念が提唱された時代には，画像上の特徴として IMH に「動脈硬化性」ULP を伴うものとされ[7]，IMH や大動脈解離と区別されていたが，現代においてその区別は困難である．なぜならば画像診断技術の進歩により，IMH にも ULP が検出されるようになり，限局性の大動脈解離という病態も合わせ，その両者が動脈硬化を伴った場合はすべてが類似した所見を呈するからである．わが国ではこれらを ULP 型解離として扱うことである程度の整理が得られている．しかし，

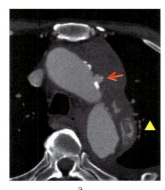 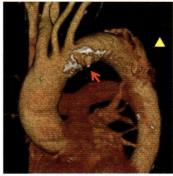 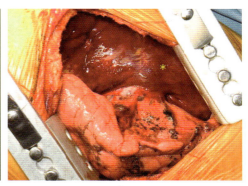

図2　PAUのCT所見（a, b）と術中所見（c）
a, b：動脈硬化を伴ったULP（矢印）．大動脈壁外に造影剤の流出が確認できる（矢頭）．
c：解離ではなく壁外血腫を認めた（＊）．

　大動脈解離を伴わず，瘤化していない大動脈にもかかわらず外膜まで潰瘍が穿通して仮性瘤もしくは破裂をきたす病態が存在する（図2）．これが大動脈解離と区別すべき臨床的意義のある真のPAUと思われる．

　PAUはAASのうち2〜8％と頻度は少ないが，42％が破裂をきたすとされる[8]．にもかかわらず，保存治療でも良好な成績が報告されるなど治療法に関しても一定の見解が得られておらず，欧米ではさまざまな病態が重複して診断されていると予想される．国際的な疾患概念の統一や病態の解明が待たれる領域である．

文献

1) 高本眞一ほか：大動脈瘤・大動脈解離診療ガイドライン（2011年改訂版），日本循環器学会ほか（ホームページ公開）
2) Vilacosta I, et al：Heart **85**：365-368, 2001
3) Nienaber CA, et al：Lancet **385**：800-811, 2015
4) 安達秀雄：医療安全と大動脈解離．大動脈解離　診断と治療のStandard，井元清隆ほか（編），中外医学社，p178-183, 2016
5) Suzuki T, et al：Circulation **93**：1244-1249, 1996
6) Dake MD, et al：Eur J Vasc Endovasc Surg **46**：175-190, 2013
7) Stanson AW, et al：Ann Vasc Surg **1**：15-23, 1986
8) Clough RE, et al：Nat Rev Cardiol **12**：103-114, 2015

【乘松東吾】

Take Home Message（編集者より）

- 陰性的中率の高いD-ダイマーは必須の検査となっている．
- 急性大動脈症候群における破裂リスクの高いPAUの同定が課題となっている．

3 治　療

A　内科的治療

1　治療法の選択

　日本循環器学会の分類では，大動脈解離を①解離範囲による分類，②偽腔の血流状態による分類，③病期による分類，で大別しており，これらを組み合わせて診断および治療方針を決定する．中でも上行大動脈に解離が及ぶ，Stanford A 型偽腔開存型急性大動脈解離は発症から1時間ごとに1〜2%の死亡率増が報告されるなど，致命的な合併症の多い極めて予後不良な疾患であり，可及的速やかな外科的手術の対象である[1]．

　急性大動脈症候群に対して内科医ができることはあまり多くはない．必ずしも典型的な背部痛で来院するとは限らず急変のリスクも高いため，迅速かつ正確に診断することが最も重要である．内科的治療が選択できる病態として，わが国でも欧米でも，臓器虚血やショックなどの合併症のない Stanford B 型急性大動脈解離が挙げられている（Class I）[1-3]．また，Stanford A 型偽腔閉塞型急性大動脈解離，胸部下行大動脈に tear を有する Stanford A 型逆行解離で上行大動脈の偽腔が血栓化している症例などでは，わが国では内科的治療を選択する場合もある[3]．

2　急性期治療

　急性期はいずれのガイドラインでも発症14日以内と定義されている．急性大動脈症候群と診断されたか強く疑われる症例が来院した場合には，手術適応の有無にかかわらず，まずは安静，鎮痛，血圧コントロールおよび脈拍コントロールを行う．血圧，脈拍コントロールに関してはいずれのガイドラインでも，収縮期血圧100〜120 mmHg，脈拍≦60回/min を推奨しているが明確なエビデンスはない．血圧コントロールについては，propranolol，labetalol などのβ遮断薬静脈内投与を中心として，nicardipine，diltiazem などのカルシウムチャネル拮抗薬や nitroglycerin などの硝酸薬を併用して，速やかな降圧を図る．薬剤選択に関しても明確なエビデンスはないが，β遮断薬が心臓の陰性変時変力作用を有すること，β遮断薬を先行して投与することで血管拡張薬による反射性頻脈を予防すること，などが理論的には大動脈壁へのストレス減弱に有効と考えられ，特に禁忌がない限りβ遮断薬が第一選択となる．既にショックになっているようであれば，補液，昇圧薬を投与し循環動態の維持を試みるが，昇圧薬には偽腔進展のリスクがあるため注意が必要である．鎮痛に関しては morphine や buprenorphine が用いられる[1-3]．

　治療方針が内科的治療で決定した後には，集中治療室管理として橈骨動脈などに動脈圧ラインを留置し連続的な血圧モニタリングによる厳格な血圧コントロールを行うことや，破裂の危険が高いとされる発症後48時間以内は絶対安静などの，厳重な管理が必要である．内科的治療中に臓器虚血などの重大な合併症が生じるようであれば，ただちに血管内治療や外科的治療に移行できるよう，心臓外科，血管外科の体制も整った施設で管理する．降圧薬などを徐々に経口に移行し，頻回に心臓超音波検査や造影 CT を行い病状の評価をしつつ，リハビリテーションを進めていく．安静臥床を強いられることにより，特に高齢者においては

不穏，譫妄や認知機能の低下，炎症性胸水や無気肺による呼吸不全などが問題となる．また，長期臥床によって深部静脈血栓症から肺血栓塞栓症が生じる症例も報告されており，抗凝固療法が使用できず治療に難渋する場合がある[4]．

3 慢性期治療

ESCのガイドラインでは，発症から15〜90日を亜急性期，それ以降を慢性期と定義している[2]．慢性期には，急性大動脈症候群として発症早期に来院して治療を受けた後に慢性期に移行する症例と，慢性期に初めて発見された症例との2つの場合がある．発症から2週間以上が経過した合併症のない大動脈解離症例の予後は良好であり，解離範囲や偽腔の血流状態を問わず内科的治療が推奨されるが，発症時期を正確に推定することはしばしば困難である．急性大動脈症候群の亜急性期から慢性期では，わが国では発症後1年は1，3，6，9，12ヵ月にCTなど画像フォローアップを行うことが推奨（Class IIa）されているが，被曝やコストの問題などもあり，動脈径，血栓化や潰瘍様突出像（ULP）の有無などリスクを検討したうえで個々の症例ごとに対応する[3]．

亜急性期から慢性期では再解離や破裂を予防することが重要であり，降圧が治療の中心となる．β遮断薬，カルシウムチャネル拮抗薬，angiotensin-converting enzyme（ACE）阻害薬，angiotensin II type 1 receptor blockers（ARB）などを用いて収縮期血圧130/80 mmHg程度を目標とするのが一般的である[1-3]．

International Registry of Acute Aortic Dissection（IRAD）のデータベースでは，β遮断薬がStanford A型大動脈解離の生存率を改善し，カルシウムチャネル拮抗薬がStanford B型大動脈解離の生存率を改善したことが示されているが，十分なエビデンスではなく，今後，さらなる検討が望まれる[5]．日常生活では大きな制限はないが，重量挙げや競技スポーツ，コンタクトスポーツなどは急激な血圧の上昇や胸腔内圧上昇の懸念があることから避けることが望ましい[1-3]．

4 治療法の変遷

IRADのデータベースでは，1995年から2013年にかけての治療方針と予後の推移を解析している．Stanford A型大動脈解離に関しては外科的治療が79%から90%に増加し，その院内死亡率，手術死亡率ともに有意な改善を認めた．Stanford B型大動脈解離では，血管内治療が7%から31%に増加しているが院内死亡率に関しては不変であった[6]．

この結果が示すように，急性大動脈症候群治療の世界的な趨勢は血管内治療を含めた積極的介入の方向に向かっており，わが国でも今後は外科主導で治療を進めていくことが予想される．

以上，急性大動脈症候群の内科的治療について解説したが，いずれの病態に対する治療方針選択に関しても，エビデンスレベルはBまたはCにとどまる．薬剤選択や血圧数値目標などに関しても十分なエビデンスがないため，増悪時にはただちに血管内治療や外科的手術に移行できるよう心臓外科や血管外科の医師と密に連絡を取り合いながら，ガイドラインにとらわれ過ぎずに個々の症例によって適切に判断していくことが重要である．

文献

1) Hiratzka LF, et al：J Am Coll Cardiol **55**：e27-e129, 2010
2) Erbel R, et al：Eur Heart J **35**：2873-2926, 2014
3) 高本眞一ほか：大動脈瘤・大動脈解離診療ガイドライン（2011年改訂版），日本循環器学会ほか（ホームページ公開）
4) Morimoto S, et al：Intern Med **46**：477-480, 2007
5) Suzuki T, et al：Am J Cardiol **109**：122-127, 2012
6) Pape LA, et al：J Am Coll Cardiol **66**：350-358, 2015

【森本　智】

Take Home Message（編集者より）

- 急性大動脈症候群において，内科治療はあくまで対症療法である．
- 対症療法といっても，油断してはならない．再解離・破裂は未だにバラツキの多い血圧の細かな数値がリスクになると考えられている．
- 現状は，内科的にはあくまで忠実にしっかり降圧しておくしかない．

B 急性大動脈解離に対する外科的治療

　上行大動脈に解離が及ぶStanford A型急性大動脈解離は極めて予後不良であり，症状発症より1時間あたりで1〜2％の死亡率増があるといわれている．また，IRADによると，内科的治療に比べ外科的治療が発生後死亡率において良好であり[1]，外科的治療すなわち緊急もしくは準緊急手術の適応である．

　一方，Stanford B型急性大動脈解離は内科的治療が一般的であるが，破裂，治療抵抗性の疼痛，臓器虚血，大動脈径拡大の合併症をきたしたいわゆるcomplicated typeの場合には外科的介入が必要である．

　近年，TEVAR（thoracic endovascular repair）は合併症を有するB型急性解離の治療法として治療成績は良好であり，第一選択となっている．

　本項ではA型急性大動脈解離に対する外科的治療を解説する．

1 手術適応

a 手術の目的

　A型急性大動脈解離手術の目的は，エントリーを切除し，心嚢内出血，破裂，大動脈基部関連の合併症（大動脈弁閉鎖不全，心筋梗塞）を予防することである．治療を行わないA型解離の致死率は高く，発症より可及的早期の手術が望まれる．

b 偽腔閉塞型A型解離について

　A型解離の特殊な病態として，偽腔閉塞型A型解離がある．同ガイドラインでは大動脈弁閉鎖不全症や心タンポナーデ，臓器灌流障害合併例では緊急手術が適応とされる（表1）．早期手術の適応としては上行大動脈に明らかな潰瘍様突出像（ULP）を有する症例，また上行大動脈径が50 mm以上，あるいは血腫の径が11 mm以上の症例は高危険群として推奨されている[2]．

　これらに該当しない偽腔閉塞型A型解離は頻回の画像診断下での内科的治療が推奨されている．

2 手術準備

　急性大動脈解離発症より早急に病院搬送，手術室へ搬入することが望ましいが諸事情により困難な状況もある．画像診断（CT，エコー）などで臓器灌流障害，心タンポナーデ，大動脈弁閉鎖不全症の有無を診断し，血行動態が維持できない場合はタンポナーデ解除等を行う．エントリーの場所を診断し置換範囲を想定しておく．心タンポナーデの急速な解除は急激な血圧上昇をきたし破裂の危険性が高いため，行う際には血圧をモニタリングしながら緩徐に行う．

3 手術の実際

　A型急性大動脈解離の手術の際にポイントとなりうるいくつかの部分がある．適切な送血路の選択を含めた速やかな体外循環の確立，脳保護法，再建部位の選択，断端形成，吻合，出血のコントロールに分けて記す．

a 体外循環の確立，送血法，心筋保護

　急性A型大動脈解離の手術において送血路の選択は極めて重要で，適切な真腔送血がなされることで臓器障害の予防となりうる．

1）大腿動脈送血

　大腿動脈送血は汎用性が高く簡便であるが，逆行性送血により偽腔送血となり臓器灌流障害をきたす危険もある．また，腸骨動脈に狭窄がある場合には流量が不足となりうるため術前CTで使用可能かを観察しておく．

2）腋窩動脈送血

　腋窩動脈送血は血管露出や人工血管吻合にやや時間を要し，肥満患者の際には難渋することがある．しかし確実な順行性送血を確立でき臓器灌流障害の改善も期待できる[3]．

表1 Stanford A 型大動脈解離に対する急性期治療における推奨

Class I
1. 偽腔開存型 A 型（Ⅰ，Ⅱ型，逆行性Ⅲ型）解離に対する大動脈外科治療（緊急手術） (Level C)
2. 解離に直接関係のある，重症合併症*を持ち，手術によりそれが軽快するか，またはその進行が抑えられると考えられる大動脈解離に対する大動脈外科治療 (Level C)

*偽腔の破裂，再解離，心タンポナーデ，意識障害や麻痺を伴う脳循環障害，心不全を伴う大動脈弁閉鎖不全，心筋梗塞，腎不全，腸管循環不全，四肢血栓塞栓症など

Class Ⅱa
1. 血圧コントロール，疼痛に対する薬物治療に抵抗性の大動脈解離，偽腔閉塞型 A 型解離に対する大動脈外科治療 (Level C)
2. 上行大動脈の偽腔が血栓化し，合併症や持続的疼痛を伴わない A 型解離に対し，一定の条件の下，内科治療を開始 (Level C)
3. 大動脈緊急手術適応のない急性大動脈解離に伴う腸管灌流障害に対する外科的あるいは血管内治療による血行再建術 (Level C)

Class Ⅱb
1. 重篤な脳障害を有する症例に対する大動脈外科治療 (Level C)

Class Ⅲ
1. 大動脈緊急手術適応がある場合の，臓器灌流障害に対する血行再建術 (Level C)

（高本眞一ほか：大動脈瘤・大動脈解離診断ガイドライン（2011 年改訂版），日本循環器学会ほか，p28，より引用）

3）その他

他に，心尖部送血[4]，エコーガイド下による上行大動脈真腔送血[5]などがある．

4）送血法の選択

筆者の所属施設では偽腔開存型の場合，腋窩動脈と大腿動脈のダブル送血を基本としている．一刻も待てない緊急時にはまず大腿動脈送血で確保し，上肢圧や近赤外線酸素モニターの低下，経食道心エコー所見で真腔狭窄の進行を認める際には，心尖部送血を追加するという方法で行っている[6]．

5）心筋保護

心筋保護は逆行性冠灌流と選択的冠灌流の併用で行われる．冠動脈解離が疑われる場合にはすぐに大動脈遮断を行い，心筋保護を行う必要がある．冷却中の大動脈遮断に関しては未だ施設により差異はあるが，遮断により，①エントリーを閉鎖し灌流障害発症，②大動脈損傷，③偽腔内血栓の真腔への陥落，等の可能性があり，推奨されていない[7]．

b 脳保護法

現在急性 A 型大動脈解離の手術において低体温循環停止法が基本であり，これに逆行性脳灌流循環停止法（retrograde cerebral perfusion：RCP）あるいは選択的脳分離体外循環法（selective cerebral perfusion：SCP）が追加で行われている．一般的には生理的かつ時間的制約が少ない SCP が標準的となってきている．また，SCP においては脳血流が常に確保できるため，最近では 20℃以下の超低体温ではなく，25〜28℃の中等度低体温を選択する施設が多くなってきている[8]．

c 再建部位の選択（図1）

手術術式はエントリーの切除が基本となる．エントリーが上行大動脈にあれば上行大動脈置換術，エントリーが弓部，下行大動脈にある場合には弓部置換術となる．しかし，ショックバイタル，心肺蘇生後など術前状態の悪い状況においてはまず救命を目指すべきであり，不要な拡大手術は避けるべきである．現在の TEVAR 手技の進歩からみても，弓部置換術が必要な症例においても腕頭動脈のみを再建しておくことにより後々治療が必要になっても extra-anatomical bypass を用いたいわゆる debranching TEVAR などの治療の選択が広がる．

弓部置換術の場合，末梢側吻合部が深いと出血のコントロールに難渋するため，縦方向のエントリーがない限りは左鎖骨下動脈直下にとどめておくか左鎖骨下動脈より中枢側での吻合ライン作製が安全である．また，①基部内膜にエントリーがある症例，②基部の破裂，③もともと大動脈弁輪拡張症が存在していたような Valsalva 洞が大きい症例は大動脈基部再建術が必要となる．当施設では Bentall 型手術を標準としているが，若年症例や大動脈弁に器質的変化が少ない症例においては自己大動脈弁温存手術も行われており，中期遠隔成績も安定しているとの報告もある[9]．

d 断端形成

解離腔内の血栓は除去する．解離腔の固定には現在ではバイオグルー®やフィブリングルー®などの生体糊が用いられるが，末梢側への注入は塞栓症の危険があるため中枢側のみに行う．約 10 mm 幅のテフロン

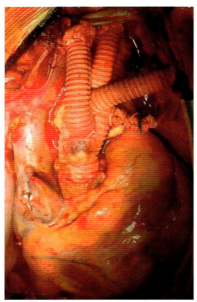
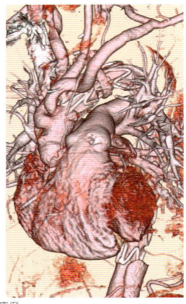

図1　Stanford A型急性大動脈解離の治療例
49歳男性，弓部にエントリーのある Stanford A 型急性大動脈解離に対して上行・弓部人工血管置換術さらに2期的に胸部下行のエントリーに対して TEVAR を行った．
左鎖骨下動脈は左腋窩動脈へバイパスを行っている．

フェルトストリップを内側，外側に巻き5-0モノフィラメント糸を用いてU字結節縫合で行っている．また，adventitial invertion technique も末梢側吻合部に用いることで術後の近位下行レベルでの偽腔の血栓化率が通常のフェルトサンドイッチ法に比べ有意に高かったとの報告もある[10]．

e 吻合

吻合は4-0モノフィラメント糸の連続縫合で行う．その際に断端形成の糸よりも内側に吻合ラインをおかないと新たなエントリーを形成する可能性がある．

弓部置換術の際には elephant trunk もしくは frozen elephant trunk を内挿する．

f 出血のコントロール

急性大動脈解離手術において出血のコントロールは重要である．追加止血針を掛ける際には新たなエントリーなどを形成しないよう慎重に，かつ人工心肺で十分に減圧コントロールしながら行うべきである．近年では止血デバイスも優れたものがあり圧迫止血もまた十分効果的である．術前より凝固・線溶系が破綻していることも多く，止血においては複数の要因（フィブ

リノーゲン欠乏，血小板数と機能の低下，アシドーシス，低体温，低 Ca 血症等）に対して段階的にアプローチ，補正していくことが効果的である．特に血中フィブリノーゲン値は最重要であり，150〜200 mg/dL 以上に保つよう新鮮凍結血漿などで補う必要がある[11]．

4　臓器灌流障害

急性大動脈解離において臓器灌流障害は重要な予後決定因子で術後早期のみならず術後5年の生存率まで影響を与えており，この対策が成績向上に不可欠である[12]．詳細は「臓器虚血に対する治療オプション」の項をご参照いただきたい（p295参照）．

Stanford A 型急性大動脈解離は発症から治療開始までの時間をいかに短縮できるかが鍵である．そのためには救急システムの構築が重要であり，東京都においてはわが国でも先駆けてできた大動脈スーパーネットワークシステムの成績向上が期待されている．

また，地域においても常日頃より救命救急士，救急医師への広報活動は行っていかなければならない．

文献
1) Hagan PG, et al：JAMA **283**：897-903, 2000
2) 高本眞一ほか：大動脈瘤・大動脈解離診断ガイドライン（2011年改訂版），日本循環器学会ほか（ホームページ公開）
3) Neri E, et al：J Thorac Cardiovasc Surg **118**：324-329, 1999
4) Wada S, et al：J Thorac Cardiovasc Surg **132**：369-372, 2006
5) Inoue Y, et al：J Thorac Cardiovasc Surg **141**：354-360, 2011
6) Shimokawa T, et al：Ann Thorac Surg **85**：1619-1624, 2008
7) Erbel R, et al：Eur Heart J **35**：2873-2926, 2014
8) Di Eusanio M, et al：Ann Thorac Surg **100**：88-94, 2015
9) Subramanian S, et al：Ann Thorac Surg **94**：1230-1234, 2012
10) Tatsuya Oda, et al：J Thorac Cardiovasc Surg **151**：1340-1345, 2016
11) 木倉睦人ほか：日臨麻会誌 **34**：539-548, 2014
12) Pacini D, et al：Eur J Cardiothorac Surg **43**：820-826, 2013

【長沼宏邦】

 Take Home Message（編集者より）
- Stanford A型急性大動脈解離は発症より1時間あたり1～2%死亡率が上昇する．
- 中等度低体温循環停止，選択的脳灌流で症例により上行大動脈，弓部大動脈置換を選択する．

C 急性大動脈解離に対するステントグラフト治療

1 B型大動脈解離の治療法と治療成績

　上行大動脈に解離がおよぶStanford A型は，発症後48時間以内の死亡が50％前後と高率であるためにほとんどが緊急手術の適応となる（前項参照）．

　上行大動脈に解離のないStanford B型の場合も，破裂や真腔狭小化による臓器障害，下肢虚血を呈するいわゆるcomplicated typeは緊急手術の適応となる．しかし，B型解離急性期の手術成績は依然として不良であり，わが国における最新の報告でも，急性期open surgery（OS）の30日死亡率は弓部置換術を含めた場合12.2～31.3％，胸腹部置換を要した場合27.3％と非常に高率である．

　一方，急性期の胸部ステントグラフト内挿術（TEVAR）の手術死亡は4.0％と低かった[1]．最近のメタアナリシスでもB型解離急性期のTEVARによるエントリー閉鎖がOSに比べて有意に30日死亡率を低下させ（7.3％対19％），中期成績も良好であったと報告されている[2]．

　従来，B型のuncomplicated typeは降圧療法を主体としたoptimal medical treatment（OMT）が第一選択とされてきたが，約20～50％の症例で慢性期に動脈の瘤化を認め，破裂をはじめとした遠隔期合併症を引き起こすことが大きな問題であった[3,4]．Katoらは急性期の大動脈径が40 mm以上で偽腔開存型は慢性期に瘤径拡大をきたすことを報告した[5]．

　uncomplicated typeのB型解離において，OMTに対してTEVARの優位性を検証した初のランダム化比較試験がINSTEAD trialである[6]．2年の結果ではTEVARはOMTに対して優位性を示すことができなかったが，5年のフォローを行ったINSTEAD-XL trialではOMTの60％が遠隔期イベントを起こしており，TEVARの優位性が証明された[7]．

2 病期分類から見た治療法

　B型解離の病期による分類として，発症から14日以内を一般的に急性期と定義している（48時間以内は超急性期）．亜急性期の定義は文献によってやや異なるが，6週間を超えて慢性的な症状に移行することから，発症後2～6週間を亜急性期としていることが多い[8]．それ以降は慢性期と定義される．しかしわが国の大動脈解離診療ガイドラインでは，発症後14日で急性期と慢性期の2期に分けているのみである．

　B型解離の急性期に手術治療が考慮されるケースは原則としてcomplicated typeであり，わが国のガイドラインでも合併症を有するcomplicated typeに対するTEVARはClass Iと推奨されている[9]．一方，uncomplicated typeでは急性期でのTEVARやOSの有効性を示すエビデンスは示されていない[8]．

　uncomplicated typeでも大動脈径が55 mm，あるいは4 mmを越える拡大，後腹膜血腫や出血性胸水の出現，症状の再燃を認めた場合は，TEVARが考慮される[8]．亜急性期におけるTEVARの報告はまだ限定的ではあるが，多施設prospective studyであるVIRTUE registryでは，亜急性期に施行したTEVARが最も周術期死亡率が低く（1.8％），脳梗塞や対麻痺，逆行性A型解離等の合併症を認めなかった[10]．大動脈径が55～60 mm以上では年間破裂率が30％と高率となることから[11]，亜急性期のTEVARはいかに大動脈のリモデリングを促し瘤径拡大を抑えるかがポイントである．

3 東京慈恵会医科大学附属柏病院の成績

　当科におけるB型解離に対するTEVARの成績を示す．過去60ヵ月間に行ったTEVARは51例で，急性期に12例，亜急性期に20例，慢性期に19例が施行された．急性期留置は全例complicated typeであった（図1）．術後30日死亡は認めず，在院死亡は1例（2％）であった．右側大動脈弓の1例にtype Iaエンドリー

3. 治 療   293

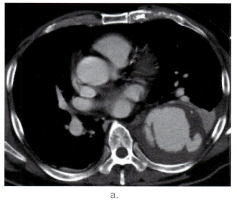 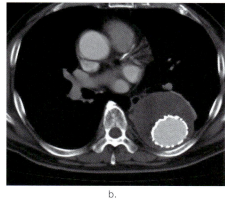

　　　　a.　　　　　　　　　　　　　　　　　b.

図1 Stanford B型解離による動脈瘤破裂
急性期でのTEVARを施行した.
a：術前CT. 解離性動脈瘤および胸水を認めている.
b：術後CT.

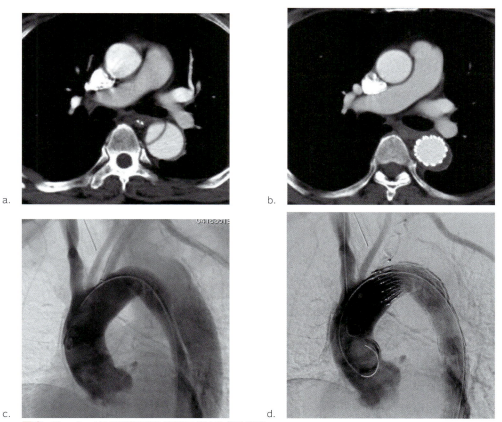

図2 Stanford B型解離亜急性期におけるTEVAR
a：術前CT.
b：術後CT. 真腔径が拡大し偽腔径が縮小するリモデリングを認めている.
c：術前大動脈造影.
d：術後大動脈造影. zone 2にステントグラフトが留置されている.

クを認めたが，その他はすべて留置位置での偽腔の血栓化を認めた．特に亜急性期 TEVAR では 17 例（85％）で偽腔径の縮小を認めている（図 2）．

急性大動脈解離において，A 型大動脈解離と complicated type の B 型解離は緊急手術を考慮すべきである．特に complicated type B 型解離は TEVAR によるエントリー閉鎖が第一選択となってきている．

一方，uncomplicated type B 型解離の治療方法および治療時期についてはまだ controversial であるが，大動脈の形態変化や症状の再燃に注意して，症例によって亜急性期での TEVAR を考慮すべきであると考えられる．

文献

1) Committee for Scientific Affairs, The Japanese Association for Thoracic Surgery：Gen Thorac Cardiovasc Surg **64**：665-697, 2016
2) Moulakakis KG, et al：Ann Cardiothorac Surg **3**：234-246, 2014
3) Fattori R, et al：JACC Cardiovasc Interv **1**：395-402, 2008
4) Umaña JP, et al：J Thorac Cardiovasc Surg **124**：896-910, 2002
5) Kato M, et al：Circulation **92**（9 Suppl）：II 107-112, 1995
6) Nienaber CA, et al：Circulation **120**：2519-2528, 2009
7) Nienaber CA, et al：Circ Cardiovasc Interv **6**：407-416, 2013
8) Fattori R, et al：J Am Coll Cardiol **124**：1661-1678, 2013
9) 高本眞一ほか：大動脈瘤・大動脈解離診療ガイドライン（2011 年改訂版），日本循環器学会ほか（ホームページ公開）
10) VIRTUE Registry Investigators：Eur J Vasc Endovasc Surg **48**：363-371, 2014
11) Hiratzka LF, et al：J Am Coll Cardiol **121**：e27-e129, 2010

【戸谷直樹】

Take Home Message（編集者より）

- Stanford B 型急性大動脈解離のうち臓器虚血や破裂などいわゆる complicated type は緊急ステントグラフトによるエントリー閉鎖の適応である．
- 一方，uncomplicated type においては大動脈径の大きいもの，急速拡大などは TEVAR を考慮する．

D 臓器虚血に対する治療オプション

1 臓器虚血の概要

　急性大動脈解離は激烈な痛みとともにさまざまな症状を呈するが，臓器虚血（malperfusion）は，最も致命的で予後を左右する．臓器虚血のメカニズムは，①大動脈レベルで真腔が圧迫され分枝動脈が血流不全となる dynamic obstruction と，②分枝動脈まで解離が波及し[1]，エントリーが形成されず真腔が圧迫される static obstruction がある[1]．また，両者の合併が見られる③混合型も認められる．

　dynamic obstruction の場合は偽腔圧が高いとき，つまりエントリーが大きく，リエントリーが小さい場合に生じることが多いため，エントリーを除去あるいは閉鎖する central repair が重要となる．一方，static obstruction の場合には，central repair だけでは臓器虚血が改善しないため，バイパス術や分枝のステントあるいは開窓術などが必要となる．

　臓器虚血の場所としては脳虚血，心筋虚血，腸管虚血，腎虚血，下肢虚血などがある．いずれも，予後に大きな影響を与えるため，迅速な診断と治療戦略が重要となる．特に腸管虚血は問題となることが多い．脳虚血と心筋虚血は A 型解離で問題となるが，それ以外は A 型でも B 型解離でも生じる．

　解離に伴う臓器虚血に対する治療法は，ステントグラフト内挿術をはじめとした血管内治療手技の発展により，外科的手技以外の治療オプションが可能となった．「大動脈瘤・大動脈解離診療ガイドライン（2011年改訂版）」[2]においては，臓器虚血，破裂などの合併症を伴う急性 B 型大動脈解離（complicated type B dissection）においては，ステントグラフト内挿術によるエントリー閉鎖が Class I と定義されている．

2 心筋虚血

　A 型解離の 5〜12% に起こると報告され[3]，一般的に冠動脈虚血は左と比較し右冠動脈に発生することが多い．急性心筋梗塞として搬送され，冠動脈カテーテル検査の後に大動脈解離が診断される場合もある．右冠動脈の場合は，比較的循環が保たれており，迅速に手術を開始できれば救命の可能性も高いが，左冠動脈虚血合併例は，術前よりショック状態が持続し予後不良のことが多い．

　冠動脈虚血は発症後 90 分以内に再灌流を行わないと心筋壊死にいたる．体外循環を確立し，冠動脈 orifice から早急に心筋保護液を注入することが肝要であるが，それまでに時間を要する場合は，術前に冠動脈ステントで早期再灌流させた後，大動脈解離の手術を行う bridging PCI が手術死亡率や心機能改善に有用との報告もある[4]．

3 脳虚血

　A 型解離の脳虚血症状は意識障害や片麻痺などが多い．しかし，その原因が弓部分枝に解離が及んだことで頸動脈の血流が低下したのか，大動脈解離によるショック状態で意識障害が遷延しているのかの鑑別に困難を要することも多い．昏睡状態となった脳虚血合併症例は，いままで手術適応とされていなかったが，近年，発症 5 時間以内の早期に手術を開始することや頸動脈送血により意識回復する症例も報告されている[5]．しかし，発症から時間が経過した症例や高齢者ではいまだ治療成績は不良である．脳虚血に対する評価や，血管内治療的オプションは困難で，現時点では早急に手術を行う以外方法がないのが現状である．

4 腸管虚血

　腸管虚血を合併した急性大動脈解離症例は，重篤で死亡率も高い．A 型および B 型の 3〜7% で発症すると報告され[6,7]，症状は腹痛，下血，腹部膨満などである．意識障害や人工呼吸管理をされている場合などは診断が難しい場合も多く，診断の遅れで救命困難な場

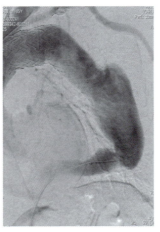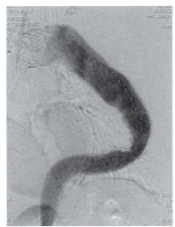
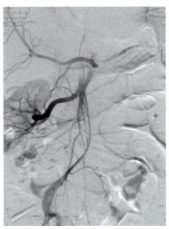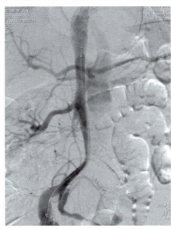

a.   b.

図1 胸部ステントグラフト術後に下行大動脈でB型解離を発症した症例
a：発症時．dynamic obstructionで横隔膜レベルより末梢の真腔血流はなくなった．
b：ステントグラフト術でエントリー閉鎖することで真腔血流が改善し，腸管・腎血流も改善した．

合もある．

A型解離において，上腸間膜動脈の閉塞を認める場合では，上行あるいは上行弓部置換術に先立ち，上腸間膜動脈の血流改善が必要となる場合がある．開腹して腸管壊死・虚血を判断し，場合によっては上腸間膜動脈へバイパス（場合によっては一時的バイパス）を行う必要がある．しかし，全身状態や腸管処理も含めて容易ではないことも多い．最近では，上腸間膜動脈の虚血を疑う場合には，血管造影で評価し，ステントやカテーテル的開窓術などで上腸間膜動脈の血流を維持した後に，上行あるいは上行弓部置換術を行うことで，救命が得られたとの報告もある[8]．

B型解離においては，ガイドラインが示すように最近ではステントグラフトでエントリー閉鎖を行う場合が多いが，腸管血流が改善しない場合にはstatic obstructionの可能性があり，上腸間膜動脈にステント留置を行うのが一般的となってきている（図1）．それでも改善しない場合には，カテーテル的開窓術あるいは腸管切除やバイパス術なども含め集学的治療を考える必要もある[9,10]．

5 下肢虚血

下肢虚血は，A型およびB型解離の約5〜20%程度に生じ[11]，左右あるいは両側の大腿動脈の拍動が触れず，下肢急性動脈閉塞症状（疼痛，蒼白など）を呈する．注意すべきことは，背部痛の所見がそれほど強くなく下肢虚血症状が強い場合，大動脈解離を見落とす可能性がある．そのため，下肢急性動脈閉塞において

3. 治療　297

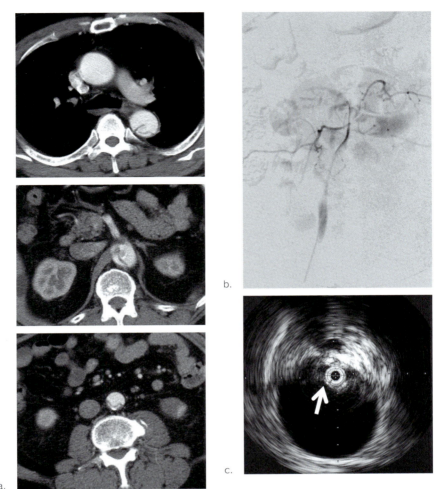

図2　B型大動脈解離で下肢虚血を発症した症例
a：真腔が狭小し，腹部大動脈で真腔が圧排されている．
b：腹部大動脈での真腔造影では，真腔が圧排され腰動脈が造影されているが，下肢血流は認めない．
c：血管内超音波で確認すると，真腔が狭小化してることがわかる（矢印）．

も常に大動脈解離のことを念頭に置く必要がある．

　A型解離に伴う下肢虚血は，上行または上行弓置換術によるエントリー閉鎖を行うことで下肢虚血が改善されることも多い．しかし，下肢虚血が続く場合には，下肢へのバイパス術やステントグラフト内挿術などが必要となる場合もある．術前より下肢虚血所見が強い場合には，下肢動脈に一時的バイパスすることで虚血再灌流障害（myonephropathic metabolic syndrome：MNMS）発症予防になるとの報告もある[12]．

　B型解離においては，以前は腋窩動脈−大腿動脈バイパスなどが行われてきたが，内臓虚血を悪化させる可能性があり，ステントグラフトが使用できる現在では，ステントグラフトでエントリーを閉鎖し，真腔血流を改善させることで下肢虚血治療となる（図2，3）．dynamic obstructionの場合は，前述の治療で下肢血流改善となるが，static obstructionの場合は腸骨動脈ステントや開窓術が必要となる場合もある[11]．

　臓器虚血を伴うA型およびB型解離は，血管内治療の発展により，外科的手術と血管内治療の両者の知識が求められる場合が多い．臓器虚血を伴うB型解離の場合はまずステントグラフトによるエントリー閉鎖を試みるべきである．また，この分野ではステントグラフト内挿術，ステント，カテーテル的開窓術などの血管内治療のオプションを持っていることで救命率や遠隔期の大動脈イベントを減らすことが可能となる．も

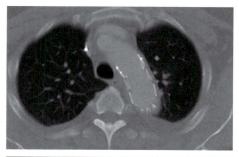
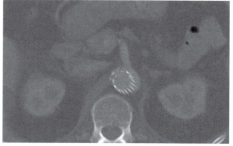
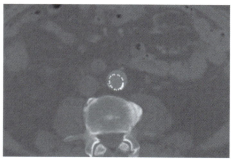

a.

図3 同一症例の術後画像
遠位弓部のエントリーを閉鎖しステントグラフト内挿術を施行した（a）．Zenith TX-D®を使用し，腹部領域にはベアステント（Petticoat®）を使用した（b）．

b.

ちろん，血管内治療だけでは困難な症例も経験するため，この分野はハイブリッド治療（ハイブリッド手術室での治療）がますます重要となると思われる．

文献

1) Williams DM, et al：J Vasc Interv Radiol **8**：605-625, 1997
2) 高本眞一ほか：大動脈瘤・大動脈解離診療ガイドライン（2011年改訂版），日本循環器学会ほか（ホームページ公開）
3) Neri E, et al：J Thorac Cardiovasc Surg **121**：552-560, 2001
4) Imoto K, et al：Eur J Cardiothorac Surg **44**：419-424, 2013
5) Okita Y, et al：Eur J Cardiothorac Surg **49**：1282-1284, 2016
6) Di Eusanio M, et al：J Thorac Cardiovasc Surg **145**：385-390, 2013
7) Jonker FH, et al：J Thorac Cardiovasc Surg **149**：1081-1086. e1.2015
8) Perera NK, et al：Interact Cardiovasc Thorac Surg **19**：290-294, 2014
9) Sfyroeras GS1, et al：J Endovasc Ther **18**：78-86, 2011
10) Ryan C1, et al：J Vasc Surg **57**：1283-1290, 2013
11) Gargiulo M, et al：Ann Cardiothorac Surg **3**：351-367, 2014
12) 安達秀雄ほか：新 心臓血管外科テキスト，中外医学社，p517-527，2016

【墨　誠】

Take Home Message（編集者より）

- 急性大動脈解離に伴う臓器虚血には，大動脈レベルでの真腔の圧迫によるdynamic obstructionと分枝レベルでのstatic obstructionがある．
- dynamic obstructionの場合はエントリー閉鎖などcentral repairを，static obstructionの場合は分枝のステントやバイパスなどを考慮する．

急性大動脈解離に対する経皮的開窓術

TEVAR 以外の血管内治療

　TEVAR によるエントリー閉鎖術は極めて合理的な治療法で，合併症のない Stanford B 型急性大動脈解離を含めて今後ますます主要な治療法となっていくことは想像に難くない．本項では別の血管内治療について紹介する．

　「大動脈瘤・大動脈解離治療ガイドライン（2011 年度版）」を見ると，Class Ⅱa として分枝へのステント留置およびカテーテル的開窓術（fenestration）が記載されている．その目的は malperfusion（臓器虚血）の改善である．大動脈の主要分枝の malperfusion の機序は一般に static type, dynamic type および mixed type（合併型）に分類される（図 A）．static type は分枝起始部に解離が及び血腫により狭窄，閉塞を生じるものであり，dynamic type は解離 flap が prolapse し，多くは真腔が狭小化し分枝起始部を塞いでいるものである．分枝の近位大動脈の真腔が解離により高度に狭小化した場合もこの type に含まれる．

　治療法は，static type は分枝へのステント留置やバイパス術，dynamic type は TEVAR によるエントリー閉鎖や fenestration が選択肢となる．通常 CT にて両者の判別は可能と思われるが，CT の撮像条件や解像度により分枝への進展が不明瞭な場合もある．術中血管内超音波（IVUS）は分枝への解離進展や血腫の範囲を明瞭に描出してくれる（図 B）．

症例提示

　50 歳代の男性．B 型偽腔開存型の解離を発症し入院．保存的加療を受け 2 週間で合併症なく退院した．しかし退院後より食欲不振が出現．消化管の精査では異常を認めなかったが症状の改善なく体重も 5 kg 減少した．フォローの CT では急性期と比較し拡大した偽腔により真腔が圧排され内腔は高度に狭小化していた（図 C）．右腎動脈は偽腔，左腎動脈は真腔より起始しており，左腎動脈の造影不良を認めた．食欲低下が malperfusion（dynamic type）による腸管虚血が原因であると断定する確実な方法がなく，また右腎動脈が偽腔から起始していることもあり，発症より 40 日後に経皮的開窓術を行うこととした．

　右上腕動脈からは偽腔にワイヤが進み，4.5 Fr ガイドシースを横隔膜下まで進めた．右大腿動脈からは真腔にワイヤが進み 9 Fr シースを挿入．ピッグテールカテーテルを横隔膜上に進め真腔から造影したところ腹腔動脈は明瞭に描出されたが上腸間膜動脈は不明瞭であった（図 D）．腎動脈が起始する腰椎

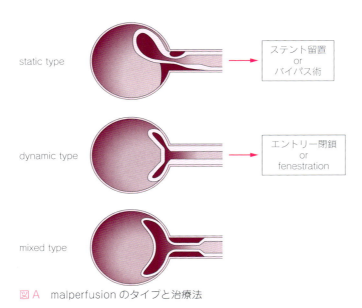

図 A　malperfusion のタイプと治療法

300　第2部：第Ⅱ章　急性大動脈症候群

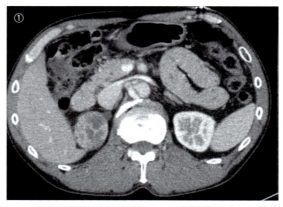
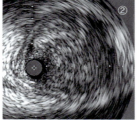
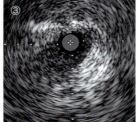
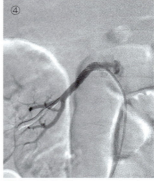

図B　腎動脈malperfusion（static type）

①：CTでは右腎動脈への解離に進展は不明瞭．ただし右腎実質の濃染不良が明らか．
②：IVUSでは腎動脈に解離が進展し血腫により真腔がほぼ圧排されている所見が明らか．
③：IVUSにて造影では不明瞭な腎動脈の起始部の位置が確認できた．
④：これによりステントの位置決めを正確に施行できた．

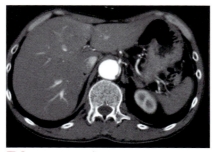

図C　フォローの際のCT

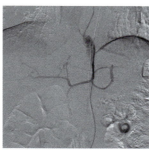

図D　真腔からの造影①

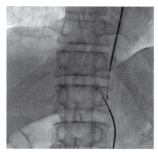

図E　真腔からの造影②

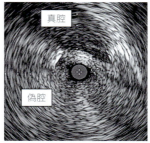

図F　IVUS観察①

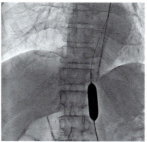

図G　バルン拡張①

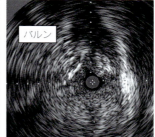

図H　IVUS観察②

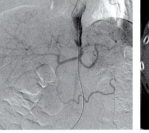 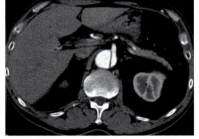

図I　拡張後の像　　　図J　治療1ヵ月後のCT

1-2レベルでfenestrationを行うこととした（図E）．CTから偽腔と真腔が接線方向となる角度を決定しFPD（フラットパネルディテクター）を同角度に向けた．大腿動脈からマリーンシースとBrockenbrough針を進め偽腔に留置したIVUS観察下にpenetrationを施行し，ワイヤを真腔から偽腔に導いた（図F）．ワイヤに沿って15 mm径バルンを進め拡張した（図G，H）．しかし真腔造影で改善を認めなかったため1椎体上で再度同様の手技を行った．その後の真腔造影では真腔がやや拡大しSMA描出もわずかではあるが明瞭となった（図I）．真腔と偽腔の同時圧測定では術前に認められた圧較差は消失していた．術後食欲は徐々に改善し1ヵ月後のフォローのCTでは真腔は明らかに拡大し（図J），上腸間膜動脈への血流改善も確認された．

　合併症のあるB型急性大動脈解離に対しては，TEVARによるエントリー閉鎖が基本治療である．しかしTEVARが施行できない施設での緊急対応時や解剖学的制約（entry tearの位置など）によりTEVARの施行が困難な症例に対するmalperfusionの治療として，経皮的開窓術は今後も必要な手技であると考えられる．

文献
1) Nienaber CA, et al：Circ Cardiovasc Interv **6**：407-416, 2013
2) Brunkwall J, et al：Eur J Vasc Endovasc Surg **48**：285-291, 2014
3) Erbel R, et al：Eur Heart J **35**：2873-2926, 2014
4) Jánosi RA, et al：Catheter Cardiovasc Interv **85**：E43-53, 2015
5) DiMusto PD, et al：J Vasc Surg **52**：26S-36S, 2010

【安齋　均】

 Take Home Message（編集者より）

- complicatedの大動脈解離において，外科的治療以外にも本症例のようなfenestrationは知っておくべき知識である．
- Brockenbrough針とIVUSの使い方がポイントである．本項の画像を参考にされたい．

Marfan 症候群：見逃してはいけない大動脈瘤・急性大動脈解離の背景疾患①

遺伝性疾患としての Marfan 症候群

　大動脈解離発生のメカニズムは未だ不明な点が多いが，大動脈壁中膜に何らかの脆弱性があると考えられている．Marfan 症候群に代表される遺伝性結合組織病では囊胞状中膜壊死といわれる病態（大動脈中膜における局所的な弾性線維の消失と酸性ムコ多糖類の沈着を示す）が存在し，これが中膜の脆弱性を引き起こすと考えられている[1]．このため，Marfan 症候群等の遺伝性結合組織病では大動脈解離や大動脈瘤を発症しやすいことが知られている．

　中でも Marfan 症候群は 5,000 人に 1 人発症すると推定されており[2]，その他の遺伝性結合組織病と比較し頻度が多いうえに，約 27％は遺伝性が明らかでなく孤発の新生突然変異によるとされるため[2]，家族歴が明らかでない Marfan 症候群の患者を診察する可能性は十分に考えなければならない．また，こうした孤発例であっても常染色体顕性遺伝であるために次世代の発症確率は 50％であり，発端者以降の世代についてもフォローが必要となる．

　近年原因遺伝子が特定され，第 15 番染色体に存在し細胞外マトリックス主成分であるフィブリリンをコードするフィブリリン 1 遺伝子（$FBN1$）の機能異常が原因であることが判明した．Marfan 症候群と診断された患者の 90％以上が $FBN1$ の遺伝子変異を有する[2,3]．

Marfan 症候群の診断・治療

　Marfan 症候群の身体的特徴は以下の三徴である．
① 心血管病変：大動脈弁閉鎖不全症，僧帽弁逸脱または閉鎖不全症，大動脈解離や大動脈瘤（いずれも上行に多い）
② 骨格異常：細身の長身で上下肢も長い，胸郭変形（漏斗胸や鳩胸），脊椎側弯，関節の過伸展など
③ 眼病変：水晶体亜脱臼や変異，乱視や高度近視等
　その他，自然気胸が多いことや脊髄の硬膜拡張症なども重要である．

　国際的診断基準である Ghent の診断基準（詳細は日本循環器学会「大動脈瘤・大動脈解離診療ガイドライン（2011 年改訂版）」を参照）でもこれらの身体的特徴が診断の基本となっている．特に大動脈基部病変は診断に欠かせない項目であり，Marfan 症候群患者の予後を決定する因子となるため，診断確定後にも定期的な画像診断による評価が極めて重要であり，6〜12 ヵ月ごとの画像フォローは日本循環器学会のガイドラインにおいて Class I の推奨となっている[4]．

　ガイドライン上は大動脈径の拡大防止に β 遮断薬を投与すること，運動制限を検討することが内科的治療として推奨されている[4]．さらに，小規模研究であるがアンジオテンシン II 受容体拮抗薬（ARB）である losartan が大動脈基部の拡大を有意に遅延させたとの報告もあり[5]，内科的治療として考慮するべきである．

　一方，外科的治療法は解離の発生を予防することを目的とし，比較的早期に積極的な手術が考慮される．大動脈径が 50 mm を超える，あるいは急速な径の拡大（成人において＞5％/年あるいは 1.5 mm/年以上の拡大）があると解離の発生頻度が高くなるとされており[2]，日本循環器学会のガイドラインでは大動脈基部が 45 mm を超えるものへの基部置換術，解離の既往歴あるいは家族歴のある症例における大動脈基部 40 mm 以上での基部置換術は Class IIa となっている[4]．

　さて，本項には「見逃してはいけない大動脈瘤・大動脈解離の背景疾患」というタイトルが付けられているが，実際にはそのフォローが必ずしも適切に行われているとはいい難い．筆者らが経験した症例を以下に示すが，手術時期についてはやはり遅きに失した感が否めない．

症例提示①

　32 歳男性，身長 179 cm，体重 54 kg，Marfan 症候群による大動脈解離の既往を持つ母がおり，本人には 18 歳時より計 3 回にわたり再発性自然気胸に対する治療が繰り返されている．他院でフォローされていたようであるが，3 回目の気胸の際にすでに心エコー上の大動脈基部径は 40 mm を超えており，動脈基部拡大の指摘もされている．後方視的に見ればこの時点で手術を考慮されていてもよかったはずである．

3. 治療（TOPICS Marfan症候群：見逃してはいけない大動脈瘤・急性大動脈解離の背景疾患①） 303

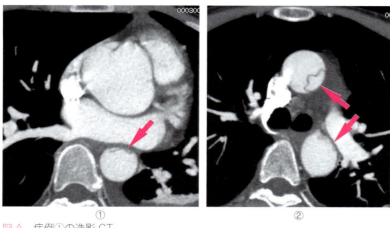

図A 症例①の造影CT

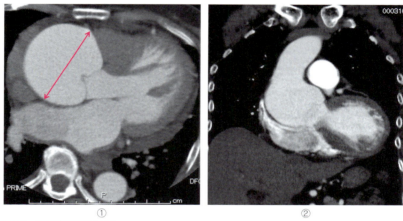

図B 症例②の造影CT

　それから3年後，突然の背部痛を自覚し，当院に救急搬送され病歴からMarfan症候群による大動脈解離が疑われ造影CTが施行された．大動脈基部は高度拡大を示し（図A①），Stanford A型の大動脈解離を認める（図A①，②矢印）．緊急でBentall手術（大動脈弁基部置換術＋大動脈弁置換術）が施行され，一命をとりとめたが，その3年後には大動脈弓の瘤化を認め弓部大動脈置換術が施行された．さらにその2年後胸部下行大動脈瘤が50 mm以上に拡大したため，下行大動脈置換術を施行された．
　大動脈解離発症前に適切に手術が行われていれば，度重なる手術を回避できた可能性もあると考える．

症例提示②
　73歳女性，弟がMarfan症候群の診断を受けており，本人も水晶体亜脱臼，大動脈基部の拡大を認め，Marfan症候群の診断を受け，他院でβ遮断薬の投与を開始されていたが，自己判断で中止し外来フォローからも脱落していた．5～6年前より，年々心拡大が悪化していることを指摘されており，最近は平地歩行でも息切れを自覚するようになり当院を受診した．
　胸部造影CTにて大動脈基部拡大を認め（図B①，②），心エコー図検査にて高度大動脈弁逆流を認めたため，待機的にBentall手術が施行された．
　本症例はフォローから脱落せず定期的な画像診断をもとに手術が行われていれば，自己弁温存大動

基部置換術を施行できた可能性もあると考える．

以上をまとめると，大動脈基部病変を認めた場合にはMarfan症候群を疑い，慎重に診断を進めるべきである．また，大動脈解離を診察した際に40歳以下の若年者である場合にはMarfan症候群である可能性を念頭に置く．

急性大動脈解離の国際多施設共同研究によると，若年者大動脈解離の約半数がMarfan症候群であったと報告されている[5]．

文献
1) Nakashima Y, et al：Hum Pathol **21**：291-296, 1990
2) Dean JCS, et al：Marfan syndrome and related disorders. Principles and Practice of Clinical Cardiovascular Genetics, Kumar D, et al（eds）, Oxford University Press, p157-169, 2010
3) Prockop DJ, et al：Heritable disorders of connective tissue. Harrison's Principles of Internal Medicine（19th Ed）, Dennis L, et al（eds）, Colombus, p2504-2514, 2015
4) 高本眞一ほか：大動脈瘤・大動脈解離診療ガイドライン（2011年改訂版），日本循環器学会（ホームページ公開）
5) Brooke BS, et al：N Eng J Med **358**：2787-2795, 2008

【児玉隆秀】

 Take Home Message（編集者より）
- 若年発症の大動脈解離の原疾患として，必ずMarfan症候群は考慮すべきである．

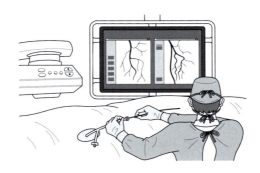

IgG4関連疾患：見逃してはいけない大動脈瘤・急性大動脈解離の背景疾患②

IgG4関連疾患と大動脈の病変

　動脈瘤とは正常径の50%以上拡大を伴う血管拡張であるが，鑑別疾患として大動脈解離後の拡張，感染性動脈瘤，Marfan症候群などの基礎疾患のほかに，炎症性疾患を考慮する必要がある．炎症性動脈瘤は腹部大動脈瘤のうち約3～15%に認められるとされており，さらにIgG4関連疾患であるIgG4関連動脈炎，動脈周囲炎が関与している症例が含まれていることが近年明らかになってきている[1,2]．好発部位は腎動脈分枝下腹部から腸骨動脈領域に多く，IgGサブクラスの分画のうちIgG4の高値（＞135 mg/dL）がIgG4関連疾患に特徴的であり[3-5]，組織ではIgG4陽性の形質細胞浸潤と線維増生を特徴とする．他の罹患臓器として膵臓，胆管，涙腺，唾液腺，中枢神経系，甲状腺，肺，肝臓，消化管，腎臓，後腹膜腔，リンパ節が知られている．

　IgG4関連疾患包括診断基準を示す（表A）[6]．治療はステロイドの内服加療であるが，一致した治療方針は未だ確立されていない．IgG4関連自己免疫性膵炎に準じてprednisolone初期投与量0.6 mg/kg/dayないし40 mg/dayから開始しているのが現状であり[7]，画像評価，IgG4測定を行い2ヵ月から1年の経過で2.5～10 mg/dayまで漸減もしくは内服中止を目標とする．

　本項では筆者の所属施設（青梅市立総合病院）で経験した2例をもとに主に画像診断について概説するが，高安動脈炎，その他の炎症性動脈瘤やIgG4関連疾患の病理学的所見などについては別書をご参照いただきたい．

症例提示①

　67歳男性，2016年2月に左前胸部違和感を契機に造影CTを施行し胸部下行大動脈周囲に腫瘤性病変が疑われたため当科紹介受診となった．

　胸部下行大動脈右側に不整形の軟部陰影で内部は低濃度であり，当初膿瘍やsealed rupture後の血腫が疑われた（図A）．CRP 11.8 mg/dLと炎症反応高値であったが血液培養は陰性であり，全身検索目的でPET-CTを施行したところ下行大動脈に沿った軟部陰影にSUVmax 13.8の強い集積を認めた（図B）．造影CTフォローにて造影剤の血管外への漏出が疑われ，シネMRIにてleakと思われる血流信号を認めたため，手術適応と判断した（図B）．IgG 1,772 mg/dL，IgG4 224 mG/dLと高値を認め，下行大動脈置換術後の病理組織にてIgG4陽性形質細胞の浸潤を認め，IgG4関連胸部下行大動脈周囲炎と診断した．

症例提示②

　75歳男性，2014年9月に急性前壁心筋梗塞を発症し当科にてカテーテル治療を行った．高血圧既

表A　IgG4関連疾患包括診断基準2011（厚生労働省　岡崎班・梅原班）

【臨床診断基準】
1）臨床的に単一または複数臓器に特徴的なびまん性あるいは限局性腫大，腫瘤，結節，肥厚性病変を認める．
2）血液学的に高IgG4血症（135 mg/dL以上）を認める．
3）病理組織学的に以下の2つを認める．
①組織所見：著名なリンパ球，形質細胞の浸潤と線維化を認める
②IgG4陽性形質細胞浸潤：IgG4/IgG陽性細胞比40%以上，かつIgG4陽性形質細胞が10/HPFを超える

上記のうち
1）+2）+3）を満たすものを確定診断群
1）+3）を満たすものを準確診群
1）+2）のみ満たすものを疑診群とする

ただし，できる限り組織診断を加えて，各臓器の悪性腫瘍（癌，悪性リンパ腫など）や類似疾患（Sjögren症候群，原発性硬化性胆管炎，Castleman病，二次性後腹膜線維症，Wegener肉芽腫，サルコイドーシス，Churg-Strauss症候群など）と鑑別することが重要である．
本基準により確診できない場合にも，各臓器の診断基準により診断が可能である．

（Umehara H, et al：Mod Rheumatol 22：21-30, 2012 より引用）

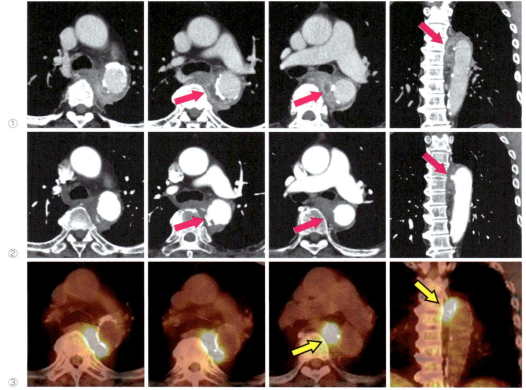

図A　造影CTの経時変化およびPET-CTにて診断したIgG4関連動脈周囲炎の1例
①：2016年2月の造影CT．下行大動脈周囲に造影されない壁肥厚を認めた．
②：2016年3月の造影CT．同部位に潰瘍病変を疑う壁不整を認めた．
③：2016年3月のPET-CT．同部位にSUVmax 13.8の強い集積を認めた．

往もあり大血管評価目的に施行したCTにて30 mm大の両側総腸骨動脈瘤を認めたため，定期的にCTフォローを行っていた．

　2016年8月より腎機能の増悪を認めた．そのため動脈瘤フォローと合わせてその9月に単純CTを施行したところ膵尾部腫大，腎腫大と合わせて両側総腸骨動脈周囲の肥厚を認めた（図C）．CTの経時変化では動脈瘤のサイズに変化は認めなかったが，動脈の壁周囲の肥厚が顕著であり，MRIでも動脈壁周囲の信号異常を認めた．全身検索目的に施行した[67]Gaシンチでは右耳下腺および両側腸骨動脈付近に活動性の炎症を示唆する集積を認めており（図D），IgG 3,969 mg/dL，IgG4 1,200 mg/dLと高値を認め，IgG4関連疾患に基づく動脈周囲炎に矛盾しないものと判断した．

考察

　今回紹介した2症例ともCTにて動脈周囲の壁肥厚を認め，炎症の活動性を評価するため複数のモダリティでの画像評価を行った．一般的に炎症性動脈瘤のCT像では造影される内腔，造影されない血栓層あるいは肥厚した内膜，やや遅れて造影される肥厚した瘤壁の3層構造を示す，いわゆるmantle signが特徴的である．MRIでは大動脈壁および大動脈周囲の信号異常を容易に評価できるうえ，症例①ではシネMRIを行うことで非造影でも血流動態を評価することが可能であった．PET-CTおよび[67]Gaシンチでは他の罹患臓器など全身評価が可能となるため，多臓器に影響を及ぼす本疾患の評価に非常に有用である．ただしPET-CTは早期胃癌を除く悪性腫瘍，虚血性心疾患，心サルコイドーシスの炎症部位の診断を要する患者のみ保険適用のため注意を要する．

　IgG4関連動脈炎，動脈周囲炎はときに診断が困難であるが，早期にIgG，IgG4を測定することと，

3. 治療（TOPICS　IgG4 関連疾患：見逃してはいけない大動脈瘤・急性大動脈解離の背景疾患②）　307

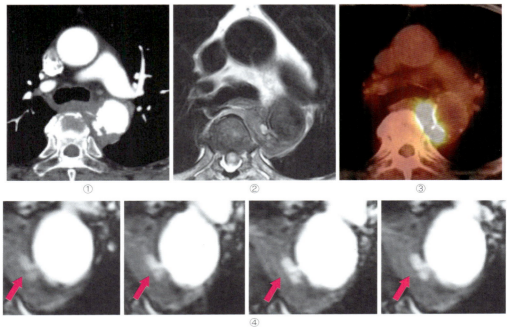

図B　IgG4 関連胸部大動脈周囲炎の造影 CT，MRI，PET-CT の比較
①：造影 CT，②：MRI T2 強調画像，③：PET-CT，④：シネ MRI
造影 CT では造影剤の血管外への漏出が疑われる潰瘍病変を認め（①），MRI では T2 で一部高信号を示す大動脈周囲の変化を認めた（②）．同病変は PET-CT にて SUVmax 13.8 の強い集積を認めており（③），シネ MRI ではリークと思われる大動脈から壁周囲への血流信号の変化を認めた（④）．

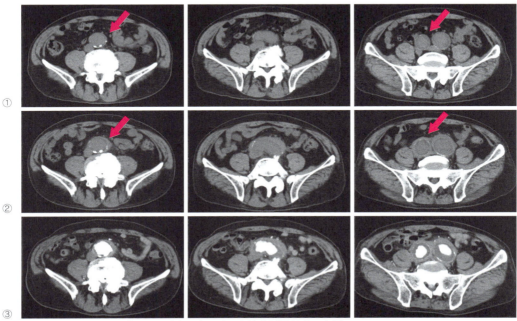

図C　単純 CT の経時変化にて診断した IgG4 関連動脈周囲炎の 1 例
①：2015 年 10 月の単純 CT．右 32×34 mm，左 34×42 mm の総腸骨動脈瘤を認めた．
②：2016 年 9 月の単純 CT．大動脈分岐部から両側総腸骨動脈にかけて動脈壁肥厚を認めた．
③：2016 年 10 月の造影 CT．内腔の拡大はなく，血栓または内膜肥厚を認めた．

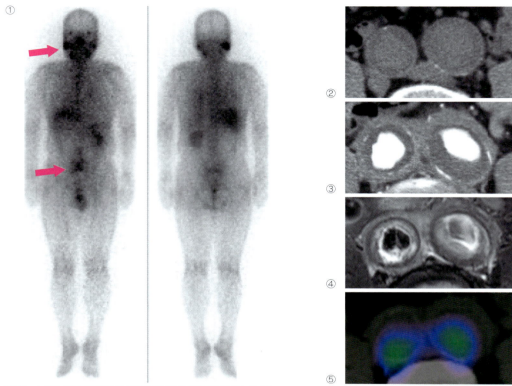

図 D　IgG4 関連総腸骨動脈周囲炎の各種画像評価と比較
①：2016 年 10 月の^{67}Ga シンチ単純 CT，②：2015 年 10 月の単純 CT，③2016 年 10 月の造影 CT，④2016 年 10 月の MRI T2 強調画像，⑤2016 年 10 月の^{67}Ga シンチを融合した CT 画像
^{67}Ga シンチでは右耳下腺および両側腸骨動脈付近に活動性の炎症を示唆する集積（矢印）を認めた（①）．以前の CT 画像と比較して動脈周囲の壁肥厚が顕著であり（②，③），MRI では動脈壁と壁周囲との信号変化の判別が可能であった（④）．^{67}Ga シンチを融合した CT 画像では SPECT/CT ではないため大動脈壁と集積の位置とのずれが生じているが，大動脈付近の集積を認めており（⑤），以上より動脈の拡張を伴わない動脈壁周囲の炎症が示唆された．

各画像診断を行うことで鑑別が可能になる疾患である．IgG4 関連疾患の存在を念頭に置くこと，各検査法の特質，診断性能，どのような病態解析に有効かを熟知しておくことが診断に必要である．

文献
1) Stone JR：Curr Opin Rheumatol **23**：88-94, 2011
2) Kasashima S, et al：Am J Surg Pathol **32**：197-204, 2008
3) Zen Y, et al：Am J Surg Pathol **34**：1812-1819, 2010
4) Carruthers MN, et al：Ann Rheum Dis **74**：14-18, 2015
5) Hao M, et al：Medicine（Baltimore）**95**：e3785, 2016
6) Umehara H, et al：Mod Rheumatol **22**：21-30, 2012
7) Kamisawa T, et al：J Gastroenterol **45**：471-477, 2010

【宮崎　徹】

 Take Home Message（編集者より）

- IgG4 関連疾患は想起できるかが勝負である．実際にはかなり多岐にわたり全容がつかみにくい疾患である．
- 動脈周囲炎などでも注意する必要があり，本症例のような診断方法は一助になるだろう．

第Ⅲ章

頸動脈狭窄症

1 総論

1 頸動脈狭窄症治療の重要性

脳梗塞の臨床病型は，①アテローム血栓性，②心原性，③ラクナの3病型があり，およそそれぞれ1/3ずつの割合であるといわれている．頸動脈狭窄症（carotid artery stenosis）は，このうちアテローム血栓性脳梗塞の原因となり，全脳梗塞の10〜20％に関与しているとされ[1]，適切な評価と管理が必要である．

糖尿病，高血圧，脂質異常症，喫煙などの動脈硬化のリスクファクターに，加齢という時間的負荷が加わることにより，動脈の内中膜にプラークが形成される．プラークの好発部位は，血流の乱れの生じる部位であり，頸動脈では内頸動脈と外頸動脈の分岐部に好発し，臨床的には内頸動脈起始部のプラークが問題となることが多い．

頸動脈が狭窄したことのみでは症状が出現することはなく，脳への血流低下を生じることにより症状が出現する．血流低下の機序としては，頸動脈狭窄部位に形成されたプラークや血栓が末梢脳血管に流れて閉塞させる動脈原性塞栓機序（artery-to-artery embolism）と，狭窄遠位の脳血流低下による血行力学的機序に大別されるが，前者の塞栓機序が問題となることが多い．

頸動脈狭窄に対するマネジメントは，脳梗塞の予防の観点から非常に重要であり，それらに対しては，薬物治療を中心とした保存的治療のほかに，頸動脈内膜剥離術（carotid endarterectomy：CEA）と頸動脈ステント留置術（carotid artery stenting：CAS）が重要である．歴史的には，CEAがまず確立された治療法ではあるが，その低侵襲性から，近年ではCASが増加している．

治療方針は，無症候性であるか，症候性であるかで大きく異なることから，これらを明確に区別する必要がある．内頸動脈の灌流領域の虚血症状を呈する場合，症候性と定義される．四肢の麻痺や，構語障害，黒内障など多彩な症状を呈しうるが，他の灌流域の症状は除外する必要がある．一般的にめまいや失神発作は内頸動脈領域の症状ではないと考えられる点に注意が必要である．

次に重要なのは，狭窄度の評価である．50％以上の狭窄率を有する頸動脈狭窄症では，無症候であっても年間0.5〜1.0％の頻度[2,3]で脳梗塞を起こすリスクがあり，厳重な管理が必須である．注意すべきは，狭窄率の判定方法であり，一般にはNASCET法で評価する．

2 polyvascular disease（PVD）としての頸動脈狭窄症

頸動脈狭窄症患者は，他の動脈硬化性疾患を合併していることが多い．Miuraらは[4]，PCI施行患者の7.2％に頸動脈狭窄症が見られ，頸動脈狭窄症をはじめとしたpolyvascular atherosclerotic diseaseを有するPCI施行患者では，その後の心血管イベント発症率が有意に高率であると報告している．またTanimotoらの報告では[5]，冠動脈の病変枝数と頸動脈狭窄症の有病率は相関があり，冠動脈0枝病変の2.1％，1枝病変の3.4％，2枝病変の7.5％，3枝病変の19.4％に血管造影で有意な頸動脈狭窄症が合併していた．REACH registryのサブ解析によると[6]，無症候性頸動脈狭窄症を有する患者では，脳血管イベント発症率が有意に高いばかりか，心血管イベントも有意に高率であることが明らかとなっている．

これらの結果から，冠動脈疾患，頸動脈疾患をはじめとした動脈硬化性疾患は，合併することが多く，どれか1つの疾患を診断した場合には，他の動脈硬化性疾患を併発していないか，しっかりと診断する必要があるといえる．特に，頸動脈狭窄症の診断は，頸動脈エコーで非侵襲的に簡便に行うことができるため，見落とさないことが重要である．また，診断した場合には，適切な介入を行い，保存的治療はより厳格に行う必要がある．

3 症候性頸動脈狭窄症患者に対する治療戦略

頸動脈狭窄症によるアテローム血栓性脳梗塞の予防のために保存的治療を行っても，脳梗塞の発症を完全に予防することはできず，保存的治療に代わる観血的治療としてCEAが登場した．歴史的には，まずCEAの保存的治療に対する優位性が検討された．

NASCET trial[7]では，NASCET基準で70～99%狭窄の症候性頸動脈狭窄症患者をCEA＋内科治療群と内科治療単独群で無作為に割り付けたところ，2年間でCEA＋内科治療群で有意にイベント発症率が低率であった．その後，NASCET基準で50～69%狭窄の症候性頸動脈狭窄症患者でも，CEA＋内科治療群の有効性が報告された[8]．

以上より，症候性では50%以上の頸動脈狭窄を有する場合，CEA＋内科治療は内科治療単独に比較して有益であると考えられる．

前記のとおり，内科的治療に対するCEAの有効性が証明されているため，CASを内科的治療単独群と比較した大規模トライアルはなく，CASはCEAに比較して有効かどうかが論じられてきた．

SPACE[9]やEVA-3S[10]といった初期の大規模スタディでは，CASのCEAに対する優位性，非劣性は示すことができなかった．これは，術者の力量の問題や末梢保護法の施行率の低さが原因と考えられた．そのため末梢保護を行ったうえで，一定の経験を有する術者に教育プログラムを受講させてCASを施行したstudyが計画された．そのような条件で，CEAハイリスク患者に対してCASを施行されたSAPPHIRE[11]，通常リスクも含めたCREST[12]では，いずれもCASの成績はCEAと同等であることが示された．現状では，ある一定の技量を有した術者が，末梢保護法を適切に施行することにより，CASはCEAと同等の成績を得ることができると考えられている．

4 無症候性頸動脈狭窄症患者に対する治療戦略

ACAS[13]では，NASCET基準で60%以上の無症候性頸動脈狭窄症患者で，内科治療単独群よりもCEA＋内科治療群の有効性が報告された．以上より，無症候性では60%以上の頸動脈狭窄を有する場合，CEA＋内科治療は内科治療単独に比較して有益であると考えられる．

ACST[14]では，スタチンやアンジオテンシン変換酵素阻害薬などを使用された，より進歩した薬物治療に対しても，60%以上の頸動脈狭窄を有する場合，CEA＋内科治療群は内科治療単独群よりもイベント発症率が低率であった．

これらのトライアルから，中等度以上の狭窄を有する無症候性頸動脈狭窄に対して，CEA＋内科治療は内科的治療単独に比較して有益であると考えられている．

ACT I[15]では，無症候性頸動脈症患者に対するCEAとCASの成績が比較されたが，両治療方法間で有意な差はなかった．

しかし，元々無症候性頸動脈狭窄症患者の脳卒中発生率は，症候性患者に比較して低率であり，スタチンをはじめとした内科的治療で，脳卒中発生率を抑えられることが明らかとなっている．ACSTでも，登録開始時にスタチンを投与されていた割合は10%にも満たない程度であり，観察終了時で80%超であった[16]．そして，スタチン使用群では，周術期の脳卒中発症率を半減できることも報告された．

これらのことから，現在，スタチンをはじめとした厳格な内科的治療を施行された群と，それに加えて血行再建を施行される群との成績を比較する試験が進行中であり，それにより，現状での無症候性頸動脈狭窄症患者における血行再建の意義が明らかになると思われる．

5 CASの現状と今後

CRESTのデータからは，周術期の全合併症の発症率は，CASもCEAも有意差はないものの，その内訳を見ると，CASでは脳内合併症が多く，CEAでは心合併症が多いことが明らかとなった[12]．CASの成績を向上させるためには，この脳内合併症を減少させることが必要と思われる．

わが国の循環器内科で施行されたCASの成績を検討したデータとしてCASCARDがある[17]．これによると無症候性患者での30日間の死亡と脳卒中発生率は2.7%，症候性患者では5.5%と，海外のデータと比較しても遜色ない結果であった．また術後脳卒中の発生時間帯が明らかとなった．周術期の脳卒中のうち，カテーテル室内で起きているのは半数以下の46%であり，33%はカテーテル室退室後24時間以内に，さらに24時間以降にも21%が起きていることが明らかとなった．これは，CAS後のプラーク逸脱が関与している可

能性を示している．筆者らが報告したように[18]，ステント内プラーク逸脱を適切に診断し対処することが，CASの脳内合併症を減らすためには重要と思われる．

CASと内科的治療を直接比較した試験はいまだなく，CEAと内科的治療を比較した試験の多くも，aspirinを中心とした内科的治療であり，現在のように，ストロングスタチンやEPA，clopidogrelやcilostazolなどの新規抗血小板薬を用いた内科的治療との比較試験はない．そのような現状で，CASの優位性を示すには，現在以上に周術期の合併症を減らして，治療成績を改善していく努力は不可欠である．スタチン投与により頸動脈プラークの性状が安定化し[19]，CAS術前にスタチンを投与することで，周術期の合併症が減少したという報告もあり[20]，CAS周術期の薬物治療には十分注意する必要がある．

デバイスの観点からは，proximal protection deviceや，今後わが国でも上市されるであろうマイクロメッシュステントでの合併症低減に期待したい．

動脈硬化のリスクファクターを有する患者では，複数の動脈硬化性疾患を併発することが多く，脳梗塞の原因となりうる頸動脈狭窄症を有することも多い．global vascular interventionの観点からは，われわれ動脈硬化性疾患の治療に携わる医師は，脳梗塞の予防にも当然取り組む必要がある．そのためには，頸動脈狭窄症を適切に診断し，適切な介入をすることが重要であり，血行再建の利点を熟知したうえで，その治療手技にも習熟して，合併症の少ない血行再建を施行していくことが必須である．

文献

1) Flaherty ML, et al：Neuroepidemiology **40**：36-41, 2013
2) Abbott AL：Stroke **40**：e573-583, 2009
3) Marquardt L, et al：Stroke **41**：e11-17, 2010
4) Miura T, et al：Circ J **77**：89-95, 2013
5) Tanimoto S, et al：Stroke **36**：2094-2098, 2005
6) Aichner FT, et al：Eur J Neurol **16**：902-908, 2009
7) N Engl J Med **325**：445-453, 1991
8) Barnett HJ, et al：N Engl J Med **339**：1415-1425, 1998
9) Ringleb PA, et al：Lancet **368**：1239-1247, 2006
10) Mas JL, et al：N Engl J Med **355**：1660-1671, 2006
11) Yadav JS, et al：N Engl J Med **351**：1493-1501, 2004
12) Brott TG, et al：N Engl J Med **363**：11-23, 2010
13) JAMA **273**：1421-1428, 1995
14) Halliday A, et al：Lancet **363**：1491-1502, 2004
15) Rosenfield K, et al：N Engl J Med **374**：1011-1020, 2016
16) Halliday A, et al：Lancet **376**：1074-1084, 2010
17) Ikari Y, et al：Cardiovasc Interv Ther **28**：37-44, 2013
18) Shinozaki N, et al：J Stroke Cerebrovasc Dis **23**：2622-2625, 2014
19) Zhao XQ, et al：JACC Cardiovasc Image **4**：977-986, 2011
20) Takayama K, et al：Cardiovasc Interv Radiol **37**：1436-1443, 2014

【篠崎法彦】

Take Home Message（編集者より）

- 続く項目で解説される診断・治療につながる総論であり，全身を診るための頸動脈の総論である．
- 実臨床では無症候性の頸動脈狭窄に困ることが多い．一助にしていただきたい．

2 診　断

1 頸動脈の正常解剖

　大動脈弓部から分枝する血管は大きく分けて3本ある．最初の分枝が腕頭動脈（brachiocephalic artery）であり，右鎖骨下動脈（right subclavian artery）と右総頸動脈（right common carotid artery）に分岐する．2番目の分枝が左総頸動脈（left common carotid artery）であり，3番目の分枝が左鎖骨下動脈（left subclavian artery）である．総頸動脈は左右とも第3-第4頸椎レベルで，内頸動脈（internal carotid artery）と外頸動脈（external carotid artery）に分岐するのが一般的である（図1）．

　大動脈弓の分岐異常はさまざまなタイプが報告されている[1]が，最も頻度が高いのは左総頸動脈が腕頭動脈から分岐する，いわゆる Bovine 型である．また，大動脈弓の分類（type 1，2，3）も，鼠径部アプローチの難易度に関係するため理解が必要である（図2）．腕頭動脈の分岐が左鎖骨下動脈の分岐位置に比べて下方になるほどアプローチが困難となる．

2 診断方法

　頸動脈狭窄症の原因のほとんどはアテローム硬化であるが，動脈解離や高安動脈炎，線維筋性異形成などもあり，若年での発症をみたときには病因精査が必要である．

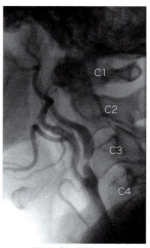

図1　頸動脈と頸椎

a 聴診

　高度狭窄症例では，頸部の血管雑音を聴診器で聴取することができる．最も簡便なスクリーニング方法であり，狭心症や閉塞性動脈硬化症などの既往がある患者の診察時には聴診を心掛けるべきである．

b 超音波検査

　頸動脈超音波検査は低侵襲であり，スクリーニングのみならずステント留置後のフォローアップにも適している．通常，ECST法での計測は過大評価が多いた

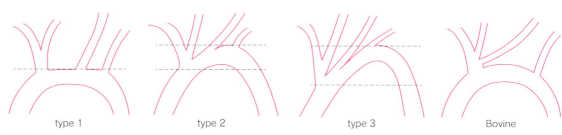

図2　大動脈弓の分類

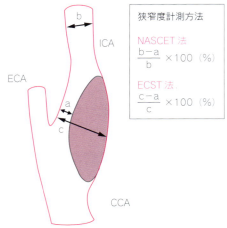

図3 狭窄度計測方法（NASCET法とECST法）

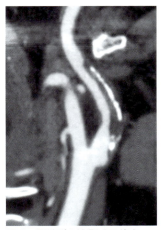

図4 頸動脈の造影CT検査

め，NASCET法で計測を行う（図3）．最大血流速度から狭窄度を推定でき，200 cm/sec以上の場合，70%以上の狭窄であることが予想される[4]．低輝度で描出されるプラークは不安定であるとされる．CTやMRIなどの画像検査と比較して，動的に観察できることも特徴であり浮遊血栓・プラークの検出などに優れる．

c 造影CT検査

狭窄度の診断はもちろんのこと，プラーク性状も観察可能である．特に石灰化の検出に優れる（図4）．また，標的血管の蛇行や椎体との位置関係なども容易に観察できる．前述した大動脈弓分類の観察も容易であるため，大動脈弓部までを含めアクセスルートまで撮影範囲に含めておくとよい．

d MRI・MRA検査

black-blood MRI法は血管内腔を黒く低信号に描出する方法で，血管壁の構造物をより描出しやすくした撮影法である．これによりプラークの性状を観察することができる．T1強調画像で高信号を示すプラークは塞栓性合併症を起こすことが多く，不安定プラークとされる[5]．また，より簡便に撮影可能なtime-of-flight（TOF）MRA画像では，不安定プラークは白く描出される[6]（図5）．

e FDG-PET

FDG（fluorodeoxyglucose）を静注することにより，全身の糖代謝を画像描写する方法であり，プラークの炎症反応を定性的に描出する核医学的診断法である．

f 血管造影検査

椎体との関係から病変部の位置を容易に診断できる．また，病変形態や形状を詳細に観察することが可能であり，現在でも標準的検査法とされる．回転撮影によりCTAに近い情報を得ることもできる．超音波検査同様，動的に観察できるため，副血行路の状況も把握することができる．

3 頭蓋内評価と全身評価

頸動脈内膜剥離術（CEA）や頸動脈ステント留置術（CAS）などの介入治療が必要になる症例では，頸動脈狭窄病変だけの評価ではなく，頭蓋内評価や全身評価も重要である．

a 頭蓋内評価

1) 頭部MRI・MRA

頭部MRAにより頭蓋内動脈のアテローム硬化病変や，脳動脈瘤・動静脈奇形などの有無を確認できる．頭部MRIにより陳旧性脳梗塞の有無だけでなく，灌流域境界部の脳梗塞か，皮質・白質の多発性の脳梗塞かなどを判断でき，病態を理解することができる．

2) SPECT・PET

安静時脳血流量と脳循環予備能の測定により，血行

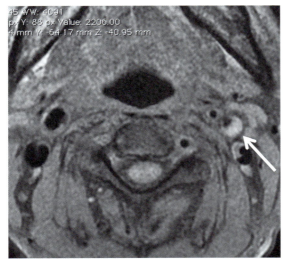 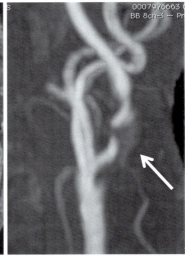

図5　BB-MRI 検査（a）と TOF-MRA 検査（b）

表1　CAS および CEA のハイリスクファクター

CEA のハイリスクファクター	CAS のハイリスクファクター
・極端な高位・低位病変 ・CEA 後再狭窄病変 ・頸部手術・放射線照射後 ・対側喉頭神経麻痺 ・対側頸動脈閉塞 ・気管切開症例 ・80 歳以上の高齢者 ・Class III-IV の心不全および狭心症 ・左主幹部あるいは多枝冠動脈病変 ・EF 30％以下の低心機能症例 ・30 日以内の心臓手術の予定 ・30 日以内の心筋梗塞の既往 ・高度の呼吸器および腎疾患	・抗血小板療法禁忌症例 ・ガイディングカテーテル留置困難 　（大動脈弓形態，アクセスルートの問題） ・ステント材質（金属）アレルギー ・不安定プラーク ・プラーク量の多い病変 ・高度石灰化病変

CEA は（J Am Coll Cardiol 49：126-170, 2007）による．

力学的脳虚血の評価を行うことができる．安静時脳血流量が維持され，脳循環予備能が低下した状態が stage I，両者がともに低下した状態が stage II である．stage II が，血行再建術の適応となる．

SPECT では，acetazolamide を使用して負荷時脳血流を定量測定する．近年 acetazolamide 使用時に，非常にまれではあるが，急性肺水腫，急性心不全などの合併症を認めることがあると報告されており，注意が必要である．しかしながら，acetazolamide による脳循環予備能が低下している例では，虚血性脳卒中再発の危険が高い[7]とされており，JET Study[8]でも介入治療の効果が証明されている．また，術後の過還流症候群の発現リスクが高い[9]ことから，測定の意義は高い．

b 血行再建術のための全身評価

表1[10]に示すように，CEA および CAS にはそれぞれハイリスクファクターがあるため，介入治療を検討する場合には，心疾患や末梢血管の状態，呼吸器・腎疾患などの全身状態の評価は必須である．また，頸動脈狭窄症は動脈硬化疾患の1つであるため，リスクファクター（高血圧，糖尿病，脂質異常症，喫煙など）のコントロールは大前提である．

1) 心疾患

冠動脈疾患の評価は検討すべき項目である．症状を有する，あるいは無症状であっても冠リスクファクターを有する場合には，運動負荷心電図検査や核医学検査，冠動脈 CT 検査などでスクリーニングを検討すべきである．また，重症の大動脈弁狭窄症の患者では，

CAS施行時に生じうる徐脈・低血圧は致命的になる．術前に，胸部聴診・心臓超音波検査で弁膜症の有無や左室駆出率などを確認しておく．

2）アクセスルートの評価

CASを行う場合には，術前にアクセスルートを評価しておく．腸骨動脈の蛇行や大動脈弓の形態の評価には造影CT検査が有用である．大動脈にプラークを認めることもあり，大動脈の性状評価は重要である．閉塞性動脈硬化症を合併している場合，腸骨動脈領域に狭窄・閉塞病変があったり，過去にグラフト置換術を施行されている症例もある．このような場合には上肢からのアプローチを検討する必要がある．

文献

1) Liechty JD, et al：Q Bull Northwest Univ Med Sch **31**：136-143, 1957
2) North American Symptomatic Carotid Endarterectomy Trial Collaborators：N Engl J Med **325**：445-453, 1991
3) European Carotid Surgery Trialists' Collaborative Group：Lancet **337**：1235-1243, 1991
4) Jahromi AS, et al：J Vasc Surg **41**：962-972, 2005
5) 柏木淳之ほか：JNET **2**：179-187, 2008
6) Yoshimura S, et al：Stroke **42**：3132-3137, 2011
7) Yonas H, et al：J Neurosurg **79**：483-489, 1993
8) JET Study Group：脳卒中の外科 **30**：434-437, 2002
9) Hosoda K, et al：Stroke **32**：1567-1573, 2001
10) J Am Coll Cardiol **49**：126-170, 2007

【梅本朋幸】

Take Home Message（編集者より）

- 頸動脈プラークの性状診断は，脳卒中予想や頸動脈ステント留置術の手技中合併症予測に有用である．

3 治 療

A 内服治療

1 患者背景など

　高齢者社会，食生活の欧米化により頸部頸動脈の粥状動脈硬化に伴うアテローム血栓性脳梗塞や，無症候性頸動脈狭窄病変は近年増加している．症候性病変でアテローム血栓性脳梗塞は脳卒中データバンクによると，全脳梗塞の31%を占め，29%のラクナ梗塞を上回っている．

　症候性，無症候性頸動脈狭窄症に対しての治療の目的は，同側の虚血性脳卒中の発症予防であり，抗血小板療法開始の検討と動脈硬化リスクファクターとなる高血圧，脂質異常症，糖尿病の検索とそれぞれのリスクファクターの厳重なコントロールが求められる．

　無症候性頸動脈狭窄症の自然歴について，一般住民における無症候性頸動脈狭窄症の頻度は，50%以上の中等度狭窄が0〜7.5%，70%以上の高度狭窄が0〜3.1%であり，高齢者および男性に多い[1]．50%未満の無症候性頸動脈狭窄症では，同側脳卒中の発症率は年間1%未満，50%以上の無症候性頸動脈狭窄症を有する例において，同側脳卒中の発症率は年間1〜3%，同側脳卒中または一過性脳虚血発作の発症率は年間3〜5%である[2]．

2 ガイドラインおよび臨床試験

　「脳卒中治療ガイドライン（2015）」より，無症候性頸動脈狭窄症について表1に記す[3]．無症候性頸動脈狭窄症の薬物治療については，1995年以来，無症候性頸部血管狭窄の症例の脳梗塞一次予防に対し，抗血小板薬が有効とするエビデンスは示されていない[4]．中等度および高度の無症候性頸動脈狭窄例を対象とした観察研究では，抗血小板薬の服用は多変量解析で虚血性脳血管障害や心血管死などの発症率低下に関連していた[5]．また抗血小板薬cilostazol[6]はその後の中膜内膜複合体（intima-media thickness：IMT）肥厚の進行を遅らせる効果があると報告されている．

　症候性頸動脈狭窄症に対しての抗血小板薬の投与に関しては，clopidogralとaspirinの併用療法とaspirinの単独療法を比較したCARESS studyがあるが，50%以上の頸動脈狭窄を伴い，経頭蓋超音波で微小塞栓信号（microembolic signal：MES）を認める発症3ヵ月以内の一過性脳虚血発作（transient ischemic attack：TIA）ないし脳梗塞患者を対象として，7日後のMES陽性例が併用療法群で有意に少なかった．出血性合併症などの重篤な副作用は少なかった[7]．同様に，clopi-

表1 無症候性頸部動脈狭窄・閉塞
1）無症候性頸動脈狭窄は脳梗塞発症の原因となるため，一次予防としての動脈硬化リスクファクターの管理が勧められる（グレードB）．
2）中等度以上の無症候性頸動脈狭窄に対しては，他の心血管疾患の併存や出血性合併症のリスクなどを総合的に評価したうえで，必要に応じて抗血小板療法を考慮してよい（グレードC1）．

（日本脳卒中学会脳卒中ガイドライン委員会（編）：脳卒中治療ガイドライン2015，協和企画，p223-224，2015より抜粋して引用）

dogrel と aspirin の併用療法と aspirin の単独療法を比較した CLAIR study では，50％以上の頸動脈狭窄ないし中大脳動脈狭窄を伴う症例で，発症7日以内の脳梗塞ないし TIA 患者を対象として試験2日目と7日目の MES 陽性例は併用群で単独群に比較して有意に少なかったと報告された[8]．

症候性頸動脈病変に移行した場合の急性期，亜急性期では抗血小板薬は2剤併用療法となる．実際の症例を示す．

3 併存症などの留意事項

「脳卒中治療ガイドライン（2015）」より，無症候性頸動脈狭窄で中等度の狭窄病変では抗血小板薬の投与は単剤となるが，心疾患合併例では2剤以上の服用例，下肢の末梢動脈疾患合併例では，cilostazol の併用または単剤使用を考慮する．IMT についてのメタアナリシス報告によると，降圧薬[9]，スタチン[10]，経口血糖降下薬の pioglitazone[11] はその後の IMT 肥厚の進行を遅らせる効果があるといわれており，頸動脈狭窄病変の進行やそれに伴う脳梗塞予防に有効であるかもしれ

症例

69歳女性，左上肢の筋力低下を一過性に認め，翌日に当院に来院した．来院時の MRI，頸動脈超音波検査，入院後の black-blood fast spin echo（BB-FSE）法，頸部 CTA で，右頸動脈狭窄症に伴うアテローム血栓性脳梗塞の診断となった（図 A）．

入院時の頸動脈超音波検査で peak systolic velocity（PSV）が 71.2 cm/sec と上昇は軽度であったが潰瘍形成を認めていた．バイアスピリン 100 mg を開始したが，入院5日目に再度左上肢の筋力低下を一過性に認め，症状の再発を認めた．右頸動脈狭窄は軽度であるが頸動脈超音波検査で潰瘍形成を認めており，急性期から抗血小板薬2剤投与が必要であった症例であった．既往歴に高血圧，糖尿病を認めており，厳重な全身管理も必要である．

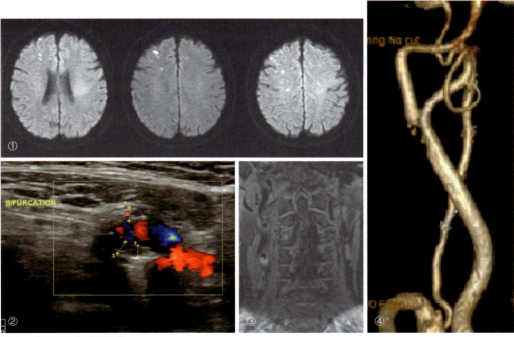

図 A　症例の画像診断結果
①：diffusion-weighted image（DWI）．右大脳半球の watershed area に散在性の脳梗塞を認める．
②：頸動脈超音波検査．潰瘍形成を含む右内頸動脈狭窄を認める．
③：BB-FSE 法．右頸動脈に hyper intensity のプラークを認める．
④：頸部 3CTA：右内頸動脈に潰瘍を含む頸動脈狭窄を認める．

ないが，それを示すエビデンスがない．

　脳梗塞発症の一次予防の観点から，高血圧は脳梗塞の発症に対して最大のリスクファクターである．わが国の研究では，収縮期血圧160 mmHg以上の患者の脳梗塞発症のリスクは3.46倍，拡張期血圧95 mmHg以上では3.18倍であった[11]．「高血圧治療ガイドライン（2014）」では，脳血管障害の降圧目標は，140/90 mmHg未満としており，両側頸動脈高度狭窄例や主幹動脈閉塞例では下げすぎに留意する必要があるとしている[12]．

　また脂質異常症に対しては，動脈硬化学会の脂質管理目標は，脳梗塞の一次予防ハイリスク群としてLDLコレステロール120 mg/dL以下，HDLコレステロール40 mg/dL以下，中性脂肪150 mg/dL以下が目標とされているが，スタチンは頸動脈プラークの安定化作用もあり，症候性の頸動脈狭窄症で血行再建術を必要としない症例でatorvastatinは投与効果が高く，脳卒中減少率が33％，主要な冠動脈イベントは43％低下し，頸動脈血行再建術も56％抑制したと報告されている[13]．ただし，本研究ではStroke Prevention by Aggressive Reduction of Cholesterol Levels (SPARCL)研究のサブ解析であるが，atorvastatin投与量が80 mgとなっており，国内承認上限20 mgを大幅に上回っている点で注意が必要である．

　頸動脈狭窄症は，複数の動脈硬化リスクファクターを合併し，虚血性心疾患，末梢動脈疾患を高頻度に合併している．狭窄症の超音波検査などを定期的に行って経過観察をしていくと，虚血性心疾患（心不全，心筋梗塞）や腎不全などを発症していく場合もあり全身の動脈硬化病変の検索も必要である．

文献

1) De Weerd M, et al：Stroke 41：1294-1297, 2010
2) Abbott AL：Stroke 40：573-83, 2009
3) 日本脳卒中学会脳卒中ガイドライン委員会（編）：脳卒中治療ガイドライン2015，協和企画，p223-224, 2015
4) Cote R, et al：Ann Intern Med 123：649-655, 1995
5) Kakkos SK, et al：Int Angiol 24：221-230, 2005
6) Ahn CM, et al：Heart Vessels 26：502-510, 2011
7) Markus HS, et al：Circulation 111：2233-2240, 2005
8) Wang X, et al：Int J Stroke 8：663-668, 2013
9) Wang JG, et al：Stroke 37：1933-1940, 2006
10) Amarenco P, et al：Stroke 35：2902-2909, 2004
11) Tanaka H, et al：Stroke 13：62-73, 1982
12) 日本高血圧学会高血圧治療ガイドライン作成委員会：高血圧治療ガイドライン2014，日本高血圧学会，2014
13) Amarenco P, et al：N Engl J Med 355：549-559, 2006

【佐藤慎祐】

Take Home Message（編集者より）

- 抗血小板療法に関しては，脳卒中急性期ではaspirinとclopidogrelの2剤併用療法が望ましい．

B 外科的治療

わが国において糖尿病症例や脂質異常症例の増加，高齢化などに伴い閉塞性動脈硬化症（下肢PAD）例が急増しており，虚血性心疾患や脳血管障害を併存するpolyvascular disease（PVD）を呈する症例も多い．このような背景から，頸動脈狭窄症にその原因があるアテローム性血栓性脳梗塞が増加してきている[1]．

頸動脈狭窄症に対しては1970年代から欧米において血管外科を中心として脳梗塞予防目的に頸動脈内膜剝離術（CEA）が推進されてきた．1990年代以降は大規模なrandomized control trialが次々と報告され，CEAが内科治療と比較して脳梗塞予防ならびに再発予防に有用であることが報告された[2,3]．本項では定型的なconventional CEAついて述べ，eversion法についても簡単に触れる．

1 CEAにおける術前評価

頸動脈狭窄症診断には前項に詳述されたように，形態学的には超音波検査（US），MRI（MRA），CT（CTA）が，機能的検査にはSPECTが主として用いられる．症状の有無が治療適応に大きく関係するため，神経症状を正しく評価しておく．眼症状を有する黒内障については見落とされることもあり，十分な問診を要する．合併症としての術後脳梗塞の際にも，術前との比較が必要であり，術前に神経内科医による評価を受けておくことが望ましい．

CEAを安全に行うためには，末梢側の病変範囲を正しく評価しておくことが重要であり，CTAにおいて病変の狭窄度のみならず，側面像で頸椎と病変の高さを評価する．病変が頸椎C2以上高位まで進展している場合には解剖学的制約から十分末梢側まで展開できないことが多く，CASの適応となる．またlipid coreやsoft plaqueを呈する症例ではUSやMRIによってプラーク性状の評価しておくことが望ましい．

2 conventional CEA（図1）

周術期の脳梗塞予防として十分な血圧のコントロールと抗血小板薬を術当日まで継続する．

術前にUSで内外頸動脈分岐部と病変の末梢側の位置をマーキングしておく．ある程度高位まで剝離が必要な場合には通常の胸鎖乳突筋の前縁に沿った縦切開ではなく，横切開で入ると展開がしやすい．

広頸筋を切離し，胸鎖乳突筋を後方へ圧排すると，carotid sheathが露出する．ここで顔面静脈を切離し，頸動脈を露出する．頸動脈剝離は各神経（頸神経ワナ，舌下神経，迷走神経など）を損傷しないように愛護的に行う．内頸動脈（ICA）を把持すると，塞栓による脳梗塞を引き起こしやすくなるため，同様に十分愛護的に行う．また洞性徐脈予防に内外頸動脈分岐部周囲に1% lidocaine 0.5 mL程度注入しておく．外頸動脈（ECA）は第一分枝である上甲状腺動脈をテーピング後，その末梢でテーピングする．ICAは術前評価の狭窄長を目安に十分末梢側でテーピングする．heparinは2,000〜5,000単位投与する．

脳血流維持を目的とするシャント使用については，全例使用施設から，選択的使用施設までさまざまである．大半においてはシャントなしでCEA可能であるが，筆者らの施設も含めてICA断端圧40 mmHg以下や，脳波の徐波化，急性期脳梗塞症例にはシャントを使用している施設が多い．各動脈遮断後，総頸動脈（CCA）から前面をICAの健常部まで縦切開する．シャントを用いる場合にはここで挿入する．シャントチューブはICA側から挿入しICAの逆流により出血させながら総頸動脈に挿入することで，塞栓の予防が可能となる．

中膜外膜の境目を目処に中枢側のCCA部分から剝離を開始するが，通常動脈切開部でそのとりかかりが得られる．末梢側に向かって剝離を進め，中枢側を全周性に剝離後，脱転可能なように剝離部を全周性に切離しておく．末梢側に剝離を進め，ECAはプラークを認めない場合には起始部で切離し，認める場合には

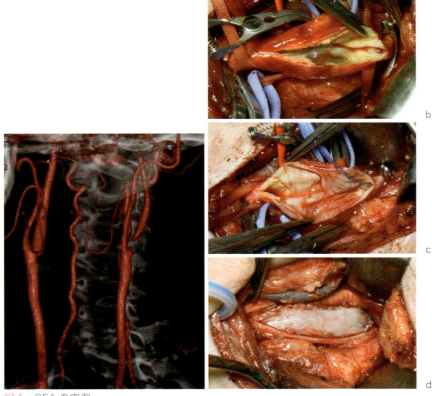

図1　CEAの実例
71歳男性．1ヵ月間からの繰り返す左黒内障を主訴に紹介受診．
a：CTA：左内頸動脈起始部に高度狭窄を認める．
b：動脈切開時．内頸動脈起始部にsoft plaqueを認める．ICA断端圧 48 mmHgでありシャントチューブなしでCEA施行．
c：血栓内膜摘除時．末梢側に自家静脈パッチとの間に5針結節縫合をかけている．
d：パッチ閉鎖後．術後10年再狭窄を認めていない．

eversion法を用いて起始部病変を除去する．ICA末梢に向かい剥離を進め，最終的にICAの遠位側でプラークが薄くなり段差なくとれる部位まで進める．移行帯がはっきりしない場合には全周性に切離して，数針6-0血管縫合糸で内膜固定を行う．プラーク摘除後，内腔面にヘパリン加生食をかけながら不安定な中膜線維を可能な限り除去する．

切開部をパッチ閉鎖するか直接縫合するか，パッチ材として自家静脈を用いるか人工血管を用いるか，いまだ結論は出ていない．筆者らは自家静脈パッチで閉鎖しており，縫合糸は6-0ポリプロピレン糸を用いている．まず末梢側のICAから閉鎖を始めるが，先端の5針結節縫合し狭窄予防とし，その後側壁を連続縫合して中枢側に向かう．中枢側は1針結節縫合で固定した後，側壁を連続で末梢に向かい，末梢側からの縫合糸と結紮して片側の縫合を終える．残り側の最後の2〜3針を残して，ECAの逆流を確認し，CCAからシャントチューブを抜去・血管鉗子で遮断し，最後にICAから血液を逆流させつつICAからチューブを抜去する．残りの部分を縫合しECA，CCAの順に遮断を解除し，最後にICAの遮断を解除する．血流再開後USや血管撮影により異常がないことを確認する．止血を十分に行い，closed drainを挿入して閉創する．術後動脈性の出血は気道閉塞に至ることから，動脈縫合部は入念に止血確認することは必須である．

3　eversion法

eversion法においても各動脈のテーピングまでは前述のとおりである．本法ではシャントチューブの使用はできないことから，シャントを要しない症例に限ら

れる．heparin投与後各動脈を遮断し，ICA起始部でCCAから離断する．離断端から肥厚した内膜を把持して外膜を末梢側へ（頭蓋内方向に向かって）折り返すように，内膜剝離を行う．十分中枢まで剝離すると病変内膜が抵抗なく引き抜け，内膜剝離が終了する．本法では末梢側の内膜固定は行えないので，十分高位まで慎重に内膜剝離を行う．反転しながら処置を行った外膜がいったん通常位置に戻ってしまうと内膜剝離断端を確認できなくなるので，十分注意が必要である．頭蓋内からの逆流を確認のうえ縫合に移る．通常の血管吻合と変わることはなく，6-0ポリプロピレン糸で離断したCCAと再吻合する．ICA側に空気や塞栓子が飛ばないように，先にECA側の遮断を解除し，その後にICAに血流再開する．止血を十分行いドレーンを挿入しておくことは通常のCEAと同様である．

　過灌流予防ために術後の血圧管理は厳格に行う．意識レベルの低下などを見た場合には出血や手術部位の血栓形成の有無を評価し，MRIやCTにより，脳出血・脳梗塞の評価も行う．第1病日，問題なければ抗血小板薬を内服開始する．術後半年ごとに再狭窄の有無や対側病変の進行の有無などをUSを用いて評価することが望ましい．

文献
1) Kimura K, et al：Cerebrovasc Dis **18**：47-56, 2004
2) North American Symptomatic Carotid Endarterectomy Trial Collaborators：N Engl J Med **325**：445-453, 1991
3) Executive Committee for the Asymptomatic Carotid Atherosclerosis Study：JAMA **273**：1421-1428, 1995

【重松邦広】

Take Home Message（編集者より）

- CEAは高度頸動脈狭窄症において脳梗塞の予防に最も有用な方法である．
- 病変がC2以上の高位病変はCEA困難でCASを考慮する．
- 断端圧40 mmHg以上では単純遮断で安全にCEAを行うことができる．

C carotid artery stenting の実際

1 治療戦略

　不安定プラークが示唆されるケースや急/亜急性期のケースでは，基本的に flow reversal 法と closed-cell stent の組み合わせとしている．flow reversal 法では 9 Fr と大径のガイディングカテーテルを必要とする（後述）ため，可能な限り大腿動脈からアプローチする[1]．ただし対側閉塞の場合は手技中の脳血流を確保するため，distal filter protection 法を原則にする．また筆者らの施設ではエイコサペンタエン酸（EPA）/アラキドン酸（AA）低値のケースへの EPA 製剤投与が有効であった[2]ため，EPA 製剤を投与しつつ tailored CAS を行う方針としている（図1）．

　flow reversal 法に関しては，周術期虚血合併症が最も少なく，また mobile plaque に対しての seatbelt & airbag technique[3]や，経皮超音波を併用での造影剤を使用しないステント留置[4]，direct road map[5]など，さまざまな応用があり大変有用であるが，煩雑さと 9 Fr 対応の止血デバイスがないことがマイナス要素となっている．

　血管内超音波に関しては，以前はほぼ全例で行っておりプラーク評価に非常に有用と考えているが，術前のプラーク評価に基づき tailored CAS を行うようになって以降はコストの問題もあり筆者らの施設では最近はほとんど行わなくなった．

　ステントは 10 mm 径のものを選択することが多いが，その場合はガイディングカテーテルの内径は 0.086 インチ以上のものが必要になる．下記に筆者の所属施設におけるセッティング例を提示する．

a distal filter/balloon protection 法

・8 Fr シース＋8 Fr Launcher®（0.090 インチ）/BriteTip®（0.088 インチ）
　または 6 Fr Shuttle ガイディングシース（0.087 インチ）
　上腕動脈穿刺の場合：
・6 Fr Shuttle ガイディングシース（0.087 インチ）

b flow reversal 法の場合

・9 Fr OPTIMO®（0.090 インチ）/9 Fr Cello®（0.090 インチ）

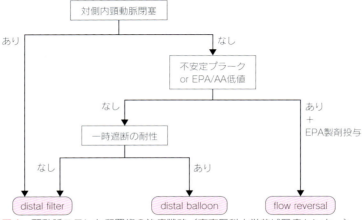

図1　頸動脈ステント留置術の治療戦略（東京医科大学茨城医療センター）
ステントは強い屈曲病変以外 closed cell type 使用．

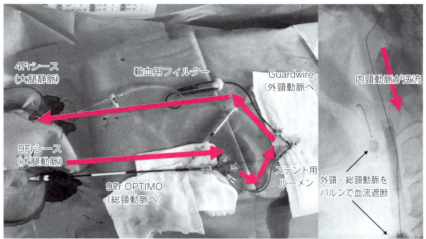

図2 flow reversal 法を行う場合のセッティング例

または 8 Fr OPTIMO®（0.080 インチ）/8 Fr Cello®（0.080 インチ）+ 5 Fr Guiding（ガイドワイヤ用）
または 9 Fr Mo. Ma Ultra®
さらに 4 Fr ショートシース（静脈への還流用・途中に輸血用フィルターを接続）（図2）

c バルンの選択

前拡張は 3.0〜3.5 mm の控えめな径のものを選択するが、狭窄度が高くない場合は前拡張を行わず direct stenting を行う場合もある．後拡張は目的血管径か、やや小さめのサイズを選択する．拡張は 30〜60 秒のことが多い．拡張が不十分な場合はバルン径を大きくするよりも小さめで高圧タイプのものを選択するほうが安全である．また度重なる後拡張は低血圧・徐脈だけでなく、虚血性合併症の危険性を増加させるため避けるべきである．

d ステントの選択

ステントはよほどの屈曲がない限り closed-cell ステントを選択している．また硬い病変で open-cell ステントを選択する場合があるが、硬い病変でのステントの内反変形が報告されており、注意を要する[6]．

ステント長に関しては正常部分〜正常部分までが基本となる．狭窄部を十分にカバーする長さのものを選択する．ステント径については、総頸動脈の径より 1 mm 程度太いものを選択する．

e その他、術中に注意すべき点

低血圧・徐脈に備えて、前拡張の直前に atropine sulfate 0.25 mg 静脈内投与、また残りの 0.25 mg と ephedrine 40 mg（生食 10 mL に溶解しておく）はいつでも静脈内投与できるようにしておく．特に後拡張時は低血圧・徐脈が起きやすい．これらはほとんどの場合で一時的であるが、ごくまれに数日続いたり、一時ペーシングが必要になることもある．

heparin で ACT が延長しない不応例では argatroban を投与する．

過灌流症候群の高リスク群では術中術後に INVOS® 等のモニタリングが望ましい．自験例からは術前の 10% 以上の上昇は危険な徴候と考えられ、鎮静し血圧を十分に下げる必要がある．逆に 10% 以上の低下は血流遮断に対する耐性が不十分であることを示唆するため、血流遮断を短時間にとどめるか、distal filter protection 法への変更を検討する必要がある．

2 手技の実際

a distal filter protection 法（図3）

局所麻酔下に右鼠径大腿動脈を穿刺し 6 Fr シャトルシースを挿入、コアキシャルカテーテルおよび 0.035 インチガイドワイヤ 180 cm を用いて総頸動脈に誘導する．（シャトル）シースの位置が決まった時点（heparin 投与後に動かすと穿刺部出血しやすくなるため）で heparin 5,000 単位を静脈内投与し、ACT を約 300 秒を

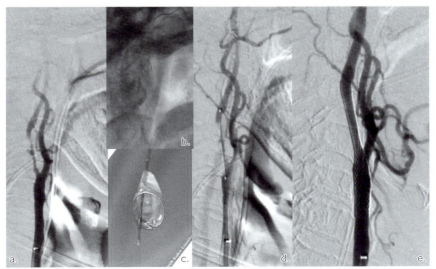

図3 distal filter protection 法
a：右頸部内頸動脈の高度狭窄病変（C3～C4 にかけての位置）.
b：FilterwireEZ® を展開したところ.
c：フィルターの開口部のワイヤのみ X 線不透過となっている.
d：distal filter protection は血流を温存したまま手技を遂行できるのが大きな利点である.
e：ステント留置後は拡張良好で血流が劇的に改善している.

目標に延長させる．術中塞栓防止のため，Filterwire EZ® を注意深く狭窄部を通過させ，内頸動脈遠位部に誘導する．先端は錐体部の手前までで十分であることが多い．ACT＞275 sec となっていることを確認したうえでフィルターを展開した後，造影を行い血管壁に密着していることを確認する．atropine を投与し ephedrine をスタンバイしたうえで，前拡張・ステント留置・後拡張を行う．低血圧・徐脈，slow/stop flow は後拡張の際に最も起きやすいため注意を要する．ステントの拡張が良好で確認造影で問題なければ回収用カテーテルで Filterwire EZ® の回収を行う．ごくまれにフィルターがステントに引っかかってしまう場合があるが，その際はガイディングカテーテルを慎重に進めたり，コアキシャルカテーテルで回収可能な場合がある．最後に確認造影を行いトラブルがないことを確認する．穿刺部は Angioseal® 6 Fr や Exoseal® 6 Fr あるいは用手圧迫を行う．

b flow reversal 法

右鼠径大腿動脈に 9 Fr シースを，左鼠径大腿静脈に 4 Fr シースを挿入留置．この時点で heparin 5,000 単位を静脈内投与し，ACT を約 250 sec を目標に延長させる．9 Fr OPTIMO®/CELLO® をコアキシャルカテーテルおよび 0.035 インチガイドワイヤ 180 cm を用いて総頸動脈に誘導する．OPTIMO® のトリプル Y コネクターの枝のほうから Carotid Guardwire を外頸動脈に誘導する．ACT＞250 sec を確認の後に Carotid Guardwire のバルンを inflation するが，バルンを上甲状腺動脈からの血流が来ない位置で inflation するように心がける．実際には頸動脈分岐部ギリギリで inflation しなければならないことが多い．自検例では 14.7％のケースで実際に内頸動脈の血流が得られず，distal balloon protection 法に切り替えている．

OPTIMO® の先端は Carotidwallstent を展開した際に干渉しないように十分下方にしておく．OPTIMO® のバルンを inflation し，逆流してくる血液は左鼠径の 4Fr シースへ還流させる（図2）．造影を行い内頸動脈の血流が確実に逆流していることを確認する．この際，経皮的超音波で逆流を確認するのも有用である．0.014 インチマイクロガイドワイヤを用いて病変部を通過させ，前拡張・ステント留置・後拡張を行う．これらをすべて経皮的超音波で行うこともでき（図4），造影剤をごく少量あるいは使用せずに行うことも可能である[4]．また通常筆者は PTA バルンに 20 mm 長のものを選択するが，造影剤非使用時には大きめかつ長めのバルンを使用すると inflation した際の形状で狭窄部の正確な位置を確認しやすい．ステントの拡張が十分であれば改めて用手で内頸動脈から血流を逆流させて静脈側に 40～80 mL 流した後に，まず外頸動脈のバル

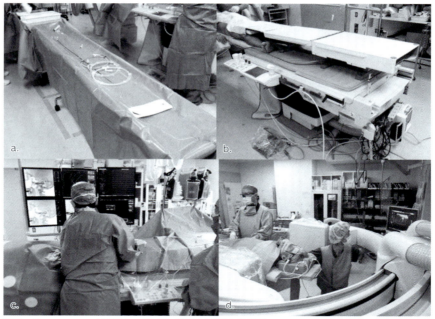

図4 flow reversal 法のセッテイングおよび術中の様子
A：カテーテル用の台．
B：術野を平らにするための台．
C：術野は整然と，モニターはバイタルを常に見えるようにしておく．
D：超音波ガイドで行う際は技師の被曝にも十分留意する．

ンを，次に総頸動脈のバルンを解除する．最後に確認造影を行いトラブルがないことを確認する．穿刺部は4 Fr シース等に入れ換えて約10分間用手圧迫した後に，Angioseal® 8 Fr や Exoseal® 7 Fr を用いて止血を行う．

3 術後管理

a 投与する薬剤

・argatroban 60 mg/48 時間
・抗菌薬
　内服薬も休薬せず継続する．

b 注意する合併症と必要な検査

・腎障害・消化管出血・コレステリン塞栓症：血液検査
・虚血性合併症や過灌流：MRI/MRA，脳血流シンチグラフィー
・頸動脈超音波検査：ステント内血栓や急性閉塞
・尿閉：特に atropine 使用例

頸動脈ステント留置術は手技としては比較的容易であり，頸動脈内膜剝離術と比して患者の負担も少ないが，扱っている血管が最重要血管であるため，合併症は大きなものになる傾向が強い．したがって頸動脈ステント留置術においては，周術期管理が手技そのものと同等以上に重要であることに留意していただきたい．

文献

1) 高下純平ほか：JNET **9**：108-114，2015
2) 澤田元史ほか：脳卒中の外科 **41**：36-45，2013
3) Parodi JC, et al：J Endovasc Ther **9**：20-24, 2002
4) 栗原伴佳ほか：JNET **8**：95-100，2014
5) 江面正幸ほか：JNET **9**：331-335，2015
6) 村上知義ほか：JNET **9**：260-265，2015

【大橋智生】

Take Home Message（編集者より）

● 頸動脈ステントの手技の実際に加え，flow reversal 法など endovascular 特有の血流保持方法にも理解を深めることができるだろう．
● 特に頸動脈ステントにおいては，脳梗塞という合併症が足かせになるため，それを減らそうという努力はその他の領域の intervention を行う術者にとっても重要な姿勢である．

体表エコーガイド下の血管内治療

血管内治療に体表エコーを用いるメリット

　筆者の所属施設（東京医科大学茨城医療センター）では，腎障害患者や造影剤リスクの高い患者に対して，非造影体表エコーガイド下頸動脈ステント留置術（CAS）を実施している．術前の頸動脈エコーにて狭窄病変が捉えられプラークの性状が評価できれば，造影剤の使用量を考慮するケースにおいて体表エコーガイド下の CAS は有効な手段となる．放射線被曝についても透視時間や撮影回数を減らすことになり，従来の CAS と比べ平均透視時間ならびに平均照射線量は有意に低く（$p<0.05$）被曝低減効果が期待できる．血管内のガイドワイヤなどの視認性もよいことから IVR 術者の操作に合わせ目的の血管へカテーテルを安全にナビゲーションすることが容易である．脳保護デバイス（embolic protection device：EPD）による血流方向の確認，in-stent plaque protrusion（ISPP）の確認，治療前後の血流の変化など造影剤を用いずに評価ができる．

体表エコーガイド下 CAS の実際

　表在エコー担当者は，放射線防護衣と鉛手袋を装着する．血管造影装置寝台にて患側内頸動脈病変と血管走行が把握しやすい位置を確認し，患者ポジションを IVR 術者と決定する．血管造影装置 C アームの固定位置によって，超音波装置を配置しモニター位置を調節する．IVR 術者用に超音波装置からの画像を血管造影装置モニターに出力させ，準備を整える．

　探触子（プローブ）操作においてはガイドワイヤの先端を描出しその動きに合わせて先端を追従する．この際，ガイドワイヤを見失わないように細やかなティルティングが要求され，リスクの高い可動性プラークや狭窄部を通過させる際には，より慎重に安全なルートナビゲーションをしなければならない．近位バルン型の EPD デバイスを使用する場合は，近位バルン拡張後の血流遮断の確認と内頸動脈血流の逆流評価を，カラードプラ法およびパルスドプラ法を用い流速レンジとゲインを適切に調整し正確に確認しなければならない．

　ステント留置後は，血流状態を評価し IVUS とともにステントの圧着，ISPP の有無の確認を行う．

体表エコーガイド下 CAS の問題点

　狭窄病変が高位にあり探触子を下顎後縁から大きく振ってアプローチする場合，X 線透視画像の位置情報と齟齬が生じないようあらかじめマーキングするなど，位置関係を一致させる工夫が必要である．血管造影装置 C アームの固定位置や左側病変の場合，表在エコー担当者の肢位が制約され，細かなパネル操作が容易に行えない問題もあり，超音波装置の小型化や探触子の無線化が望まれる．

　X 線透視下の操作とは異なり視野が狭い中での操作となるため IVR 術者と体表エコー操作者との円滑な意思疎通が必要不可欠であり，体表エコー操作者にも手技の理解と熟練が要求される．

【増田光一・大橋智生】

Take Home Message（編集者より）

- リニアプローブのよい適応となるぐらい表在であるため，頸動脈もエコーガイドが可能である．
- 実際の評価項目を本項で確認していただきたい．
- エコーガイドはすべからく検査技師と術者の信頼関係が最も大切となる．

bow hunter's syndrome

1978年にSorensenらは，アーチェリーの練習中に椎骨脳底動脈領域の脳梗塞を発症した症例を報告した[1]．著者らは，アーチェリーの構えが原因で椎骨動脈の狭窄を生じたと考察しており，bow hunter's stroke（弓使いの脳梗塞）と称している．すなわち，目標に向かって横向きに立ち，顔を左側に向けて弓を引いて狙いを定めるときに，右側の椎骨動脈が狭窄・閉塞する，というものである．椎骨動脈は鎖骨下動脈より分岐した後，第6頸椎のレベルで横突孔に入り，以後はこの孔を上行する．そして，第2頸椎で椎骨動脈孔から出て，大後頭孔から頭蓋内に入る[2]．この解剖学的な走行に起因していると考えられた．

これ以降，頭頸部の回旋によって椎骨脳底動脈領域の虚血症状をきたす病態を総称してbow hunter's syndrome（BHS）と呼ぶようになった．

分類

BHSは一次性BHSと二次性BHSに分類される．前者には，椎間板ヘルニアや骨組織異常（骨棘形成や特発性骨増殖症），靭帯，頸筋過形成，椎骨動脈解離などがあるが，骨棘形成が最も多い．後者には，頸椎症や手術に伴う合併症，頭頸部外傷，スポーツ事故などが含まれる[3]．C1/2レベルで狭窄・閉塞が起こる例が多いが，C5/6，C6/7レベルでの報告もある[4]．すべての年齢層に起こりうるが，50歳代から70歳代で多く報告されており，女性よりも男性が多い．

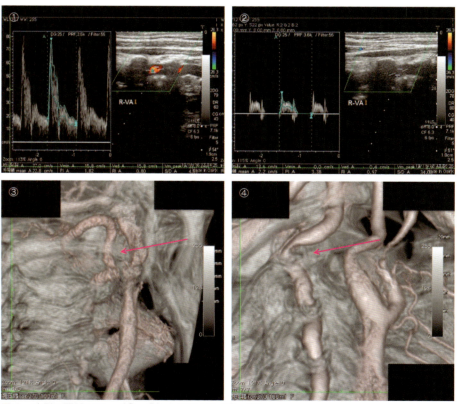

図A　症例の頸部エコー（①，②）と造影CT（③，④）

（梅本朋幸：Bow hunter stroke．Endovascular Therapy 3 エキスパートはこう考える，中村正人（編），メジカルビュー社，p30，2012より転載）

症状および診断

　頭頸部の回旋や伸展により，めまいやふらつき，前失神などの一過性脳虚血発作や脳梗塞を生じる．頭部を正中位に戻すと，症状が改善する点も特徴である．虚血症状の出現は，主に物理的な圧迫による血流低下によるが，圧迫部位での血管解離や血栓形成が生じることもある．
　診断は，頭部回旋時の症状出現と椎骨動脈の血流低下の両者を証明することによる．血管造影検査や体表ドプラエコーが用いられる．最近ではCTAやMRAなどの画像検査も行われているが，迅速性・正確性の点で血管造影検査が標準的検査とされている[3]．

治療

　保存的治療としては，頸椎カラーなどを用いて，首の回旋を制限する治療法がある．血栓形成予防目的に，抗血小板療法が行われることもある．外科的治療としては，頸椎後方固定術や椎間孔を拡大する手術などがある[5]．自然軽快する例もあるため，治療適応を見極める必要がある[4]．

症例提示

　71歳女性でめまい，ふらつきを自覚しこれらを主訴として外来受診した．高血圧，脂質異常症の既往あり．
　Holter心電図や頭部MIRI検査などの精査が行われたが，原因不明であった．その後も症状が持続するため，心療内科受診を勧められ向精神薬を内服していた．症状の発現頻度が増加し，前失神も認めるようになったため，頭部CT/MRI，Holter心電図検査など精査されるも原因は不明であった．症状出現時の状況を詳細に尋ねたところ，首を左に回すと症状が増悪することが判明した．このため，頭部エコー検査施行時に，正中位（図A①）と左回旋位（図A②）の所見を比較したところ，正中位では正常であった右椎骨動脈の流速が，左回旋位において著明に低下し，耳鳴・めまい症状を伴っていた．造影CT検査でも，正中位（図A③）と比較して，左回旋位（図A④）において骨棘により右椎骨動脈が著明に圧迫されている所見を認めた．以上より，BHSと診断した．
　本人の希望もあり外科手術は行わず，安静と抗血小板薬内服で経過となっている．

　めまい・耳鳴など不定愁訴として扱われているケースは少なからず存在するため，丁寧な問診および診察を行い，BHSの可能性を念頭に精査することが重要である．

文献
1) Sorensen BF：Neurosurgery **2**：259-261, 1978
2) Hanakita J, et al：Neurosurgery **23**：228-232, 1988
3) Duan G, et al：Intervent Neurol **5**：29-38, 2016
4) 田中将平ほか：臨床神経 **52**：34-37，2012
5) 藤本京利ほか：脳卒中の外科 **38**：174-180，2010

【梅本朋幸】

Take Home Message（編集者より）
- 今回紹介された症例のみならず，体位変換に伴った虚血誘発という概念は重要である．

第Ⅳ章

鎖骨下動脈狭窄症

総論

1 疾患概念

鎖骨下動脈狭窄症の明確な診断基準はなく，その定義はいまだに定まっていない．症候性のものから無症候性鎖骨下動脈狭窄症も存在する．過去の報告では上腕動脈収縮期圧の左右圧較差を基準に報告しているものが多い．たとえば，血管造影検査をゴールドスタンダードとして，左右の上腕動脈の収縮期血圧圧較差を15 mmHg以上認める場合，感度は比較的低いものの，高い特異度で鎖骨下動脈狭窄症を診断できると報告されている[1]．感度があまり高くない要因としては，鎖骨下動脈狭窄では十分な圧較差を認めないことがあること，また両側鎖骨下動脈狭窄の場合は鎖骨下動脈狭窄がありながら圧較差が生じないことが挙げられる．しかしながら，両側の上腕動脈血圧測定は簡便に施行でき，新規に高血圧症と診断された患者に対しては，その施行が推奨されている．一方で，実地臨床では十分施行されているとはいいがたい．盗血現象などで有症候性の場合はもちろん，無症候性であっても，両側上腕動脈の左右差が15 mmHg以上ある場合は，血管疾患やその死亡の有意なリスクファクターとされており[2]，鎖骨下動脈病変を理解するうえで重要である．

本項では，上肢血圧の15 mmHg以上の圧較差を有するものを鎖骨下動脈狭窄症とし，議論を進めていきたい．

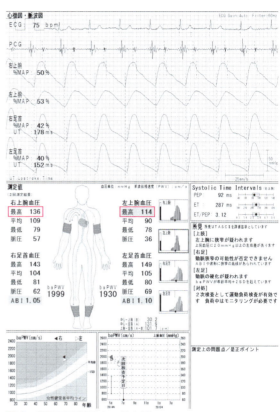

図1 鎖骨下動脈狭窄の検査例
ABI値は正常であるが，左上肢血圧が右上肢に比べると20 mmHg以上低い．ABI値のみ注目していると見逃しがちである．また両側鎖骨下動脈狭窄症に加え，下肢閉塞性動脈硬化症も併存するとABI値は偽正常化することもあるので圧波形にも注目するように心がける．

2 疫学

鎖骨下動脈病変の主な原因は動脈硬化性病変とされている．その他，血管炎，放射線治療に伴う炎症，線維筋性異形性，圧迫症候群などの原因が挙げられるが，動脈硬化性病変と比較するとまれである．そのため，鎖骨下動脈狭窄症を認めた際には，いわゆるpolyvascular disease（PVD）を意識して診療を行う必要がある．一般人口において，鎖骨下動脈狭窄症の頻度は3〜4％程度とされている[1]．一方，下肢閉塞性動脈硬化症を有する患者においては，11〜18％の頻度で鎖骨下動脈狭窄症を認めたと報告されている[3]．逆に鎖骨下動脈狭窄症を有する患者において，冠動脈疾患は50％，下肢閉塞性動脈硬化症は27％，頸動脈狭窄症は29％の頻度で合併することが報告されている[4,5]．このように鎖骨下動脈狭窄症はPVDの1つであり，その存在を認めた場合，全身血管の検索が強く推奨される．

しかしながら，鎖骨下動脈狭窄症自体の大部分は無

症候性である．カテーテル治療や外科治療を必要とする症例は全体の10％未満といわれている．無症候性病変の症状に関する自然歴については，その予後は良好とされており，平均42ヵ月の経過観察期間で無症候性の鎖骨下動脈狭窄症の多くは無症候性のままであったと報告されている[6]．また，原因ははっきりしていないが，右鎖骨下動脈よりも左鎖骨下動脈病変のほうが4倍多く認められると報告されている[7]．

3 診断

有症候性の症例については，画像検索を行い，その診断を確定することができる．しかし前述のとおり，そのほとんどが無症候性である．日常診療において，両側の上腕動脈の血圧測定を心がける必要がある．ABIを測定する際にABIのみに注目せずに各血圧も注視することも重要である（図1）．診断の詳細については，別項を参照していただきたい．

4 治療

血行再建を行う場合，カテーテル治療と外科手術が選択肢として挙げられる．詳細は別項を参照していただきたい．わが国からカテーテル治療の成績（SCALLOP registry）が報告されているが，手技成功率が96.8％，周術期合併症が9.2％，一次開存率が1年で90.6％，3年で83.4％，5年で80.5％であり，良好な治療成績であった[8]．

内服治療については，スタチン投与がカテーテル治療後の再狭窄を減らすという報告があるが[9]，鎖骨下動脈狭窄症に対して有効とされる内科的治療の十分なエビデンスは乏しい．これは，鎖骨下動脈狭窄症の多くが無症候性であるためかもしれない．しかしながら，PVDの1つと考えた場合，下肢閉塞性動脈硬化症と同様に禁煙やACE阻害薬による降圧療法，スタチンによる脂質管理が予後を改善する可能性はあると考える[10-12]．

5 予後

鎖骨下動脈狭窄症を有する患者は，対照者に比べて，その予後は有意に不良で，有意な予後予測因子と

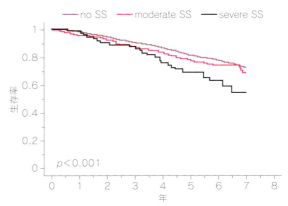

図2 鎖骨下動脈狭窄症の重症度による生存率の比較
（Aboyans V, et al：J Am Coll Cardiol **49**：1540-1545, 2007 より引用）

されている[2,13]．さらにその重症度によって予後は有意に悪化すると報告されている[13]（図2）．わが国のカテーテル治療による血行再建を要した患者を対象としたSCALLOP registry[8]では5年死亡率が21％と報告されているが，これは冠動脈疾患や下肢閉塞性動脈硬化症患者のそれと同等である．死因の半分は心血管疾患であり，また冠動脈疾患や心不全が独立した予後因子であることから，やはりPVDを意識したうえでの管理が重要と思われる．さらに，鎖骨下動脈狭窄症の中でもcritical hand ischemiaの症例はさらに予後不良であり，1年生存率が約60％と報告されている[14]．

以上，鎖骨下動脈狭窄症の総論について述べた．鎖骨下動脈狭窄症の多くは無症候性ながら，その存在自体は予後に関連する．そのため，忙しい日常診療の中でも，両側の上腕動脈での血圧測定を行うことを心がける必要がある．明確な診断基準はなく，その定義もあいまいではあるものの，左右上腕動脈収縮期血圧比較差から鎖骨下動脈病変を疑った場合，鎖骨下動脈狭窄症のみならず，全身血管の検索を行い，心血管危険因子の是正に努めることが重要である．

文献

1) English JA, et al：Catheter Carduiovasc Interv **54**：8-11, 2001
2) Clark CE, et al：Lancet **379**：905-914, 2012
3) Gutierrez GR, et al：Angiology **52**：189-194, 2001
4) Rodriguez-Lopez JA, et al：Ann Vasc Surg **13**：254-260, 1999
5) Brountzos EN, et al：Cardiovasc Intervent Radiol **27**：616-623, 2004
6) Schillinger M, et al：J Endovasc Ther **9**：139-146, 2002
7) Ochoa VM, et al：Vasc Med **16**：29-34, 2011
8) Soga Y, et al：J Endvasc Ther **22**：626-633, 2015

9) Mousa AY, et al：J Vasc Surg **62**：106-114, 2015
10) Donnelly R, et al：Eur J Vasc Endovasc Surg **23**：100-107, 2002
11) The Heart Outcomes Prevention Evaluation Study Investigators：N Engl J Med **342**：145-153, 2000
12) Aung PP, et al：Cochrane Database Syst Rev **4**：CD000123, 2007
13) Aboyans V, et al：J Am Coll Cardiol **49**：1540-1545, 2007
14) Tomoi Y, et al：J Endovasc Ther **23**：717-722, 2016

【平森誠一・曽我芳光】

Take Home Message（編集者より）

- ABIを施行した際には，上肢の圧較差にも注目していただきたい．

2 診断

1 治療の目的（インターベンション治療）

鎖骨下動脈狭窄症はインターベンションで治療をされることが多いため，本項ではインターベンションをするうえで知っておくべき鎖骨下動脈の解剖，血行動態という視点で記述する．

一般的な鎖骨下動脈狭窄に対するインターベンションの目的は下記のとおりである．血管造影上の狭窄度や圧較差の程度のみでは治療適応は決定されない．
① 上肢虚血症状の改善
② 脳虚血症状（subclavian steal syndrome）の改善
③ 冠動脈バイパス術（CABG）後の内胸動脈への血流確保（心筋虚血の改善）
④ 透析患者のバスキュラーアクセスに対する血流確保

実臨床において，鎖骨下動脈の単独病変で上肢虚血症状や脳虚血症状を呈する頻度はまれで，またこれらの症状は経過観察しているうちに消失することも多く，実臨床の治療目的の多くは③ないし④となる．

診断はABIにて上肢血圧の左右差を確認し，造影CTないしMRIにて容易に診断できる．画像検査では鎖骨下動脈病変の正確な位置，形態，病変長，分枝との関係性を評価でき，インターベンションの治療戦略を決定するうえで必須の情報となる．

2 解剖

Bovine archなど大動脈弓からの分岐異常は比較的よく遭遇するが，鎖骨下動脈に限れば，ほとんどの症例において右鎖骨下動脈は腕頭動脈より開口し，左鎖骨下動脈は大動脈より直接開口し，それ以外の分岐異常に遭遇することは極めてまれである．大動脈弓部の分岐は3本の頸部分枝の分岐高さにより通常type1〜3に分類される（p313参照）．大腿動脈アプローチで治療を行う場合，左鎖骨下動脈狭窄ではデバイスのデリバリーが問題となることは少ないが，type 3の大動脈弓を有する症例の右鎖骨下動脈狭窄の治療を行う場合は，ガイドシースの挿入に難渋することがあり，上肢と下肢のどちらのアプローチが容易に治療を完遂できるかを治療前の画像検査にて検討しておく必要がある．

鎖骨下動脈病変の多くは椎骨動脈分岐前に存在し，傍椎骨動脈病変や，椎骨動脈分岐後の病変は少ない．

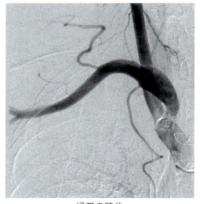
通常の肢位

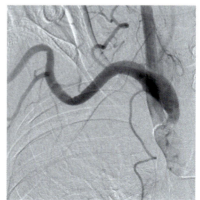
肩を拳上した状態

図1　肢位を変化させたときの右鎖骨下動脈造影
肩をすぼませるような肢位をとると，鎖骨下動脈近位部の走行はほぼ変化しないが，遠位部から腋窩動脈は大きく屈曲する．

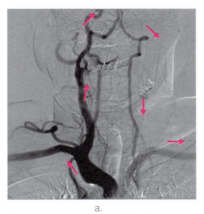
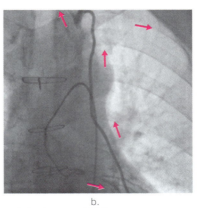

図2　subclavian steal 現象と coronary-subclavian steal 現象

鎖骨下動脈に狭窄を有する場合の患側上肢の血流は，対側の椎骨動脈の血流が脳底動脈部より患側椎骨動脈を逆流することにより灌流される（a）．また CABG 後の患者にグラフトとして使用した内胸動脈側の鎖骨下動脈に狭窄が出現した場合，バイパスを吻合している冠動脈が完全閉塞でなければ，冠動脈からバイパスとなる内胸動脈を逆行し患側上肢や患側椎骨動脈への血流が維持される（b）．

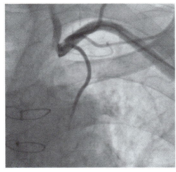
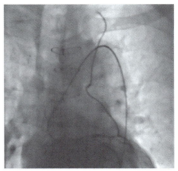
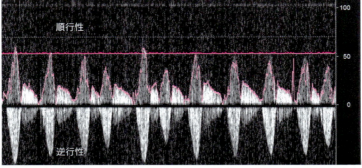

図3　左内胸動脈を使用した冠動脈バイパス術後に左鎖骨下動脈閉塞をきたした患者の左上肢アプローチによる鎖骨下動脈造影（a）と大腿動脈アプローチによる冠動脈造影（b），および flow wire による左内胸動脈の血流評価（c．VOLCANO 社の Combo Wire[R] による測定）

左上肢アプローチでの内胸動脈造影では順行性の造影は冠動脈まで到達しないが，冠動脈造影では内胸動脈は逆行性に全長が造影される．内胸動脈に順行性に挿入された flow wire の評価では収縮期には内胸動脈に逆行性の血流が，拡張期には順行性の血流が認められるが，その血流速度は逆行性が大きく，coronary subclavian steal 現象をきたしていることがわかる．

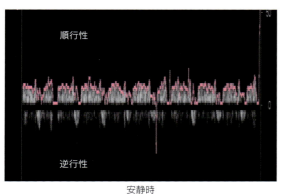 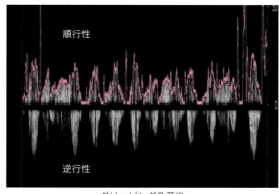

図4 椎骨動脈血流のflow wireでの評価
安静時には椎骨動脈は順行性の血流が優位だが，患側上肢のグリッピング負荷を行うと椎骨動脈は逆行性の血流が大きくなる．

血管造影では，右は腕頭動脈からの分岐部および椎骨動脈分岐位置を，左は大動脈からの分岐部および椎骨動脈の分岐位置を明瞭にする必要がある．撮影方向に関しては，腕頭動脈から右鎖骨下動脈の分離が特定しづらい場合もあり，それぞれの分枝を分離できる最適な角度をあらかじめ造影CTなどで決めておき撮影すればよい．鎖骨下動脈狭窄が血行動態的に有意であれば，患側上肢の血流は対側椎骨動脈が脳底動脈部より患側椎骨動脈を逆流し維持されるsubclavian steal 現象を血管造影で確認できるが，治療を行ううえで必須の検査ではない．

鎖骨下動脈は血管長が長く，また腋窩動脈に近づくと，上肢の肢位による可動性を有する血管である．このため解剖学的には近位部はバルン拡張型ステントでも問題ないが，末梢の病変であれば，その可動性を考慮すると自己拡張型ステントが適していると思われる（図1）．

3　血行動態

治療の適応は鎖骨下動脈狭窄により上肢，脳，心筋，いずれかの虚血を呈している場合に限定される．前述のように，上肢虚血，脳虚血という点では，多くの場合無症状であるため，圧較差の程度に関係なく治療の適応にはならないことが多い．冠動脈バイパス術後の内胸動脈への血流確保（心筋虚血の改善）が治療目的であれば，狭心症の有無やトレッドミル負荷試験，心筋シンチ，dobutamine負荷心エコーなど心筋虚血の機能的評価や，心負荷時の脳や上肢の虚血症状の評価を行い治療適応を判断する．バスキュラーアクセスへの血流維持が目的であれば，通常病変の圧較差がどのくらいで治療適応になるかに関して明瞭な基準はなく，十分なシャント血流が維持されているかどうかを血管エコーやABIなどで評価しつつ透析医と相談のうえで治療適応を決定する．

4　subclavian steal 現象とcoronary-subclavian steal 現象

鎖骨下動脈狭窄を有する患者の場合，血行動態を理解するうえでは，①大動脈―健側鎖骨下動脈―健側椎骨動脈―患側椎骨動脈―患側鎖骨下動脈で形成される血流の環を，またCABG後の患者であれば，さらに②大動脈―冠動脈―内胸動脈―患側鎖骨下動脈で形成される環の血流の方向性や血流量などの理解が必要になる（図2）．

これら2つの環のうち，患側椎骨動脈と内胸動脈の血流の方向は，鎖骨下動脈，椎骨動脈，冠動脈の狭窄度の程度により規定される周辺動脈の相対的な血圧の高低によって決まる．これは椎骨動脈や内胸動脈へflow wireを直接挿入するか体表エコーにて評価可能である（図3）．またその血流量はそれぞれの臓器の酸素需要の変化（上肢の運動，心拍数の上昇など）による規定される（図4）．

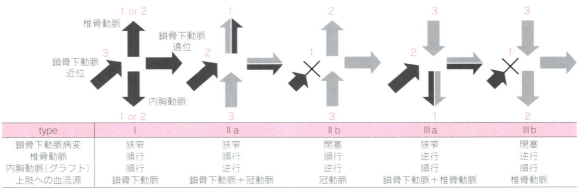

図5 CABG施行後患者における鎖骨下動脈狭窄ないし閉塞による椎骨動脈および内胸動脈の血流の方向に関する分類（山田分類）

矢印は血流の方向を，数値は各々の部位での血圧の強弱関係を表す（それぞれの圧は鎖骨下動脈狭窄度，椎骨動脈や内胸動脈内の狭窄の有無と程度，左右椎骨動脈の優位性，バイパス吻合部より近位の冠動脈狭窄の程度などにより決定される）．また黒矢印は鎖骨下動脈の順行性からの血流を，灰色矢印は椎骨動脈ないし冠動脈からスチールされた血流を，黒＋灰色矢印は鎖骨下動脈の順行性血流と椎骨動脈ないし冠動脈からスチールされた血流の混合を示す．鎖骨下動脈病変に対するインターベンションの際には，typeⅠ/Ⅱでは椎骨動脈は順行性の血流を呈するため前拡張などの際に脳塞栓症のリスクが高くなり，typeⅠ/Ⅲでは冠動脈への塞栓症のリスクが高くなると思われる．

　これら2つの環内の血流方向は，鎖骨下動脈の順行性血流の有無，患側椎骨動脈および内胸動脈の血流方向により，主に5つの血流パターンに分けられる（図5）．患側鎖骨下動脈から分岐する椎骨動脈が順行性の血流である症例（ⅠないしⅡ）におけるインターベンションの際は，椎骨動脈が逆流している場合と比較し前拡張などの際に脳塞栓のリスクが存在することに注意する必要がある．同様に内胸動脈が順行性の場合（ⅠないしⅢ）は冠動脈への塞栓症に注意する必要がある．

【山田典弘】

Take Home Message（編集者より）

- 冠動脈バイパス術後の内胸動脈と椎骨動脈を含めた血行動態の理解が重要である．

3 治 療

A 内服治療

　鎖骨下動脈狭窄症の薬物療法においては，ACC/AHAの末梢閉塞性動脈疾患の治療ガイドラインの改訂版が2011年に，日本循環器学会からの治療ガイドラインの改訂版が2015年にそれぞれ発表されており，同ガイドラインに基づいて治療を行うのが望ましい．

　特異的な薬物治療はないため，糖尿病，高血圧，脂質異常，喫煙などのリスクファクターに対しての薬物治療に加えて，抗血小板療法は，心血管イベントのリスクを減少する（ACC/AHAガイドライン：ClassⅠ，エビデンスレベルA）ことから，その使用が推奨されている．内服治療の対象としては，強い上肢の虚血症状や脳虚血を有さない症例で，ここでは抗血小板薬について中心に述べる．

　閉塞性動脈疾患の治療における，各抗血小板薬の臨床現場での使用方法・頻度としては，1剤，2剤がそれぞれ約35％，3剤は約20％で，beraprost，cilostazolが約40％，aspirin 32％，eicosapentaenoic acid（EPA）19％，sarpogrelate 17％という日本の統計がある．以下にそれぞれ各薬剤の特徴を述べる．

1 aspirin

　間欠性跛行または重症肢虚血，下肢血行再建術歴（血管内ステント留置術または外科的）や下肢虚血による切断術歴のある人を含む，症候性アテローム性の下肢末梢動脈疾患（PAD）の患者に対し，心筋梗塞や脳卒中，血管死リスクを減少する，安全で効果的な抗血小板療法として推奨される（ACC/AHAガイドライン：ClassⅠ，エビデンスレベルB）．虚血による症状としての跛行や安静時痛・潰瘍に対する有用性のエビデンスは示されていない．

2 cilostazol

　間欠性跛行に対する有用性のエビデンスを有する薬剤（エビデンスレベルA）で，バイパス術後のグラフト開存性に関して，ticropidineと同等の有効性が報告されている．日本の大規模臨床試験CSPSⅡでは，aspirinと比べ脳卒中予防の優位性が示されており，心不全を持たない患者の脳卒中予防として推奨される．

3 clopidogrel

　CAPRIE試験でaspirinと比較し，心血管イベントの発症率に対する有効性が示され，aspirin投与不可能なPAD患者に対して代替となる安全で効果的な抗血小板療法として推奨される（ACC/AHAガイドライン：ClassⅠ，エビデンスレベルB）．

4 eicosapentaenoic acid（EPA）

　PADの患者で症状改善に関するエビデンスはないが，低HDL血症と高トリグリセリド血症を有する患者において，EPAの投与が推奨されている（日本循環器学会ガイドライン2015：ClassⅡa，エビデンスレベルB）．

5 prostaglandin（PG）

血管拡張作用，血小板凝集抑制作用を有する薬剤で，重症下肢虚血に対して Class IIb（日本循環器学会ガイドライン）である．beraprost は，間欠性跛行に関する有用性は確立されていないが，メタアナリシスでイベント発生抑制が示されている．また，alprostadil の注射投与は，重症下肢虚血患者の冷感・疼痛の症状改善を目的として使用される．間欠性跛行やイベント抑制に対しての有用性に関しても確立したエビデンスはなく，患者背景による有効性の違いが示唆されている．

6 sarpogrelate

セロトニン2型受容体（5-HT$_2$受容体）に対する拮抗作用により血小板凝集抑制作用，血管収縮抑制作用などを示す．日本人の間欠性跛行に対する歩行障害の改善や安静時疼痛，潰瘍の改善効果が報告され，血圧や心拍数への影響が少なく臨床では使用されやすいが，エビデンスは乏しい．

以上，日本人の末梢閉塞性動脈疾患のエビデンスはまだ少なく，また欧米でも多くは下肢 PAD を対象にしたエビデンスである．鎖骨下動脈狭窄症の内服治療について，末梢閉塞性動脈疾患の一環として治療を解説した．

【松本真明】

Take Home Message（編集者より）

- 鎖骨下動脈狭窄症は下肢 PAD と異なり脳卒中発生に関与すると考えられるが，その内服治療のエビデンスは未だほぼない．今後の研究に期待したい．

B 外科的治療

鎖骨下動脈狭窄症の治療は現在，血管内治療で行われることがほとんどであり，外科的治療を必要とする症例は少ない．一方で，胸部ステントグラフト内挿術（thoracic endovascular aortic repair：TEVAR）における，左鎖骨下動脈 debranch の際に，鎖骨下動脈の再建を行うことがあるため，外科的治療に習熟しておく必要がある．鎖骨下動脈の再建には腋窩-腋窩動脈バイパス，総頸-鎖骨下動脈バイパス，総頸-鎖骨下動脈吻合術（translocation）などの再建法がある．

1 腋窩-腋窩動脈バイパス

頸動脈の遮断が不要であるため，左鎖骨下動脈 debranch の際にも腋窩-腋窩動脈バイパスがよく用いられる．腋窩動脈の露出およびバイパス手技はまず習得しなければならない手技である．

a 腋窩動脈の解剖

腋窩動脈は3つの部分に分けることができる．第1部は第1肋骨外縁から小胸筋の内側縁まで，第2部は小胸筋の背側を走行する部分，第3部は小胸筋の外側円から大円筋の外縁までの部分である．腋窩動脈第1部は，閉塞性動脈硬化症の患者においても，狭窄性変化をきたしにくく，また上肢運動の影響を受けにくいため，腋窩-腋窩動脈バイパスの吻合部に用いられる．

b 腋窩動脈第1部の露出

体位は仰臥位とし，上肢を外転位とする．鎖骨中枢端から鎖骨長の1/3外側から，鎖骨の1横指（2cm）尾側で鎖骨に平行に6〜7cmの皮膚切開を行う（図1）．皮下組織，大胸筋筋膜を切開し，直下の大胸筋を筋束に沿って鈍的に分けると鎖骨胸筋筋膜に達する．術野の外側に小胸筋が確認できる．小胸筋は外側に牽引する．鎖骨胸筋筋膜を切開し脂肪織に入っていくと，血管神経鞘が確認できる．小胸筋内側縁付近には腋窩動静脈から分岐する胸肩峰動静脈が確認できる．血管鞘を切開するとまず腋窩静脈が確認できる．腋窩静脈の分枝を数本結紮切離すると，腋窩静脈の上奥に腋窩動脈を確認できるので，剝離しテーピングする．

腋窩動脈をクランプする際，背側に腕神経叢が存在するため，神経損傷しないように十分注意する．小胸筋を切離する場合，胸肩峰動静脈を結紮切離する際は外側胸筋神経を損傷しないように注意する．

c 腋窩-腋窩動脈バイパス

両側腋窩動脈を露出したら，トンネラーを用いて大胸筋の直上で皮下トンネルを作製する．皮下トンネル作製後，heparin 投与（heparin 50単位/kg 静注）を行

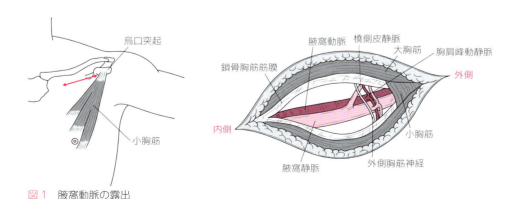

図1　腋窩動脈の露出

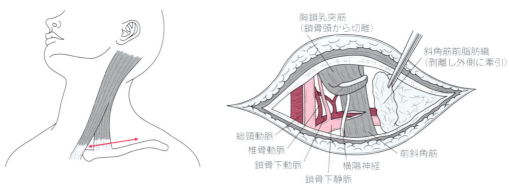

図2 鎖骨下動脈および総頸動脈の露出

う．腋窩動脈をクランプし，15 mm 程度の吻合口を作製，人工血管をコブラヘッド状に形成し端側吻合する．筆者らの施設では heel をパラシュート縫合として，全周性に連続縫合で吻合している．

2 総頸動脈-鎖骨下動脈バイパス，総頸動脈-鎖骨下動脈吻合術

総頸動脈の遮断が必要となるため，術前に頭蓋内の血流評価（側副血行路の確認）を行う必要がある．

a 総頸動脈の露出

頸部を伸展位とし，頭部を手術側と反対側に向ける．肩の下に枕を入れると，さらに頸部が伸展できる．胸鎖乳突筋の前縁に沿って皮膚切開を行う．広頸筋を切開し，胸鎖乳突筋の前縁で深頸筋膜の被包葉を切開する．胸鎖乳突筋を鋭的に剝離し，血管鞘から分離する．血管鞘を肩甲舌骨筋の頭側で切開すると，内頸静脈が確認できる．内頸静脈に前方から合流する顔面静脈は結紮切離し，内頸静脈前縁を剝離していくと，後方に総頸動脈が確認できるため，剝離テーピングする．通常，総頸動脈の背側には迷走神経が走行しているため，損傷しないように注意する．

b 鎖骨上横切開による鎖骨下動脈，総頸動脈露出

鎖骨の1〜2 cm 頭側で，鎖骨と平行に鎖骨頭部から外側へ8 cm 程度皮膚切開を行う（図2）．総頸動脈の露出が困難であれば，胸鎖乳突筋の前縁に沿って皮膚切開を頭側に延長する．皮下組織，広頸筋を切開し，外頸静脈を結紮切離，肩甲舌骨筋を切離する．胸鎖乳突筋の鎖骨頭を切離すると斜角筋前脂肪織を確認できる．斜角筋前脂肪織を剝離し外側によけると，前斜角筋が確認できる．前斜角筋の前面，内側縁寄りに横隔神経が走行しているため，愛護的に剝離しテーピングする．前斜角筋を第1肋骨への停止部で切離し，鎖骨下動脈をテーピングする．

総頸動脈-鎖骨下動脈吻合術の場合は左鎖骨下動脈を中枢まで剝離していき，椎骨動脈，内胸動脈，甲状頸動脈をそれぞれテーピングする．内胸動脈を結紮切離し，椎骨動脈よりも可及的に中枢側で鎖骨下動脈を切離し，総頸動脈に端側吻合する．

文献

1) Valentine RJ, et al：重要血管へのアプローチ 外科医のための局所解剖アトラス（第2版），メディカル・サイエンス・インターナショナル，2005
2) 古森公浩（編）：血管外科 基本手技アトラス（第2版），南山堂，2014

【関本康人・原田裕久】

Take Home Message（編集者より）

- さまざまな血行再建法がある．
- 神経損傷に注意する．

C カテーテル治療

1 血管造影

正確に病変を描出すること，至適なアングルを決定することが重要である．術前に造影CTを行うことが望ましい．特に病変と鎖骨下動脈起始部，椎骨動脈，内胸動脈との関係を把握することが重要である（図1）．

2 カテーテル治療

鎖骨下動脈に対するカテーテル治療としては，ステント留置術を標準治療と考える[1]．

a アプローチサイト

病変における圧較差も容易に測定することが可能となること，またステント留置時に正確に造影できることから，大腿動脈と，橈骨動脈（上腕動脈）を用いた両方向性が望ましい．

b 病変の通過

慢性完全閉塞性病変（CTO）において，ワイヤの通過した場所を把握することは重要である（図2）．IVUSが通過する場合はIVUSで確認しながらの手技がよい．

c 前拡張

塞栓症を防ぐためダイレクトステントが望ましい．ステントが通過しない場合は，2 mm径のバルーンで病変を拡張し，脱気する際に6 Frシースを進めることで，ステント留置するまで椎骨動脈の逆行性の血流を保つことができる．確実に椎骨動脈の逆行性の血流を保つためには，"sheath rendezvous method"が報告されている[2]．

d ステントの選択

正確な位置決めが重要であることから，balloon expandable stent（BES）を用いることが多い．血管損傷の危険性がある場合はself expanding stent（SES）を

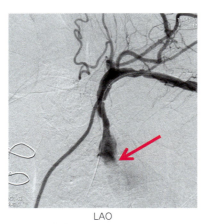
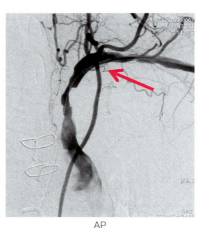

LAO　　　　　　　　　AP

図1　血管造影
LAO viewでは，大動脈弓部を正面で捉えるため起始部が同定しやすい．AP viewでは内胸動脈と椎骨動脈の位置関係が把握しやすい．

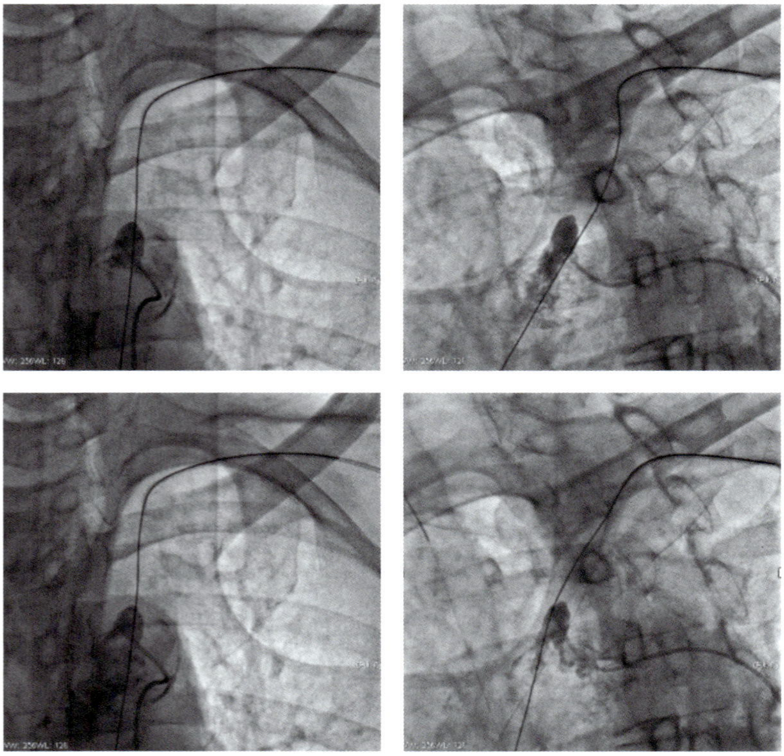

図2 病変の通過
AP view で CTO 病変の通過に成功した（a）ので，LAO view で確認すると，ワイヤが偽腔を通過していることがわかる（b）．再度ワイヤリングを行い AP view でも LAO view でもワイヤが血管の中央付近を通過することを確認する（c，d）．

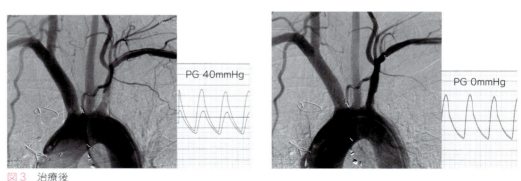

図3 治療後
インデンテーションが残存しても，圧較差が消失していれば，それをエンドポイントとする．

使用する．

e 後拡張

末梢塞栓症の合併症を減らすため BES を用いた場合は基本的には行わない．インデンテーションが残存していても，圧較差が消失していれば，後拡張は不要である（図3）．

3 合併症

両方向性アプローチとして，拡張に際して上腕動脈から挿入されたシースから吸引を行うことである程度のデブリスを吸引することができる．有効性は証明されていないが簡便である．

occuluson balloon を用いた末梢保護の報告は多数

あるが，その有効性は証明されていない．

文献
1) Higashimori A, et al：Catheter Cardiovasc Interv **82**：696-700, 2013
2) Haraguchi T, et al：Cardiovasc Interv Ther **31**：279-283, 2016

【東森亮博】

> **Take Home Message**（編集者より）
> - 末梢塞栓予防については別項を参照されたい（p348）．
> - カテーテル治療前後の対側からの造影や圧較差測定は大切である．

特殊な原疾患に対する治療：radiation-induced arterial injury（RIAI）

本項では動脈硬化症の特殊な原因として，主に鎖骨下動脈領域の radiation-induced arterial injury（RIAI）を扱う．RIAI は 1978 年，Silverberg[1]らによって，放射線治療後に大血管に狭窄や閉塞をきたす疾患として初めて報告された疾患である．

近年，悪性腫瘍に対する放射線治療は広く行われてきているにもかかわらず RIAI の報告は少なく，臨床的特徴や有効な治療法が十分に検討されているとはいえない．筆者らが経験した症例を交えて，主に鎖骨下動脈領域での RIAI において臨床的特徴や有効と思われる診断方法，治療方法を解説する．

発生機序

一般的な機序としては，大きく 3 段階に分けて考えられている．

まず，放射線により内皮機能が障害される[2]．それにより，血管透過性が亢進し，血中の mucopolysaccaride 等が内皮化に沈着し内膜肥厚が生じる[1]．その他にも，放射線曝露後に nuclear factor-kappa B が活性化されること[3]や酸化ストレスによる炎症の可能性も報告[4]されている．

その後，vasa vasorum の障害により中膜の focal necrosis が起こり，それに続く fibrosis および外膜の chronic inflammation などが反応性に引き起こされる[5]．

これらの変化の後に，最終的に動脈硬化が促進され，動脈狭窄や閉塞に至るとされる．

臨床的特徴と臨床症状

照射部位と病変部位が一致することや 40～80 Gy 程度の比較的低線量での照射でも生じうること，照射から症状発現まで数年から数十年経過していることが多い．病理学的には動脈硬化性病変と同じであるということが臨床的特徴として挙げられる[6]．照射から症状発現までは，3～24 年，平均で 14.7 年という報告がされている[7]．

また，造影所見上，鎖骨下動脈領域の RIAI の場合，側副血行路の発達が乏しいという報告[8,9]が認められる．理由としては，胸筋，腋窩周囲の血管など鎖骨下から腋窩動脈周辺の組織が乳癌手術時に郭清されている影響の可能性が考えられる．そのため，通常の動脈硬化よりも末梢側の虚血症状が強く出現する可能性もあり，注意を要する．

症状は，上肢の易疲労感やしびれ，冷感が多い．このような症状は乳癌術後に遭遇するリンパ浮腫や神経障害による症状と非常に類似しており，見逃されている可能性がある．乳癌に対する放射線療法後は本疾患の可能性を念頭に置く必要があると思われる．

診断

過去に放射線療法を受けているかどうかを丁寧に問診する必要がある．

診察や検査所見については atherosclerosis による鎖骨下動脈狭窄症と同様である．ABI 検査も非侵襲的で有用な検査である[9]．

動脈硬化の領域が過去の放射線照射領域と一致する場合に，RIAI の診断となるが，全身の動脈硬化が強い場合には鑑別が困難な場合もある．

治療

今まで報告されている症例の血行再建術の方法はほとんどがバイパス手術であり，おおむねバイパス手術は良好な成績である．percutaneous transluminal angioplasty（PTA）による血行再建術の報告はバイパス手術と比較し報告が少ない[10]．筆者らは，病変の石灰化が非常に高度であり，plain old balloon angioplasty（POBA）による十分な拡張は困難であり，不成功ではないものの十分な拡張を得ることはできなかった症例を報告した[9]．

RIAI による動脈硬化は，高度な石灰化を伴い，PTA では血行再建が困難で良好な成績は期待できない可能性がある．ただし，症例数が限られており，有効な治療法についてはさらなる症例の蓄積と検討が必要である．

文献
1) Silverberg GD, et al：Cancer **41**：130-137, 1978
2) Murros KE, et al：Arch Neurol **46**：449-455, 1989
3) Halle M, et al：J Am Coll Cardiol **55**：1227-1236, 2010
4) Zhao W, et al：Curr Med Chem **16**：130-143, 2009
5) Fonkalsrud EW, et al：Surg Gynecol Obstet **145**：395-400, 1977
6) Ahuja A, et al：Neurosurgery **36**：399-403, 1995
7) Hirano S, et al：Jpn J Vasc Surg **4**：801-805, 1995
8) Saeki S, et al：Jpn J Vasc Surg **13**：503-506, 2004
9) Yamanaka T, et al：J Cardiol Case **12**：61-54, 2015
10) Yamanaka T, et al：Atherosclerosis **1**：1-4, 2016

【山中哲雄】

Take Home Message（編集者より）

- 放射線により惹起された広義の動脈硬化性病変をまとめていただいた．
- しばしばEVT抵抗性の高度石灰化病変形態を呈するため，血行再建治療前に放射線照射歴を含めた詳細な病歴聴取が重要である．

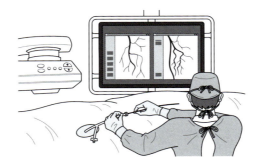

末梢塞栓症予防は必要か：鎖骨下動脈狭窄症の治療

血管内治療中の予防の必要性

　鎖骨下動脈狭窄症に対する血管内治療においては椎骨動脈もしくは上腕動脈への塞栓症が懸念される．特に椎骨動脈への塞栓症は脳梗塞を発症し重篤な合併症を起こす可能性があるが，塞栓症予防の必要性については一定の見解を得ていない．末梢保護予防が実際には解剖学的理由などから困難であることも多く，無理に行うとバルン拡張やステント留置手技に依存しない手技の煩雑さによるカテーテル操作に起因したデブリスの塞栓症を合併するリスクが増大するので注意が必要である．

手技前のプラークへの対応

　前記のような理由から，筆者は基本的には血管内治療手技中の末梢塞栓症予防は不要であると考える．ただし椎骨動脈を巻き込んだあるいは椎骨動脈近傍の病変の場合で，椎骨動脈側に多量のプラークを認める場合はプラークシフトの注意が必要である．プラークシフトを起こし椎骨動脈の血流が途絶えたときを想定し，対側の椎骨動脈の造影をあらかじめ行い側副血行路が期待できるかどうかの判断が必要になる．

　ステント留置の際にプラークシフトのみで，対側から側副血行路が発達すれば問題ないが，プラークの性状が悪く柔らかい場合には，同時に末梢塞栓症を合併し致死的な脳梗塞を発症するため，より一層の注意が必要である．つまり閉塞してもいいが，末梢塞栓症だけは絶対に避けるべきである．このため筆者の所属施設では可能な限り造影CTを施行し，CT値の低いプラークの有無を検証している．また腎機能不良で造影を避けたい場合でも非造影CTを施行することによる高度石灰化や鎖骨下動脈の走行の確認などは必須である．

　以上より，すべての症例で，末梢塞栓症予防のためにプラークの性状を安定化させておくことが大事である．よって血管内治療手技中の末梢塞栓症予防よりも，手技前1ヵ月程度のスタチン製剤，EPA製剤あるいは抗血小板薬2剤によるプラーク安定化を目指した治療は簡便であるが，確実に末梢塞栓症を減らす治療であると考えるので全例に施行すべきである[1]．

血管内治療中の予防手技

　血管内治療手技中の末梢塞栓症予防の方法としては，可能であればdirect stentingを行うことである．狭窄が高度あるいは閉塞症例であれば椎骨動脈のflowが逆行している．鎖骨下動脈狭窄が解除されると椎骨動脈のflowが順行性に転換するが，その際に15秒程度遅延するdelayed reversal flow現象を認める[1]とされている．よってこのような症例で，前拡張を施行せずにdirect stentingを行うと椎骨動脈への末梢塞栓症は起こりえない．また椎骨動脈が順行性に流れている狭窄症例においても，不要な前拡張を施行せずにdirect stentingを行うことは，末梢塞栓症予防につながる．過去の報告においてもAmorらは89症例の検討でdirect stentingが可能であった22症例では末梢塞栓や脳梗塞の合併を認めなかったと報告している[2]．

　しかし，前述のようにCT上高度石灰化病変を認めた場合には前拡張が必要な症例が多く，無理なdirect stentingは血管破裂や拡張不全による再狭窄のリスクが増大することが懸念されるため注意が必要である．

末梢塞栓症を予防すべき症例とは

　以下に末梢塞栓症予防を検討すべき条件を列挙したのでご覧いただきたい．実際の末梢塞栓症予防手技に関しては別項を参照いただければ幸いである．
① 鎖骨下動脈狭窄症の症状である上肢跛行やめまい複視などの発症様式が急激である．
② 造影CTで不安定プラークが疑われる．
　これら①②の場合は，可能であれば内服治療を強化し，血管内治療手技の時期を1ヵ月後程度にずらすべきである．
③ 病変が椎骨動脈近傍あるいは椎骨動脈を巻き込んでいる，かつ病変のプラークが椎骨動脈側にある．
　③の場合によっては手技を行わないことも検討すべきである．

文献

1) 東谷迪昭：椎骨動脈分岐部前・分岐後狭. Endovascular Therapy エキスパートはこう考える，中村正人（編），メジカルビュー社，p39-43，2012
2) 川崎友裕：鎖骨下動脈，上腕動脈，Distal Protection. 末梢血管インターベンション，中村正人（編），医学書院，p17-18，2007
3) Amor M, et al：Catheter Cardiovasc Interv **63**：364-370, 2004

【下郷卓史・亀谷良介】

Take Home Message（編集者より）

- sheath rendezvous method は少なくとも必須の知識である（p343 参照）．
- どのようにしてもリスクはゼロ（0）にはならないということを理解しながら行うべきである．

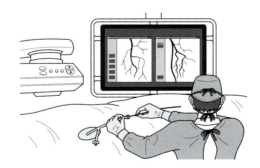

胸郭出口症候群

分類と頻度

胸郭出口症候群（thoracic outlet syndrome：TOS）は，胸郭出口領域を通過する腕神経叢や鎖骨下動静脈が圧迫を受けることで生じる疾患で，1956年にPeetらが本疾患名を用いた[1]．発症年齢は10～50歳と比較的若く，男女比は1：3，女性ではなで肩の人に多く，男性では重いものを運ぶ労働者やスポーツ選手に多い．

圧迫部位とそれによる症候から神経性，静脈性，動脈性の3型に分類される．神経性TOSは最も多く80％を占め[2]，また静脈性TOSは15％で，動脈性TOSは5％以下で最も少ない．

病因と病態

腕神経叢と鎖骨下動静脈が胸郭出口outlet（静脈では入口inlet）領域を通過するときに，解剖学的に3ヵ所の狭い間隙をくぐり抜ける（①斜角筋三角，②肋鎖間隙，③小胸筋下間隙）．腕神経叢や鎖骨下動脈の圧迫は，これらが斜角筋の三角間隙を通過する際，主に頸肋や斜角筋などが原因となりこれに軟部組織異常が加わって生じる．

神経性TOSでは腕神経叢の圧迫部位により上位神経叢圧迫型と下位神経叢圧迫型に分類される（Roosの分類[3]）．

動脈性TOSは動脈病変の病期により3期に分類される[4]（第1期：圧迫狭窄，狭窄後拡張，第2期：動脈瘤，内膜損傷，壁在血栓，第3期：血栓症，塞栓症）．最も多い原因は頸肋で，第1肋骨と線維束でつながる不全型は神経性TOSを，第1肋骨と関節を形成する完全型は動脈性TOSを起こしやすい．

静脈性TOSでは，肋鎖間隙など先天的に狭い胸郭入口（thoracic inlet）に外的圧迫や外傷など多数の要因が圧迫に関与し，壁在血栓，内腔の狭小化，内腔閉塞に至る．鎖骨下-腋窩静脈血栓症はPaget-Schrötter syndromeやeffort thrombosisなどといわれる一次性閉塞（p428参照）とカテーテル挿入などに伴う二次性閉塞に分けられるが，一次性静脈閉塞症が静脈性TOSとされている[5]．

臨床症状

神経性TOSでは間欠的な知覚異常，圧痛，疼痛，しびれ感などが特定肢位で誘発され，長期にわたると手指筋の筋力低下や筋萎縮となる．頸椎椎間板ヘルニア，脊髄腫瘍，脊椎炎，頸椎すべり症，手根管症候群などと鑑別を要する．

静脈性TOSは腋窩-鎖骨下静脈系の圧迫により，上肢の腫脹，疼痛，疲労感，チアノーゼなどを訴え，また12％で肺塞栓症を合併する[5]．

動脈性TOSは第2，3期になると狭窄，閉塞からRaynaud現象が誘発され，半数以上は上肢の跛行症状が出現し，さらに塞栓症により手指潰瘍・壊疽などの重篤な合併症を併発する[6]．

診断と検査法

確定診断の特異的な検査はなく，誘発体位や外傷歴などの病歴聴取と各誘発試験を正確に行い，鑑別診断を除外する．誘発試験にはMorley test（前斜角筋に沿う圧痛），Adson test（頸部を背屈させ患側へ回旋し深呼吸をすると患側の橈骨動脈拍動が減弱・消失），Wright test（両肩関節90°外転・外旋，肘関節90°屈曲の肢位で橈骨動脈拍動が減弱・消失），Roos test（elevated arm stress test（EAST）：同上肢位で手の開閉運動を3分間行い，疲労で続けられない場合は陽性）などがある．

胸部・頸部X線では頸肋，第1肋骨先天異常，第1肋骨や鎖骨外傷後の異常などを診断する．頸肋の頻度は0.5～1.5％，両側性が70％で無症状のことが多い．CTやMRIでは頸部・鎖骨上部の異常骨や軟部組織，鎖骨下動脈瘤，壁在血栓の有無などを見る（図A）．超音波検査では鎖骨下動脈瘤の存在や上肢末梢の血流をチェックする．動脈造影，静脈造影は血管性TOSの診断や治療に有用だが，近年CTAやMRAの解像度がよくなり血管造影の適応は限られる．

治療

神経性TOSでは日常生活や仕事の継続が可能な軽症例では，成長，筋肉の発達，体形の変化と同時

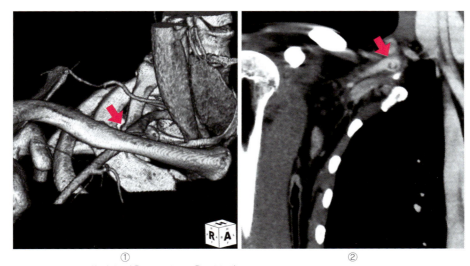

図A　TOSの画像診断（①：3DCT，②：MRI）
頸肋と第1肋骨が関節を形成し，鎖骨下動脈が背側から頸肋に圧迫され，同部位に動脈の拡張と血栓を認める．

　に，運動療法による改善を期待して経過観察する．重症例は手術の適応で，経腋窩到達による第1肋骨切除が基本だが，視野が制限され異常線維束の検索には不利である．鎖骨上到達法は術中検索に優れ，前斜角筋切除，異常筋・靱帯・線維束の切除，頸肋切除など，症例に応じた術式が可能である．

　静脈性TOSでは，抗凝固療法による保存療法が主体である．また急性静脈閉塞で発症した場合に手術治療を行う場合には，肺塞栓症防止のための回収型下大静脈フィルター挿入下に，カテーテル血栓溶解療法による再開通を目指し，次いで第1肋骨と斜角筋切除を行う．

　動脈性TOSでは，圧迫原因の除去に加え血行再建術が必要となる場合がある．骨性異常の頸肋が重要で，頸肋切除と血行再建のため鎖骨上到達法，あるいは鎖骨上下到達法が選択される．

　Scherら[4]は頸肋による動脈病変を有するTOSの病期診断と治療方針に関して以下のようなガイドラインを報告している．第0期：頸肋はあるが無症状→経過観察，第1期：圧迫狭窄，狭窄後拡張→頸肋切除，第2期：動脈瘤，内膜損傷，壁在血栓→頸肋切除，瘤切除，血行再建，第3期：血栓症，塞栓症→頸肋切除，血行再建，血栓塞栓除去．

文献

1) Peet RM, et al：Proc Staff Meet Mayo Clin **31**：281-287, 1956
2) Makhoul RG, et al：J Vasc Surg **16**：534-542；discussion 42-45, 1992
3) Roos DB：Am J Surg **132**：771-778, 1976
4) Scher LA, et al：Surgery **95**：644-649, 1984
5) Hurlbert SN, et al：Subclavian-axillary vein thrombosis. Rutherford RB（ed），Vascular Surgery（5th Ed），WB Saunders, p1087-1093, 2000
6) 古屋隆俊ほか：日血外会誌 **2**：82-85，1993

【宮原拓也・保科克行】

Take Home Message（編集者より）

- 胸郭出口の解剖学的特徴を理解する．
- 神経性，静脈性，動脈性がある．

第Ⅴ章

腎動脈狭窄症

総 論

1 疾患概念

　腎動脈狭窄症（renal artery stenosis：RAS）は，物理的な狭窄病変により腎灌流の低下をきたし，急性肺水腫，繰り返す心不全，不安定狭心症，治療抵抗性高血圧や進行する腎機能障害などの多彩な病態を呈する疾患である[1]．腎動脈狭窄はいくつかの原因により生じるが，動脈硬化性による腎動脈狭窄症は原因の中で最も多く（図1），他の動脈硬化性疾患と同様に進行性であり，慢性腎臓虚血や心血管イベントを生じ，死亡率を増加させることが知られている．また若年者に多い線維筋性異形成（fibromuscular dysplasia：FMD，図2）や，大動脈炎，大動脈瘤や解離などさまざまな病態がその原因となりうる．近年では大動脈ステントグラフト内挿術による腎動脈閉塞など医原性の腎動脈狭窄も問題になる．

　以下では特に動脈硬化性腎動脈狭窄症に対する血管内治療（percutaneous transluminal renal artery angioplasty/stenting：PTRA/PTRAS）のエビデンスから種々の問題を詳述する．

2 病態・予後

　片側腎動脈狭窄が起こると狭窄側の腎臓からレニン分泌が亢進し，高レニンから高血圧をきたす．その際，対側の腎臓は代償に肥大し，血清クレアチニンの安定とGFRの保持をしようとする．そのため，圧利尿により尿量も保持され，結果的に体液貯留のないレニン依存性の高血圧を起こす．その後は高血圧状態が続くことにより残った腎臓が障害されると今度はナトリウム排泄能が低下し，体液貯留型の高血圧をきたす．両側腎動脈狭窄症の場合は初期から圧利尿ができず，レニン抑制型・体液量依存の高血圧をきたす．

　腎機能の低下に関しては，狭窄腎は萎縮が進むことにより，線維化が進み，腎機能が低下する．糸球体機能は比較的保持されるが，対側の正常腎は高血圧による障害が起こり，細動脈や糸球体硬化が徐々に進行していく．

　このように片側・両側と高血圧・腎機能低下に関してはその患者に応じた病期がある．どの段階でPTRAに踏み切るかどうかは未だ明確なコンセンサスはない

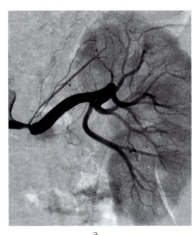
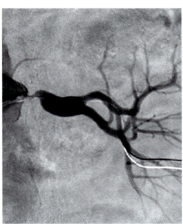
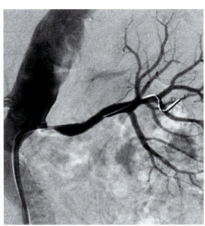

a.　　　　　　　　　　　　　b.　　　　　　　　　　　　　c.

図1　動脈硬化性腎動脈狭窄症の血管造影所見
病変の多くは動脈起始部に起こり，特にbのような狭窄後拡張（post stenotic dilatation）を起こす症例も多い．

1. 総論　355

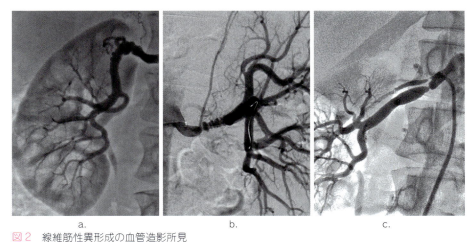

図2　線維筋性異形成の血管造影所見
a, bは典型的な string of beads を認める medial タイプであり，c は perimedial fibroplasia タイプである．

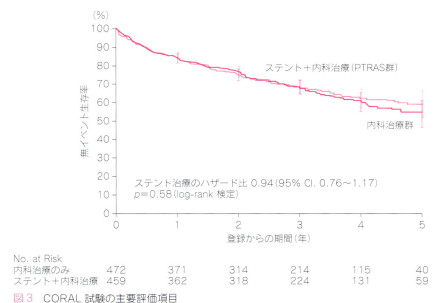

図3　CORAL 試験の主要評価項目
主要心血管腎イベントからの回避率の複合エンドポイントであり，PTRAS 群も内服治療群も高いイベント発生率であった．

が，筆者は進行した腎実質障害を起こしている患者にはもはや PTRA のメリットはないと考えている．

また，腎動脈狭窄症の予後は不良である．CORAL（Cardiovascular Outcomes in Renal Atherosclerotic Lesions）試験は腎動脈狭窄症に対する PTRAS の有効性を内科治療群と比較した大規模ランダム化試験（randomized controlled trial：RCT）であるが[2]，主要エンドポイントである主要心・腎血管イベント発生率はどちらも1年間で35％であった（図3）．この結果から腎動脈狭窄症患者は極めてイベントを起こしやすい患者群であるといえる．

3　有意狭窄の診断

術前診断においては CTA，MRA，腎動脈エコー（duplex 超音波）が汎用ツールと考えるが，CTA は石灰化，腎動脈の分枝評価には適しているが，おおむね狭窄を強くとってしまう傾向がある．MRA は画像自体があいまいであり，duplex 超音波が低侵襲であり第一選択となる．その中でも収縮期最大血流速度（peak systolic velocity：PSV）や腎動脈 PSV/大動脈 PSV 比（RAR）が基準になる．ただ有意狭窄のカットオフ値

はPSV＝180〜320 cm/secまで多様であり[3-5]，未だ最終結論は出ていない．筆者らの自験例では，pressure wireでの直接圧測定での圧較差が20 mmHg以上を基準とするとPSV 270〜290 cm/secがその基準となると考えている．

詳細は次項（p358）を参照されたい．

4 腎動脈へのインターベンション治療の拡大

前述のように，腎動脈狭窄症は見逃してはならない疾患の1つである．腎動脈狭窄症に対する血管拡張術は特に過去10年間で治療デバイス・手技は急速に進化した．初期のバルン単独治療からステントを用いた治療へと進歩し，バルンに比した良好な成績も報告された．末梢血管インターベンションの広がりに伴い，わが国では2つの腎動脈用ステントが認可（Palmaz Genesis™：Cardinal health社，Express SD™：Boston Scientific社），され，より安全に，低侵襲に多くのPTRASが行われるようになったことは当然の流れである．実際に腎ステント治療を単独群で解析した研究では有効性を証明したものが多く，RENAISSANCE試験[6]，HERCULES試験[7]などがある．いずれも高い手技成功率，開存性を示し，降圧効果についても有効であることを証明した．

5 腎動脈インターベンションへの反省期

しかしながら，動脈硬化性腎動脈狭窄症を有する患者へのPTRASは，当初は考えられていたほど降圧・腎機能保護，心不全症候の改善などの効果を明確には証明されていない．前述のCORAL試験を筆頭に至適内科治療群を対照群としたRCTでは，2009年のSTAR（STent placement and blood pressure and lipid-lowering for the prevention of progression of renal dysfunction caused by Atherosclerotic ostial stenosis of the Renal artery）試験[8]，ASTRAL（Angioplasty and Stenting for Renal Artery Lesions）試験[9]や2013年に発表されたCORAL試験[2]どれも，厳格な至適内科治療群を対照とし，臨床的有効性（腎機能の改善，降圧，心血管イベント回避）を主要評価項目とした臨床試験であったが，PTRASの有効性を証明できなかった．特にCORAL試験のインパクトは強く，世界的にもPTRASは否定的な流れになった．

6 日本における臨床試験

2015年に筆者らは，わが国での腎動脈ステントを用いた初めての前向き試験であるJ-RAS[10]を発表した．腎ステント治療の単群試験であるが，腎ステントの高い安全性と臨床効果が証明された．特に降圧や腎機能の安定といった臨床効果の高い患者群（responder）が存在することがわかった．このことは患者選択の段階で，responderと効果の乏しいnon-responderが混在しており，そのために至適内科治療群と比較しても有効性が証明できていないことを示唆した．

responderの予測因子を探す研究も世界的に行われているが，明確なものは同定できていない．急激な腎機能低下やBNP値，腎動脈エコーで測定できるresistance index（RI）などがそれらの指標にあたると考えられている．さらに近年pressure wireを用いた圧較差の測定，特に薬剤負荷をした腎予備能が評価に有効であるという論文も出て，腎予備能の低下した症例では効果が乏しい可能性が高い．そのため筆者らは国内40施設においてVERDICT試験を行った．これは24時間血圧，心・腎エコーを用いた正確な患者選択と全例pressure wireを用いた正確な評価・手技を行い，有効群規定因子を同定する試験デザインとした．2018年度には最終結果を報告する予定である．

7 腎動脈インターベンション治療の今後

世界的にはPTRASに対するRCTの結果から，動脈硬化性腎動脈狭窄症へのPTRASは効果に乏しいとする考え方が一般的となっている．一方で，明らかに臨床効果が期待される症例も存在する．高血圧のコントロールや腎機能の改善は内科治療のみでは限界があり，動脈硬化性腎動脈狭窄症を有する患者に適切な診断・治療を行うことは，心血管インターベンショニストにとっても今後も重要な課題といえる．

文献

1) Safian RD, et al：N Engl J Med **344**：431-442, 2001
2) Cooper CJ, et al：N Engl J Med **370**：13-22, 2014
3) Olin JW, et al：Ann Intern Med **122**：833-838, 1995
4) Kawarada O, et al：Catheter Cardiovascular Interv **68**：311-318, 2006
5) Drieghe B, et al：Eur Heart J **29**：517-524, 2008
6) Rocha-Singh K, et al：Catheter Cardiovasc Interv **72**：853-862, 2008

7) Jaff MR, et al：Catheter Cardiovasc Interv **80**：343-350, 2012
8) Wheatley K, et al：N Engl J Med **361**：1953-1962, 2009
9) Bax L, et al：Ann Intern Med **150**：840-848, W150-151, 2009
10) Fujihara M, et al：Circ J **79**：351-359, 2015

【藤原昌彦】

Take Home Message（編集者より）

- 本邦初の腎動脈ステント留置術の前向き研究を報告した著者による解説である．
- 腎動脈ステント留置術は，大規模試験では手技に対して否定的な結果も出ているが，著者の研究で効果のある症例が約1/3いることが示された．新たな研究であるVERDICT試験の報告が2018年度に予定されている．
- 今後は効果のある症例の適切な選択に関して，さらなる研究が待たれる．

2 診　断

1 腎動脈狭窄症を疑う所見

腎動脈狭窄症を疑う臨床症状として，2005年のACC/AHAガイドライン[1]では表1にある項目を挙げているが，わが国のみならず欧州心臓病学会[2]においてもこれを参考としている．日常臨床において高血圧や腎障害から本症を疑う場面が多いが，心不全や狭心症症状，腎そのものの形態変化などからも本疾患を疑う．

2 診断方法

本疾患が疑われる状況では，まず腎動脈画像検査を行い，各種モダリティーによりそのスクリーニングがなされる．①腎動脈エコー，②CTA，③MRAがまず行われる．各種モダリティーの特徴を表2に示す．これらにより決定的でなく臨床的に可能性が高い場合は，④腎血管造影検査が推奨される．

腎動脈エコー（duplex超音波）では，パルスドプラ法によりさまざまなパラメーターを用い，腎動脈狭窄の診断を行う（表3）．CTA/MRAは感度，特異度と

表1　腎動脈狭窄症を疑う臨床症状

Class I *
・30歳以前に発症した高血圧，または55歳以降に発症した重症高血圧
・増悪する高血圧，治療抵抗性高血圧，悪性高血圧
・レニン-アンジオテンシン系阻害薬導入後の高窒素血症，腎機能の悪化
・原因不明の萎縮腎，腎長径の左右差が1.5 cm以上
・突然発症の原因不明の肺水腫
Class II a*
・原因不明の腎機能悪化（腎代替療法の開始後も含む）
Class II b*
・多枝冠動脈疾患
・原因不明のうっ血性心不全
・難治性の狭心症

*ACC/AHAガイドラインによる推奨度．
(Hirsch AT, et al：Circulation 113：e463-654, 2006 より引用)

表2　腎動脈狭窄症の診断のための各種イメージングモダリティー

モダリティー	長所	短所	感度	特異度
腎動脈エコー	・被曝なし ・造影剤曝露なし ・安価	・施行者の技術に依存 ・体格による制限 ・解像度の限界	84～98%	62～99%
CTA	・三次元でよい解像度 ・ステント内評価	・造影剤腎症 ・被曝あり ・石灰化病変 ・高価 ・過大評価の可能性	91～92%	99%
MRA	・三次元でよい解像度 ・被曝なし	・腎性全身性線維症（腎不全患者） ・金属性植込み物（ステント内再狭窄含む） ・高価 ・過大評価の可能性	90～100%	76～94%

(Hirsch AT, et al：Circulation 113：e463-654, 2006 を改変して引用)

表3 エコーにおける腎動脈狭窄症の診断基準

パラメーター		血管造影での狭窄率
PSV	>180 cm/sec, RAR>3.5	>60%
	>180 cm/sec, RAR<3.5	<60%
EDV	>150 cm/sec	>80%
RAR	≧3.5	≧60%

PSV：peak systolic velocity（収縮期最高血流速度）
EDV：end diastolic velocity（拡張末期血流速度）
RAR：renal to aortic ratio（腎動脈PSVと大動脈PSVの比）
＊他にRI：renal resistive index（1−EDV/PSV）>0.8は腎実質障害を示唆する．
(Olin JW, et al：Ann Intern Med **122**：833-838, 1995/Strandness DE：Am J Kidney Dis **24**：676-678, 1994を改変して引用)

表4 腎動脈狭窄の有意性の評価

血管造影での狭窄度[*1]	血行動態的評価	有意性
<50%	—	軽度
50〜70%	—	不確定
	安静時平均圧較差>10 mmHg[*2]	有意
	最大充血収縮期圧較差>20 mmHg[*3]	有意
	腎FFR≦0.8	有意
≧70%	—	有意

[*1]目視での評価
[*2]4 Fr以下でのカテーテルまたは0.014インチpressure wireで測定
[*3]papaverine hydrochloride 30 mgまたは，dopamine hydrochloride 50 μg/kg
(Sahil A, et al：Catheter Cardiovasc Interv **84**：1163-1171, 2014より引用)

もに高く，複数腎動脈など3Dイメージを用い解剖学的な評価が可能である．

線維筋性異型性症（FMD），腹部大動脈瘤，ステントグラフト後などはこれらの画像検査が有用である．特にFMDにおいては腎血管造影での特徴的な所見が重要である（図1a）．しかし，これらの画像検査は過大評価することがあるので注意する．

3 腎血管造影検査

スクリーニング検査後，治療を含め腎血管造影で確定診断とするのがゴールドスタンダードである[3]．血行動態的評価が重要で，腎動脈インターベンションを行う際にも不可欠である（表4）．通常，側溝つきのカテーテルを第1腰椎やや上方におき造影する．

両腎動脈ともやや背側方向に起始しているため，それぞれ斜位（10〜20°）で撮像するのがよい．まず左前斜位で造影を行うが，右腎動脈起始部は上腸間膜動脈と重なることがあるため，その際は右前斜位にするとよい．DSA（digital subtraction angiography）がより鮮明であるが，呼吸性変動があるため軽い息止めを要する．RDC1，JRなどの診断カテーテルによる選択的造影は手押しで行えるが，起始部の病変を越えてしまうことがあるので起始部近傍で行うとよい（図1b）．

コレステリン塞栓症などの合併症のリスクが高い場合，カテーテルにガイドワイヤを入れたまま操作することを勧める．血行動態的評価は，pressure wireを用いるのが安全で一般的である．筆者の所属施設ではpressure wireを用いた血行動態的評価は必須としている．

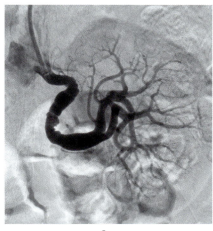
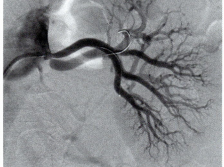

a.   b.

図1 腎動脈狭窄症の画像診断
 a：線維筋性異型性症のDSA像．string of beads signを認める．
 b：43歳，男性．治療抵抗性高血圧．腎動脈エコー所見PSV 252 cm/sec, RAR 2.63．RASを疑い起始部近傍からの選択造影（DSA）を行い高度狭窄を認めた．

4 他の検査法

腎静脈レニンサンプリング，末梢血レニンレベル，腎シンチグラフィーなどは感度・特異度ともに低く，今日スクリーニング検査として推奨されていない．captoprilレノグラフィーは血管造影検査でも診断がつきにくい場合，有用となることがある．

大規模研究の結果[4]から腎動脈ステント術の適応は減少しつつあるが，その結果がすべての患者にあてはまるわけではない．腎動脈インターベンションの効果の予測因子は未だ未確定で，新たに"機能的"診断法についても研究されている．腎動脈インターベンションを必要とする腎動脈狭窄症が存在することを念頭に置き"狭い"だけでなく総合的に診断することが重要である．

文献
1) Hirsch AT, et al：Circulation **113**：e463-654, 2006
2) Tendera M, et al：Eur Heart J **32**：2851-2906, 2011
3) Sahil A, et al：Catheter Cardiovasc Interv **84**：1163-1171, 2014
4) Cooper CJ, et al：N Engl J Med **370**：13-22, 2014

【福田圭祐・東森亮博】

Take Home Message（編集者より）
- 腎動脈ステント留置術が効果的であろう腎動脈狭窄症を診断するためには，その臨床像を深く理解しなければならない．

3. 治療

A 内服治療

1 腎動脈狭窄に対する治療の考え方

腎動脈狭窄（RAS）に対する治療に関して，ガイドライン[1]に準じて解説する．

まず，最初に認識しておかなければいけないことはRASに伴う高血圧の治療は，まず薬物治療であり，経皮的腎動脈形成術（PTRA）の適応は現時点では限定的ということである．

確かに最近わが国で実施された多施設共同研究では動脈硬化性のRASに対するPTRAは血圧および腎機能の有意な改善作用をもたらしたと報告[2]されているが，2014年に発表されたCORAL study[3]によると，腎機能の保護においても，脳心血管合併症の回避や予後の改善においても，腎動脈ステントは有効性を発揮できなかったと報告された．本研究は過去に患者選択の不備や治療不成功が多いなどの問題を指摘されたRCTであるASTRAL試験[4]，STAR試験[5]と同じ結果であったことを念頭に置き，われわれはPTRAを行うべきどうかを検討する必要がある．

2 薬物治療

2009年の「末梢閉塞性動脈疾患の治療ガイドライン」[6]では薬物治療としてはACE阻害薬，アンジオテンシン受容体拮抗薬（ARB），カルシウム拮抗薬，β遮断薬は同格でClass Iとなっていたが，2015年に改訂されたガイドライン[1]ではACE阻害薬およびARBがRASに伴う高血圧の治療としては第一選択薬となっている．

注意としては治療開始後に腎機能の悪化を認める症例もあり，少量より開始し過剰な降圧，高カリウム血症などを含め経過観察する必要がある．特に両側RASに対するACE阻害薬やARBの使用は原則禁忌であることは知られているが，その腎機能の悪化は可逆性であることが報告されている[7]．

コントロール不十分であれば，続いてカルシウム拮抗薬，利尿薬，β遮断薬などによる多剤併用療法が推奨されている．

なお，ガイドラインでのPTRAの適応の1つに「利尿薬を含めた3種類の降圧薬を使用しても降圧効果が得られない患者（Class IIa）」が記載されている．

文献

1) 宮田哲郎ほか：末梢閉塞性動脈疾患の治療ガイドライン（2015年改訂版），日本循環器学会ほか，p53-55，ホームページ公開
2) Fujihara M, et al：Circ J **79**：351-359, 2015
3) Cooper CJ, et al：N Engl J Med **370**：13-22, 2014
4) Wheatley K, et al：N Engl J Med **361**：1953-1962, 2009
5) Bax L, et al：Am Intern Med **150**：840-848, W150-W151, 2009
6) 重松 宏ほか：Circ J **73**（Suppl）：1589-1591，2009
7) van de Ven PJ, et al：Kidney Int **53**：986-993, 1998

【志村吏左】

Take Home Message（編集者より）

- その病態から，腎動脈狭窄症に対する降圧薬としてはACE阻害薬とARBが推奨される．

B カテーテル治療

1 適応

　ACC/AHA と ESC のガイドラインに共通しているのは，血行動態的に明らかな腎血管性高血圧症が腎動脈カテーテル治療（PTRA）の適応であるという点である．ACC/AHA では，①腎動脈造影検査において50〜70％の狭窄が確認され，狭窄前後の圧較差が収縮期で 20 mmHg 以上，もしくは平均で 10 mmHg 以上あるもの，もしくは 70％以上の狭窄を有するもの，および心不全症例に対する介入が Class I，②高血圧症，腎機能温存，不安定狭心症に対する介入が Class II，③無症候のものに対しても Class II b となっている[1]．一方で，ESC では狭窄度 60％以上，腎機能障害もしくは心不全合併例がいずれも Class II である[2]．

2 治療成績

　これまで数々の single arm の検討で，PTRA 後の有意な血圧の低下が報告されている[3,4]．しかしながらASTRAL 試験および CORAL 試験といった大規模の RCT では optimal medical therapy（OMT）に対する優位性は認められていない[5,6]．それぞれのトライアルについて，症例の selection bias や術者の熟練度のばらつきなどの問題点が指摘されているが，メタアナリシスでは，死亡，心不全，腎イベントのいずれにおいても腎動脈に対するカテーテル治療の妥当性を示せていない[7]．
　わが国における最大の PTRA レジストリーである J-RAS 試験では，ASTRAL 試験に比して，①治療時点での降圧薬投与数が低値，②塩分摂取量の多い国民であるにもかかわらず利尿薬投与が非常に低率であるという特徴が見られており，まずは薬物治療が適切かつ十分に行われているかを検討する必要がある．
　一方で，腎動脈狭窄の解除により明らかに血圧の低下が得られる症例は確実に存在しており，降圧薬治療抵抗性の患者群を適切に選別し，ステント治療が必要であると判断した場合は積極的に介入することをためらうべきではない．

3 手技の実際

a アプローチ

　腎臓は後腹膜臓器であり，左右ともに T11〜L3 の高さに位置している．肝臓があるため右腎は左腎に比べて 1 cm 程度低位であることが多い．また右腎動脈はより高位で分岐することが多く，背中側/足側に向かって走行している．透視像では最低位の後肋骨の1椎体ほど下部を目安にすると入口部の特定が容易である．
　動脈硬化が進行した症例では腎動脈分岐直上で腹部大動脈が左から右に大きく彎曲しており，この場合右腎動脈は頭側に起始することになる．また，入口部は頭側から見て反時計回りに回旋しており，LAO 10〜15°程度で撮影すると大動脈から分離しやすい．術前に造影 CT を撮影しておくと腎動脈の起始部や走行が特定しやすく，治療時の造影剤，手技時間を低減できる．
　以上の解剖学的位置を把握したうえで，適切なアプローチサイトを決定することが，手技を安全，迅速に進めるうえで非常に重要である．PTRA ではガイディングカテーテルをエンゲージできれば，手技の7割は終わったも同然である．

1）上肢からのアプローチ

　前述のように，通常腎動脈は大動脈からの分岐後足側に走行するため，大動脈頭側からのアプローチが最もエンゲージしやすい．腕頭動脈を経由すると下行大動脈にカテーテルを持ち込むのが困難なことがあるため，通常は左上肢からのアプローチを選択する．かつてはガイディングカテーテルの選択肢が限られていたため上腕動脈にシースを挿入して，ガイディングカテーテルをエンゲージする方法が一般的であったが，その後のデバイス改良により，現在では橈骨動脈から

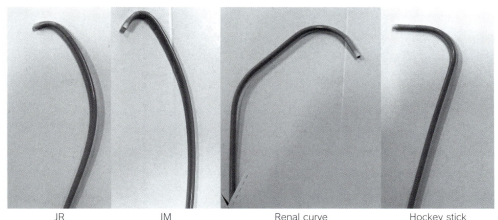

JR　　　　　IM　　　　　Renal curve　　　　Hockey stick
図1　腎動脈カテーテル治療で用いるガイディングカテーテル

のアプローチも可能になった．

上腕動脈は止血が煩雑であり，止血デバイスを使用すると神経障害を合併するおそれがある．一方で，橈骨動脈からのガイディングシースを用いたアプローチでは止血は容易であるが，エンゲージの際の回転操作により患者が強い疼痛を訴えることがある．

2）下肢からのアプローチ

①腹部大動脈が大きく彎曲して真上に分岐した右腎動脈狭窄，②左鎖骨下動脈が非常に近位部に開口している場合，③透析導入のため上肢動脈を温存しなければならない場合などは下肢動脈からのアプローチを考慮することになる．ほとんどの場合，左右どちらの総大腿動脈からのアプローチでもガイディングカテーテルのエンゲージに支障はない．

b　ガイディングカテーテル

図1に示すように，種々の先端形態を持つガイディングカテーテルが選択できるが，上肢からのJRカテーテルでほとんどの場合エンゲージ可能である．Hockey stickタイプのものやRenal curveというJRよりもより強いカーブのものもあり，腎動脈の分岐やアプローチ方向によって選択する．

c　non-touch technique

動脈硬化性の腎動脈狭窄は，多くの場合入口部に粥状硬化性病変が存在する．このためガイディングカテーテルの先端が不用意に腎動脈内深く進入すると，プラークが破綻して遠位側の細小血管の閉塞を引き起こすおそれがある．また，カテーテルが大動脈壁に触れることで壁在粥腫が流出し，blue toe症候群（コレステリン塞栓症）の原因となる可能もある．

このため0.035インチワイヤをカテーテルの先端からある程度出した状態で腎動脈入口部に接近させ，0.014インチワイヤをその脇から腎動脈に進めていく方法が一般的である（図2）．0.014インチワイヤが病変遠位部に達したのち，慎重に0.035インチワイヤを離脱させ，ガイディングカテーテルの先端が常に病変部から離れた状態を維持して手技を進めることになる．

d　ガイドワイヤ選択

腎動脈は一旦穿孔すると止血が困難になる場合が多く，致命的である．このため先端荷重が低いコイルワイヤを選択することで安全に手技を進められる．基本的には屈曲の少ないopen vesselであるため先端荷重の高いワイヤを使用しなければならないケースはまれである．

一方で，病変部の圧較差を測定する場合に用いられるpressure wireは通常のガイドワイヤと異なりやや操作が困難になるケースがある．特に入口部に石灰化を伴う高度狭窄では，まずマイクロカテーテル内にフロッピーワイヤを乗せ，これによって病変部を通過させる．マイクロカテーテルを追従させたのちにpressure wireに交換することになるが，extension wireを装着させることができない．したがってカテーテル内でバルンによるtrappingによりマイクロカテーテルを離脱させるか，もしくはカテーテル外に露出しているマイクロカテーテルをクーパーなどで段階的に切り離していく方法をとる．この場合はpressure wireにダメージを与えて使用不可能になることがあるので慎重

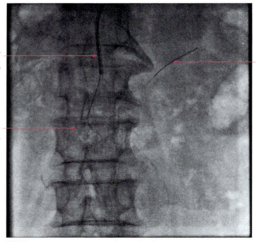

図2 aorta non-touch technique

に行う．

e IVUS

ガイドワイヤが病変部を通過したのちは，IVUSで血管径および病変長を正確に測定することが手技を安全に行うために最も重要である．オーバーサイズのデバイス選択は血管解離や穿孔をきたす可能性があり，一旦穿孔すれば止血が難しく救命は困難となる．また，そのほとんどが入口部病変である動脈硬化性の腎動脈狭窄は，ステント近位端の位置決定において，IVUSマーキングが非常に有用である．大動脈へのステント突出はIVUS上1-2ストラット程度までに抑えるべきである．

f ステント選択

現在，わが国で保険償還が認められている腎動脈ステントは，Palmaz Genesis™（Cordis社）とExpress SD™（Boston Scientific社）の2種類のみである．両者にはストラットのデザインに若干の差があるが，臨床成績に有意な差が認められるというエビデンスはない．通常用いられるステント径はどちらも4.0/5.0/6.0 mmの3種類であるが，ステント長はわずかに異なる．IVUSで病変前後のhealthy area間の距離を正確に測定し，これに適したステント長のものを選択するのがよい．

g distal protection

長期間のステント開存が得られている症例のうち20～30％に腎機能の悪化が見られている[8-12]．この理由として，PTRA時の造影剤使用による腎実質へのダメージに加え，プラークの遠位部への流出による末梢塞栓が否定できない．腎動脈は5～6 mmの大径の血管であり，付着するプラークは多量である．加えて末梢血管床は下肢動脈などに比して少なく，末梢塞栓による腎機能の悪化は容易に発生すると推測される．

これを予防するためdistal protectionを行うことが推奨されている．現在Filtrap™（ニプロ社），Guardwire™（Medtronic社），Parachute™（エースリージャパン社）といったフィルターデバイスが使用可能であるが，その利便性と網目の細かさからFiltrap™が頻用されているようである．具体的には外套に収納された上記デバイスを狭窄遠位部まで持ち込んで展開し，ステント留置後に回収することになる．これらのデバイスを腎動脈で用いるときの問題点は，狭窄部から分枝の分岐部までの血管長の短さにある．フィルターデバイスを留置する十分な距離が確保できない場合は，フィルターとは別のワイヤで持ち込んだ大径のバルンで病変部を拡張し，十分にプラークを破砕してフィルターに納めたのちに抜去し，続いてステントを留置すれば，末梢へ流出するプラーク量を低減させられる．

とはいえ，distal protectionはその手技が煩雑であり，デバイス挿入時に血管損傷を起こすリスクがあることを考慮すると，リスクの高いストラテジーを回避し，シンプルに手技を完遂することも検討すべきである．

h 炭酸ガス造影

腎動脈内に直接ヨード造影剤を注入するPTRAは，すでに低下した腎予備能をさらに悪化させることが予想される．一方で，炭酸ガス（CO_2）を用いた腎動脈狭窄の評価は腎機能を悪化させなかったとする報告があり[13]，末期腎障害のPTRA症例に対しては使用を検討したい．

炭酸ガス造影は横隔膜下の腹部大動脈から分岐する動脈に施行可能とされており，DSA（digital subtraction angiography）により撮像する．手技にはラーニングカーブが存在し，また炭酸ガスが血液に比して低比重であるため仰臥位の場合は腹側に貯留することを念頭に置いて使用するべきである．

重篤な合併症としてNOMI（non-occlusive mesenteric ischemia）がある．腸間膜動脈の攣縮による重度の虚血がその本態であり，一旦発症すると致死率が50％と極めて重篤な病態である[14]．炭酸ガスを使用した日本のEVTレジストリーにおいても2％の発症が報告されている[15]．腎動脈のような高位分枝での使用では，炭酸ガスの総量を低減することと，撮影間隔を十分に取ることを徹底し，習熟した術者が慎重に行うことが肝要である．

4 合併症

a 塞栓症

中等度以上の腎動脈狭窄を有する患者は，腎動脈狭窄のない患者に比して動脈硬化が進行した状態であることが報告されている[16]．重度の動脈硬化症例の中にはshaggy aorta症候群と呼ばれ大動脈内に多量の粥状硬化プラークが付着しているものがある．このような症例においては，ピッグテールカテーテルを用いた大動脈造影やPTRA時のカテーテル操作によってblue toe症候群を発症するおそれがある[17]．これは足趾に生じた微小塞栓症であり，原因は動脈壁の不安定な粥腫や動脈瘤の壁在血栓が破綻し，コレステリン結晶が播種状に末梢動脈へ飛散することである．足背動脈が触知できるのにもかかわらず，足趾に境界明瞭なチアノーゼが突然出現する．重症化すると皮膚潰瘍を形成し，多臓器塞栓症の場合予後は不良である．

本症に対する確立された治療法はないが，虚血趾に対する薬物療法としてプロスタグランジン製剤[18]，抗血小板薬，ステロイドの投与およびLDLアフェレーシスが有効であったとの報告もある[19,20]．予防として，塞栓源となる粥腫の安定化を目的としたスタチンの有用性も報告されている[21]が，カテーテル手技の実施前にCT/MRIなどで大動脈壁の性状を把握し，慎重に操作を行うことが予防のうえで重要である．

b wire perforation

比較的容易にガイドワイヤの先端は穿孔を起こす．ネットワークが豊富な腎動脈は一方向性にコイリングなどで塞栓しても他方向からの出血が持続してしまう．Gerota筋膜に覆われた臓器であるため出血がすぐに腹腔内に及ぶことはないが，血管内操作では止血できずに緊急外科手術を余儀なくされることも珍しくない．

予防のためには，必ずガイドワイヤの先端を透視で確認しながら操作することに尽きる．ガイドワイヤはなるべく滑りの悪いコイルワイヤを選択し，可能であればマイクロカテーテルを用いて病変通過後にナックルの形にしておくと，より安全である．また，ガイディングカテーテル長が冠動脈や下肢動脈のものと異なる場合があり，ブラインドでのデバイスのデリバリーにはリスクが伴う．また，デバイスのデリバリー時の摩擦によりガイドワイヤが事故的に遠位方向へ進んでしまうこともあり，極力透視下でのデバイス操作を行うことを勧める．

c 再狭窄

腎動脈ステントの登場，改良により治療成績は飛躍的に向上し，1年後の再狭窄率も10～15％程度である[3,22]．しかしながら数々の大規模RCTにおける薬物治療に対する非優位性の結果から，PTRA症例数は減少の一途をたどっている．このため再狭窄率を改善させるための薬物溶出性ステントは未だ登場を見ず，さらなる治療成績の向上は容易ではない．

文献

1) Hirsch AT, et al：J Am Coll Cardiol 47：1239-1312, 2006
2) European Stroke Organisation；Tendera M, et al：Eur Heart J 32：2851-2906, 2011
3) Zeller T, et al：Circulation 108：2244-2249, 2003
4) Fujihara M, et al：Circ J 79：351-359, 2015
5) ASTRAL Investigators；Wheatley K, et al：N Engl J Med 361：1953-1962, 2009
6) Cooper CJ, et al：N Engl J Med 370：13-22, 2014

7) Riaz IB, et al：Am J Cardiol **114**：1116-1123, 2014
8) Dorros G, et al：Am J Cardiol **75**：1051-1055, 1995
9) Harden PN, et al：Lancet **349**（9059）：1133-1136, 1997
10) Zeller T, et al：J Endovasc Ther **11**：95-106, 2004
11) Rocha-Singh KJ, et al：Catheter Cardiovasc Interv **57**：35-141, 2002
12) Bates MC, et al：Vasc Endovascular Surg **42**：40-46, 2008
13) Spinosa DJ, et al：AJR Am J Roentgenol **176**：1305-1311, 2001
14) Trompeter M, et al：Eur Radiol **12**：1179-1187, 2002
15) Fujihara M, et al：Catheter Cardiovasc Interv **85**：870-877, 2015
16) Jujo K, et al：Circ J **80**：1922-1930, 2016
17) Fukumoto Y, et al：J Am Coll Cardiol **42**：211-216, 2003
18) Elinav E, et al：BMJ **324**（7332）：268-269, 2002
19) Hasegawa M, et al：Ther Apher Dial **7**：435-438, 2003
20) Tamura K, et al：Clin Exp Nephrol **7**：67-71, 2003
21) Tunick PA, et al：Am J Cardiol **90**：1320-1325, 2002
22) Jaff MR, et al：Catheter Cardiovasc Interv **80**：343-350, 2012

【重城健太郎】

Take Home Message（編集者より）

- 合併症が重篤である腎動脈ステント留置術をまとめていただいた．
- 腎動脈ステント留置術の合併症を防ぐ考え方は重要であり，他の血管内治療にも応用される．

末梢塞栓予防は必要か：腎動脈狭窄症の治療

必要である理由

　経皮的腎動脈形成術（PTRA）において末梢保護を行うべきか否か．これは，エビデンスとして回答が出ていないのが現状であり，各施設によって賛否両論である．筆者は解剖的に保護が可能であれば，必ず末梢保護を行っている．バルン拡張やステント留置によって程度は異なるものの，末梢塞栓を生じていることは証明されている[1]．筆者の経験からも PTRA に使用した Filtrap™（日本ライフライン社）を回収し，ホルマリン標本を作製すると，フィルター内に明らかなデブリスが捕獲されている症例が多く認められる（図 A）．塞栓物が多ければ，腎梗塞，slow flow をきたす可能性があり，腎機能障害の原因となる．末梢保護を行わず PTRA を行った症例の約 1/3 が術後に腎機能が悪化すると既に報告されている[2]．

　もちろん，末梢塞栓のみが術後の腎機能悪化の原因ではなく，造影剤腎症やコレステリン塞栓等，他にも誘因は考えられ，末梢保護によって問題がすべて解決されるわけではない．しかし少なからず塞栓を起こしているのであれば，手技によって腎機能を悪化させないために，末梢保護は可能な限り行うべきだと考えている．実際 PTRA における末梢保護デバイスの有用性を示す報告もある[3]．

腎機能保護のために

　末梢保護についての見解が一定ではない理由として，末梢塞栓が腎機能にどの程度悪影響を及ぼしているのか，腎機能に対して鋭敏に反応するマーカーがないことが挙げられ，末梢保護の有用性が証明できていない可能性がある．末梢塞栓の問題のみではなく，腎臓を保護する目的で治療介入するのであれば，治療そのもので腎機能を損失してはならないと考える．PTRA を行う術者は，その点を十分に配慮した手技を行うべきであり，その一つに末梢保護があると筆者は考えている．

文献
1) Kawarada O, et al：Catheter Cardiovasc Interv **70**：784-788, 2007
2) Dorros G, et al：Circulation **98**：642-647, 1998
3) Henry M, et al：J Cardiovasc Surg（Torino）**49**：571-589, 2008

【金剛寺　謙】

📝 Take Home Message（編集者より）

- indication（通念）と feasibility（実現可能性）のバランスを術者は考えるべきである．
- indication はコンセンサスであるが feasibility は術者（われわれ）の努力や姿勢を強く反映する．

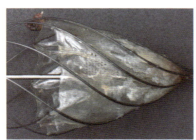
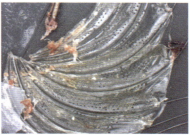

図 A　PTRA に使用したデバイスのフィルターのホルマリン標本

線維筋性異形成

疫学

線維筋性異形成（fibromuscular dysplasia：FMD）は原因不明・局所性・非動脈硬化性の動脈壁の増殖性疾患である．主に中小の筋性動脈病変を主として，腎動脈が 60～70％と最多（両側性は 35％程度），次いで頸動脈，椎骨動脈などの頭蓋外脳血管が 25～30％で障害される[1]．若年女性に多く，通常末梢側 2/3 に多発し，片側性であることが多い．腎動脈狭窄の原因疾患としては動脈硬化性（約 40％）に次ぐ第 2 位（約 25％）の頻度であり，しばしば腎血管性高血圧の原因となる[2]．

病理学的に中膜型（90％），内膜型（10％），外膜型（1％以下）に分類され，中膜型は血管造影において特徴的な「string of beads」の所見を呈する．内膜型は「focal」や「tubular」の所見を呈することが多いとされる[3]．

検査所見

若年者の難治性高血圧患者で，レニン活性，アルドステロン濃度の高値が疑うきっかけとなる．腎動脈エコーでの流速の増加がスクリーニングに有用だが，体型や術者の腕に依存するところがある．その他 MRA や造影 CT が有用である．レノグラムは機能評価やフォローアップにも使用可能な有用な検査である．

症例提示

19 歳女性．健診で高血圧（180/110）を指摘．レニン活性，アルドステロン濃度の高値を認め，精査目的に当院紹介となった．造影 CT を施行したところ，両側腎動脈狭窄を認めた（図 A）．レノグラムを施行したところ，左腎の排泄能低下を認めた（図 B）．

多剤内服後も血圧低下を認めなかったため PTRA を施行した．右 brachial approach で 6 Fr JR4 を左腎動脈に挿入した．造影上左腎動脈は断続的に 2 ヵ所の高度狭窄を認め（図 C①および③），IVUS 上 FMD に特徴的な中膜の肥厚を認めた（図 C②）．末梢側の FFR（fraction flow reserve）は 0.59 と著明な低下を認めた（図 C④）．

3.0×20 mm のバルンで拡張を行った（図 D①）．この際に解離を防ぐため IVUS で測定した血管径に対し balloon-artery（B/A）ratio＝0.9 となるようにバルン選択を行った（後述）．治療後の FFR は 0.93 に改善（図 D②）し，IVUS でも解離なく径の拡大を得られた．

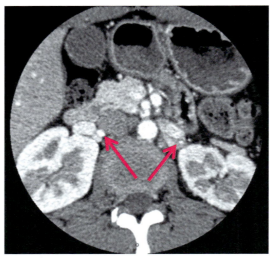

図 A　造影 CT
両側腎動脈狭窄と左腎の軽度萎縮を認める．

3. 治　療（TOPICS　線維筋性異形成）　369

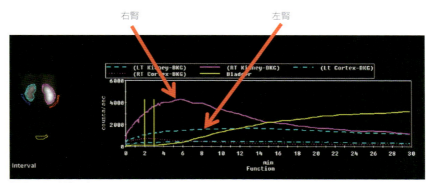

図B　レノグラム
左腎の排泄能低下を認める．

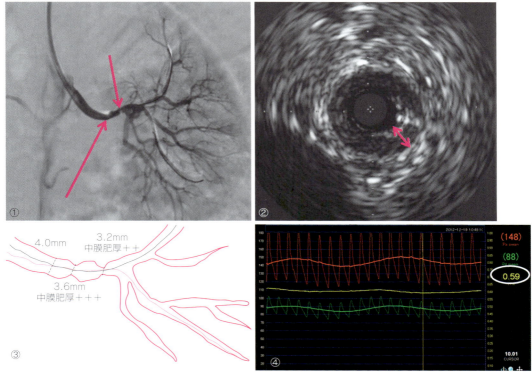

図C　左腎動脈の術中所見
①：断続的に2ヵ所の高度狭窄（矢印）を認める．
②：FMDを示唆する中膜の肥厚を認める．
③：造影のシェーマ図
④：FFR所見．末梢側で0.59と著明な低下を認めた．

370　第2部：第Ⅴ章　腎動脈狭窄症

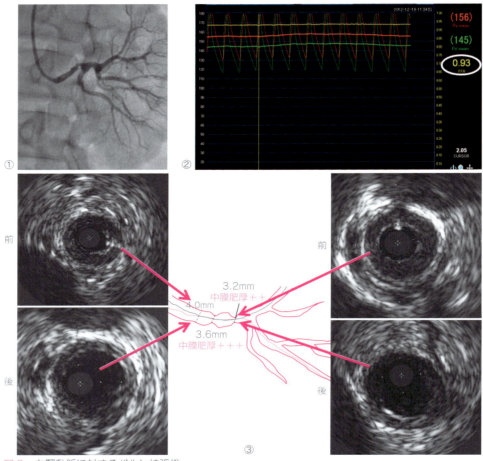

図D　左腎動脈に対するバルン拡張後
①：バルン拡張後．解離を認めず，拡張が得られた．
②：バルン後のFFRは末梢側で0.93と改善を認めた．
③：バルン前後のIVUS所見．解離なく血管径の拡大を得られた．

　引き続き右腎動脈を造影しFFR施行したところ0.64と低下を認め，B/A ratio＝0.9となるように3.5×20 mmのバルンで拡張した．拡張後解離なくFFRは0.94まで改善した（図E）．
　治療後血圧は正常化し，薬剤を中止可能となった．レニン活性，アルドステロン値も改善し，以後2年のフォローアップで再増悪を認めていない．

治療のエンドポイントとフォローアップ
　FMDに対するPTRAではバルン拡張の成績が非常によいとされており[4,5]，また若年者が多く，可能な限りステント留置は避けるべきである．前述の通りB/A ratio＝0.9程度の径で拡張することが安全と思われる．またエンドポイントとしてはFFRが有用と考えられ[6]，レニン産生の正常化にはPd/Pa＞0.9が必要とされている[7]ことからFFR＞0.9が1つのエンドポイントになるだろう．フォローアップは家庭血圧とレニン活性が簡便と思われる．

3. 治療（TOPICS 線維筋性異形成） 371

前　　　　　　　　　　　　　　　　　　　後

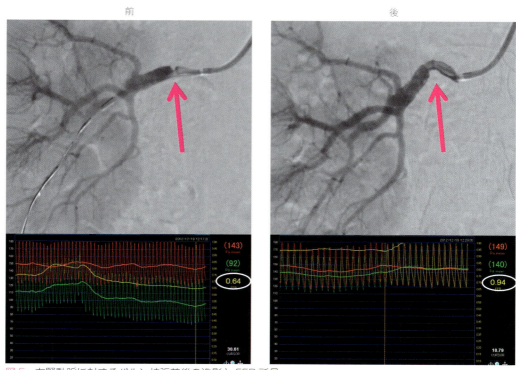

図E　右腎動脈に対するバルン拡張前後の造影とFFR所見
右腎動脈近位部にfocalな高度狭窄を認めFFR 0.64であった．バルン拡張後解離なく拡張でき，FFRは0.94に上昇した．

文献

1) Slovut DP, et al：N Engl J Med **350**：1862-1871, 2004
2) 伊藤貞嘉：日内誌 **92**：37-43，2003
3) McCormack LJ, et al：Am Heart J **72**：188-198, 1966
4) Persu A, et al：Eur J Clin Invest **42**：338-347, 2012
5) Fujihara M, et al：Cardiovasc Interv Ther **29**：293-299, 2014
6) Mahmud E, et al：Catherter Cardiovasc Interv **67**：434-437, 2006
7) De Bruyne B, et al：J Am Coll Cardiol **48**：1851-1855, 2006

【山口徹雄】

 Take Home Message（編集者より）

- 動脈狭窄の原因の1つである線維筋性異形成は，腎動脈のみならず頸動脈や内臓動脈なども含め重要な概念である．
- 数珠様の狭窄を呈する典型的なtype 1のみならずtublar typeの狭窄も認めるため，動脈硬化性との鑑別に注意が必要である．
- 性別や年齢を考慮すべきである．

第VI章

内臓動脈病変

総論

内臓動脈（visceral artery）の定義は非常に難しいが，通常内臓は胸腹部の体腔内臓器を指すため，心臓（冠動脈），腎動脈および腸管動脈を指すことが多い．visceral artery といえば，通常は血管のサイズからは中サイズにあたる．血管炎での分類が参考になるだろう[1]．

内臓動脈といっても広範囲にわたるが，本書における内臓動脈は，主に腸管を栄養する動脈（腹腔動脈，腸間膜動脈）として以下の各論に入りたい．まず，本書でこれまで触れてきた末梢動脈・腎動脈など，主たる動脈病変の問題は"狭窄"と"閉塞"であった．本項ではそれらの狭窄・閉塞について，時間軸を含めた急性期・慢性期という観点で以下に解説する．

1 急性腸間膜動脈狭窄・閉塞

主な原因は心房細動などを原因とした塞栓症や動脈血栓症，動脈硬化による慢性狭窄病変，易血栓形成状態や動脈解離，ステントグラフト内挿術（EVAR）に伴う合併症による狭窄・閉塞などが挙げられる．高齢の女性に多く，脳心血管系疾患の既往を有していることが多い．ほとんどの患者で臍周囲に激しい腹痛を認めるが，腹膜への炎症は遅れて起こるため，急性期には腹膜刺激徴候がないことが多く，注意が必要である．

急性腸管虚血に特異的な血液検査やX線検査所見はないと考えられており，超音波検査では腸間膜動脈の描出が困難なため CT などの画像評価を行うことが多い．動脈閉塞・腸管梗塞が疑われる場合には迅速な腸管血流の再開が必須であり，カテーテルおよび外科的治療を検討することとなる．

急性腸管虚血患者は症状が発現した時点である程度進行した腸管虚血があり，試験開腹による腸管の状態の評価が必要なことも多々ある．具体的な CT の所見・治療に関しては次項を参照されたい（p378〜379）．

2 慢性腸間膜動脈狭窄・閉塞（SMA 血栓症）

腹腔動脈や腸間膜動脈には動脈硬化性病変がしばしば認められ，40〜60 歳女性に好発する．脳心血管系疾患の既往があり，冠動脈や下肢末梢血管の手術歴のある患者が多い．慢性腸管虚血により臨床症状が出現することは解剖学的な狭窄の頻度と比較しまれである．下腸間膜動脈が完全閉塞していることは多く観察され（動脈硬化患者では 3 割に上る），症状が出現しないのは腹腔動脈と上下腸間膜動脈がそれぞれに交通を持ち，狭窄や閉塞があっても血流が比較的維持されやすいためである[2]．

典型的な症状は食事で誘発される腹痛，体重減少，便通異常などである．CTA や MRA が診断に用いられることが多いが，病変は大動脈からの起始部に形成されることが多く，血管造影はもちろん超音波検査でも病変が描出可能なことがある．

治療としては EVT もしくは血栓内膜摘除術やバイパス術などの外科的治療が選択肢である．

3 腹部内臓動脈瘤

腹部内臓動脈瘤は大動脈瘤に比してまれな疾患と考えられているが，症状をきたすことが少なく，正確な有病率は不明である．しかし，近年，MDCT の普及に伴い，発見される機会が増加してきている（p376〜378参照）．一般的には腹部内臓動脈（腎動脈以外）瘤の 60％は脾動脈瘤，20％は肝動脈瘤，5.5％が上腸間膜動脈瘤，4％が腹腔動脈瘤とされている[3]．スクリーニングのエコー検査などで指摘されることが多い．脾動脈瘤は女性に多く，妊娠中は破裂率が高くなるため，注意を要する[4]．

動脈瘤の原因としては動脈硬化，中膜壊死，外傷，先天性血管形成異常，妊娠などが指摘されている．忘れてはならないのは，全身性の血管病変である．血管

炎と分節性動脈中膜融解（segmental arterial mediolysis：SAM）がその代表であり，全身の血管病変も評価する．中でもSAMは聞き慣れないかもしれないが，主に腹部内臓動脈の中膜が分節状に融解し動脈瘤が形成され，突然発症の腹痛や出血性ショックを呈しうる比較的まれな疾患であるが，臨床現場で記憶しておくべき疾患の1つである．

4 腹部内臓動脈解離

腹部内臓動脈解離もまれな疾患とされており[5]，その多く（70％程度）が上腸間膜動脈に発生する（p379～380参照）．Mousaらは，文献にて上腸間膜動脈解離71例，腹腔動脈解離12例を集計し，その大部分が男性で平均年齢が55歳と報告している[6]．上腸間膜動脈解離の病因としては高血圧や喫煙などの動脈硬化リスクとの関連が指摘されている[7]．その他，嚢胞性中膜壊死，弾性線維異常（Marfan症候群，Ehlers-Danlos症候群），外傷，妊娠等がリスクファクターとして考えられている[6]．

上腸間膜動脈解離が多い原因として上腸間膜動脈の解剖学的な特徴が考えられている．解離におけるエントリーは起始部から3～4cmの部位に生じることが大部分であり，この部位は膵臓下面に接しているため，血管壁へのshear stressが強くなり，これが解離の発生に影響しているのではないかと推察されている[6]．

解離に対する治療としては血管内治療，外科的治療などがあるが，基本的には保存的加療である．

5 腹腔動脈起始部圧迫症候群

腹腔動脈が横隔膜正中弓状靱帯によって圧迫されることで血流障害が生じ，腹痛などの内臓虚血症状をきたす疾患である．解剖学的な腹腔動脈の圧迫変形は全人口の1/3に存在するともいわれているが，側副血行路により，内臓虚血症状を認めないことが多い．典型的な症状は体位によって変化する食後の腹痛である．

治療としては腹腔動脈の露出と正中弓状靱帯の切開による手術やバイパス術などが選択肢であるが，腹腔動脈の狭窄自体は特異的な所見ではないため，治療を行っても症状が消失しない患者が少なからず存在する

ことも事実である．本疾患は基本的には除外診断であり，腹部症状の原因として他疾患の関与を否定することが重要である．

6 非閉塞性腸管虚血症（NOMI）

非閉塞性腸管虚血症（non-occlusive mesenteric ischemia：NOMI）は主幹動脈が開存しているにもかかわらず，腸管の虚血をきたし腸管壊死に至る予後不良な疾患である．心不全やショック，脱水，血液維持透析，周術期の低心拍出量症候群などが誘因になることが多く，低灌流状態が一定期間持続すると末梢辺縁動脈の交感神経が活性化して血管攣縮を引き起こし，腸管虚血が生じるとされる．

NOMIに特異的な身体所見や検査所見はなく，確定診断には血管造影で狭窄・閉塞を除外することが必要である．侵襲的血管造影では特徴的な血管攣縮が描出でき，血管拡張薬を血管内に直接投与することも可能である[8]．

治療としては直接的な治療は少なく，血管造影時に留置したカテーテルから血管拡張薬を投与し，血流の改善を図る選択肢もある．SMA血栓症と同様に壊死した腸管切除が必要となることもある．

文献

1) Jennette JC, et al：Arthritis Rheum 37：187-192, 1994
2) Thomas JH, et al：J Vasc Surg 27：840-844, 1988
3) 海野直樹：腹部内臓動脈瘤．脈管専門医のための臨床脈管学，日本脈管学会（編），メディカルレビュー，p212-213，2010
4) Mattar SG, et al：Am J Surg 169：580-584, 1995
5) Takayama T, et al：J Vasc Surg 48：329-333, 2008
6) Mousa AY, et al：Vascular 17：359-364, 2009
7) Subhas G, et al：Ann Vasc Surg 23：788-798, 2009
8) Siegelman SS, et al：Radiology 112：533-542, 1974

【望月宏樹・水野　篤】

Take Home Message（編集者より）

- 内臓動脈病変は無症候性であることが多く，発見した際のマネージメントにしばしば迷うところである．本項を是非参考にマネージメントしていただきたい．

2 診断

1 内臓動脈瘤

腹部内臓動脈瘤の部位別頻度は，脾動脈（図1）が60％と最も高く，肝動脈が20％，腹腔動脈（図2），上腸間膜動脈（superior mesenteric artery：SMA），胃動脈は4〜5％と頻度は低く，腎動脈（図3）はさらに頻度が低い[1,2]．

動脈瘤の病因は，真性動脈瘤では動脈硬化，分節性動脈中膜融解（segmental arterial mediolysis：SAM），線維筋性異形成（fibromuscular dysplasia：FMD），門脈圧亢進などであり，仮性動脈瘤では膵炎，外傷，手術後などが多い[3,4]．

一般に真性動脈瘤は無症状のことが多く，健診などで見つかる場合が多い．診断には主に造影CTが有用であり，動脈と同程度に造影される瘤状の病変として描出される．

治療適応に関しては，破裂動脈瘤，症候性動脈瘤，仮性動脈瘤は絶対的適応である．一方，無症候性動脈瘤に関しては，2cm以上の動脈瘤や増大傾向のある動脈瘤が治療適応となる[5]．また，正中弓状靱帯症候群などによる腹腔動脈の狭窄や閉塞により，上腸間膜動脈が胃十二指腸動脈を介して腹腔動脈分枝の血流を担っている場合に，膵周囲の動脈に動脈瘤（図4）が形成されることが多い．肝臓や脾臓への血流が上腸間膜動脈から膵十二指腸アーケードを介して供給されるため，これらの部位の逆行性血流が増大し，動脈に血行学的ストレスが加わって動脈瘤が形成されるとされている[6]．このような腹腔動脈の狭窄や閉塞により拡張発達した膵十二指腸アーケードに生じる動脈瘤は小さくても破裂の危険性が高く，動脈瘤の大きさに関係なく治療の適応となる[7]．

2 急性腸管虚血

上腸間膜動脈塞栓症（図5，6）[8,9]は心疾患（心房細動，弁膜症，心筋梗塞）が原因となることが多く，心疾患の既往歴を確認する必要がある．特徴的なCT所見は，造影CTのSMA内造影欠損像や上腸間膜静脈（superior mesenteric vein：SMV）がSMAより細くなるsmaller SMV signなどである．上腸間膜動脈塞栓症ではSMAは起始部から3〜8cm末梢で閉塞することが多く，SMA血栓症では動脈硬化によりSMAの起始

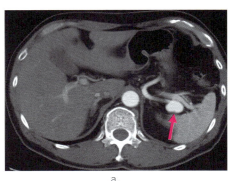
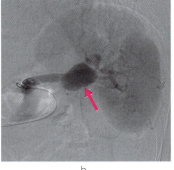
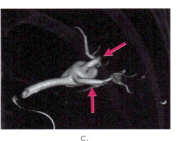

a. b. c.

図1 脾動脈瘤（60歳代男性）
a：造影CT横断像．脾動脈末梢側の脾門部に動脈瘤が認められる（矢印）．
b：脾動脈造影．脾門部に動脈瘤が認められる（矢印）．
c：CT arteriography（3D-CTA）．動脈瘤から2本の脾動脈分枝（矢印）が分岐しているのがわかる．この情報は金属コイル塞栓術を行う前の治療計画において有用である．

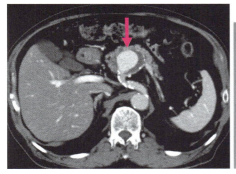
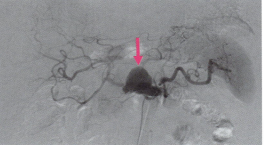
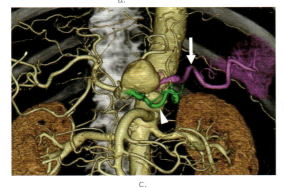

図2　腹腔動脈瘤（70歳代男性）
a：造影CT横断像．腹腔動脈に動脈瘤が認められる（矢印）．
b：腹腔動脈造影．腹腔動脈に動脈瘤が認められる（矢印）．
c：CT aortography（3D-CTAo）．動脈瘤から脾動脈（矢印）や背側膵動脈（矢頭）が分岐しているのがわかる．この情報は治療計画において有用である．

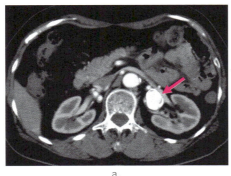
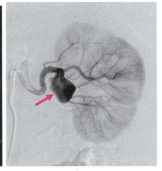

図3　左腎動脈瘤（60歳代男性）
a：造影CT横断像．左腎門部近くに動脈瘤が認められる（矢印）．
b：左腎動脈造影．左腎動脈に動脈瘤が認められる（矢印）．

部で閉塞することが多い．発症から5時間以内で腸管壊死の所見がない場合には，経カテーテル的血栓溶解療法[10]や血栓吸引療法[8,11]などの画像下治療（IVR）が行われる．腸管壊死の所見があれば，壊死に陥った腸管を外科的に切除する必要がある．

上腸間膜動脈解離（図7，8）[9,12]では，40〜50歳代の中年男性に突然の腹痛で発症することが多い．特徴的なCT所見は，SMAの偽腔内血栓，intimal flap，SMA径の拡大，SMA周囲の脂肪織濃度の上昇など[13]

である．腸管虚血のない症例では，保存的治療で経過観察が行われる．腸管や腸間膜の浮腫，腹水，持続する腹痛などで腸管虚血が疑われる症例では，外科的手術が行われる．

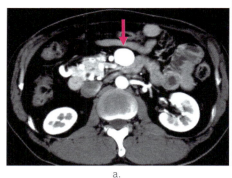
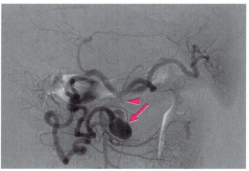

図4 膵十二指腸動脈瘤（40歳代男性）
a：造影 CT 横断像．膵頭部近くに動脈瘤が認められる（矢印）．
b：SMA 造影．SMA 分枝に動脈瘤が認められる（矢印）．正中弓状靱帯症候群により腹腔動脈が閉塞し（矢頭），SMA からの膵アーケードを介して肝動脈および脾動脈が描出されている．
c：金属コイル（矢印）を用いた塞栓術後の SMA 造影．膵アーケードは温存されている．

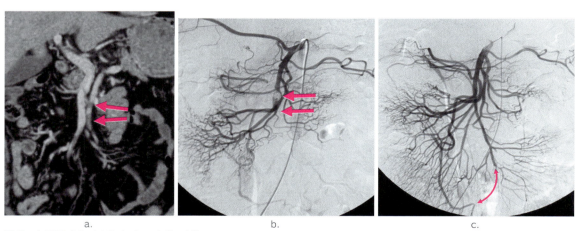

図5 上腸間膜動脈塞栓症（50歳代男性）
a：造影 CT 冠状断像．SMA の起始部から約 5 cm の部位や末梢枝に塞栓（矢印）が認められる．
b：術前の SMA 造影．SMA は塞栓（矢印）により閉塞している．
c：術後の SMA 造影．血栓吸引カテーテルによる血栓除去で SMA は再開通している．一部の辺縁動脈は閉塞したままであるが（両矢印），治療後の経過は良好であった．

（Kawarada O, Sonomura T, et al：Catheter Cardiovasc Interv 68：862–866，2006 より引用）

2. 診断

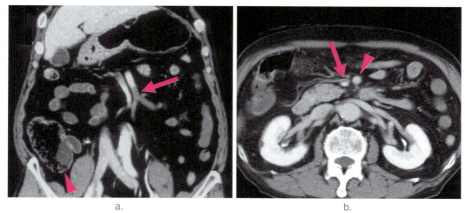

図6 上腸間膜動脈塞栓症（80歳代男性）
a：造影CT冠状断像．SMAに鋳型状の塞栓（矢印）が認められる．盲腸の造影効果は不良で（矢頭），腸管壊死が考えられる．
b：造影CT横断像．上腸間膜静脈（SMV，矢印）はSMA（矢頭）より細く，smaller SMV signが認められる．
（園村哲郎ほか：画像診断 **27**：326-334，2007 より転載）

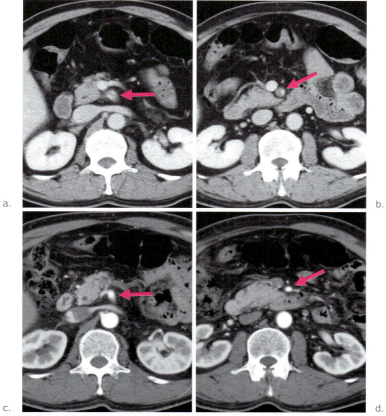

図7 上腸間膜動脈解離（50歳代男性）
a：造影CT横断像．SMAの中枢部にintimal flap（矢印）が見られ，偽腔は開存している．
b：造影CT横断像．SMAの末梢部に三日月状の造影されない病変（矢印）が見られ，偽腔内血栓が考えられる．
c，d：約1年後の造影CT横断像．intimal flapや偽腔内血栓は消失している（矢印）．
a，b；（園村哲郎ほか：画像診断 **27**：326-334，2007 より転載）

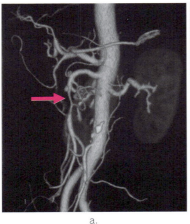 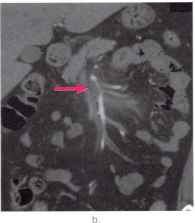 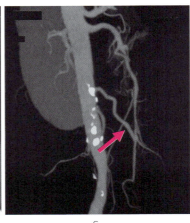

図8 上腸間膜動脈解離（50歳代男性）
a：volume rendering（VR）画像．SMA解離部の真腔は著明に狭小化している（矢印）．
b：造影CT冠状断像．SMAに解離（矢印）が見られ，偽腔の血栓化や真腔の狭小化が認められる．解離部の周囲に脂肪織濃度の上昇（dirty fat sign）が見られ，浮腫が考えられる．
c：maximum intensity projection（MIP）画像．腹部大動脈とSMA末梢部の間に大伏在静脈を用いたバイパス術（矢印）が行われている．
（園村哲郎ほか：レジデント 2：74-84，2009 より転載）

文献

1) Deterling RA Jr：J Cardiovasc Surg **12**：309-322, 1971
2) Stanley JC, et al：Arch Surg **101**：689-697, 1970
3) Slavin RE, et al：Lab Invest **35**：23-29, 1976
4) Nakai M, et al：J Vasc Interv Radiol **23**：1381-1384, 2012
5) Pasha SF, et al：Mayo Clin Proc **82**：472-479, 2007
6) Quandalle P, et al：Ann Vasc Surg **4**：540-545, 1990
7) Ikoma A, et al：World J Radiol **4**：387-390, 2012
8) Kawarada O, et al：Catheter Cardiovasc Interv **68**：862-866, 2006
9) 園村哲郎ほか：画像診断 **27**：326-334，2007
10) Simo G, et al：Radiology **204**：775-779, 1997
11) Ogihara S, et al：J Gastroenterol **38**：272-277, 2003
12) 園村哲郎ほか：レジデント **2**：74-84，2009
13) Suzuki S, et al：Abdom Imaging **29**：153-157, 2004

【中井資貴・園村哲郎】

 Take Home Message（編集者より）

● 内臓動脈病変を疑った場合には，機能診断はほぼなく，CTを中心とした画像診断となる．

3 治 療

A 内服治療

1 虚血性腸炎

　虚血性腸炎（colon ischemia）は軽症がほとんどで，特別な治療を行わなくても自然軽快することが多い．このため，治療のエビデンスとなるような臨床試験は現時点では存在しない[1]．

　重症度による治療の流れを図1に示す．内科的治療の基本は腸管の安静であり，絶食と補液，鎮痛などの対症療法を行う．腹痛に対しては禁忌がなければscopolamine butylbromideやpentazocineなどで対症的に治療を行う．半数以上は2～3日で症状は改善するが，重症例では外科的介入が必要となることがあり，症状の変化に応じて重症度の再評価を行う．腹痛や血便などの症状がおさまったら，水分摂取や流動食など消化のよい食事から開始をする．中等～重症例に対し

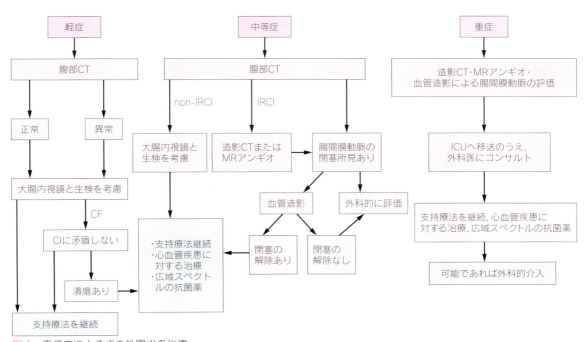

図1　重症度による虚血性腸炎の治療
IRCI : isolated right colon ischemia
（Brandt LJ, et al：Am J Gastroenterol 110：18-44, 2015 より引用，改変）

てはbacterial translocationを予防するため，広域スペクトルの抗菌薬投与を検討する．

虚血性腸炎のリスクファクターには，心血管疾患，糖尿病，過敏性腸症候群の既往，便秘などがある．再発予防のためには，動脈硬化のリスクファクターのコントロールに加え，緩下薬や整腸薬による積極的な排便コントロールが必要である．

2 内臓動脈瘤

内臓動脈瘤の原因は動脈硬化性，血管炎，門脈圧亢進，医原性，結合織異常，先天性，感染性，SAM（segmental arterial mediolysis）などが知られているが，その中でも最も多いとされる動脈硬化性に限っても，血管内治療や外科治療の臨床報告が比較的豊富なのに対して，内服薬治療の選択におけるエビデンスは極めて乏しい．SMA（上腸間膜動脈）の真性動脈瘤21例の後向き調査で8例で破裂を呈したが，β遮断薬を内服した5例では破裂はなく，内服していなかった16例のうち8例（50％）において破裂を呈したという報告がある[2]．大動脈瘤の内服治療では最もエビデンス数を有するβ遮断薬が何らかの保護作用を持つ可能性がある．血圧と脈拍の双方の減少により血管壁にかかる機械的ストレスを減じる効果より理論上も選択を考慮すべき薬剤であると考えられる．

内臓動脈瘤は無症状で経過することが多く，破裂により初めて診断に至るか偶然診断に至るケースが多い．診断された内臓動脈瘤に対し現状においては，高血圧症，脂質異常症，糖尿病，高尿酸血症などの動脈硬化リスクファクターの治療と継続管理が重要であるが，各種降圧薬（β遮断薬，ACE阻害薬，ARB），スタチンといった薬剤の内臓動脈瘤に対する有効性を検討するわが国での臨床試験が期待されるところである．

文献
1) Brandt LJ, et al：Am J Gastroenterol 110：18-44, 2015
2) Stone WM, et al：J Vasc Surg 36：234-237, discussion 237, 2002

【長谷川敦史・宮原啓史】

Take Home Message（編集者より）
- 内臓動脈病変に関する薬物治療の特異的なエビデンスは少なく，今後の研究が待たれる．

B 外科的治療

　内臓動脈病変は，動脈瘤の破裂や動脈閉塞に伴う臓器虚血などで致死的となることも少なくなく，その治療適応および治療法については熟知しておく必要がある．本項では，腎動脈瘤およびその他の腹部内臓動脈瘤，腸管虚血症に代表される内臓動脈病変の外科的治療について解説する．血管内治療については次項を参照されたい．

1 内臓動脈瘤

　血管内治療の発展と普及により，大部分の症例で内臓動脈瘤に対する治療の第一選択は血管内治療となったが，血管内治療困難症例や末梢臓器血流温存の観点から，外科的治療が選択されることもある．そのため，各動脈へのアプローチ方法や血行再建術に関する知識は外科医にとっては必須である．

a 腎動脈瘤

1）適応

　年齢や性別，動脈瘤の大きさ，形状，部位，腎機能，血圧などから破裂の危険性を考え，総合的に判断する．待機手術の場合，2.0 cm 以上を治療適応としている報告が多いが，腎動脈瘤の破裂は極めてまれであり，最新の知見では 3.0 cm 以上を治療適応とする報告もある[1]．それ以外に急速増大例，有症状例，妊娠合併例，内服コントロール不良の腎性高血圧症などが治療適応となる．

2）外科的手術

　開腹もしくは後腹膜切開で腎動脈へ到達する．腎動脈瘤は囊状瘤が多く，瘤壁が脆弱でなければ瘤の縫縮のみで治療できる場合もあるが，一般的には瘤切除や瘤切開後，パッチ形成が必要である．

　中枢と末梢動脈の結紮により腎血流が障害される場合には，バイパス術による血行再建が必要である．その場合，大動脈からの順行性バイパス術のほか，腸骨動脈からの逆行性バイパスや左腎動脈の場合には脾動脈-腎動脈バイパス，右腎動脈の場合には肝動脈-腎動脈バイパスも選択肢の1つである．グラフト血管は長期開存性や抗血栓性を考慮すると自家静脈が望ましく，一般的には大伏在静脈を用いることが多い．

　瘤が腎実質内に存在する場合や，形状が複雑な症例では血行再建が困難であるため，体外での再建（自家腎移植）が必要となる場合もある．また，破裂症例では一般的に血行再建が困難なため，腎摘になることが多い．

b 脾動脈瘤

1）適応

　腎動脈瘤同様，患者背景から総合的に判断する．瘤径が 2.0 cm 以上を治療適応としている文献[2]や施設が多いが，はっきりとしたエビデンスは未だ存在しない．一方で，急速増大例や妊娠可能年齢の女性，門脈圧亢進症を有する例，移植待機患者では瘤径が 2.0 cm 以下でも破裂する危険性があるため，治療適応とされている．特に肝移植待機患者は有病率が高いだけでなく，周術期の破裂リスクが極めて高いため，瘤径にかかわらず積極的な治療介入が必要である．

2）外科的手術

　肝左葉を頭側へ展開し，小網を切開後，胃を尾側へ牽引することで膵上縁から脾動脈へアプローチできる．脾臓は短胃動脈など側副血行路を豊富に有しているため，単純な動脈結紮術や瘤切除など，血行再建を必要としないことが多い．しかしながら，瘤が脾門部近くに存在する場合や，分枝を巻き込んでいる場合には血行再建術や脾摘術を行う場合もある．

c 肝動脈瘤

1）適応

　治療適応となる瘤径の目安を 2.0 cm 以上としている施設もあるが，肝動脈瘤は破裂時の死亡率が約 35％[3]と比較的高いため，診断がつき次第，積極的な治療介入を考慮する．また，膵炎の波及や術後膵液漏

に伴う仮性動脈瘤，医原性動脈瘤も治療適応となる．

肝動脈瘤はその約8割が肝外に存在するとされているが，肝内の動脈瘤の場合には血管内治療が第一選択となる．

2) 外科的手術

胃十二指腸動脈，膵十二指腸動脈のアーケードからの側副血行路が存在するため，瘤が総肝動脈に位置する場合は，中枢と末梢動脈の単純結紮や瘤縫縮のみで対応可能な場合もある．固有肝動脈に存在する場合には自家静脈もしくは人工血管を用いた血行再建術を検討するが，吻合部の口径差を考慮すると自家静脈での血行再建が望ましい．

d 胃十二指腸・膵十二指腸動脈瘤

この領域の動脈瘤は瘤径が小さくても破裂するリスクが高く，また破裂で緊急搬送されることも多いため，瘤径や形状にかかわらず治療介入を検討する．側副血行路が非常に豊富であることから，血行再建術が必要になることはほとんどなく，血管内治療によるコイル塞栓がよい適応となる．しかしながら，動脈瘤の成因として，腹腔動脈や上腸間膜動脈の狭窄・閉塞が関与している場合には，症例ごとに外科的血行再建術を考慮する．

2 急性腸管虚血症

外科的治療を必要とする内臓動脈の閉塞疾患は，大動脈解離による臓器灌流障害（malperfusion）を除けば，そのほとんどが上腸間膜動脈閉塞症である．孤立性上腸間膜動脈解離による閉塞の場合，保存的加療が原則で，外科的治療を要する症例は限られる[4]（詳細はp394を参照されたい）．一方，血栓塞栓症による閉塞の場合には，大多数が急性腸管虚血から腸管壊死に至り，致死的転帰をたどることが多く，死亡率は約60～80％[5,6]と極めて高い．そのため，診断がつき次第，早急に外科的治療を考慮する．

近年，本疾患に対する血管内治療も散見されるが，症例によっては壊死腸管の切除が必要となるため，開腹手術が原則である．

1) 適応

臨床所見としては急激な腹痛が特徴的であるが，急性膵炎や腸閉塞といった，他の腹部救急疾患でも同様の所見を認めるため，鑑別が困難である．また，発症

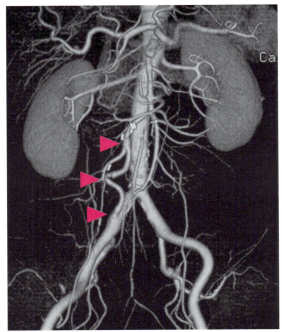

図1　右総腸骨動脈から上腸間膜動脈への逆行性バイパス

早期では腹部の圧痛は限局せず，腹膜刺激症状も乏しいことが多いため，臨床所見のみで手術適応を決めるのは困難である．

診断は腹部造影CT検査が有用であり，血栓塞栓症による上腸間膜動脈閉塞症の診断がついた時点で，原則として緊急開腹術を考慮する．

2) 外科的手術

開腹時にまず腸管の状態を確認する．壊死範囲が広範な場合には，広範囲腸管切除をためらわずに行う必要がある．壊死範囲が限局している場合には，壊死腸管の切除と上腸間膜動脈の血行再建術を行う．

血行再建術は，血栓塞栓症の場合には上腸間膜動脈血栓除去を第一選択とする．横行結腸を頭側に展開し，上腸間膜動脈起始部を露出する．術前のCTで閉塞位置を確認しておく必要があるが，一般的には中結腸動脈分岐部で血栓閉塞している場合が多い．動脈本幹を遮断後，横切開を置き，2～4 Frのバルンカテーテルで中枢側と末梢側をそれぞれ血栓除去する．この際，動脈の内膜損傷には十分な注意が必要である．

基礎疾患に動脈硬化を有する場合や大動脈解離による臓器灌流障害の場合には，血栓除去のみでは血行再建が不十分な場合があり，パッチ形成術やバイパス術が必要となる．バイパス術は腎動脈下大動脈より順行性に再建する方法や腸骨動脈より逆行性に再建する方法がある（図1）．長期開存率に関してはどちらも大差

がないとされているが[7]，腸骨動脈からの逆行性バイパスの場合，大動脈周囲の手術操作を必要としないため，より安全な術式といえる．さらに吻合部出血や吻合部狭窄といった，術後早期および晩期合併症を認めた際に血管内治療を施行しやすいという利点もあり，筆者の所属施設では第一選択としている．急性腸管虚血症の場合，壊死腸管の切除を伴う可能性があり，感染対策の観点からグラフト血管は可能な限り自家静脈を用いるのが望ましい．その際にはグラフト血管のねじれやたるみ，過度の緊張に十分注意する必要がある．

血行再建後に再度腸管の状態を確認する．腸管粘膜は漿膜に比べ虚血に弱く，漿膜に壊死がなくとも，粘膜に壊死を伴っている場合がある．また，血行再建直後の腸管 viability の評価は困難であるため，一期的な腸管切除・再建にこだわらず，人工肛門造設や second look operation も躊躇してはならない．

文献

1) Jill QK, et al：J Vasc Surg **61**：978-984, 2015
2) Abbas MA, et al：Ann Vasc Surg **16**：442-449, 2002
3) Busuttil RW, et al：Surgery **88**：619-624, 1980
4) Tomita K, et al：Circ J **80**：1452-1459, 2016
5) Kassahun WT, et al：Langenbecks Arch Surg **393**：163-171, 2008
6) Oldenburg WA, et al：Arch Intern Med **164**：1054-1062, 2004
7) Foley MI, et al：J Vasc Surg **32**：37-47, 2000

【林　啓太・尾原秀明】

Take Home Message（編集者より）

- 内臓動脈瘤のうち，血管内治療困難例や末梢血流温存の必要がある場合は外科的治療を行い，分枝血流を温存する．
- 部位や分枝具合など症例に応じて手術を行う．

C 急性腸管虚血に対するカテーテル治療

1 適応

急性期腸管虚血は症例数の少なさ，診断困難なこと，高齢者に多く，予後が不良なことが積極的治療介入を妨げ，結果として高い死亡率に至っている．一方，カテーテル治療の成績は比較的良好で[1,2]，手技成功率は血栓性で85％程度とされている[3]．日本ではon callに対応できカテーテルでの血栓除去に長じている医師で一番多いのは循環器内科医であろうが，心疾患でないことから対応する血管内治療医が少ないのが現状であると思われる．

2 治療開始まで（発症時間から8時間以内が目安）

腸管の虚血耐性は比較的長い．おおむね2～3時間で腸管粘膜に障害が発生するが，血栓除去術において腸管壊死を回避できる頻度は発症後12時間以内で100％，12～24時間で56％，24時間以上で18％と報告されている[4]．

発症より12時間以上経過した症例では腸管切除術の適応とされる．明らかに壊死した腸管がある場合，再灌流障害を軽減するため事前に腸管切除か血行遮断を行うことが望ましい[5]．もし腸管壊死のサインが出ているものであればすぐに開腹手術を選択するべきである．いい換えれば発症から数時間程度であれば積極的にカテーテルによる介入に踏み切るべきであろう．

3 治療のポイント

①病変の末梢端を確認し，②近位，遠位端は残して吸引，③後に手術を行うことを考慮して悪影響を与えないよう配慮する．

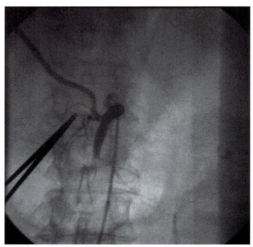

図1 SMA完全閉塞の術前造影（鉗子は目印として使用）

4 カテーテル治療の実際

術前造影を図1に示す．アプローチはfemoral，brachialどちらも可能だが，角度的にはbrachialのほうが容易なことが多い．大抵6Frカテーテルで対応可能だが，7，8Frが使用可能であれば選択肢が広がるため，筆者はfemoralを好んで用いている．おおむねJudkins-Rightでengageは比較的容易なことが多い．

CTの情報と合わせ十分末梢までワイヤを通し血栓吸引カテーテルを通す．吸引の前に是非行ってほしいことが病変末梢側の評価である（図2）．血栓吸引カテーテルを十分末梢まで通過させ，側孔から逆血を確認することで末梢端を知ることができる．さらに先端造影を行えば，なおよい．

5 血栓吸引

血栓吸引の際には大切なポイントがある．肺塞栓症などで血液だけ引けて血栓は全然引けないという経験はないだろうか．血栓吸引の一番の敵は血液である．

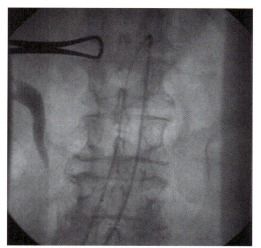

図2 術中造影
血栓吸引カテーテルを病変以遠に進めて造影し閉塞末梢端を確認.

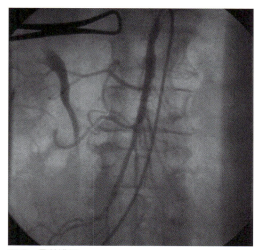

図3 最終造影

血液が引けてしまうと圧が逃げてしまい固形物は引けない．そこで血流がない状態を保ちつつ吸引をすることが肝心となる．そのため，あえて末梢端，中枢端は残して吸引をする．使用するカテーテルは太いほどよい．筆者はDuo®を好んで用いているが，十分な長さのカテーテルがあれば6Frのカテーテルでもかまわない．ただしガイディングそのもので吸引すると，血栓でスタックした場合すべてのシステムを外さなければならなくなるため，必ずガイディングの中に別の吸引用カテーテルを用意する．

それでも十分に吸引ができない場合，直線部の場合に限り300cmの0.014インチワイヤを曲げて作製した浦澤一史先生考案の「ぐりぐり君」(p101参照)で血栓破砕を行いさらに吸引している[6]．

balloon long inflationを試みることもあるが，大抵は無効だと思ったほうがよい．塞栓子は血餅状なので拡張してもすぐに閉塞してしまう．

抗凝固療法の使用については議論の余地がある[7]．過去の論文ではurokinaseを用いていることが多いが筆者は個人的にはurokinaseの効果には疑問を持っている．urokinaseの半減期は2時間程度あり，外科的介入が必要になった際に妨げとなる可能性がある．確かな効果が立証されていないことを考えると優先度は低いと考える．

極論だが，吸引ではどうにもならない場合，最終手段はEVT用のバルンをFogartyカテーテルのように使用し塞栓子を引き出し下肢に飛ばしてしまう．下肢の塞栓のほうが腸管虚血より致命的ではない．

全体の手技時間は少なくとも2時間以内が望ましい．その程度であれば手術の準備をしている間に終えることができ，全体としての治療の流れを妨げることがない．

6 理想はハイブリッド

急性期腸管虚血も他のEVT同様ハイブリッド治療が理想なのはいうまでもない．外科医とともに治療にあたり，双方の意見を統合し，いつでも手術に踏み切れるようにしておくことが最も重要である．抗凝固療法についても外科医と相談しながら施設ごとに決めたほうがよい．short bowel syndromeを避けるために[8]「腹膜刺激症状がないならば早期のカテーテル治療を」検討してほしい．

今回示した症例は幸い腸管壊死の徴候は見られず，2日後に食事を再開，4日後に退院となった（図3）．

文献

1) Björnsson S, et al：J Gastrointest Surg 17：973-980, 2013
2) Schermerhorn ML, et al：J Vasc Surg 50：341-348, 2009
3) Arthurs ZM, et al：J Vasc Surg 53：698-704；discussion 704-705, 2011
4) Lobo Martínez E, et al：Rev Esp Enferm Dig 83：351-354, 1993
5) Taylor LM Jr, et al：Treatment of acute intestinal ischemia caused by arterial occlusion. Vascular Surgery (5th Ed), Rutheford RB (ed), WB Saunders, p1278-1312, 2000
6) Honma Y, et al：Cardiovasc Interv Ther 26：166-171,

2011
7) Schoots IG, et al：J Vasc Interv Radiol **16**：317, 2005
8) Block TA, et al：J Vasc Surg **52**：959-966, 2010

【植島大輔】

> **Take Home Message**（編集者より）
> - 手技時間の目安は重要である．実際に engage に時間がかかることすらある．
> - まずは解剖を理解しておく必要があり，SMA と IMA/renal などの高さを理解しておけば一助となるだろう．
> - 何よりまず血流再開．内科と外科の共同作業である．

慢性腸管虚血に対するカテーテル治療

　急性腸管虚血が予後不良であり緊急の処置を要することに対して，慢性腸管虚血は予後良好な疾患ではあるが，背景に動脈硬化疾患を併存する患者であることから，注意を要する．慢性腸管虚血は，腹腔動脈（celiac artery：CA），上腸管膜動脈（superior mecentric artery：SMA），下腸間膜動脈（inferior mecentric artery：IMA）の狭窄あるいは閉塞によって出現するが，互いに側副血行路を有するため3本のうち1本の病変で重篤な症状が出現することは少ない．

慢性腸管虚血の特徴

　Mellらは，血行再建術を要した患者の病変部位を報告しているが，多枝病変が90%でSMAを含むものが95%と高率であった（図A）[1]．つまり腸管虚血の症状をとるためには，SMAを治療する頻度が高いということが理解できる．

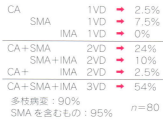

図A　血行再建を要した患者の病変部位（Mellの報告）

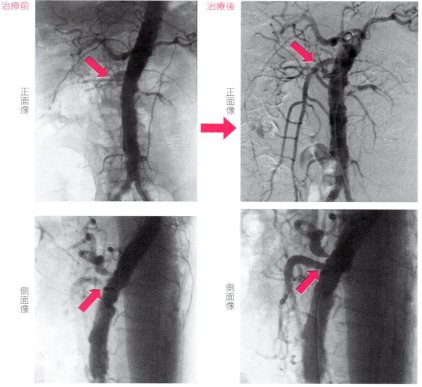

図B　腹部3枝動脈病変患者の治療前後の画像

腸管虚血の症状を呈さない，つまり症候群ではない CA，SMA の狭窄病変に関してはまれな疾患ではないことが報告されている．平均 68 歳の 980 人の血管造影を行った患者の回帰的研究では約 8%[2]，腹部エコーを施行した平均 84 歳の健康な 533 人患者のうち 18%[3]で 50% 以上の狭窄を CA あるいは SMA に認めたと報告されている．しかしながら前述のような理由で，症状が出現し症候群に至るケースは多くはない．

慢性腸管虚血の症状は，①体重減少，②食後の腹痛，③運動時の腹痛である．確定診断に至るまでに平均 18 ヵ月要したことが報告されており[4]，診断をつけることが困難であることがわかる．このため前述の三徴を認めた際には，慢性腸虚血を想起し腹部血管雑音を聴取すること，あるいは喫煙をはじめとする動脈硬化リスクファクターの有無などに留意することが必要である．その後適宜，超音波検査や造影 CT などの画像検査を行うことで確定診断に近づくものと考える．

症例提示

体重減少，食後ならびに透析時に腹痛が出現する 72 歳の維持透析歴 4 年の糖尿病，冠動脈バイパス術後の患者である．

CA 90% SMA 99〜100% IMA 100% の 3 枝病変であった（）．前述した理由で SMA に対してステント留置術を行った．上肢アプローチのほうがバックアップを得られるケースも多いが，本症例は維持透析患者でもあり大腿動脈穿刺で治療を行った．0.014 インチワイヤを通過させその後 0.035 インチワイヤに交換し，腹痛の出現に留意しながらバルン拡張を施行．最後にバルン拡張型ステントを 1 本留置し手技を終了している（図 B）．

ステント留置の是非に関しては，種々意見があるが，本症例は石灰化病変でありバルン拡張後に解離が出現したためステントを使用している．

文献

1) Mell MW, et al：J Vasc Surg **48**：1132-1138, 2008
2) Thomas JH, et al：J Vasc Surg **27**：840-844, 1998
3) Hansen KJ, et al：J Vasc Surg **40**：45-52, 2004
4) Mensink PB, et al：Br J Surg **93**：1377-1382, 2006

【東谷迪昭】

📝 Take Home Message（編集者より）

- 慢性腸管虚血においては，以下の 3 つの段階すべてが課題である．それは①治療適応，②治療方法選択（ステントやバルン），③治療血管の選択であり，3 つともすべて判断に悩むことが多い．

内臓動脈瘤に対する血管内治療

内臓動脈瘤に対する塞栓術を検討するにあたって留意すべきポイントを以下に5点挙げる．
①真性か仮性か解離性か，感染性か，結合組織疾患や血管炎か
②臓器虚血になるか，側副路があるか
③瘤内塞栓（packing）か親動脈塞栓（isolation）か親動脈温存 trapping か
④塞栓物質の選択（液体，コイル）
⑤塞栓物質の迷入による重大合併症は何か

胸腹部の動脈瘤の塞栓治療の適応

四肢，頭頸部，心臓，大動脈を除く胸腹部の動脈瘤は，胸部では気管支動脈，内胸動脈，肋間動脈，腹部では腹腔動脈およびその分枝，上・下腸間膜動脈，腎動脈，腸骨動脈，腰動脈などに発生する．

脾動脈瘤，腎動脈瘤，正中弓状靱帯症候群に伴う腹腔動脈瘤（狭窄後拡張）や膵アーケード動脈瘤（側副路の血流負荷）などの未破裂真性動脈瘤では最大短径 20 mm 以上，または急速に増大傾向，妊娠可能な女性などが破裂リスクとなり，動脈塞栓治療の対象になる（図A）．腎動脈では，妊娠可能な女性を除き，30 mm 以上を治療対象とする意見もある．

仮性動脈瘤の原因は，外傷性，術後や穿刺後など医原性，急性膵炎（図B），消化管潰瘍，腫瘍の動脈浸潤，SAM（分節性動脈中膜融解，図C），感染性（感染性心内膜炎を含む菌血症や静注麻薬常習者），抗血栓薬使用中などがあり，発見されれば，基本的に動脈塞栓治療を行う．腹腔動脈や上腸間膜動脈近位部の解離性動脈瘤は増大傾向がある場合は治療対象となる．

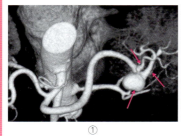 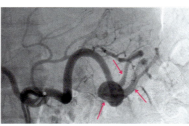 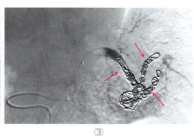

図A　真性動脈瘤
①：3D 造影 CT．脾動脈遠位部に瘤があり，2本の流出枝が確認できる．
②：腹腔動脈撮影．3D 造影 CT と同様に脾動脈遠位部の瘤と2本の流出枝が描出されている．瘤は大膵動脈よりも遠位側にある．
③：コイル塞栓．脾動脈近位部をバルンで血流遮断しながら，2本の流出枝，瘤の一部，瘤の近位側をコイルで塞栓し，isolation した．大膵動脈は温存された．膵炎や脾梗塞を合併しなかった．

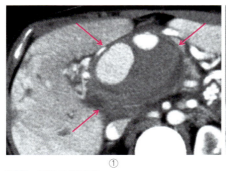 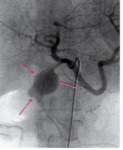 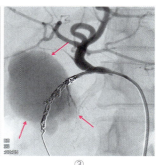

図B　仮性動脈瘤①
①：造影 CT．アルコール性慢性膵炎，急性増悪．腹痛，貧血．膵頭部付近に巨大な仮性動脈瘤を認める．
②：腹腔動脈撮影．胃十二指腸動脈に巨大な仮性動脈瘤を認める．
③：コイル塞栓術．親動脈の胃十二指腸動脈をコイル塞栓した．仮性動脈瘤に造影剤が停滞している．後日の CT で仮性動脈瘤は消失していた．

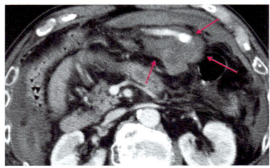
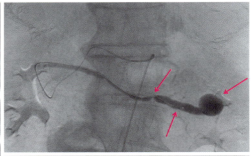

図C 仮性動脈瘤②
①：造影 CT. 腹痛，貧血で救急搬送．網嚢に高濃度血腫，仮性動脈瘤を認め，多量の血性腹水も見られる．
②：右胃大網動脈撮影．狭窄と不整拡張があり，仮性動脈瘤が描出されている．瘤の末梢側は描出されない．SAM の診断．
③：NBCA 塞栓．仮性動脈瘤の末梢側が描出されないので，瘤内および近位側の不整拡張部を NBCA で鋳型状に塞栓した．

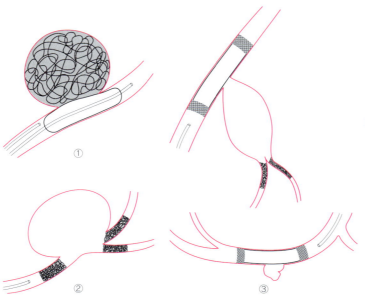

図D 動脈塞栓治療の方法
①：packing．動脈瘤のみを塞栓する．通常 broad neck なのでステントやバルンでアシストする．
②：isolation．末梢臓器への側副路を確認してから，動脈瘤の近位部と遠位部を塞栓する．
③：親動脈温存 trapping．近位の塞栓域がない場合や術後の分枝結紮断端の仮性動脈瘤の場合に行う．type II エンドリーク防止のため動脈瘤から分岐する末梢枝を塞栓してから親動脈にステントグラフトを留置する．

ほかに血管炎（高安病，血管 Behçet 病，結節性多発動脈炎など），結合組織疾患（Marfan 症候群，Recklinghausen 病，Ehlers-Danlos 症候群，線維筋異形成など），など多岐にわたり，慎重な診断アプローチが必要になる．血管炎ではステロイドなどの治療が先行することがあり，重症型結合組織疾患では，カテーテル挿入自体が血管損傷リスクになることもある．

治療の実際

治療方法は瘤のみを塞栓する瘤内塞栓（coil packing, 図 D①），瘤の近位側と末梢側の動脈を塞栓する親動脈塞栓（isolation, 図 D②），瘤から分岐する枝の塞栓と親動脈にステントグラフトを留置する親動脈温存 trapping（図 D③）（例：内腸骨動脈瘤で内腸骨動脈の末梢枝を塞栓して，総腸骨動脈から

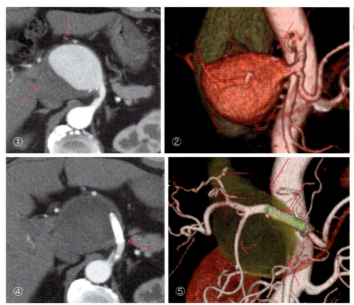
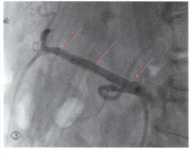

図E 親動脈温存 trapping 例
①,②:造影 CT. 間質性肺炎でステロイド内服中の患者. 偶然指摘された総肝動脈瘤が経過観察中に急速に増大した(仮性動脈瘤化).
③:腹腔動脈撮影. Viabahn® 2 本留置後. 総肝動脈瘤は描出されない.
④,⑤:総肝動脈瘤 Viabahn® 留置後の造影 CT. 総肝動脈, 脾動脈は開存している. 動脈瘤は造影されない.

外腸骨動脈にステントグラフトを留置する)がある. 塞栓する動脈の領域の臓器に向かう側副路があるか, 塞栓後に臓器虚血になるかの評価により, 治療方法を選択する. 三次元造影 CT によるプランニングが望ましい.

最も多い脾動脈瘤では, 通常, バルンカテーテルで脾動脈近位部を遮断し, フローコントロールしながら co-axial にマイクロカテーテルを用いて isolation する. 脾門部の動脈を残せば, 短胃動脈と胃大網動脈, 膵動脈経由の側副路により脾梗塞にはならない. balloon neck plasty または double catheter technique 併用の coil packing も可能だが, 費用対効果的には賛否が分かれる. また, 瘤サイズが大きいので十分な塞栓率 (volume embolization ratio 20〜24%) に達しないため, coil compaction や coil migration, 再発のリスクがある.

膵頭十二指腸切除後の仮性動脈瘤破裂では, コイル塞栓や NBCA (n-butyl-2-cyanoacrylate) による瘤 packing が行われてきたが, 固有肝動脈, 総肝動脈の親動脈塞栓になってしまうことがあり, 術後門脈血流障害を有する場合は肝虚血を合併した. Viabahn® (Gore 社) が使用可能となり, 親動脈温存 trapping ができるようになった (図E).

0.014〜0.018 インチの detachable coil が多く用いられているが, 塞栓力が弱いため多数使用となりやすい. コストの面から, 使用コイル数を減らす目的で, 膨潤型 hydrocoil や 0.020, 0.035 インチ detachable coil, 0.018, 0.035 インチ pushable coil, vascular plug の併用も推奨される.

NBCA の膵動脈, 胆嚢動脈, 腸間膜動脈への迷入は急性膵炎, 胆嚢穿孔, 消化管穿孔を引き起こすので, 血管撮影画像の詳細な把握が必要となる.

【遠田 譲】

Take Home Message (編集者より)

- 内臓動脈瘤に対する治療としてコイル塞栓術を中心に解説いただいた.
- 緊急での出血に対する血管内治療などにも応用されるため理解しておきたい.

孤立性上腸間膜動脈解離

背景

特発性孤立性上腸間膜動脈解離（spontaneous isolated superior mesenteric artery dissection：SISMAD）は，大動脈解離を伴わない特発性の SMA 解離と定義され，1947 年に Bauersfeld により初めて報告された[1]．SISMAD は比較的まれな疾患であり，腸管壊死や動脈瘤の破裂により致死的になりうる疾患であるにもかかわらず，その病態や至適治療・予後などはこれまで不明であった．

原因の探索

近年 CT を中心とする画像診断の進歩・普及に伴い SISMAD の報告例が増加しているが，SISMAD の原因は依然として不明である．これまで，動脈硬化・中膜壊死・線維筋性異形成・血管炎・分節性動脈中膜融解（SAM）・医原性・外傷等が成因として考えられたが，いずれも決定的ではない．

1）Solis らの研究

一方，SMA の構造上の特徴から力学的な影響を原因とする指摘もある．Solis らによれば，膵臓下縁を境として上腸間膜動脈の近位と遠位で固定性が変化し，そのずり応力によって解離が生じる可能性が指摘されている[2]．

2）筆者らの研究

このような中，筆者らは 59 例の SISMAD 症例（有症状：36 例，無症状：23 例）について CT 画像に基づいた詳細な解析を行い，うち 41 例については 2 年以上にわたって CT 画像を含む定期的なフォローを行い，SISMAD の詳細を明らかにした[3]．その結果，解離の始点は膵臓下縁から平均 12.2 mm 近位にあり，解離の始点が膵臓下縁から±10 mm 以内にあった症例は 47.2％に過ぎなかったことから，Soils らの主張には疑問が残り SISMAD の成因は依然不明であると考えられた．

診断

本疾患は主に 50 歳代の男性に多く，より一般的な動脈硬化性疾患である虚血性心疾患や大動脈解離，閉塞性動脈硬化症の好発年齢よりも若い．自験例では平均年齢 58.1 歳，94.9％が男性であった．明らかな因果関係は不明であるが，高血圧と喫煙について SISMAD との関連を指摘する報告が多く，自験例でも高血圧 45.8％，喫煙歴 55.9％であった一方で，他の動脈硬化関連因子の割合は低かった．

診断には，腹部ダイナミック造影 CT（CTA）が最も重要である．十分な投与量と注入速度の造影剤を用いて 1～1.25 mm 厚のスライスで撮像することで，解離の位置や長さ・形状・閉塞の有無・狭窄率等が評価でき，また腸管虚血の評価も行うことができる．さらに，OsiriX® や Vincent® 等の 3D 画像解析システムを用いることにより，SMA の屈曲や蛇行に応じた詳細な評価が可能となる．

SISMAD の病態

1）リモデリング

SISMAD は急性期を過ぎると偽腔が閉塞し，徐々に真腔が拡大して最終的に元どおりに回復する例が存在する（図 A）．これはリモデリングと呼ばれており，自験例では 2 年間で有症状例の 80.0％，無症状例の 18.8％が完全または不完全なリモデリングをきたし，SISMAD の大部分は保存的治療が可能であることがわかった．リモデリングの期間は症例により異なり，数ヵ月から数年以上である．リモデリングに寄与する因子としては，初回 CT での偽腔開存と瘤形成はリモデリングを妨げる有意な因子であった．

一方で，リモデリングを起こさず，診断時から解離の形態に変化がないまま安定して経過する症例も存在する．CT 画像上，経時的に何らかの形態的な増悪を示したものは全体の 4.9％（2 例）に過ぎず，いずれも既知の瘤の拡大であった．瘤の拡大については，遠隔期の破裂例の報告もあることから[4]，注意が必要である．

2）有症状例と無症状例の違い

SISMAD には，大きく分けて有症状例と無症状例がある．症状としては，心窩部痛や腹痛が最も多い症状だが，季肋部痛・背部痛・腹部アンギーナ等の症状を認めることもある．これまでは有症状例の報

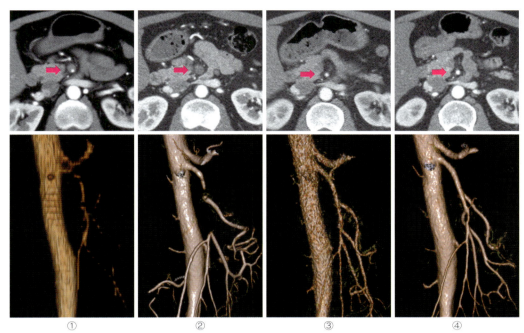

図A 保存的治療により完全なリモデリングをきたしたSISMADの1例
①：発症時（高度狭窄）
②：1週間後（完全閉塞） 画像・臨床症状では腸管虚血は改善していた．
③：半年後
④：1年後
（Tomita K, et al：Circ J **80**：1452-1459, 2016 より引用）

告が多かったが，CTの普及に伴い偶然無症状例が発見される例が増えている．

有症状例については症状出現時が発症時点と考えられるが，無症状例については発症時点が不明確である．自験例では，有症状例の平均年齢が54.6歳であったのに対し無症状例は63.5歳と有意に高く（$p=0.010$），解離長の長さは無症状例で有意に短かった（81.7 mm vs 42.7 mm, $p<0.001$）．このことから，無症状例は発症から時間が経過しており，解離のリモデリングの途中で診断された可能性がある．また，無症状例では偽腔の開存率も有意に高かった（41.7% vs 69.6%, $p=0.036$）．

治療
1）保存的治療

SISMADの保存的治療については，絶食による腸管の安静と内科的治療が含まれ，内科的治療としては厳重な血圧管理に加え，抗血小板療法・抗凝固療法がある．いずれも多くの施設で行われているが，経験的治療の側面が大きい．特に，わが国では保存的にSISMADを治療する場合に抗血小板薬もしくは抗凝固薬を使用する施設が多く，自験例でも67.8%で抗血小板薬を，33.9%で抗凝固薬を使用していた（重複例あり）．

SISMADに対する抗血小板療法・抗凝固療法は以前から行われてきたが，その理由として上腸間膜動脈は径が細く解離で容易に閉塞を起こしうるために，特に抗凝固療法で真腔の閉塞を防ぐことが目的である．これは，頸動脈解離等で抗凝固療法を併用する治療法が確立しており，SISMADでも抗凝固療法を併用するのが妥当であろうという考えに基づいている．一方で同様の理由から，偽腔による真腔の圧迫が軽度で血流が保たれている症例については，偽腔の血栓化を阻害する可能性があり抗凝固・抗血小板療法は必要ないとする考えもある．Yunらの32例の検討では抗血小板・抗凝固療法の有無で経過に有意差が認められず[5]，他にも類似した報告が複数ある．

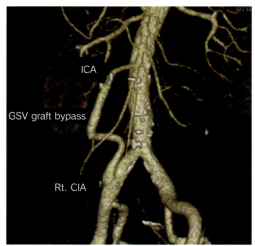

図 B　SISMAD に対する緊急血行再建術で，大伏在静脈グラフトを用いて右総腸骨動脈-回結腸動脈バイパス術を施行した 1 例

抗血小板療法・抗凝固療法の効果については依然として結論が得られていないのが現状である．

2）外科的治療

外科的治療については，Sisterton らが 1975 年に静脈グラフトを用いた血行再建成功例を初めて報告した．わが国では，Takehara らが 1988 年に大動脈-上腸間膜動脈バイパス術を行った報告が最初である[6]．

外科的治療の絶対的適応は，進行した急性腸管虚血・壊死や上腸間膜動脈瘤の急速な拡大・破裂である．術式は，バイパス術のほか，パッチ形成術・グラフト間置術・動脈瘤切除術等を含む数多くの報告がある．バイパス術では大伏在静脈や人工血管を用い，inflow は大動脈・胃十二指腸動脈・脾動脈・両側総腸骨動脈等が選択肢となる．

一方で，症状を伴わない高度狭窄あるいは閉塞例，急性期を過ぎ腹痛が遷延している例，上腸間膜動脈径の緩徐な拡大が見られる例等の外科的治療の適応については一定の見解がない．瘤の拡大に対しても手術適応の明確な基準はないが，真性の腹部内臓動脈瘤と同様に急速な拡大や瘤径 2 cm 以上で手術適応と考えられる．

またアプローチ方法については，近年腹腔鏡手術の普及に伴い Subhas らのように診断的腹腔鏡を含めた治療アルゴリズムを提唱する意見もある[7]．しかし，急性期では手術を選択した時点で重度の腸管虚血を疑っており，腸管切除が不要であっても血行再建術は必要な可能性があるため，Katsura らのように開腹手術を第一選択とすべきと考える[8]．

自験例では，5.1%（3 例）に外科的治療を行った．発症時に腹膜刺激徴候を伴う強い腹痛を認めた 1 例では，術前 CT 上 SMA は完全閉塞しており，開腹所見にて重度腸管虚血を認めたため緊急血行再建術の方針とした．大伏在静脈グラフトを用いて右総腸骨動脈-回結腸動脈バイパス術を行い（図 B），術後経過良好で 11 日目に退院となった．他 2 例は，急性期を過ぎて拡大傾向のある瘤に対する置換術と縫縮術であった．

3）血管内治療

SISMAD に対する血管内治療については，経カテーテル的線溶療法や血管内ステント留置術等がある．ステント留置の成功例は，2000 年に Leung によって初めて報告された[9]．以降同様の報告が相次ぎ，特に近年 SISMAD に対するステントもしくはステントグラフトを用いた血管内治療の成功例が数多く報告されている．

同治療は低侵襲であり，解離の増悪や真腔狭窄を予防するうえで有効な治療手段の可能性があるが，

今のところ長期予後に関して不明な部分が多い．特にステントは閉塞や内膜肥厚のリスクが常に存在し，SMAの分枝が閉塞する可能性も十分にある．実際に死亡例を含む重篤な合併症例も報告されており[10,11]，現時点では安全性の観点から保存的治療や必要に応じた外科的治療を上回るものではないと考えられる．自験例では血管内治療を行った症例は1例もなかった．

予後

SISMADの予後についてはこれまで不明であり，報告によってさまざまだった．しかし自験例で明らかになったこととして，SISMADは基本的に予後良好な疾患であり多くは保存的治療が可能である．解離が縮小・消失するリモデリングをきたす例が高率に存在し，リモデリングをきたさずとも解離が進行する症例はまれである．

ただし，急性期の重症腸管虚血については血行再建を含めた外科的治療を要する場合がある．また，偽腔開存と瘤化についてはリモデリングの障害因子であり，特に瘤化は経時的な拡大傾向を呈する場合があり注意が必要である．

文献

1) Bauersfeld SR：Ann Intern Med **26**：873-889, 1947
2) Solis MM, et al：Ann Vasc Surg **7**：457-462, 1993
3) Tomita K, et al：Circ J **80**：1452-1459, 2016
4) Nomura Y, et al：J Vasc Surg **54**：1808-1811, 2011
5) Yun WS, et al：Eur J Vasc Endovasc Surg **37**：572-577, 2009
6) Takehara Y, et al：J Comput Assist Tomogr **12**：678-680, 1988
7) Subhas G, et al：Ann Vasc Surg **23**：788-798, 2009
8) Katsura M, et al：World J Emerg Surg **6**：16, 2011
9) Leung DA, et al：Eur Radiol **10**：1916-1919, 2000
10) Rong JJ, et al：Abdom Imaging **40**：151-158, 2015
11) Chang CF, et al：Vasc Endovascular Surg **48**：83-85, 2014

【富田晃一・尾原秀明】

Take Home Message（編集者より）

- 画像診断の発展から無症候性も含め診断に至る症例が増加している．
- 基本的な予後は良好であるが，侵襲的治療の介入決定がkeyとなる．是非本項を参考にしていただきたい．

第VII章

深部静脈血栓症

1 総論

1 定義

　深部静脈血栓症（deep vein thrombosis：DVT）は国内のガイドラインで筋膜よりも深い深部静脈にできた血栓症と定義し[1]，発生部位は下肢に限定しているわけではなく上肢の深部静脈にできた血栓も DVT としている．ただ，上肢の DVT は全体の約 10％程度しか占めておらず[2,3]，一般的には DVT と表現する場合は下肢にできた DVT のみを対象としていることが多い．筋膜よりも浅い表在にできた血栓は血栓性静脈炎と定義され，明確に区別されているので注意されたい[1]．

　本項では，筋膜より深層の DVT のみを対象とする．

2 疫学

　DVT は比較的よく見られる疾患である．国内の古い報告では年間診断数は約 1 万 4,700 人，10 万人あたり 12 例の発症とされているが，近年の画像診断などの向上もあり，診断数は増加傾向である[4]．重要なことは，深部静脈血栓症の中でも症状があるものとないもので，疫学データが異なることである．後述する機序により血栓はできるものの無症状である血栓症は非常に多く，これらをすべて検出することは困難である．

3 病態生理

　これまでの章で触れてきた動脈と静脈では，根本的に考え方が異なるので注意されたい．動脈硬化は基本，脂質仮説に基づいており，内腔狭窄が主体となりうることがすでにこれまでに解説されている．動脈系の疾患のうち左心耳血栓においては，比較的静脈に近く治療方法も後述するように抗凝固療法が主体となる．これらはやはり血流うっ滞が基本的な機序と考えられているためである．

　動脈と異なり，静脈の血栓形成には，①血流うっ滞，②血管内皮障害，③凝固能亢進という Virchow の三徴が重要であると考えられている．

a 血流うっ滞

　以下の 2 項による血流うっ滞で活性化された凝固因子がとどまり，静脈壁と接する時間が長くなることで血栓が生じる．

1）機能的血流うっ滞

　静脈では下肢筋肉の収縮による筋肉ポンプの働きで，能動的に心臓に血流を返している．長期臥床などでは筋肉ポンプの働きが不十分になり，血流がうっ滞する．

2）解剖学的血流うっ滞

　腹部，骨盤内の腫瘍（子宮筋腫などの良性腫瘍から悪性腫瘍まで含む）による静脈圧迫や May-Thurner 症候群（iliac compression）による左総腸骨静脈圧迫での静脈還流障害で血流うっ滞となる．

b 血管内皮障害

　手術，外傷，カテーテル挿入に伴う血管内皮障害により，抗血栓性分子の発現低下，内皮下層が血液に曝露されて凝固系が活性化され血栓が生じる．

c 血液凝固能亢進

　下記因子により血液凝固能亢進して血栓が生じる．

1）先天性因子

　アンチトロンビン欠損症，プロテイン S 欠損症，プロテイン C 欠損症，高ホモシステイン血症など．

2）後天性因子

　悪性腫瘍，脱水，多血症，感染，妊娠出産，経口避妊薬，エストロゲン補充療法など．

4 症状

a 急性期

1）局所
疼痛，腫脹，色調変化をきたす場合もあるが，前述のとおり無症状で経過する場合も多い[1]．

2）塞栓症
急性期には局所症状よりも，塞栓子による多臓器への症状が重要である．肺に塞栓が遊離して肺塞栓症となれば呼吸困難が出現する場合があり，卵円孔開存などの動静脈シャントがあれば脳梗塞などの動脈塞栓となりうる．

b 慢性期

DVTは高率に再発が認められる．急性期DVTの8年間の経過を追った前向きコホート研究では2年間での再発率が17.5％，8年間での再発率が30.3％，特に腫瘍や凝固因子欠損症に伴う場合はリスクが上昇すると報告されており[5]，再発や静脈血栓後症候群（post thrombic syndrome：PTS）には注意が必要である．

PTSとは静脈弁の破壊により歩行時に静脈圧が上昇して，立位，運動時に浮腫や疼痛が増悪する症候群であり，重症化して下肢潰瘍が出現する場合もある．PTS発症予測因子としてはDVT発症1ヵ月時点での症状残存の程度，遠位型DVT，DVTの再発，高度肥満，高齢，女性，が報告されており[6]，DVT発症初期から適切な治療を行い，症状改善，発症予防に努めることが重要である．

5 発生部位

下肢DVTでは膝窩静脈から中枢側に血栓が存在する中枢型（腸骨型，大腿型）と末梢側のみに血栓が存在する末梢型（下腿型）を区別する[1]．

発生部位を調査したわが国のアンケート調査では中枢型52.2％，末梢型47.8％であり中枢型では膝窩～下腿型が多く（14.8％），末梢型ではヒラメ筋静脈型が最も多かった（84.3％）[7]．

また，欧米での下肢DVT症例の発生部位および肺血栓塞栓症（pulmonary embolism：PE）の合併を調べた疫学研究では，発生部位は片側遠位型DVT 41％，両側遠位型6％，片側近位型45％，両側近位型8％，それぞれのPEの合併率は29％，45％，46％，53％となっている．mortalityに関するオッズ比は片側遠位型DVTを1とすると，両側遠位型1.48（1.06～2.09），片側近位型1.21（1～1.47），両側近位型1.52（1.14～2.55），再発に関するオッズ比は片側遠位型DVTを1とすると，両側遠位型2（1.1～3.7），片側近位型1.8（1.3～2.6），両側近位型1.5（0.8～2.8）となっている[8]．

6 病型別の転帰

遠位型は無症候性が多く，数日から数週間で自然消失する場合が多いが，1割程度が中枢側に進展すると報告されている[9]．近位型は1年以内に約半数が退縮するが，消失するものはまれで索状物として残存する[10]．近位型や遠位型で近位部まで進展した症例では塞栓子が大きく致死性になりうる重篤なPEを発症する可能性がある．

7 診断

静脈エコー，造影CT，MRVなどで血栓部位，性状，大きさなどを確認する．詳細は次項以下を参照されたい．

8 予防

DVTからPEを生じ，死へとつながる可能性もあり，適切に予防することが重要である．欧米では内科系入院患者にはPadura Prediction Score[11]，癌化学療法患者にはKhorana Score[12]，周術期患者にはCapirini Score[13]などを用いてリスク評価を行い，場合によっては予防的な抗凝固療法を行っている．理学療法として間欠的空気圧迫法や弾性ストッキングを行う場合がある．

9 治療

残念ながら適切な予防対策を行ってもDVTが発症してしまう場合はある．詳細は別項に譲るが，発生部位により再発率やPE発生率は異なっており，発症時

期や部位，患者背景により，間欠的空気圧迫法や弾性ストッキングによる保存的加療，heparin，warfarin，直接経口抗凝固薬（direct oral anticoagulants：DOAC）による抗凝固療法や経カテーテル的な血栓溶解術，除去術が選択される．

文献

1) 安藤太三ほか：肺血栓塞栓症および深部静脈血栓症の診断，治療，予防に関するガイドライン（2009年改訂版）ダイジェスト版．日心血外会誌 43（4）：21，2014
2) Isma N, et al：Thromb Res 125：e335-338, 2010
3) Kucher N：N Engl J Med 364：861-869, 2011
4) Sakuma M, et al：Circ J 73：305-309, 2009
5) Prandoni P, et al：Ann Intern Med 125：1-7, 1996
6) Kahn SR, et al：Ann Intern Med 149：698-707, 2008
7) 山田典一ほか：静脈学 23：271-281，2012
8) Seinturier C, et al：J Thromb Haemost 3：1362-1367, 2005
9) Labropoulos N, et al：Eur J Vasc Endovasc Surg 23：344-348, 2002
10) van Ramshorst B, et al：Circulation 86：414-419, 1992
11) Kahn SR, et al：Chest 141（2 Suppl）：e195S-226S, 2012
12) Khorana AA：Hematology Am Soc Hematol Educ Program 2012：626-630, 2012
13) Gould MK, et al：Chest 141（2 Suppl）：e227S-77S, 2012

【齊藤　輝・水野　篤】

Take Home Message（編集者より）

- 増加傾向である DVT に対する PTS 予防や再発予防など検討すべき課題は多い．
- 原疾患の精査に関しては，どこまで行うかの正解は現時点ではないが，悪性疾患は重要である．

2 診 断

A 一般的な診断法（エコー検査を除く）

1 問診

職業歴の聴取は重要である．坐位の多いデスクワーカーやタクシーやトラック運転手などの長時間運転を行う仕事はハイリスクと考えられる．筆者の経験でもテレフォンアポイントメントや刀鍛冶など，さまざまなリスクと考えられる職業の方がいた．同様に生活歴（長時間の同じ姿勢の保持，長距離移動，脱水），服薬歴（特に女性の経口避妊薬の服用は重要で，服用者は3.5〜4倍ハイリスクとされている[1]），家族歴（遺伝的凝固異常の有無），直近の手術歴，また女性では妊娠の可能性の有無は重要であり，必ず聞くべきである．

2 身体所見

中枢型のDVTでは疼痛・腫脹・色調変化が見られることが多いが，末梢型では無症状であることが多い．多くの場合片側性に発症し，左側に多いことが知られている．蜂窩織炎・リンパ浮腫・筋肉/腱断裂と鑑別診断が必要である．Homan徴候，Lowenberg徴候等の診察時評価テストが知られているが，現在ではあまり用いられていない．

日常臨床ではWellsらが提唱しているpre-test clinical probability score（Wellsスコアと呼ぶことが多い，表1）[2]とD-ダイマーを併用することが多い．このスコアの中で筆者は特に，悪性腫瘍の存在，麻痺やギプス固定，臥床または4週間以内の手術，片側性の腫脹の項目を重視している．

3 検査

D-ダイマーの検索は最も重要である．その他遺伝性抗血栓疾患（アンチトロンビンIII/プロテインC/S欠乏，factor V Leidenのgain of function，わが国には存在しない），抗リン脂質抗体症候群，ネフローゼ症候

表1 Wellsスコア

項目	点数
活動性悪性腫瘍	1
麻痺，不全麻痺あるいは直近の下肢ギプス固定	1
直近3日を超える臥床，あるいは4週間以内の大手術	1
深部静脈分布に沿った限局性圧痛	1
下肢全体の腫脹	1
片側性の腓腹部腫脹（3 cmを超える）	1
圧痕性浮腫	1
表在側副血行路の発達	1
DVTより疑わしい他疾患の存在	−2

DVTの可能性	スコア
高	3点以上
中	1〜2点
低	0点以下

（Wells PS, et al：Lancet **345**：1326-1330, 1995 より引用，改変）

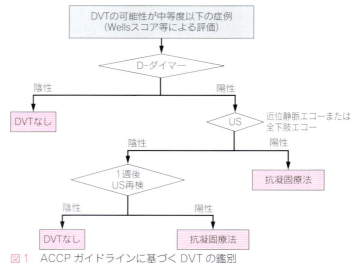

図1 ACCP ガイドラインに基づく DVT の鑑別
(Bates SM, et al：Chest **141**（2 Suppl）：e351S-418S, 2012 より引用，改変)

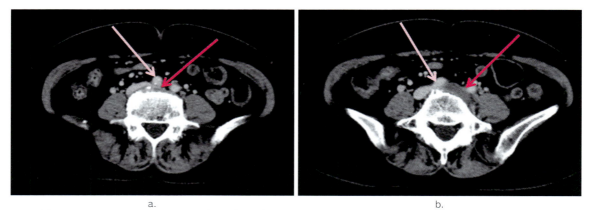

図2 May-Thurner syndrome による深部静脈血栓症（40 歳代女性）
a：左総腸骨静脈（濃い赤矢印）は右総腸骨動脈（薄い赤矢印）によって圧迫を受け扁平化．
b：圧迫点の末梢側（赤矢印）から左総腸骨静脈内に血栓が充満している．

群，癌のスクリーニングとしての腫瘍マーカーの検索も必要である．

American College of Chest Physicians（ACCP）のガイドライン（2012）[3]では前述の Wells のスコアが 3 点未満の場合，D-ダイマーを測定し陰性であれば DVT は否定できるとしている（図1）．D-ダイマー陽性の際は下肢静脈エコーをまず行い，DVT の検索を行う．下肢静脈エコーについては次項で詳述される．

腎機能に問題がない場合，引き続き造影 CT を行うことが一般的である．肺塞栓症の有無と DVT の有無を同時評価することができ，エコーでは評価が難しい骨盤部でも評価が容易であり，感度・特異度ともに非常に高いとされている[4]．

腎機能低下例や妊娠例では MR venography を行うこともあるが，撮像時間が長いため状態の悪い患者に対しては施行困難であり，また下肢と胸部を同時には撮影できないなどの欠点がある．

読影する際は大腿静脈等解剖学的に同定しやすい部位を基準に上下に静脈の連続性を観察する．その際に腸骨圧迫症候群（May-Thurner syndrome，右総腸骨動脈による左総腸骨静脈の圧迫を原因とする血栓形成，図2）や固形癌・子宮筋腫・妊娠時の子宮による静脈の直接圧迫（図3），悪性腫瘍の静脈内直接浸潤（図4）等を見逃さないようにする．また肺塞栓症の有無の観察と右心負荷を示唆する右心室の拡大の有無を確認する（図5）．

2. 診 断　　405

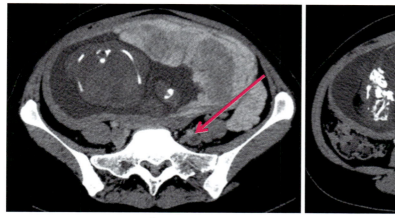

図3　妊娠に伴う深部静脈血栓症（30歳代女性）
a：左総腸骨静脈に血栓を認める．
b：下大静脈は圧排され，扁平化している．

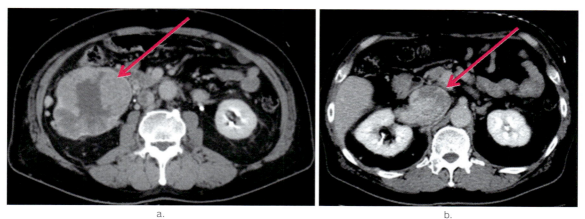

図4　右腎癌の下大静脈内浸潤による深部静脈血栓症（60歳代男性）
a：右腎に直径9〜10 cmの内部不均一な腫瘍を認める．
b：腎癌は下大静脈に直接浸潤し，下大静脈〜右大腿静脈に血栓形成を認める．

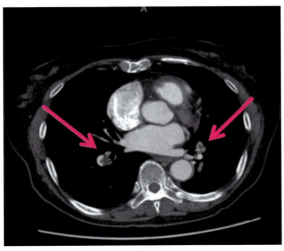
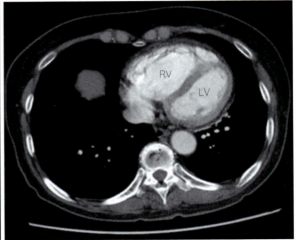

a.

b.

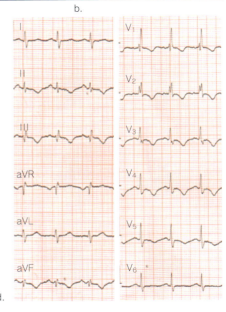

c.

d.

図5 右心負荷所見を認める両側肺塞栓/深部静脈血栓症（70歳代女性）
a：両側肺動脈に血栓閉塞を認める．
b：右心室の拡大と心室中隔の左室側への偏移を認め，右心負荷が示唆される．
c：心エコーでの推定右室収縮期圧は64 mmHg．
d：心電図でも右心負荷を示唆する右脚ブロックと前胸部誘導の陰性T波を認める．

文献
1) Spitzer WO, et al：BMJ **312**：83-88, 1996
2) Wells PS, et al：Lancet **345**：1326-1330, 1995
3) Bates SM, et al：Chest **141**（2 Suppl）：e351S-418S, 2012
4) Begemann PG, et al：J Comput Assist Tomogr **27**：399-409, 2004

【山口徹雄】

Take Home Message（編集者より）

● エコーでの画像診断になるが，DVTを想起すべき状態かどうかの判断が最も大事となる．是非本項を参考にしていただきたい．

B 静脈エコー

深部静脈血栓症（DVT）の診療において，超音波検査は診断能が高く，場所を選ばず迅速に施行できることから必要不可欠な検査として確立している．本項では下肢静脈エコーに必要な解剖と生理，実際の検査手技とDVTの評価方法について解説する．

1 解剖

深部静脈は，足底から膝窩静脈までの下腿静脈，鼠径靱帯から中枢側の骨盤内静脈，間をつなぐ大腿静脈に分類され（図1），それぞれ構造や機能が異なる．遭遇する機会が最も多い下腿静脈血栓は，安静時の筋ポンプ作用低下による血流うっ滞が原因で起こる．同部の静脈は複数存在し吻合も多いことから，血行障害が現れにくく，下肢腫脹や疼痛がなくてもDVTを否定してはいけない．また，左総腸骨静脈は右総腸骨動脈と椎体に挟まれ圧迫されやすく，これらの解剖学的特徴を念頭に検査にあたることが重要である．

2 検査手順と範囲

図1に示す手順に従って大腿部から走査を始め，血栓を認めなければ末梢へ向かって順次検索を進める．最後に腹部〜骨盤部を検索しDVTを除外する（①⇒④の順）．

血栓を認めた場合は，中枢端を明らかにし塞栓源として確定する．原則DVTを疑う全症例において腹部〜下腿部までの範囲を評価する．時間的制約のある緊急時は，大腿静脈から膝窩静脈の観察と，総大腿静脈の血流波形による骨盤腔内の血栓の推測を短時間で行い，臨床上重要な近位型血栓の有無のみ評価する．この場合は観察範囲外の血栓を否定できないため，臨床所見の変化に注意しながら，下腿部まで含めた短期間での再検査が望ましい．

3 探触子の選択

下肢静脈は体表から3〜4cm以内の深さに位置することが多く，分解能のよい7MHz程度のリニア探触子を中心に検査を組み立てる．脚が太く対象血管が深部に描出される場合や浮腫の強い症例では，6MHz前後のコンベックス探触子を併用すると有効である．

4 検査手技

下肢静脈エコー検査のポイントについて手技別に解説する．

a 断層法

正常静脈の境界が明瞭に描出され，血管内が無エコーとなるよう，ゲイン，ダイナミックレンジ，フォーカスを中心に画像調整する．検査時は血管に対し超音波ビームが垂直となるよう心がける．良好な音響窓を利用するため，筋肉や動脈の背側に対象静脈が描出されるような角度でアプローチするとよい．このとき浅部の静脈は探触子であまり強く圧迫しないよう注意し，逆に深部の静脈は内腔が圧縮しない程度に強く探触子を密着させると良好な画像が得られる．

b 圧迫法

対象静脈を短軸で描出し，血管に対し垂直に圧迫を加える．長軸像での圧迫は，探触子が血管断面から外れ，血栓の有無を誤認する危険性があり注意を要する．探触子と骨の間で静脈を圧迫したり，探触子を持つ手と，もう一方の手で静脈を挟み込むように圧迫したりすると，軽微な力でも容易に圧迫できる．

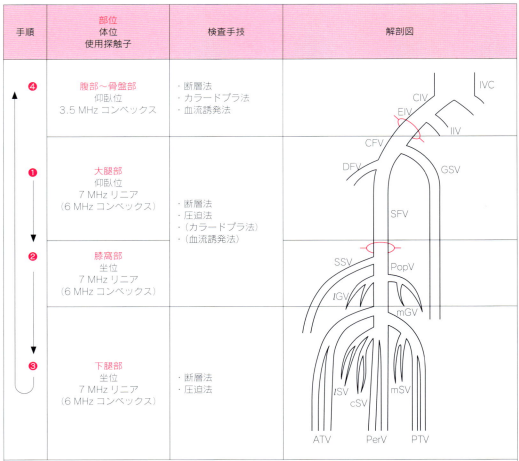

図1 下肢静脈の解剖と検査の実際
IVC：下大静脈，CIV：総腸骨静脈，IIV：内腸骨静脈，EIV：外腸骨静脈
CFV：総大腿静脈，SFV：浅大腿静脈，DFV：大腿深静脈，GSV：大伏在静脈
SSV：小伏在静脈，PopV：膝窩静脈，ATV：前脛骨静脈，PTV：後脛骨静脈
PerV：腓骨静脈，mGV：腓腹静脈内側枝，lGV：腓腹静脈外側枝
mSV：ヒラメ静脈内側枝，cSV：ヒラメ静脈中央枝，lSV：ヒラメ静脈外側枝

c カラードプラ法

　静脈血流を良好に表示させるには，流速レンジを10〜20 cm/sec程度にし，カラーフィルターを低く設定する．超音波ビームと血管のなす角度を可能な限り小さくするため，スラント機能を利用するほか探触子で角度をつけると低流速の血流が捉えやすい．

d 血流誘発法

　静脈還流の評価時に血流を誘発させる呼吸法や圧迫法，ミルキング法は重要な検査手法であるが，血栓を遊離させる危険性があり慎重に行わなければならない．腸骨静脈領域は血管の位置が深く，ガスの影響を受けやすいことから断層法やカラードプラ法では評価できないことがある．その際，総大腿静脈に探触子をあて，深吸気時に一致して血流波形の消失または逆流成分を認めた場合，血栓性閉塞の可能性は低いと判断できる．深吸気が困難な場合は，臍部付近を用手的に圧迫しても同様な効果が得られ有効である．

2. 診断　409

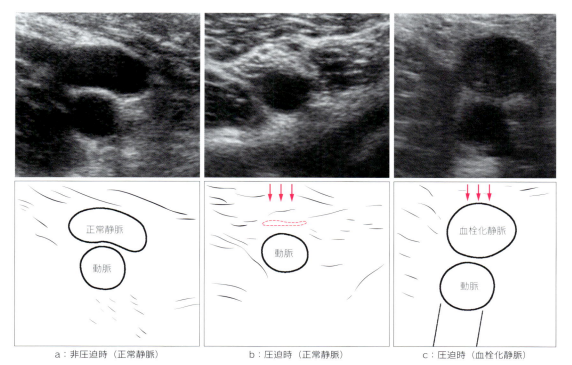

a：非圧迫時（正常静脈）　　　b：圧迫時（正常静脈）　　　c：圧迫時（血栓化静脈）

図2　圧迫法による所見の変化
圧迫を加えると，動脈の血管径は変化しないが，正常静脈は完全に圧縮される（b）．一方，血栓化静脈では圧迫を加えても圧縮されない（c）．

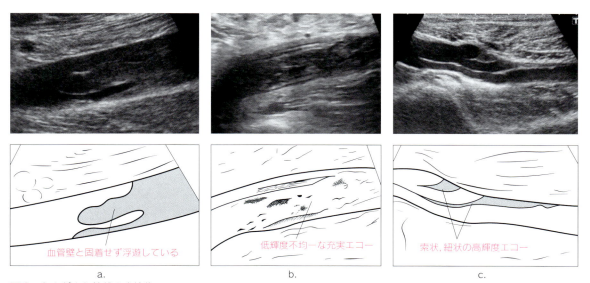

図3　さまざまな性状の血栓像
a：浮遊血栓．血管壁と固着しない浮遊血栓．リアルタイムの観察で可動性を認める．
b：急性期血栓．静脈は拡張し，血管内に低輝度不均一な血栓が充満している．
c：慢性期血栓．血管内に索状，紐状の血栓を認める．

5 評価法

a DVT かどうか

　評価項目で重要なポイントは血栓の有無であり，断層法と圧迫法を中心に行う．正常静脈は，断層法で内部無エコーを呈し，圧迫法で弾性線維組織を欠く静脈壁の伸展性によって容易に圧縮する．一方，血栓化静脈は血管内にエコー輝度の異なる充実エコーを認め，圧迫しても完全に圧縮しない（図2）．これらの所見からDVTの診断を行う．カラードプラ法による血流欠損や血流誘発法での反応不良所見のみ認めた場合はDVT疑いと判定する[1]．

　DVTと診断したら中枢端を明らかにして血栓の範囲を確定する．その際，遊離した血栓が肺塞栓症の塞栓子となりうることから，中枢端が浮遊血栓か否か慎重に判断しなければならない．

b 急性期か慢性期か

　次に血栓性状から，急性期と慢性期の病期鑑別を行う（図3）．

　急性期は，赤色血栓によって静脈の血管径が拡大する．血管内に低～等輝度の充実エコーが充満し，探触子で圧迫を加えても血管は圧縮しない．カラードプラ法では血流を認めない全欠損となる．

　慢性期は，血栓の溶解や退縮に伴い血管径が縮小し，血管内の一部に等～高輝度の索状，紐状エコーを認める．探触子で圧迫を加えると血管の一部が変形する部分圧縮を呈する．カラードプラ法では，血栓の間隙に一致して血流を認める．

　以上の所見を総合的に評価し，治療法選択や患者の予後改善に結びつけていくことが重要である．

文献
1) 田中幸子ほか：超音波医学 35：35-44, 2008

【松下真嘉・増田光一】

Take Home Message（編集者より）

- このような whole leg の study の基本を理解しておくべきである．
- 実際には下肢すべてをチェックするのには時間がかかることも考慮し，簡易な方法として腸骨-大腿-膝窩までなど，簡便に行う方法などを施設で議論しておくのもよいだろう．

3. 治療

A 内服治療

1 DVTにおける抗凝固療法

深部静脈血栓症（DVT）では，その予防と治療において抗凝固療法が中心的役割を果たす．治療はもちろんであるが，予防においてもリスクに応じてのDVTの予防を行うが，特に整形外科・産婦人科領域のハイリスク群において抗凝固療法が必要となるため，DVTにおける抗凝固薬の知識は循環器内科医のみにとどまらず必要である．

臨床的に治療に用いられる，抗凝固薬の種類は表1に示すとおりである．以前はheparinとwarfarinを中心にDVTの予防および治療を行っていた．2007年より使用可能となったfondaparinuxの出現により整形外科領域のDVT予防は大きく変化した．さらに現在2014年9月に承認されたedoxaban，2015年10月に承認されたrivaroxaban，そして2015年12月に承認されたapixabanなど，直接作用型経口Xa阻害薬は新規抗凝固薬（novel oral anticoagulants：NOAC）として，warfarinに代わるDVTの治療の代表として，現在臨床現場に浸透している．現在，NOACはすでにnovelではないということで2015年ごろから直接経口抗凝固薬（direct oral anticoagulant：DOAC）と呼ばれるようになっている．

DVTは肺塞栓症と合わせて静脈血栓塞栓症（venous thromboembolism：VTE）と呼ばれ，ガイドラインも同じものに含まれる．DVTの臨床像は肺塞栓症と比較して，軽症であることが多いことと，他疾患との並存が多いことが特徴である．この臨床像に加え，DOACの出現によりwarfarinのプロトロンビン時間-国際標準化比（prothrombin time-international normalized ratio：PT-INR）の細かいモニタリングが必要なくなったため，DVTに対してはDOACを処方しておくという安易な治療方法が普及している．このことから今，DVTでの抗凝固療法において，最も重要なのは①治療適応の決定，および②投与期間の2点である．

表1　抗凝固薬一覧
- ヘパリン類
  - 未分画ヘパリン
  - 低分子量ヘパリン
- 間接型Xa阻害薬
  - fondaparinux
- トロンビン阻害薬
  - argatroban
  - 直接作用型経口トロンビン阻害薬（dabigatran）
- 直接型Xa阻害薬
  - 直接作用型経口Xa阻害薬（rivaroxaban，apixaban，edoxaban）

2 治療適応および投与期間

a 治療適応

基本的にproximal DVTと呼ばれる近位部下肢深部静脈（膝窩静脈，大腿静脈，腸骨静脈）の血栓症の場合は，重篤な出血リスクがない限りは症状の有無や血栓の大きさにかかわらず全例で抗凝固療法を行うことが推奨されている．

一方でisolated distal DVTと呼ばれる膝下の静脈（腓骨静脈，前脛骨静脈，後脛骨静脈，腓腹静脈，ヒラメ静脈）における孤発性の血栓の場合は，肺塞栓や死

亡のリスクが相対的に低いことや自然経過で治癒する例があることから，抗凝固療法を行うべきかについては未だコンセンサスが得られておらず，施設や医師個人によって方針が異なるのが実状である．一般的に抗凝固療法が必要とされる isolated distal DVT は有症候性のもの，あるいは近位部下肢深部静脈まで伸展してくる可能性が高いものとされている．すなわち，近位側方向への血栓の伸展を通常1週間後の超音波で再評価し，伸展がなければ通常抗凝固療法は不要であり，血栓の伸展を認める場合には，たとえそれが膝窩静脈まで達していなくとも抗凝固療法を開始することが推奨されている．

b 投与期間

抗凝固薬の投与継続期間は深部静脈血栓症の原因によって異なる．すなわち手術や一時的な臥床など，その原因が可逆的なものである場合には少なくとも3ヵ月間の抗凝固薬投与が推奨されており，その後の継続に関しては出血リスクと再発のリスクを考慮したうえで決定する．先天性凝固異常症や長期臥床が必要な患者，あるいは癌患者や原因不明の患者に関しては，ときに3ヵ月以上の長期投与が必要となる[1]．

3 抗凝固療法の実際

DVTと診断された患者のうち，上記の治療適応にあたる場合には急性期から抗凝固療法を開始することが推奨されている．急性期には非経口抗凝固薬（未分画ヘパリンもしくは低分子量ヘパリン）の静注を行い，その後内服の抗凝固療法に移行することで，DVTとそれに続く肺塞栓症による死亡率，再発率を有意に低下させることが明らかにされている．

a 急性期の投与法

DVT の急性期では，warfarin もしくは edoxaban の場合は非経口抗凝固薬の投与が必要であり，rivaroxaban もしくは apixaban の場合は loading 投与を行うことによって非経口抗凝固薬（ヘパリン類）の投与が不要となっている．rivaroxaban と apixaban の loading 投与については後述することとし，ここでは非経口抗凝固薬の投与について言及する．非経口抗凝固薬のうちいずれを投与するかについては特に決まりはなく，出血リスクや併存疾患，使いやすさなどを検討したうえで決定する．

非経口抗凝固薬には未分画ヘパリン，低分子量ヘパリン，fondaparinux，argatroban 等があるが，日本で DVT の急性期に使用できるのは未分画ヘパリンのみであり，低分子量ヘパリンと fondaparinx は「下肢整形外科手術（股関節全置換術，膝関節全置換術，股関節骨折手術）施行患者における静脈血栓塞栓症の発症抑制」の適応にとどまる．

未分画ヘパリンの投与方法としては，日本では初回 heparin 5,000 単位静注後，APTT 値の 1.5～2.5 倍延長を目標として，10,000～15,000 単位を 24 時間で持続投与し，適宜 APTT 値を測定しつつ投与速度を調整する方法が一般的である．II 型ヘパリン起因性血小板減少症（heparin-induced thrombocytopenia：HIT）の発症などで未分画ヘパリンの投与が困難となり，さらに抗凝固療法の継続が必要な場合は argatroban の投与に切り替える[1]．

b warfarin

非経口抗凝固薬から warfarin への移行は，以前より慢性期における血栓再発の予防が主な目的となる．warfarin の投与開始後，効果が得られるまで4～5日間を要することから，急性期より非経口抗凝固薬と併用し，十分に効果が得られた時点で未分画ヘパリンを中止するという方法が一般的である．

warfarin の効果は個体差や全身状態，他の内服薬による影響が大きく，頻回の用量調整が必要となる．PT-INR 値については，欧米では 2.0～3.0 とされているが，わが国では 1.5～2.5 となるように調整されることが多い[1,2]．

初期投与量として高用量の内服から開始する loading dose 法はプロテインCの急速な低下による一時的な凝固亢進や血栓増悪の可能性が指摘されており，現在は 2～5 mg/day の維持量で開始することが多い[2]．PT-INR 値の安定が得られるまでは原則入院が必要であり，通常1週間程度で調整が可能だが，調整が難しい患者の場合は用量調整のために入院期間を延長せざるをえないこともある．

warfarin はビタミンK拮抗薬と呼ばれており，ビタミンKを含む納豆，クロレラ，青汁，抹茶などは禁止とする

表2　DOACの主な特徴

	rivaroxaban（イグザレルト®）	apixaban（エリキュース®）	edoxaban（リクシアナ®）
臨床試験	EINSTEIN DVT/J-EINSTEIN	AMPLIFY/AMPLIFY-J	Hokusai-VTE
維持投与量	1回15 mgを1日1回	1回5 mgを1日2回	1回60 mgを1日1回
減量基準	減量基準なし	減量基準なし	体重60 kg以下，Ccr 50 mL/min以下，P糖蛋白阻害薬併用のいずれかで1回30 mg 1日1回投与に減量
loading投与	可　急性期に1回15 mgの1日2回投与を3週間継続し，維持量に減量して継続	可　急性期に1回10 mgの1日2回投与を1週間継続し，維持量に減量して継続	不可　急性期には5日間以上の非経口抗凝固薬の投与が必須
有効性	warfarinに対して非劣勢	warfarinに対して非劣勢	warfarinに対して非劣勢
安全性	warfarinに対して非劣勢	warfarinに対して優越性	warfarinに対して優越性
腎機能障害	Ccr 30 mL/min未満では禁忌	Ccr 30 mL/min未満では禁忌	Ccr 15 mL/min未満では禁忌

c DOAC

各DOACの主な特徴は表2にまとめた[3]．いずれのDOACもwarfarinと比較して有効性，安全性ともに非劣勢が証明されており[4-6]，また前述のとおりモニタリングを必要としないことから，非常に利便性が高い．warfarinの調整が難しい患者や長期投与が必要な患者などで積極的に使用されることが多いが，適応や使用期間が重要であることは前述のとおりである．

一方でDOACの問題点としては，効果のモニタリングができないこと，およびwarfarinのような拮抗薬がないことが逆に欠点として考えられる．拮抗薬に関しては現在心房細動の適応がある直接トロンビン阻害薬であるdabigatranですでに発売されているが，まだDVTの適応がある薬剤ではまだわれわれの手元に届くのは先のことになるだろう．

また，内服アドヒアランスが不良の患者で効果が不十分であったり，高齢者や腎機能不全の患者で予想以上に効果が出てしまったりする可能性がある点はwarfarinと同様であろうが，モニタリングができないことはこのあたりに影響を及ぼす可能性を理解しておく必要があるだろう．

文献

1) 安藤太三ほか：Circ J **75**：1258-1281，2009
2) 山田典一：心臓 **41**：993-998，2009
3) Investigators TH-V：N Engl J Med **369**：1406-1415，2013
4) Bauersachs R, et al：N Engl J Med **363**：2499-2510，2010
5) Yamada N, et al：Thromb J **13**：2，2015
6) Agnelli G, et al：N Engl J Med **369**：799-808，2013

【大野雅文・水野　篤】

Take Home Message（編集者より）

- DOACの登場で静脈血栓症に対する治療が大きく変化している．
- 肺塞栓症合併DVTの重症度スコアであるsimplified PESIスコアが0点であれば入院治療を行わず，外来治療も検討される．

B 外科的治療

1 DVTに対する抗凝固療法以外の治療法

下肢深部静脈血栓症（DVT）の治療目標は，わが国のガイドラインが示すように，①血栓症の進展や再発の予防，②肺血栓塞栓症（PE）の予防，そして③早期・晩期血栓後遺症（PTS）の軽減である[1]．

治療の根幹が抗凝固療法と理学療法であることに議論の余地はないが，後遺症予防効果は十分とはいい切れない．発症後早期に閉塞を解除し，静脈弁機能を温存することが，後遺症予防には最も重要と考えられている．

わが国では血栓溶解療法に使用できる薬剤としてurokinase しか認可されておらず，投与量も限られていることから，同治療法も十分とはなりえないが，2014 年に報告されたわが国の大規模レジストリーであるJAVA study（The Japan Venous Thromboembolism Treatment Registry Observational study）によると，血栓溶解療法はPE 合併症例で25.7%，DVTのみの症例でも18.7%で施行されていた[2]．

腸骨大腿静脈領域に及ぶDVTでは，下肢の著明な腫脹，色調変化を伴い，歩行困難となるほどの重篤例を認めることがある．そのような症例では，抗凝固療法や血栓溶解療法を施行しても，PTSを避けられないことが多いため，重篤な腸骨大腿静脈領域のDVTに対して侵襲的治療の適応が考慮される．

1960 年にDeWeese らが血栓摘除術の良好な結果を示したものの[3]，1968 年にはLansing らにより術後の再閉塞が高率に起こることが報告され[4]，血栓摘除術が広く普及することはなかった．1985 年には，Eklofらが術後早期の血栓症再発予防のために，一時的動静脈瘻を造設することで長期開存が得られることを報告し[5]，その後も術中血栓溶解療法を併用することで良好な開存が得られることが報告されてきた[6,7]．しかしながら，JAVA study によると，わが国で近位型DVTに対して施行された血栓摘除術は，わずか1.7%にとどまっている[2]．

近年，カテーテル血栓溶解療法（catheter-directed thrombolysis：CDT）の有用性が報告されるようになり，侵襲的治療の主流となりつつあることも背景として挙げられるが，出血合併症が高率であることから[8]，外科的血栓摘除の有用性を主張する報告もある[9]．

CDT，外科的血栓摘除術ともに，わが国のガイドラインではClass Ⅱb の推奨度であるが，いずれの治療を選択するかは治療施設の実情，実績によって判断すべきとされている．また，血栓摘除術は，有痛性青股腫の患者において，早期合併症を軽減し，静脈性壊死を防止する場合に有用であるとも記載されている（ClassⅡa）[1]．

2 外科的血栓摘除術の適応と実施条件

腸骨大腿静脈領域のDVTであり，下肢の腫脹・疼痛が著明であり，発症から1週間以内，かつ生命予後が1年以上見込めることが望まれる[10]．進行癌が併存する症例や，全身状態不良の症例は慎重に検討する必要がある．

実施施設の要件としては，気管内挿管による全身麻酔管理が可能であることや，セルセーバーの使用，あるいは速やかな輸血の準備が可能であること，術中血管撮影検査が可能であることなどが挙げられる．

また，術前に超音波検査，造影CT 検査にて血栓の局在を確認し，必要に応じて凝固因子異常をスクリーニングするとともに，未分画ヘパリン投与を開始しておく必要がある．血栓の局在により，下大静脈フィルター挿入も考慮する[1]．

3 外科的血栓摘除術の術式

わが国のガイドラインでは，PE 予防目的に呼気終末圧が10 mmHg になるよう，全身麻酔下手術を推奨しているが[1]，局所麻酔下に施行することも可能である[9]．Fowler 位も一助とする．鼠径部を縦切開し，大腿静脈を大伏在静脈大腿静脈接合部（SFJ）から中枢に

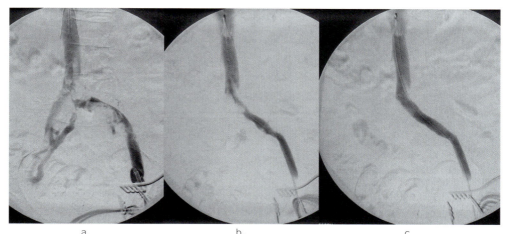

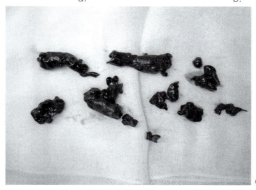

図1 左下肢深部静脈血栓症に対する外科的血栓除去術（68歳男性）
a：下大静脈フィルター留置下で静脈造影．
b：左総大腿静脈を切開し，腸骨静脈領域の血栓をFogartyカテーテルで血栓除去術施行後．
c：残存血栓に対してステント留置術施行．残存狭窄は消失し血流は良好となった．
d：大腿静脈の血栓をミルキング，腸骨静脈の血栓をFogartyカテーテルで血栓除去した体外に取り出された血栓．
（東京医科歯科大学　工藤敏文先生提供）

かけて露出する．ACTの延長を確認後，大腿静脈を遮断し，総大腿静脈前壁を横切開し，Fogartyカテーテルを用いて腸骨静脈の血栓摘除を行う．迷入を避けるため，カテーテルは透視下に挿入することが望ましい．血栓摘除後に，術中血管撮影，あるいは血管内視鏡にて残存血栓の有無，静脈の開存を確認し，狭窄病変を認める場合やiliac vein compression syndrome（May-Thurner症候群）の所見を認める場合は，バルン拡張，あるいはステント留置を考慮する[1]．ただし，ステントの保険償還は得られていないので，慎重な判断が求められる．Fogartyカテーテルを用いた血栓摘除術の例を図1に示す．

末梢側は静脈弁の損傷を避けるため，基本的にカテーテルは挿入せず，足部から大腿までエスマルヒ帯を巻いたり，用手的にミルキングしたりすることで，順行性に血栓を摘除する[1]．良好な血流が確認できれば，大腿静脈切開部を縫合閉鎖する．

続いて，静脈の開存性を保つため，副伏在静脈，あるいはSFJから数cmで切離した大伏在静脈と浅大腿動脈とを側端吻合するなど，一時的動静脈瘻造設を考慮する[1]．有痛性青股腫では下腿筋膜切開の併施を考慮する[1]．

術後はできるだけ早期から離床を促すことが重要であり，下肢腫脹が軽減し次第，弾性ストッキングを着用し，少なくとも6ヵ月間は抗凝固療法を行う．動静脈瘻を作製した場合は，術後6週間程度で閉鎖する[1]．

早期の血栓摘除は静脈弁不全に続発するPTSの重症化を防止できると考えられるが，2016年のAmerican College of Chest Physicianの報告でも，血栓摘除術に関するupdateはなく，さらに，CDTよりも抗凝固単独療法が改めて推奨されている[11]．侵襲的治療については，個々の症例に応じて慎重に検討する必要がある．

文献

1) 安藤太三ほか：肺血栓塞栓症および深部静脈血栓症の診断，治療，予防に関するガイドライン（2009年改訂版），日本循環器学会ほか（ホームページ公開）
2) Matsuda A, et al：Circ J **78**：1234-1239, 2014
3) Deweese JA, et al：Surgery **47**：140-159, 1960
4) Lansing AM, et al：Ann Surg **168**：620-628, 1968
5) Eklof B, et al：Int Angiol **4**：455-462, 1985
6) Blattler W, et al：J Vasc Surg **40**：620-625, 2004
7) Lindow C, et al：Eur J Vasc Endovasc Surg **40**：134-138, 2010
8) Bashir R, et al：JAMA **174**：1494-1501, 2014

9) Igari K, et al：Ann Thorac Cardiovasc Surg **20**：995-1000, 2014
10) Kearon C, et al：Chest **141**（2 Suppl）：e419S-494S, 2012
11) Kearon C, et al：Chest **149**：315-352, 2016

【小野滋司】

Take Home Message（編集者より）

- 現状では血栓摘除術の適応症例は極めて限られており，慎重な検討が必要である．

C カテーテル治療

1 深部静脈血栓症とカテーテル血栓溶解療法

深部静脈血栓症（DVT）の治療が重要であるのは，それ自体が肺動脈塞栓を生じて急性血栓性肺塞栓症を引き起こしうることや，慢性血栓塞栓性肺高血圧症の原因となりうるということ以外に腸骨大腿静脈領域の血栓症が多くの静脈血栓後症候群（PTS）の誘因になると考えられているためである．また，その発症率は20〜50％にも及ぶと報告されている[1]．

DVT が適切に治療されずに放置されることで静脈弁の破壊や循環不全を引き起こし，静脈うっ滞を生じることで慢性疼痛や腫脹，重い感じや怠さ，掻痒感，疼きをはじめとした下肢不快感の原因となりうる．詳細な機序は未解明な部分が多いもののこれがPTSの本態と考えられており，臨床徴候として浮腫や色素沈着のみならず重症例では皮膚潰瘍の原因となる場合もある．

特に PTS の発症に関しては，CaVenT 試験以降，カテーテル治療での DVT 治療，特に CDT が PTS 発症率を軽減できるということが示されているものの，実臨床ではカテーテル治療の普及率は低い．

従来の経口抗凝固薬や heparin 投与のみでは DVT の治療として不十分なことも多く，urokinase の全身投与では血栓への十分な薬剤到達が期待し難い．一方で，可及的短期間で十分に血栓を除去することで PTS 発症を抑制あるいは軽減できるという報告がされている[2]．CDT を用いることで血栓部位へ効率的に urokinase を到達させ，速やかな血栓溶解を期待できる．

2 CDT の適応と禁忌

CDT の適応としては，①対象部位においては初めての DVT 形成であること，②症状発現から 14 日以内であること，③出血リスクが低いこと，④ADL が良好で予測される予後が十分であることなどが挙げられる．しかし，これらの項目は禁忌項目ではなく，2 割程度は 14 日を超えている患者での治療が行われている実状からも 2 週間を超えたから施行しないというより，リスクとのバランスで検討する必要がある．

実際の禁忌としては貧血例，腎不全例，直近の出血イベントや血小板減少症を含む抗凝固療法が禁忌となるような症例が挙げられる．高齢者やコントロール不良の高血圧例，手術後経過日数の浅い例にも注意が必要である．

3 CDT の実際

a 穿刺部位とカテーテルの決定

ここではファウンテンインフュージョン システム（Merit Medical 社）を用いた例を記述する．

CT やエコーで血栓の存在部位と血栓長を確認し，穿刺部位とカテーテルの全長（45 cm/90 cm/135 cm），径（4 Fr/5 Fr），インフュージョン長（5 cm/10 cm/20 cm/30 cm/40 cm/50 cm）を決定する．インフュージョン長は血栓長と同等からやや短めを選択する．

またカテーテルは静脈弁保護のため，血栓の末梢側から中枢側へ向けて行うのが原則である．穿刺部位の具体例として腸骨大腿静脈領域の血栓であれば大腿静脈，膝窩静脈，鎖骨下静脈領域であれば橈側皮静脈などが挙げられる．4 Fr カテーテルを選択する場合，18 G で静脈路が確保できる血管であればアプローチ可能であるため，しっかりとした足背静脈や手背静脈が存在する症例ではこれも選択可能である．

数日間留置したまま使用するため，カテーテルを挿入したために ADL が低下しさらなる DVT 形成を惹起する，などのことがないように配慮すべきである．

b カテーテル挿入の手順と留意点

筆者の所属施設ではカテーテル挿入後にも可能な限り ADL 低下や可動制限を軽減するためにシースの留置は行っていない．このとき 4 Fr（5 Fr）カテーテル

を挿入する際に穿刺部のdilationが必要となるが，4 Fr（5 Fr）シースのdilator（シースの内筒，シース本体は用いない）を用いると出血も最小限で済み，便利である．

① 造影剤を生理食塩水でおおよそ1/2に希釈しておく．
② 穿刺部位に応じた体位下で十分な消毒，局所麻酔を行う．
③ 18 G留置針で穿刺し外筒のみにする．urokinase投与時に穿刺部位から出血しやすくなるため，**穿刺回数は極力少なくなるよう心がける**．
④ 留置した外筒から上記造影剤で造影する．穿刺部位から中枢側に血栓の存在する静脈が造影されることを確認する．
⑤ 外筒から0.035インチガイドワイヤを挿入し，ガイドワイヤを先行してカテーテルを進める．
⑥ カテーテルを血栓よりも中枢へ進め，ガイドワイヤを抜去，カテーテル内にオクルーディングワイヤを挿入する．
⑦ 20 mLリザバーシリンジをセットしたスクワートと呼ばれる専用のinfuserで前記の造影剤を注入する．カテーテル先端が血栓よりも中枢に存在すること，インフュージョン部が遠位側含めすべて血管内に存在し皮下に露出していないことを確認する（図1）．インフュージョン部の孔から薬剤が血栓内に投与されることによる機械的血栓破砕も効果の1つとして期待されるため，中枢側すぎても圧が逃げやすくなる．先端の位置は治療の有効性に影響する．またインフュージョン部が血管外に露出していないことは合併症として蜂窩織炎を生じないために非常に重要であるため慎重に判断する．このとき，インフュージョン部遠位から血管外に露出するまでのおおよその距離が確認できれば，治療開始後遠位側に血栓が残存している場合に引き抜いての調節がしやすい．
⑧ カテーテルが体表に露出する付近を縫合糸およびテープ等で固定する．固定の針の刺入部からも抗凝固療法時に出血するため油断してはならない．
⑨ 症例に合わせたプロトコルで血栓溶解療法を行う（urokinaseを使用することが多い）．continuous infusion（drip infusion）法とpulse-spray法があるが，日本では三重大学の山田先生らを中心にpulse spray法が比較的普及しているように感じられる（EDO registryのデータでも約6割はpulse spray法を用いていた）．urokinaseの投与量は保険適用での問題が生じるが，特に出血リスクが高くない限り，24万単位/回を8時間おきに投与する方法も比較的

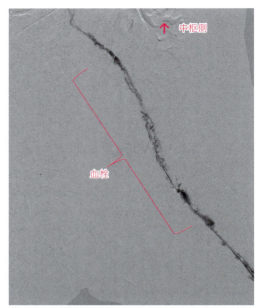

図1　左大腿静脈領域の血栓にCDTを施行した症例
血栓内に広がる造影剤が確認できる．
この症例では膝窩静脈も閉塞していたため後脛骨静脈からアプローチしている．

普及している．また，同時にカテーテル外からheparin持続投与（APTT 2倍程度を目安）も併用する．

4　経過観察で注意すべきポイント

穿刺部位およびその周囲の皮下に出血がないかをチェックする．初回投与後よりも治療開始数日後の方が出血しやすいため，urokinase投与ごとのチェックを欠いてはいけない．

感染徴候がある際には速やかにカテーテル抜去を検討すべきである．また感染を懸念し，治療は短期間で終了するよう配慮する．

5　治療効果判定とカテーテルの位置調整

投与開始3日前後を目安に静脈エコーを用いて評価する．末梢側に血栓が残存している場合にはカテーテルを引き抜いて位置を調整する．このとき，インフュージョン部が皮下の血管外に決して露出しないよう注意する．

6 下大静脈フィルターとの併用について

　下大静脈フィルターの使用については必須ではない．症例ごとにその必要性が検討されるべきであるが，使用する場合でも基本的にはやはり一時留置型あるいは回収可能型を選択し，治療後には速やかに抜去する．

　また CDT 施行時に投与する urokinase が下大静脈フィルターを挿入した際の創部から出血しやすくなることも見据えたうえで手技を行う．

文献

1) Kahn SR：J Thromb Thrombolysis **21**：41e8. 2006
2) Kuo TT, et al：J Chin Med Assoc **80**：72-79, 2017
3) Mizuno A, et al：Cardiovasc Interv Ther **30**：251-259, 2015

【川松直人・水野　篤】

Take Home Message（編集者より）

- わが国の DVT に対するカテーテル治療をまとめた文献 3) も参考にしていただきたい．

下大静脈フィルター

下大静脈フィルターによる治療の概要

深部静脈血栓症（DVT）の血栓が遊離し，肺動脈血栓塞栓症（PTE）が生じるのを予防するために下大静脈フィルター（IVC filter）が使用される．下大静脈の腎静脈合流部より末梢に留置され，一時留置型と永久留置型がある．

急性期の一定期間，PTE の予防を果たせば，その後は抗凝固療法で PTE 予防が可能となるため，回収可能な非永久留置型フィルター（回収可能型と一時留置型）が用いられる（図 A）．回収可能型の IVC filter は，体外に出ないために感染リスクが少なく，また回収せずにそのまま永久留置型へ移行することも可能である利点はあるが，回収不能となることも約 5～10% 認めるため注意が必要である．

IVC filter は長らく主要な治療法の 1 つであったが，現在はその使用は極めて限定的である．ただし抗凝固療法が禁忌の患者においては永久留置型の IVC filter は現在も使用される（図 B）．

PREPIC trial の結果

前向き無作為比較試験の PREPIC trial では，近位部 DVT 患者において IVC filter は，PTE の再発を急性期 12 病日で非フィルター群 4.8% に対して IVC filter 群 1.1%[1]，また慢性期の 8 年後で非フィルター群 15.1% に対して IVC filter 群 6.1% といずれも有意に抑制した[2]．しかしながら DVT の再発に関しては，2 年後で非フィルター群 11.6% に対して IVC filter 群 20.8% に有意に増加させ，8 年で 27.5% から 35.7% と増加させ，また 8 年間の死亡率は IVC filter 群で 48.1%，非フィルター群 51.0% と有意な差はなかった[2]．肺塞栓症が直接の死因であったのは 1.8% であった．DVT 患者において，IVC filter により 8 年間の PTE のリスクは低下したが，DVT は増加し，生存率には影響がなかった．

わが国では 2005～2008 年まで PTE に対して IVC filter 45～50% が使用されていたが，2009～2010 年は約 35% へと減少している（図 C）[3]．

PREPIC2 trial の結果

PREPIC trial は抗凝固療法の薬剤として warfarin が使用されているが，その使用率は全体で 35%，DVT 再発例で 40～50% にとどまっていた．これに対して適正な抗凝固療法下での IVC filter の有効性について，DVT 残存の症候性急性肺塞栓症患者に対して検討されたのが PREPIC2 trial である[4]．IVC filter には Aln 社製のものが使用された．IVC filter 群 200 例，対照群 199 例が割りあてられ，両群で血栓溶解療法や使用抗凝固薬，warfarin の TTR（time in therapeutic range）に差はなかった．IVC filter 群のうち 195 例に留置を試み 99% が成功した．そのうち 6.7% は死亡，フィルター抜去に関しては 164 例に試みたところ 93.3% で成功した．約 7% の症例で IVC filter の抜去に失敗している．3 ヵ月後での PTE 再発発生例は IVC filter 群 3.0%，対照群 1.5% であり，6 ヵ月後にも有意差は発生しなかった．死亡の有意な予測因子は両群とも癌であった．この結果から IVC filter の使用による PTE 再発率に差はなく，回収可能型 IVC filter の使用では回収不能例という問題も有する．

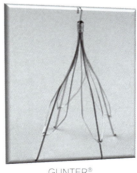
GUNTER®

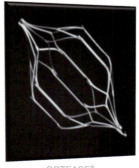
OPTEASE®

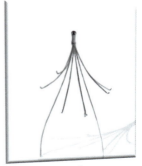
ALN®

図 A　IVC filter 回収可能型

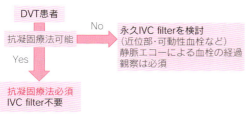

図B　IVC filter の使用アルゴリズム

カテーテルによる血栓溶解療法施行時や，近位部あるいは可動性血栓などは，IVC filter を一時的に留置することも検討する．
ただし約 7%の症例で抜去不能になるため，より慎重に適応を決定すること．

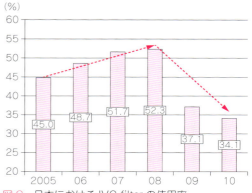

図C　日本における IVC filter の使用率
(Tanabe Y, et al：J Cardiol **63**：385-389, 2014 より引用)

　以上より抗凝固療法が行えるのであれば IVC filter は適応とならない．

　現状では IVC filter の有効性は極めて限定的である．抗凝固療法が適切になされている状況での明確な症候性の PTE 予防効果はなく，明確な理由（中枢性の可動性血栓の存在など）がない限り，あるいは理由があったとしても IVC filter の使用には慎重を要する．

文献
1) Decousus H, et al：N Engl J Med **338**：409-415, 1998
2) The PREPIC Study Group：Circulation **112**：416-422, 2005
3) Tanabe Y, et al：J Cardiol **63**：385-389, 2014
4) Mismetti P, et al：JAMA **313**：1627-1635, 2015

【阿部憲弘・東谷迪昭】

 Take Home Message（編集者より）
- IVC フィルターは，近年"Less is more"という概念のもと大分減少しているように感じる．
- いかなるデータでも推奨されにくいものが多い．ただ，実際の臨床現場では「不安」という大きな敵，そして「1 症例も肺塞栓を起こせない」という完璧主義との闘いとなる．

静脈血栓塞栓症の予防方法と医療連携

　静脈血栓塞栓症（VTE）治療の主たる目的は，肺血栓塞栓症（PTE）による死亡の回避と，深部静脈血栓症（DVT）による静脈血栓後症候群（PTS）の予防である．特にPTEは術後など医療行為に関連して発症すれば，入院期間の延長や，場合によっては医療訴訟などにもつながっていく．こういった点から，VTEの予防，特に術後のPTEによる死亡の回避を実効性あるものとするために医療連携は重要である．具体的にはガイドライン[1,2]をもとに，個々の症例での対応を検討していく．各施設で事情は異なるものの，VTE診療を担当することの多い循環器内科や血管外科が各診療科へのアドバイス役を果たすのが望ましいと思われる．

手術後のVTE予防

　ガイドラインでは領域ごとに手術のVTEリスクを低リスク，中リスク，高リスク，最高リスクと分類しており，それぞれに予防策が示されている．予防策には早期離床および積極的な運動，弾性ストッキング，間欠的空気圧迫法，抗凝固療法があるが，リスク分類をそのままあてはめるだけでなく，症例に応じて個別に予防策を検討すべきである．たとえば，強い付加的なリスクファクターを持つ場合や，弱いリスクファクターの場合でも複数個重なればリスクレベルを上げることを考慮する．

　また術後は，十分な歩行が可能となるまでは予防策を継続するが，特に抗凝固療法は硬膜外麻酔チューブの刺入や抜去に際して投与時間からの間隔を十分とる必要がある（カテーテル刺入の際，未分画ヘパリンは投与から刺入操作までを4時間，刺入操作から投与までを1時間空ける．カテーテル抜去時は未分画ヘパリン投与の1時間前，または最終投与から2〜4時間後に行う）ため，麻酔科や各診療科とよく連絡を取り合う必要がある．

　抗凝固療法についてわが国では未分画ヘパリンとwarfarinが中心であったが，現在はこれらに加えて，注射薬で低分子ヘパリンやXa阻害薬のfondaparinux，経口薬ではDOACが使用可能となっている．現時点ではわが国のガイドラインにはDOACに関しての記載はないが，腎機能面で問題がなければ，DOACは服用当日から効果を発揮し，点滴やwarfarinの用量調節のわずらわしさから解放されるなど，患者側にも医療者側にもメリットが大きい．今後はこれらの薬剤の使い分けに習熟が必要であろう．

VTEを発症してしまった場合の抗凝固療法

　VTE発症後についても同様で，術後であるか否かにかかわらず，治療の基本は抗凝固療法である．わが国におけるVTE治療では抗凝固療法が不十分であることが示されているが[3]，DOACを用いることで抗凝固療法に不慣れな診療科でも，簡便かつ十分な抗凝固療法を行える環境が整ってきたことになる．今後は抗凝固薬の使用に習熟した循環器内科や血管外科が各科と連携をとりながら，効率のよい診療を進めていく必要があろう．

　なお，DOACについてはACCPのVTEガイドライン[4,5]が2016年に改訂され，推奨レベルが引き上げられた．わが国のガイドラインでも今後の改訂が待たれるところである．

医療連携の重要性

　もう一つ忘れてはならないのが，看護師やリハビリスタッフとの連携である．特にPTEの症状は非特異的なことが特徴であり，リスクファクターと発症状況からPTEをいかに疑うかが重要なポイントになる．特に発症状況は特筆すべきで，安静解除直後の立位，歩行，排便・排尿の際に発症することが多い[1]．つまり発症時に立ち会うことの多い看護師やリハビリスタッフにこれらの状況を伝え，迅速に医師に報告・対応できるようにしていくことがPTEでの死亡を回避する重要なポイントとなる．

　筆者の所属施設では，過去の経験から術後のPTEが疑われる場合に医師への連絡と同時に未分画ヘパリンの静注を行うようにマニュアル化し，繰り返し院内研修に取り組んでいる．

文献
1) 安藤太三ほか：Circ J **75**：1258-1281, 2011
2) 肺血栓塞栓症/深部静脈血栓症（静脈血栓塞栓症）予防ガイドライン作成委員会：肺血栓塞栓症/深部静脈血栓症（静脈血栓塞栓症）予防ガイドライン，メディカルフロントインターナショナルリミテッド，2013
3) Nakamura M, et al：Circ J **78**：708-717, 2014
4) Kearon C, et al：Chest **141**（2 Suppl）：e419S-494S, 2012
5) Kearon C, et al：Chest **149**（2）：315-352, 2016

【千葉義郎】

Take Home Message（編集者より）

- DVTに対する診療は，予防と発生時の対応という点で，院内の診療科や職種を越えた連携，そしてルール作りが重要となる．
- 予防のガイドラインなども参考にし，各施設に還元していくべき内容である．

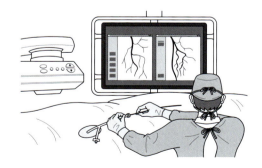

慢性肺血栓塞栓症に対するカテーテル治療

疾患概念と治療の変遷

慢性血栓塞栓性肺高血圧症（chronic thromboembolic pulmonary hypertension：CTEPH）は，肺動脈内の血栓が器質化し，血管内腔の狭窄または閉塞をきたし，肺高血圧となり，労作時の息切れなどの臨床症状を呈する疾患である．特定疾患等医療給付制度の対象疾患であり，希少な難病であるが，2015年の特定疾患医療受給者数で2,800人を超えており，今後疾患の認知が進んでいくことで患者数がさらに増加していくものと考えられる．かつては有効な治療法がなく，平均肺動脈圧（mPAP）が30 mmHgを超えていると5年生存率が50％以下とされ，まさに死に至る病であった[1]．

この疾患に対する治療として外科的肺動脈血栓内膜切除術（pulmonary endarterectomy：PEA）があるが，人工心肺を使用するうえに，循環停止下での処置が必要であり，侵襲度が大きく，年齢や併存症の有無により適応から外れる患者も少なからず存在する．また，病変が手術で到達困難な末梢に多く存在する症例ではPEAを行っても肺高血圧が残存することもある．

長らくPEAは肺移植を除くCTEPHの唯一の治療とされたが，近年カテーテル治療であるバルン肺動脈形成術（balloon pulmonary angioplasty：BPA）の有効性が報告され注目されている．BPAは2001年に米国のFeinsteinらによってその効果が報告されたが，平均肺動脈圧の低下は認めたものの，合併症が高率に発生し，人工呼吸器を必要とした症例や死亡例もあったことから普及しなかった．しかしながらBPAはその後わが国でさまざまな工夫がなされ，CTEPHの有効な治療として進化を遂げた．2012年に有効性と安全性が向上した成績が複数の施設から報告されて以降は，日本国内はもとより，欧米でも実施施設は増加している[2,3]．

現在PEAの適応がない患者やPEA後の残存肺高血圧症や遠隔期再発症例に対する治療の選択肢としてヨーロッパのガイドラインにも記載されている[4]．わが国でも日本循環器学会からBPAの適応と実施に関するステートメントが出されている[5]．

BPAの適応

CTEPHの病変形態の分類としてJamiesonらによるSan Diego分類が知られており，そのIII型，IV型といわれる末梢型病変がBPAのよい適応となると考えられる（図A）[6]．また画像的には中枢型であっても末梢まで連続して病変が存在するような中枢型と末梢型の混合型病変のような症例も多数存在し，このような症例ではPEAを行っても末梢病変が残存し，肺高血圧症が遷延することもある．こうした症例に対して追加治療としてBPAを行うことは理にかなっている．

さらにPEAやBPAを行った後に一度は改善した肺高血圧症が再発する症例を目にすることがある．再発の理由として，末梢性病変の残存や不十分な治療で終了したなどの技術的問題と抗凝固療法の中断

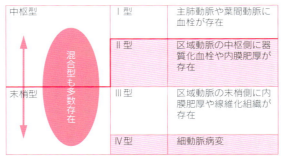

図A　CTEPHの分類（摘除標本から肺動脈の閉塞形態を分類）
I型・II型は中枢型CTEPHで，III型・IV型は末梢型CTEPHと区別される．しかしながら実臨床では中枢型と末梢型の混合型とも思える症例が多数存在する．
（JamiesonらによるいわゆるSan Diego分類；Thistlethwaite PA, et al：J Thorac Cardiovasc Surg **124**：1203-1211, 2002，を改変）

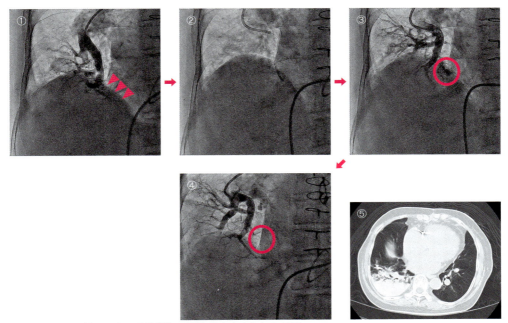

図B　バルン過拡張による血管損傷で肺胞出血をきたした症例
蛇行した右肺動脈下葉枝の拡張で（①），狭小化した血管を 2 mm 径のバルンで拡張したところ（②），肺胞出血をきたした（③）．
ただちにバルン拡張を行ったが，出血量が多く，患者が喀血したため，ゼラチンスポンジによる塞栓止血を行った（④）．術後の CT では右下背面部に出血に伴う consolidation の出現を認めた（⑤）．

などの問題があると考えるが，PEA の再手術というのは侵襲度から考えても現実的ではなく，BPA の適応となると考える．

また，本来は PEA の適応であるが，併存症や全身状態がよくないため手術の適応から外れた症例は BPA を考慮すべきである．

BPA の実際

アプローチは右内頸静脈と大腿静脈が基本である．筆者の所属施設では 9 Fr シースを挿入したうえ 6 Fr のロングシースと 6 Fr ガイディングカテーテルを一体化させた形で標的となる肺動脈内に進める．選択的に肺動脈を造影し，形態を確認したうえで，ガイドワイヤを病変内に進め，バルンで拡張を行う．容易に思われるかもしれないが，肺動脈は近位部が太く，先に行くと細くなる形態をしており，ガイディングカテーテルが固定できず呼吸性変動が大きい．さらに呼吸による肺動脈の変位も大きく，器質化血栓で閉塞，狭窄した血管のワイヤリングには十分な経験と技量が必要である．またワイヤリングは深吸気時に行うのが望ましいが，CTEPH の患者は息止め自体が困難である．強引なワイヤリングは血管損傷をきたし，血痰や肺胞出血をきたす可能性が高く，BPA においては最も注意すべき点である．

バルン拡張においても過拡張よる血管損傷は，特に肺高血圧症が重度のときには軽微な損傷であっても生命に危険を及ぼすような肺胞出血に直結するため（図 B），最初は狭窄や閉塞の再疎通のみを目的とした 2 mm 程度のアンダーサイズバルンでの拡張にとどめ，1〜2 ヵ月後に再度評価して，血管径に応じた大きな口径のバルンでの拡張を追加する必要がある．

一度血流が再開した肺動脈はその肺高血圧ゆえに自己拡張していくことが知られている（図 C）[7]．BPA においては決して見た目の改善を基準にして治療を行うべきではない．肺動脈は区域枝の数が右肺 10 本，左肺 8 本あり．亜区域枝になるとさらに数が増える．平均肺動脈圧を 25 mmHg 以下まで低下させるには当院の経験から 4〜5 セッションは必要であると考えている．

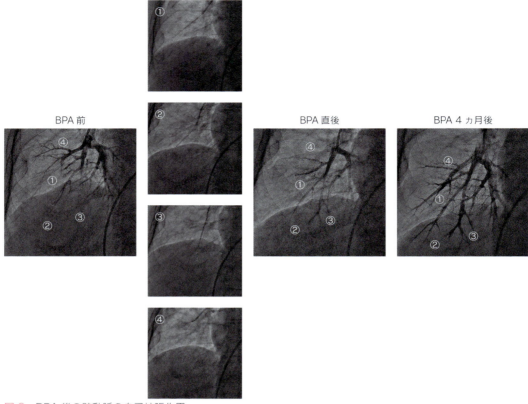

図C　BPA後の肺動脈の自己拡張作用

BPA前の造影では，右下葉枝末梢の血流が著しく不良である．この①から④の枝を2mm径のバルンで順次数回ずつ拡張を行った．BPA直後の造影では末梢まで造影されるようになっているが，血流は弱く，血管径は非常に細い．しかしBPA4ヵ月後これらの血管は拡張し，血流の改善を認める．

症例提示

　筆者の所属施設（東京医科大学病院）の心臓血管外科は日本で有数のPEA施行施設である．そのためPEA後の症例に対するBPAが比較的多い．その症例を提示する．

　症例は40歳代後半女性．これまで2度の急性肺血栓塞栓症の既往がある．軽度呼吸困難は持続していたが，2年前より通院は中断．今回症状増悪のため，入院精査となった．右心カテーテル検査ではmPAPは51mmHgであり，肺動脈造影でも中枢型CTEPHであり，PEAを施行した．術後mPAPは32mmHgまで改善したが，肺高血圧症が残存し，低酸素血症による呼吸困難が持続していたため，追加治療としてBPAを4回行った．その結果mPAPは23mmHgと低下を認め，低酸素血症も改善，自覚症状および6分間歩行テストも著明な改善を認めた（図D）．

CTEPHの適切な治療とは

　CTEPHの治療において，BPAは血管を見た目できれいに拡張することが目的ではなく，肺高血圧症という病態の治療のための手段である．CTEPHの患者は若年で併存症のない患者も多い．PEAを回避しなくてはならない併存症がなければまずPEAの適応を考慮すべきである．PEAは熟練した術者が行えば，器質化血栓を一塊として取り除くことが可能で，根治となりうる治療法である．PEAの適応であるCTEPH症例に対して不十分なBPAを行うことは決して患者の利益にはならない．

　またBPAを行うと決めたなら，平均肺動脈圧の低下のみではなく，酸素化の改善や運動耐容能の改善も含め，PEAと同等の成績を目指すべきである．しかし，目標を達成するためいたずらにBPAの手

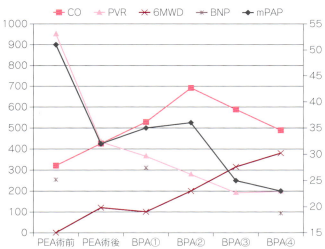

図 D　提示した症例の各種パラメーターの推移

症例は40歳代後半の女性．PEA 後の残存肺高血圧に対して追加 BPA を計4回施行した．
PEA 術前，術後と比較して BPA を4回施行した後は，CO は増加し，PVR，mPAP は低下した．また 6MWD は増加し，BNP は低下した．
CO：心拍出量，PVR：肺血管抵抗，6MWD：6分間歩行距離，mPAP：平均肺動脈圧

技回数が増えると，造影剤の使用量や被曝線量が増え，その弊害が出ることも予想される．そのためにはある程度の BPA 回数で目標とするレベルまで改善させる技量が必要である．

　また，最新のガイドラインでは，BPA の適応は「熟練施設」で考慮すべきと記されている[4]．ここでいわれている「熟練」とはカテーテルインターベンション技術のみの熟練ではなく，肺高血圧症治療の熟練も含めたものであることを肝に銘じる必要がある．

文献
1) Lewczuk J, et al：Chest **119**：818-823, 2001
2) Mizoguchi H, et al：Circ Cardiovasc Interv **5**：748-755, 2012
3) Kataoka M, et al：Circ Cardiovasc Interv **5**：756-762, 2012
4) Galiè N, et al：Eur Heart J **37**：67-119, 2015
5) JCS Joint Working Group 循環器病ガイドシリーズ　2014 年度版 慢性肺動脈血栓塞栓症に対する balloon pulmonary angiography の適応と実施法に関するステートメント Circ J 2014.
6) Thistlethwaite PA, et al：J Thorac Cardiovasc Surg **124**：1203-1211, 2002
7) Kitani M, et al：Circ Cardiovasc Interv **7**：857-859, 2014

【山下　淳】

 Take Home Message（編集者より）

- BPA は日本が誇るべき治療といわれることが多い．実際に効果がある症例も数多いと実感する．
- 一番重要なのは，適切な症例選択と適切な「目標設定」となる．

Paget-Schröetter syndrome (PSS)

　Paget-Schröetter syndrome（PSS）は別名"effort thrombosis"とも呼ばれ，多くは胸郭出口症候群（thoracic outlet syndrome：TOS）によって引き起こされる一次性鎖骨下静脈血栓症である．比較的まれな疾患であるが，若年者が突然の片側上肢の腫脹と疼痛を主訴に来院することが多く，迅速な診断のためにも知っておかなければならない疾患である．

概念

　急性の原発性鎖骨下静脈血栓症は1875年に英国のPagetが最初に報告し，ついで1884年にオーストリアのSchröetterが報告したが，その後は原因不明の鎖骨下静脈血栓症として認識されていた．しかし1948年にHughesがこの原因不明の鎖骨下静脈血栓症をPSSと命名したうえで，1949年に320症例のPSSを集積して発表した[1]．比較的健康な活動性の高い若年者に発症しやすく，片側の上肢を繰り返し使う職業や運動選手に多く見られるため，別名"effort thrombosis"（労作性血栓症）と呼称されている．

　一般的に深部静脈血栓症は上肢と下肢に大別され，上肢深部静脈血栓症の割合は4～10%である[2]．上肢深部静脈血栓症の多くは二次性深部静脈血栓症で，原因としては中心静脈カテーテルが最多で，その他にペースメーカーリード挿入，腫瘍，外傷，先天性凝固疾患，放射線療法などが挙げられる．

　一方，PSSは静脈性TOSに起因した上肢労作後の急性鎖骨下静脈血栓であり，一次性深部静脈血栓に分類される．それゆえ，二次性静脈血栓症とは異なった治療戦略が必要である[3]．

疫学

　PSSの発症頻度は年間10万人あたり1～2人と比較的まれであり，鎖骨下静脈血栓症に占める一次性の割合は61%と報告されている[4]．平均年齢は20歳代後半～30歳代であり，右上肢に発症しやすい（76%）が，両側に発症（5%）することもある[5]．男女比に関してはさまざまな報告があるが，男性に発症しやすいとの報告が多い[3,4]．職業は，スポーツ選手（水泳，クライミング，野球，テニスなど）や，上肢を使用する重労働者（建設労働者，機械労働者，ごみ収集業など）に多く見られる．60～80%が運動や労働が要因と考えられている[4]．

臨床症状

　運動や上肢労作後の，上肢の重苦感や疼痛および腫脹が主な症状である．急性発症が多いが，緩徐に発症することもある．無治療で急性期を過ぎると，側副血行路の発達に伴い，上肢から肩や前胸部にかけて表在静脈怒張が出現し，しばしば軽度のチアノーゼを伴う．患肢は労作にて増悪し，休息や上肢挙上にて軽快する間欠的な症状が特徴的である．肺血栓塞栓症の合併の報告もあるが，二次性上肢深部静脈血栓症と比してその頻度は低いとされている[6]．

解剖学的特徴と病因

　PSSの原因としてTOSの存在が挙げられる．TOSは胸郭出口で，腕神経叢，鎖骨下動静脈が狭窄するため症状が出現する症候群であり，①神経性，②静脈性，③動脈性に分類される（p350参照）．TOSの95%が神経性であり，2～3%が静脈性，1%が動脈性である[7]．鎖骨下静脈は，通常，鎖骨，第1肋骨，鎖骨下筋，肋鎖靱帯，および前斜角筋で囲まれる肋鎖間隙（costoclavicular space）を走行する．静脈性TOSの患者では，これら肋鎖間隙の構成物の1つ以上に解剖学的変異を認め，肋鎖間隙の狭小化をきたしている．特に肋鎖靱帯が外側に偏移することで狭小化をきたすことが多い．また鎖骨下静脈の外側に位置する前斜角筋が筋肥大を起こすことでも，鎖骨下静脈は圧排される．

　さらに，頸肋骨の存在も重要である．頸肋骨は，本来12対の肋骨に加えて第7胸椎の横突起の形成不全から生じる解剖異常であり，全人口の0.2～1%程度に見られるとされている[8]．頸肋骨が肋鎖間隙の狭小化を引き起こし，頸肋骨を有する人の10%にTOSの症状が出現するとの報告もある[7]．

　このように慢性的に鎖骨下静脈が圧排されている状態で，肩の外転や伸展，特に頭部を越す動作（overhead）を繰り返すことで，鎖骨下静脈への反復刺激となり静脈内膜が損傷し血栓が形成されると

3. 治療（TOPICS Paget-Schröetter syndrome（PSS））

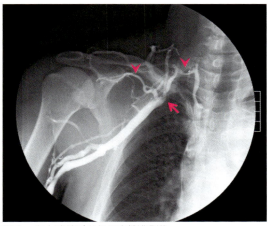

図A　右上腕静脈からの血管造影像
右鎖骨下静脈閉塞（矢印）および側副血行路の発達（矢頭）を認める．

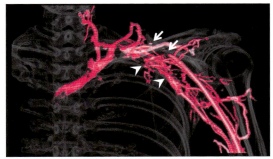

図B　CT画像
左鎖骨下静脈閉塞（矢印）および側副血行路の発達（矢頭）を認める．

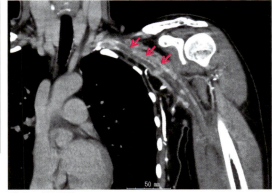

図C　CT画像
左鎖骨下静脈血栓（矢印）を認める．

されている[9]．先天性血栓素因が直接の原因となることは少なく，その有病率は一般のものと変わりない[5,9]．

診断

　特徴的な好発年齢や発症様式および身体所見から本症を疑うことが肝要である．画像診断では，体表超音波検査が無侵襲かつ有用であるが，客観性に乏しいことと，血栓が鎖骨下静脈に限局している場合には診断が困難なこともある．以前は静脈造影にて確定診断（図A）がなされていたが，現在ではCT検査やMRI検査が主流である．特に，TOSとの関係から第1肋骨や鎖骨との詳細な位置関係を把握することもでき，正確に狭窄部位・閉塞部位を診断するためにも重要な検査である．
　画像所見としては，鎖骨下静脈の血栓性閉塞および側副血行路の発達を認める（図B，C）．また，先天性血栓素因の検査も必要である．

治療

　治療の目的は症状軽減と再発予防である．これまでにさまざまな治療法が試みられてきており，PSS

を報告した Hughes は診断後早期の抗凝固療法の開始を提唱している[1]．その他，血管内治療，血栓除去術，局所血栓溶解療法，手術療法などが挙げられる．

抗凝固療法単独では再発率が高く，50〜70％に及ぶ[10]が，局所血栓溶解療法と抗凝固療法との併用療法が有効であったとの報告もある[10,11]．また，血管内治療によるバルン拡張やステント留置が奏効した例も見受けられるが，再閉塞やステント破損などのリスクが高いとの報告もある[10]．一方，Fogarty カテーテルによる外科的血栓除去術は TOS による静脈内腔の器質的変化のため成績は不良とされている．

いずれにしても，狭窄部の解剖学的な原因を解決しない限り，生涯にわたる抗凝固療法が必要となる．そこで，近年では TOS による鎖骨下静脈圧迫の解除を目的とした積極的な手術加療（第 1 肋骨切除や鎖骨切除など）を追加する報告が散見される[6,9,12,13]．Molina らは，速やかな血栓溶解療法の後に，第 1 肋骨の切除と鎖骨下静脈狭窄部の血管形成術を 126 例に施行し，全例で良好な開存を認めている[9]．Thompson らも同様の方法を，治療の第一選択として提唱している[13]．Urschel らは，術後に抗凝固薬の服薬なしでも 506 肢中 486 肢（96％）に良好な改善を認めている[12]．術野へのアプローチ法も，経腋窩，経鎖骨上窩，経鎖骨下などが挙げられるが，近年では経鎖骨上窩に鎖骨下切開を加えた para-clavicular approach の有用性が数多く報告されている[6,9]．しかし，発症から時間が経過した慢性期病変に対する同治療は，炎症等による手技的難易度の問題もあり，術後成績が明らかに不良となるため，発症早期の治療介入が必要とされている[12]．

以上のごとく，欧米では積極的な外科的除圧術が推奨されているが，わが国では抗凝固療法や血栓溶解療法を中心とした保存的治療が主流である．

PSS は日常診療で遭遇する機会はあまり多くないが，若年で活動性の高い患者の ADL が低下する疾患である．したがって，迅速かつ適切な診断と治療が望まれる．治療法には一定の見解はなく，個々のケースによって治療法を選択する必要がある．

文献

1) Hughes ES：Surg Gynecol Obstet **88**：89-127, 1949
2) Naeem M, et al：Phlebology **30**：675-686, 2015
3) 原田裕久ほか：血管外科 **26**：31-33，2007
4) 佐竹寛史：臨整外 **46**：46-48，2001
5) Urschel HC Jr, et al：Ann Thorac Surg **69**：1663-1669, 2000
6) Vemuri C, et al：J Vasc Surg **4**：485-500, 2016
7) Klaassen Z, et al：Clin Anat **27**：724-732, 2014
8) Chang KZ, et al：J Vasc Surg **57**：771-775, 2013
9) Molina JE, et al：Ann Thorac Surg **87**：416-422, 2009
10) Lee JT, et al：J Vasc Surg **43**：1236-1243, 2006
11) Goss SG, et al：J Invasive Cardiol **27**：423-428, 2015
12) Urschel HC Jr, et al：Ann Thorac Surg **86**：254-260, 2008
13) Thompson RW, et al：Tex Heart Inst J **39**：842-843, 2012

【林　応典・尾原秀明】

Take Home Message（編集者より）

- PSS は TOS によって引き起こされる鎖骨下静脈血栓症である．
- 若年者の突然の片側上肢腫脹，疼痛で来院することが多い．
- 内科的治療で再発が見られる場合は手術による原因除去を考慮する．

第Ⅷ章

下肢静脈瘤

1 総論

1 定義・疫学・病態生理

　下肢静脈瘤は，下肢の血管疾患を扱う診療上，常に考慮に入れるべき日常的な疾患である．有史以来，人々を悩ませてきたと考えられ，その記述は古代ギリシャにすでに見られるものである．

　下肢の表在静脈が異常に拡張し，しばしば蛇行を伴っている状態を下肢静脈瘤と定義している．静脈弁不全に起因するものを一次性静脈瘤とし，静脈血栓後遺症や動静脈瘻に伴うものは二次性静脈瘤として区別されて扱われる．

　一次性静脈瘤は日常的に遭遇する疾患で，その発生率は報告によりまちまちであるが，60％に及ぶという報告もある[1]．一般的には女性に多いと報告され，多くの教科書で年齢，家族歴，妊娠・分娩，立ち仕事の従事などがリスクファクターとされている[2,3]．

　下肢静脈は，皮下を走る表在静脈と筋肉の中を走行する深部静脈，およびその両者を結ぶ穿通枝に分類され，それぞれ弁機能を持っている．表在静脈から穿通枝を通って深部静脈に流れ，深部静脈の血流は下腿筋のポンプ作用などにより上方に還流される．下肢の静脈血流に関与する因子としては，重力による静水圧，下腿筋のポンプ作用，呼吸運動，腹圧などである．安静臥床時には静水圧は 10 mmHg 程度で，下肢を挙上した状態では静水圧はさらに下がり下肢静脈血は虚脱した状態になるが，立位では静水圧は 100 mmHg にも及び，下肢静脈血が充満した状態になる．Valsalva 負荷によりさらに圧は上昇する．下腿筋の運動により静脈は圧排されて静脈血が重力に逆らって還流するが，表在および深部静脈の弁不全があると，静脈血流の方向性に破綻をきたし，深部静脈から表在静脈へ逆流することになる．筋ポンプによる静脈還流は著しく阻害され，静脈うっ滞を招き，下肢静脈圧はさらに上昇する．下肢静脈瘤に伴う自覚症状や皮膚疾患の悪化は，この下肢静脈圧の上昇（venous hypertension）により引き起こされる[4]．

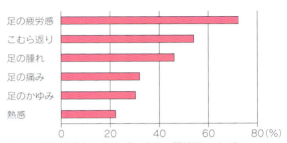

図1　下肢静脈瘤の症状（初診時，問診票による）
（杉山 悟ほか：静脈学 25：320-325，2014 より引用）

2 症状・分類

　下肢静脈瘤の症状は，血液のうっ滞に伴う自覚症状（足の疲労感，こむら返り，腫れ，痛み，熱感など）と下肢静脈圧の上昇に伴って起こる皮膚障害による症状（かゆみ，色素沈着，皮膚潰瘍）などである．初診時の症状として筆者の所属施設の集計では，70％以上の症例で足の疲労感を訴え，こむら返り 54％，足の腫れ 46％などが続いている[5]（図1）．特筆すべきは膝や腰の痛みを訴える場合で，これらは整形外科的な疾患の症状であるため，通常は下肢静脈瘤の症状として教科書的には記載されていない場合が多いが，静脈瘤の治療によって軽快する場合が少なくない．

　わが国では，下肢静脈瘤の肉眼的所見から，①伏在型，②側枝型，③網の目状，④くもの巣状，に分類することが多い[3]（図2）．International Union of Phlebology（IUP）のガイドラインでは，①teleangiectases，②reticular veins，③varicose veins に分類されている[6]．伏在型，側枝型を合わせて varicose vein と一括されており，網の目状，くもの巣状がそれぞれ，reticular veins，teleangiectases と同義語である．

　下肢静脈瘤を含む慢性の静脈疾患を対象として，1996 年に American Venous Forum が中心となり，CEAP 分類が発表され，2004 年に改訂された[7]．C（臨床分類），E（病因分類），A（解剖学的分類），P（病態生理学分類）からなる（表1）．C（臨床分類）は C1〜

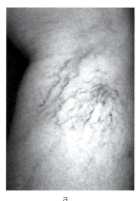 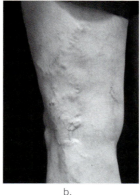 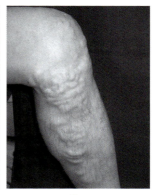

a.   b.   c.

図2 肉眼的分類
a：網の目状，くもの巣状
b：側枝型
c：伏在静脈型

表1 CEAP分類

C	臨床分類	C0	静脈瘤を認めない
		C1	毛細血管拡張　網の目状
		C2	静脈瘤
		C3	浮腫
		C4a	色素沈着・湿疹
		C4b	皮膚脂肪硬化　白色皮膚萎縮
		C5	皮膚潰瘍の既往
		C6	活動性の皮膚潰瘍
		S；症状あり　A；症状なし	
E	病因分類	Ec	先天性
		Ep	一次性
		Es	二次性
		En	原因不明
A	解剖学的分類	As	表在性
		Ap	穿通枝
		Ad	深部静脈
		An	同定不能
P	病態生理学分類	Pr	逆流
		Po	閉塞
		Pr, o	逆流と閉塞の混合
		Pn	不明

（Eklof B, et al：J Vasc Surg **40**：1248, 2004 より引用）

C6からなり，C3以下は相対的な治療対象，C4以上は皮膚病変を有する重症例で，絶対的な治療対象とされている．E（病因分類）では，先天性や二次性では手術対象とならないものもあり，Ecの一部とEpが主な治療対象である．A（解剖学的分類）では，Asが主たる治療対象で，一部Apが治療対象となる．P（病態生理学分類）では，Prが治療対象となる．

文献

1) 菅野範英：下肢静脈瘤 疫学，静脈血栓塞栓症・下肢静脈瘤 新しい診断と治療のABC 86，石丸　新（編），最新医学社，p132-136, 2014
2) 阪口周吉：一次性静脈瘤．臨床静脈学，p141-153, 中山書店，1994
3) 岩井武尚ほか（編）：静脈瘤の病態　分類と疫学，成因，最新テクニック．下肢静脈瘤の診療，中山書店，p20-28, 2008
4) Goldman MP, et al（eds）：Adverse Sequelae and Complications of Venous Hypertension, Sclerotherapy（4 th Ed），Mosby, p23-48, 2007
5) 杉山　悟ほか：静脈学 **25**：320-325, 2014
6) Allegra C, et al：J Vasc Surg **37**：129, 2003
7) Eklof B, et al：J Vasc Surg **40**：1248, 2004

【杉山　悟】

 Take Home Message（編集者より）

- 下肢静脈瘤は日常診療でよく遭遇する疾患である．
- 臨床症状はさまざまである．
- 本症の病態生理は必須の知識である．

2 診断

1 問診・視診と古典的検査

問診（受診の動機・症状）は，その後の治療方針に大きく関わるため極めて重要である．比較的若年者では静脈の怒張に伴う美容的な訴えが多いが，年齢が進むにつれて足の疲労やこむら返りなどのうっ滞症状が多くなる．下肢静脈瘤の診断では，単に病態生理のみを問題にするのではなく，その状態が生活にどの程度影響を与えているかを判断することが重要である．また，個々の症例で静脈瘤の病因を知ることは，治療方針および指導のために重要であるため，病歴，職業，出産歴は必ず聴取する必要がある．

古典的な診察方法にSchwartz's test，Perthes test，Brodie-Trendelenburg tourniquet testなどがあり[1]，それぞれ病態の理解に合理的であるが，超音波検査方法が確立した現在ではほとんどの場合，診察室では省略されている．

2 脈波検査

脈波検査としてストレインゲージ法[2]などがあるが，近年の脈波検査として，photo-plethysmography（PPG）[3] と air plethysmography（APG）[4]がある．

静脈弁不全がある状態では，下肢の静脈血が虚脱した状態から充満するまでに要する時間が短縮するので，充満に要する時間や速度を測定することにより弁不全の重症度を測ることができる．PPGでは，下腿筋の運動後の状態から充満する時間（再充満時間）を測定し，APGでは下肢を挙上した状態から立位になり充満する速度（venous filling index：VFI）を測る（図1）．ただ，近年脈波検査を行う機会は減ってきている．

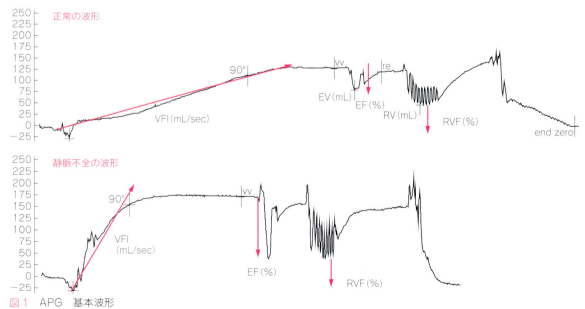

図1 APG 基本波形
VFI：venous filling index（mL/sec），EV：ejection volume（mL），EF：ejection fraction（%），RV：residual volume（mL），RVF：residual volume fraction（%）

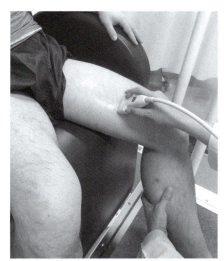

図2　坐位による超音波検査（ミルキング法）

3　超音波検査

　現在では，下肢静脈の診断は超音波検査（duplex scan）が必須である．ガイドラインでも超音波検査による診断が強く推奨されている[5]．超音波ドプラ検査により，大腿静脈および膝窩静脈の閉塞や逆流の有無，下腿筋肉内静脈の血栓の有無，大小伏在静脈の逆流の有無とその範囲，側枝静脈の逆流の有無と逆流源の同定，不全穿通枝の同定，下肢の腫脹をきたしている他の原因疾患の有無などを判定することができる．

　検査体位は病理生理学的には立位が推奨されている[5]が，立位検査に伴う患者の転倒リスクを十分考慮し，たとえば診察台の上で立位の状態の患者を検査するには強度のある手すりを用意するなどの配慮が必要である．筆者らは，検者の姿勢・疲労も考慮し坐位を推奨している[6]．ただし，診察台の上に椅子を置くのは危険である．高さの調節可能な診察台を利用して検者には低めの椅子を用意するなどの工夫を行うとよい．坐位での検査の際には，股関節を伸ばし気味の体位で膝も直角よりも伸ばした形をとるなどの配慮が必要である（図2）．

　静脈の超音波検査の基本はプローブで皮膚を強く押さえないことである．そのため，プローブ下部を親指と人差し指・中指で挟むように持ち，薬指・小指の指先を患者の皮膚面にあてて安定させる．閉塞の診断以外はプローブで皮膚を押さえず，浮かせるくらいのイメージである．

　逆流の診断の際には，パルスドプラ法もしくはカ

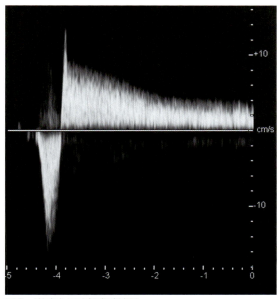

図3　逆流を示す超音波波形

ラードプラ法を用いる．右手でプローブを持ち，左手で下腿などを用手圧迫し，急に放す方法（ミルキング法）が一般的である．逆流の診断時のプローブ操作は短軸で，プローブを頭側に振った状態がよい．これにより，頭向きの順流はカラーでは青色，パルスドプラでは下向きの波形として描出され，下向きの逆流波形はカラーでは赤色，パルスドプラでは上向きの波形として描出される（図3）．表在静脈では0.5秒以上，深部静脈では1.0秒以上の逆流があれば「逆流あり」と判定する．

　不全穿通枝の診断は，表在静脈の逆流診断と同様に，ミルキング法でカラードプラやパルスドプラを用いて行うが，意外に逆流波形の描出が困難な場合もある．その場合には，中枢側の膝窩静脈を強く圧迫することにより，定常流として逆流波形が描出されることにより判定できる[7]．

　静脈の閉塞は，圧迫法で虚脱しない，カラードプラが乗らないことで診断できる．すなわち，静脈を短軸で描出した状態でプローブを用いて圧迫し，完全に虚脱せずに内部に高エコーの血栓が描出され，カラードプラが乗らない部位があれば血栓症と診断される．表在なら血栓性静脈炎，深部静脈なら深部静脈血栓症を疑い，抗血栓療法を考慮する．

　下肢静脈瘤における超音波診断は，静脈瘤の責任部位を同定することで治療方針の決定に重要であるばかりでなく，浮腫の程度や範囲，Baker囊腫や筋および腱断裂などの整形外科疾患などにも有用であり，検査

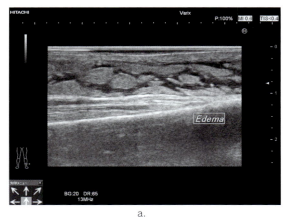 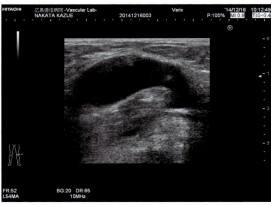

図4　下肢の超音波検査での頻出病変
a：浮腫
b：Baker囊腫

の際に見逃さないことが重要である（図4）．

4　静脈造影，CT，MRI

超音波検査の進歩により，かつての静脈造影はほとんどの施設で行われなくなった．深部静脈血栓症や先天性静脈形成異常・動静脈瘻などの診断では造影CTが用いられる場合が多い．MRIは研究テーマとして発表されることはあるが，一般的ではない．

文献

1) 岩井武尚ほか（編）：診断法のテクニック　診断法の種類と組み立て，最新テクニック．下肢静脈瘤の診療，中山書店，p66-74，2008
2) Sakaguchi S, et al：J Cadiovasc Surg **9**：87, 1968
3) Abdramowitz HB, et al.：Surgery **86**：434, 1979
4) Christopoulos DC, et al：J Vasc Surg **5**：148, 1987
5) Gloviczki P, et al：Phlebology **27**：2-9, 2012
6) 松原　進ほか（編）：超音波検査．下肢静脈瘤診療実践ガイド，診断と治療社，p18-56，2015
7) 松原　進ほか：超音波検査技術 **34**：453-458，2006

【杉山　悟】

 Take Home Message（編集者より）

- 診断は超音波検査がゴールドスタンダードである．
- 坐位でも診断可能である．

3 治　療

A　弾性ストッキング

本項では医療用弾性ストッキングの基礎的事項と下肢静脈瘤に対する弾性ストッキングの使用法を中心に解説する．

1　弾性ストッキングの概要

医療用弾性ストッキングにはさまざまな種類が存在する．形状はハイソックス型，ストッキング型，パンスト型，マタニティー型などがあり，圧迫の強さ（圧迫圧）は 20 mmHg 未満の弱いものから，50 mmHg を超える強圧のものまで存在する．病態によって必要とされる圧迫圧が異なるため弾性ストッキングの選択は非常に重要である（表1）[1]．

下肢静脈瘤に対しては圧迫圧 20〜30 mmHg 程度の弱〜中圧タイプが使用される．医療用弾性ストッキングは「段階的圧迫圧」になっていることに特徴がある．すなわち足首での圧迫圧が最も高く大腿に向け圧迫圧が低くなる構造で，足関節部での圧迫圧を 100% とすると下腿70%，大腿40% となっている．製品に表示された圧迫圧は，（安静臥位での）足関節部の圧迫圧を示す．

弾性ストッキングを選択する際に重要な点は，表1に示したように，①病態に適した圧迫圧を選択すること，②製品の指示書に従って正しいサイズを選択することである．医療用弾性ストッキングは「硬くてはきにくい」ので，弾性ストッキング着用を指示する際には，着脱指導を行う必要がある．力の弱い高齢者であっても，はき方の「コツ」がわかれば大概は着用を継続できる．もし指に障害がある場合には補助具を使用することも考慮する．「はきづらい」ことを理由に，適正より大きなサイズや圧迫圧の低いストッキングを選択すると，本来の治療効果が得られないので注意が必要である．

表1　弾性ストッキングの圧迫圧の選択

	圧迫圧	病態
弱圧	20 mmHg 未満	・深部静脈血栓症の予防 ・下肢静脈瘤の予防 ・健常者，他疾患による浮腫
	20〜29 mmHg	・下肢静脈瘤（CEAP 分類 Class 2-4） ・高齢者の下肢静脈瘤（CEAP 分類 Class 2-6）
中圧	30〜39 mmHg	・下肢静脈瘤（CEAP 分類 Class 4-6） ・静脈血栓後遺症（血栓後症候群） ・軽度のリンパ浮腫
強圧	40〜50 mmHg	・静脈血栓後遺症（血栓後症候群）潰瘍例 ・リンパ浮腫
	50 mmHg 超	・高度リンパ浮腫

2　下肢静脈瘤に対する治療としての弾性ストッキング

　一次性下肢静脈瘤は，主に表在静脈や穿通枝の静脈弁が荒廃し静脈血の逆流が発生することに起因する．その結果，下肢静脈が拡張，屈曲，蛇行し，だるい，ほてる，痛い，むくむ，かゆい，こむら返りなどのさまざまなうっ血症状を生じる．下肢静脈瘤に対する根治的治療はストリッピング手術，結紮術，血管内焼灼術，硬化療法などである．一方，弾性ストッキングは静脈弁不全を根本的に治すものではないが，非侵襲的かつ簡便に下肢うっ血症状を改善させるため非常に有用である．

　下肢静脈瘤に対する弾性ストッキング着用の適応は，①下肢静脈瘤手術までの対症療法，特にうっ血症状が強い症例，②手術を希望しない場合やできない場合の対症療法，③下肢静脈瘤の予防や悪化の防止，④下肢静脈瘤手術後の補助療法，⑤うっ血性潰瘍に対する圧迫療法，などがある．①②は20〜30 mmHg，③は20 mmHg前後の圧迫圧を選択する．なお，湿疹や炎症を合併している場合には弾性ストッキングの着用によって皮膚症状が悪化する場合があるので，ステロイドや保湿剤含有軟膏など外用薬の併用が必要である．

　うっ血性潰瘍例に対する標準治療は表在静脈逆流を遮断する外科手術である．それに先だって術前から外用薬による治療と圧迫療法（20〜30 mmHg）を行い，潰瘍に伴う炎症を改善させておくことが望ましい．滲出液が多い場合は弾性包帯で対応するが，滲出液が少ない場合には持続的に圧迫できる弾性ストッキングのほうがよい．

　弾性ストッキングによる下肢静脈瘤の予防や悪化の防止効果に関してはエビデンスが乏しいが[2]，筆者は伏在型静脈瘤の既往，家族歴，肥満，妊娠，立ち仕事など複数のリスクファクターを有し，明らかなうっ血症状を認める場合には，積極的にストッキング着用を勧めている．

　なお，二次性下肢静脈瘤（多くの場合，血栓後症候群が原因となる）では，強い下肢腫脹や色素沈着を伴うことが多く，重症例ではうっ血性潰瘍を合併する．根治的手術はなく，弾性ストッキング（30〜50 mmHg）による圧迫療法が治療の基本である（表1）．

3　術後補助療法としての弾性ストッキング

　下肢静脈瘤手術や硬化療法の術後補助療法としての弾性ストッキング着用は必須である．従来よりストリッピング手術後に1〜6ヵ月間の弾性ストッキング着用が勧められている．術後数日間は止血を目的として24時間の着用を行い，その後は浮腫の防止のため日中に着用を指示する．しかし，至適な着用期間に関しては明確なエビデンスがなく，各施設によって経験的に定められてきた．近年，ストリッピング手術より侵襲の少ない血管内焼灼術が頻用されるようになった．特に波長1,470 nmのレーザーやラジオ波を使用すると術後の皮下出血が少ないため，弾性ストッキングの着用は短期間でよいとする意見が多くなっている．

　一口に下肢静脈瘤といっても，その病態や重症度は症例によりさまざまである．最も頻度の高いCEAP分類Class 2の単純な下肢静脈瘤であれば，術後圧迫療法は短期間でも支障ないであろう．しかし，術前から強い浮腫を伴っている症例（Class 3）では手術後も浮腫が持続することがある．このような症例では腸骨静脈圧迫症候群やリンパ浮腫の合併，下腿筋ポンプ作用の低下が原因となっていることがあるため，長期間のストッキング着用が望ましいと思われる．うっ血性潰瘍例では，当然ながら潰瘍が治癒するまで厳重な圧迫療法が必要である．

　弾性ストッキングよる静脈性潰瘍の再発防止効果に関しては多くのエビデンスがあり，筆者は潰瘍が治癒した後も永続的な着用を奨励している．

4　弾性ストッキングの合併症

　一般に弾性ストッキングは簡便で非侵襲的と思われているが，ときに合併症を生じることがある．よく遭遇する合併症として，かぶれ，発赤，皮膚のびらん，水疱があり，非常にまれではあるが，重篤な合併症として神経障害（特に腓腹神経障害）や下肢の動脈血行障害（壊死など）がある．弾性ストッキングが皺になっている部位では圧迫圧が過剰となるために皮膚病変が生じやすい．皺の好発部は下腿や足関節部であるので，こまめに皺を伸ばすよう指導する必要がある．またストッキングタイプでは上縁が丸まって大腿下部で食い込むことがあり，ハイソックスタイプでは余った長さを調整するために患者自身が上端を折り返してし

まうことがある．いずれも局所で圧が過剰に上昇するため，正しい着用方法を指導することが大切である．最近，このような合併症は「医療関連機器圧迫創傷（medical device related pressure ulcer：MDRPU）」として注目されている[3]．

　下肢静脈瘤に対して弾性ストッキングを使用する機会は非常に多い．しかし，画一的に着用を指示するのみでは，患者のアドヒアランスが悪くなり，着用や継続を断念してしまう結果になる．また，正しく着用しなければ治療効果が乏しく，合併症を引き起こしてしまうこともまれではない．弾性ストッキングそのものに関する知識のみならず，患者が快適に着用できる工夫についても理解することが望まれる．

文献
1) 平井正文ほか（編）：圧迫圧を理解する，新弾性ストッキング・コンダクター，ヘルス出版，p42-85, 2010
2) Palfreyman SJ 1, et al：Phlebology **24**（Suppl 1）：13-33, 2009
3) 日本褥瘡学会（編）：深部静脈血栓塞栓予防用ストッキング，および間欠的空気圧迫装置．ベストプラクティス医療関連機器圧迫創傷の予防と管理，照林社，p24-38, 2016

【佐久田　斉】

Take Home Message（編集者より）
- 下肢静脈瘤においては20～30 mmHgのものが推奨される．
- 正しいサイズの選択と装着の指導が重要である．

B 外科的治療

下肢静脈瘤に対する外科治療では静脈瘤の病態と患者のニーズに応じて，種々の治療法を組み合わせて行われる．くもの巣状もしくは網の目状静脈瘤のような美容的な問題が主である場合には，静脈瘤自体への治療のみが行われるが，大，小伏在静脈瘤や陰部静脈瘤，不全穿通枝からの逆流を伴う静脈瘤では静脈うっ滞の改善のために逆流遮断が必要となる．

1 静脈瘤自体に対する治療

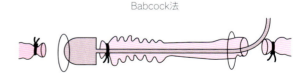
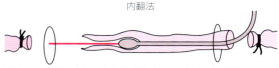

図1 ストリッピング手術（Babcock法と内翻法）

静脈瘤切除

1 cm程度の切開をおいて切除する方法と2〜3 mmの小切開部より静脈瘤を切除するstab avulsion法がある．美容的な観点から後者が望ましく，その際に専用のフックを用いることもある[1]．後述するストリッピング手術や血管内焼灼術に併用することが多い．

b 硬化療法

硬化剤（ポリドカスクレロール®）を静脈瘤内に注入し，静脈内皮を障害し，閉塞させる方法である．外来で施行でき，低侵襲である一方，術後の適切な圧迫が必須となる．逆流量が多い静脈瘤では再発しやすいため，結紮術を併用することがある．合併症として色素沈着，血栓性静脈炎が多く見られ，まれに静脈血栓塞栓症，皮膚壊死などがある[2]．

2 大，小伏在静脈瘤の逆流遮断

a ストリッピング手術

逆流伏在静脈を伏在静脈–深部静脈接合部での高位結紮後にその末梢側を抜去する方法である．静脈抜去は，ストリッピングワイヤを静脈内に挿入し抜去部の断端に大きいヘッドをつけて静脈周囲組織とともに抜去するBabcock法と，抜去部断端とワイヤを結紮し静脈を反転して抜去する内翻法[3]がある（図1）．内翻法は静脈周囲組織の損傷が少ないが，途中で静脈が離断し，不十分な抜去となることがある．抜去範囲は根治性を考えて伏在静脈全長とする場合と，神経障害の軽減のために逆流範囲までを選択的[4]に，あるいは大伏在静脈であれば膝部レベル，小伏在静脈では膝下2/3レベルまでを部分的に抜去する場合がある．さらに低侵襲化を目的として，神経ブロックや局所浸潤麻酔などが導入され，入院日数の短縮化が図られている[5]．

本法は伏在静脈逆流遮断として確実な方法として考えられているが，遠隔期の下肢静脈瘤再発は少なくない．合併症としては血腫，出血，創部感染，神経障害などが認められている．

結紮術

伏在静脈を結紮する手術だが，術後再発を減少させるために，伏在静脈–深部静脈接合部において伏在静脈に流入する分枝をすべて切離したうえで，接合部を結紮切離することが勧められる．それでもなお再発が多いため，複数箇所での結紮切離や静脈部分切除，硬化療法の併用が行われている．

c 血管内焼灼術

伏在静脈本幹にレーザーやラジオ波を発するカテーテルを挿入し，静脈を内腔側から熱焼灼し，閉塞させる治療である．詳細は本書別項に譲るが，ストリッピング手術に比べ低侵襲で良好な短期成績が報告され，急速に普及している（p443参照）．

d 本幹硬化療法

伏在静脈本幹に硬化剤を注入するが，硬化剤としては血管径に応じて1〜3%のポリドカスクレロール®が用いられる．硬化剤による内膜障害効果を高めるために空気や炭酸ガスを硬化剤の3〜5倍の量を混ぜて作製した泡沫状硬化剤を使用することが多い[6]．硬化剤注入後は枕子をあてて数日間，さらに弾性ストッキングによる圧迫を数ヵ月間行う．長期における再疎通を減らすために結紮術を併用することもある．

3 不全穿通枝の逆流遮断

a 筋膜上切離

エコーでマーキングしておいた不全穿通枝直上の皮膚を切開し，直視下に筋膜上レベルで穿通枝を結紮切離する．

b 筋膜下切離

切開部の皮膚性状が不良な場合には筋膜上結紮が困難なため，皮膚切開を内側後方に置き，筋膜下で結紮するLinton（変法）手術が知られているが，手術侵襲が大きい．現在は内視鏡下筋膜下不全穿通枝切離術（subfascial endoscopic perforator surgery：SEPS）[7]が行われる．不全穿通枝の位置をマーキングした後に，全身麻酔または腰椎麻酔下にターニケットで下肢を駆血し，筋膜下にポートを挿入して穿通枝を凝固切離する．

c 硬化療法または血管内焼灼術

確実性に乏しく，一般的とはいえないが，エコーガイド下に経皮的不全穿通枝焼灼術（percutaneous ablation of perforators：PAPs）[8]やフォーム硬化療法が行われ，適応を広げつつある．

4 深部静脈逆流を伴う場合

表在静脈の逆流を遮断することにより深部静脈の逆流が消失または減少し，うっ血症状の軽減を認める[9]ため，表在静脈の逆流遮断にて症状改善が不十分な場合に深部静脈逆流に対する治療を検討する．その際，静脈造影による弁性状や閉塞状況だけでなく，血管内視鏡や静脈圧測定なども適応を決定するのに有用である．弁形成術や静脈弁移植術が行われるが，後者の遠隔成績は不良であり，一般的ではない．下大静脈や腸骨静脈の閉塞を伴う場合，限局性であればステント留置を検討する．困難であればバイパス手術を考慮するが，長期予後は不明である．

表1 主な静脈瘤外科治療の長所と短所

治療法	適応	長所	短所
全長ストリッピング	伏在型	根治性が高い	創瘢痕，麻酔必要，伏在神経障害頻度高い
選択的ストリッピング	伏在型	根治性が高い	創瘢痕，麻酔必要，伏在神経障害の可能性
血管内焼灼術（レーザー，高周波）	伏在型（除外あり）	低侵襲，短期成績良好，美容的に優れる	長期成績不明，追加治療の可能性
（高位）結紮術併用硬化療法	伏在型，一部の側枝型	低侵襲	再発率高い，圧迫療法必須
静脈瘤切除	側枝型	硬化療法に比べ根治性高い	創瘢痕，麻酔必要
硬化療法	側枝型，網の目状，くもの巣状	創瘢痕なし，反復可能，短時間で可能	圧迫療法必須，長い治療期間
内視鏡下筋膜下不全穿通枝切離術（SEPS）	不全穿通枝	切開創の問題がない，良好な成績	麻酔，器具，手技の熟練が必要

5 陰部静脈瘤

骨盤うっ滞症候群（pelvic congestion syndrome：PCS）を伴うような重症例では外科的あるいは経カテーテル的に骨盤内静脈を閉鎖し，逆流遮断する方法が試みられている[10]が，通常は硬化療法などで表在静脈瘤の治療のみとすることが多い．

6 再発静脈瘤

伏在静脈遺残分枝，伏在静脈-深部静脈接合部の血管新生，不全穿通枝，深部静脈逆流などが関与しているが，個々の病態に応じて治療法を選択する．

主な静脈瘤外科治療法をまとめた（表1）．下肢静脈瘤は良性疾患であるため，静脈瘤の病態を正確に把握したうえで，各治療法の長所，短所，有用性を十分にインフォームし，患者の多様なニーズに応えながら，最善の治療効果が得られる方針を選択することが肝要である．

文献

1) 杉山　悟ほか：静脈学 21：263-268, 2010
2) 新本春夫：24. 下肢静脈瘤硬化療法のコツ．Knack & Pitfalls 一般外科医のための血管外科の要点と盲点（第2版），幕内雅敏（監），文光堂，p388-392, 2010
3) 清水康廣ほか：静脈学 11：349-360, 2000
4) Koyano K, et al：Surgery 103：615-619, 1988
5) 日本静脈学会静脈疾患サーベイ委員会（佐戸川弘之ほか）：静脈学 27：249-257, 2016
6) フォーム硬化療法の手引き：第2回ヨーロッパコンセンサスミーティング 2006 翻訳版；Breu FX, et al（編），日本静脈学会監修・企画，日本静脈学会事務局，2010
7) 春田直樹ほか：静脈学 21：333-338, 2010
8) 大峰高広ほか：静脈学 27：39-43, 2016
9) Walsh JC, et al：Ann Vasc Surg 8：566-570, 1994
10) Smith PC：Phlebology 27（Suppl 1）：74-77, 2012

【新本春夫】

Take Home Message（編集者より）

- 患者のニーズとともに美容的配慮も重要である．
- カテーテル治療には禁忌項目や適応外症例もあり，血管外科医にとってストリッピング手術と静脈瘤切除，不全穿通枝処理の習得は必須である．

C カテーテル治療

1 下肢静脈瘤に対するカテーテル治療

　一次性下肢静脈瘤に対する手術は 2011 年 1 月から 980 nm ダイオードレーザーによる血管内レーザー治療（endovenous laser ablation：EVLA）がわが国で保険適用となり，これを契機に下肢静脈瘤に対する手術症例数が増加し，カテーテル治療の 1 つである血管内焼灼術（endovenous thermal ablation：ETA）はストリッピング手術に代替する術式として広く普及した[1]．さらに 2014 年 5 月から波長 1,470 nm の EVLA が，6 月から高周波治療器（radiofrequency ablation：RFA）が保険収載され，ETA の選択肢が拡大した．欧米のガイドラインにおいては，症候性伏在静脈不全に対する治療として ETA を第一選択として推奨している（SVS/AVF[2]：Grade 1B，ESVS[3]：Grade 1A）．

　本項では下肢静脈瘤に対するカテーテル治療の概要および治療成績について論述する．

2 カテーテル治療の実際

　カテーテル治療として，① ETA（EVLA，RFA），② endovenous chemical ablation，および ③ 本幹硬化療法がある．治療の適応，除外基準は「下肢静脈瘤に対する血管内治療のガイドライン」[4]に基づいて決定する（表 1）．

a EVLA（図 1）

　局所麻酔および低濃度大量浸潤麻酔（TLA 麻酔，tumescent local anesthesia：TLA）のみで手術は可能である．穿刺法で伏在静脈末梢から光ファイバーを SFJ（sapheno-femoral junction）あるいは SPJ（sapheno-popliteal junction）の 10～20 mm 末梢まで順行性に留置し，レーザー光を照射しながら光ファイバーを持続的に牽引する．手術操作はすべて超音波ガイド下に行い，治療血管閉塞の成否や合併症の有無も術中超音波検査で判定する．

　現在わが国で保険収載されているのは波長 980 nm および 1,470 nm レーザー機器であるが，前者はレーザー光が血中ヘモグロビンに吸収されて発熱し，静脈壁の熱変性，閉塞をきたすのに対し，後者は静脈壁の水分に直接吸収されて発熱，熱変性するため照射エネルギー密度が小さくても閉塞する[5]．また 1,470 nm では光ファイバーが radial fiber であり，全周性にレーザー光が照射され，治療血管の強固な焼灼，収縮が得られる[5]．980 nm と 1,470 nm の比較では，術後 12 週の治療血管閉塞率はいずれも 100％ であり両群に差はないが，術後疼痛や皮下出血などの合併症頻度は 980 nm が有意に高く[5]，波長 1,470 nm レーザー機器と radial fiber の組み合わせが現在の標準的なデバイスとなっている．

　ストリッピング手術と比較して手技不成功や臨床的再発率に差はなく，術後日常生活および職業復帰までの期間が有意に短いことが報告されている[6]．

b RFA

　EVLA と同様に局所麻酔および TLA 麻酔のみで手術は可能であり，治療用カテーテルを穿刺法で伏在静

表 1 下肢静脈瘤に対するカテーテル治療の適応と除外基準

適応
① 深部静脈が開存
② SFJ，SPJ より 5～10 cm 遠位側の伏在静脈平均径が 4～10 mm
③ 症候性静脈瘤である
④ 伏在静脈弁不全がある（接合部，Dodd 穿通枝から）

除外基準
① CEAP 分類；C1
② 深部静脈血栓症症例あるいは既往症例
③ 動脈性血行障害
④ 歩行困難
⑤ 経口避妊薬，ホルモン剤内服，ステロイド療法中，骨粗鬆症治療薬（raloxifene），多発性骨髄腫治療薬（thalidomide）内服
⑥ Behçet 病
⑦ 血栓性素因（プロテイン C 欠損症，プロテイン S 欠損症，アンチトロンビン III 欠損症，抗リン脂質抗体症候群）

（佐戸川弘之ほか：静脈学 21：289-307, 2010 より引用，抜粋）

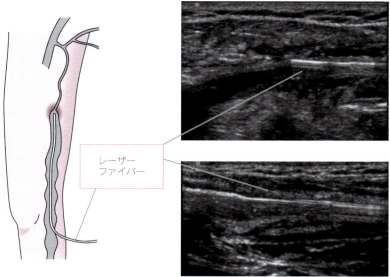

図1　下肢静脈瘤血管内レーザー治療
穿刺法で大伏在静脈末梢から光ファイバーをSFJの10〜20 mm末梢まで順行性に留置し，レーザー光を照射しながら光ファイバーを持続的に牽引する．

脈末梢からSFJあるいはSPJの20 mm末梢まで順行性に留置する．カテーテル先端から7 cmの範囲に熱エレメントがあり，この部位で高周波エネルギーにより治療血管が焼灼されるが，カテーテル先端の温度は120℃に保つように高周波エネルギーが制御される[7]．EVLAと異なり，治療血管を7 cm，1回20秒ずつ分節的に焼灼し，静脈壁のコラーゲン線維の熱変性，変形肥厚により治療血管の線維性閉塞をきたす．治療血管の再疎通は1年で4.8%であり，ストリッピング手術と有意差はないことが報告されている[8]．

ストリッピング手術，EVLAと比較して術後疼痛が有意に少なく，日常生活および職業復帰までの期間が有意に短いことが報告されている[8]．

c endovenous chemical ablation

弁不全のある大伏在静脈内腔にカテーテルシステムでcyanoacrylateを牽引しながら塗布し，静脈壁の炎症を引き起こし閉塞させる新しい治療法である[9]．利点は穿刺部の局所麻酔のみでカテーテルを留置でき，EVTと異なりTLA麻酔は不要であり，術中疼痛や熱障害による神経障害がなく，術後圧迫療法も要さないことである．治療血管の閉塞率は術後48時間で100%，12ヵ月で92%であり，合併症は一過性の血栓性静脈炎が15%に生じたが，重篤なものはないことが報告されている[9]．

欧米ではすでに認可，臨床使用されており，今後わが国でも導入が予想される．

d 本幹硬化療法

硬化剤によって治療血管の内膜損傷から閉塞に導くchemical ablationの1つである．伏在静脈の高位結紮後，伏在静脈内腔にカテーテルを逆行性に留置するか，伏在静脈末梢から穿刺あるいは切開法で伏在静脈内腔にカテーテルを上行性に留置する方法がある．硬化剤は1-3% polidocanolをフォーム状で用い，カテーテルを持続的に牽引しながら伏在静脈内腔に注入する．治療成績はストリッピング手術やEVTと比較して劣り，術後1年の再開通は16.3%と報告されている[8]．しかし経済的負担が軽く，術後疼痛，日常生活，職業復帰までの期間は有意に短く[8]，欧米では現在も行われている．

下肢静脈瘤に対するカテーテル治療は低侵襲で施行でき，安全で有用な治療法であり，今後も症例の増加が見込まれるが，良好な治療成績と安全性を維持するためには治療適応をよく検討する必要があると考えられる．また治療は超音波ガイド下に施行するため，脈管超音波検査の解剖，手技に精通することが重要である．

文献
1) Satokawa H, et al：Ann Vasc Dis **9**：180-187, 2016
2) Gloviczki P, et al：J Vasc Surg **53**：2S-48S, 2011
3) Wittens C, et al：Eur J Vasc Endovasc Surg **49**：678-737, 2015
4) 佐戸川弘之ほか：静脈学 **21**：289-307，2010
5) 広川雅之ほか：日血外会誌 **23**：964-971，2014
6) Siribumrungwong B, et al：Eur J Vasc Endovasc Surg **44**：214-223, 2012
7) 杉山 悟：静脈学 **25**：421-429，2014
8) Rasmussen LH, et al：Br J Surg **98**：1079-1087, 2011
9) Almeida JI, et al：J Vasc Surg：Venous and Lym Dis **80**：174-180, 2013

【田淵　篤】

 Take Home Message（編集者より）

- 下肢静脈瘤に対するカテーテル治療は低侵襲かつ安全で，日本でも急速に普及している．欧米では第一選択の治療法である．
- 超音波検査に精通することが重要である．
- 各デバイスの特性を把握する．

第IX章

バスキュラーアクセス

1 総論

1　透析患者の増加とバスキュラーアクセスの問題

　わが国の慢性維持透析患者は32万人を超えており，なお増加の一途である．その多くにおいては血液透析（hemodialysis：HD）が選択されており，患者にとってはバスキュラーアクセス（vascular access：VA）が生命線となっている．2005年に日本透析学会よりVAに関する初のガイドラインが発表されたが，その後2011年に改訂され透析医療の現場における指針として現在に至っている（「慢性血液透析用バスキュラーアクセスの作製および修復に関するガイドライン（2011年版）」）[1]．

　一方，実際にVA作製などの手術を行うのは日夜臨床に追われている血管外科医や心臓血管外科医であることが多く，透析用内シャント手術は「片手間に」「やむをえず」，しかもガイドラインに目を通すこともなく漫然と「上肢の動静脈を吻合する」手術を行っている向きも多いと推察される．その結果として機能的に不十分な内シャントを持つ透析患者が相当数存在し，そのような患者は穿刺のたびに，そして透析中の数時間にわたって苦痛を感じ，また透析医や他のメディカルスタッフたちは何とかその日その患者の透析を全うするのに苦慮する，といった光景が日常的に見られているのが現状である．

　VAを作製する医師は，まずHDのことを十分に理解し透析現場を経験すべきであり，現場でVA作製医が何を求められているかを熟慮すべきである．そのうえでガイドラインに習熟しVAと真剣に対峙すれば自ずとなすべきことが見えてくるはずで，その結果質の高いVAを得た患者は明らかによいQOLを得る．そして，私見ではあるがこの役割を担うのは末梢血管外科医であるべきであろう．

　本項では，VAに関わる医師，特に血管外科医が習得すべき最低限の知識と技術に関して解説する．

2　VAの歴史と現況

　VAは，透析医療の発展とともに進化してきた．血液透析の歴史は1960年に遡るが，当初はVAとして内シャントという概念はなく，上肢あるいは下肢の動静脈直接穿刺あるいはcut downによるアクセス確保が原則であり，現実的には急性腎障害の患者を対象として数回の透析が限度であった．

　その後，外シャント，留置カテーテルといった手技が登場し，透析はある程度の期間継続して施行可能な治療法となり，慢性腎不全患者への適応が現実的となった．しかしいずれも感染や閉塞と常に背中合わせの手技であり，長期的に安定して使用可能なVAは存在しなかった．

　1966年に米国のBrescia，Ciminoらによって内シャントの臨床導入が発表され，その後現在まで半世紀を超えてVAの主流として使用され続けてきた．そして同時に透析医療が発達し，慢性維持透析患者の生命予後は飛躍的に伸びてきた．

　それらの患者にとって安定した透析の維持は生命線であり，勢い長期間使用に耐えうる内シャントなどの

表1　現在用いられるVAの種類とわが国における使用割合

1．内シャント　自家血管のみ用いたもの（AVF）：84%
　　タバコ窩，radiocephalic（Brescia-Cimino），静脈転位，下肢
2．内シャント　人工血管を用いたもの（AVG）：9%
　　前腕loop型，ストレート型，前胸部，下肢
3．動脈表在化：3%
　　上腕動脈表在化，浅大腿動脈表在化
4．その他：4%
　　留置型カテーテル，動脈-動脈グラフト（arterioarterial prosthetic loop：AAPL）など

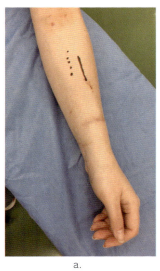 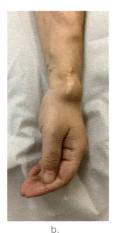 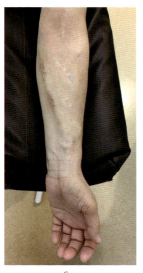 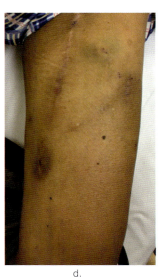

　　　a.　　　　　　　　　b.　　　　　　　　　c.　　　　　　　　　d.

図1　さまざまなVAの例
a：手首部でのradiocephalic AVF（RCAVF）．若年女性であるが創部は袖に隠れるようにやや高位とした．
b：タバチエール内シャントが瘤化をきたしている．
c：頻回VAトラブルに対して前腕ストレート型でのAVG再建を施行した例．
d：大腿部AVG再建例．一部自己大腿静脈を表在化し，穿刺可能としている．

VA維持の重要性が認識されるようになってきた．また，上肢の血管が荒廃していて内シャント作製に堪えない症例に対して，人工血管を用いたVA作製（AVG）が登場し，早期穿刺対応人工血管やヘパリン使用型人工血管の開発など急速な技術革新が見られており，それに伴ってVA作製医の担う役割も急速に拡大している．残念ながら，前述のとおりVA作製医の意識はそれに追従しきれていないことが危惧され，われわれ血管外科医がなすべきことは山積している．

ではあるが選択される．

　その一方，VAトラブルによって透析に支障をきたしている患者は一定数存在し，そのような症例に速やかに対処することがわれわれに求められている．また，内シャントの存在にて心不全の発症が危惧される低心機能患者や，何らかの原因で内シャントが作製不可能な患者も存在するが，そのような場合にどの種類のVAを選択し，どのように維持すべきか，その判断も正しくできるようなトレーニングが必要である．

3　VAの種類

　現在，わが国でHDに用いられているVAを表1にまとめた．84％と大多数を自己血管での内シャントが占めており，多くの透析患者においては日常的に内シャントを穿刺して安定した透析を行っている．現在，ガイドライン上では内シャントとして前腕末梢でのradiocephalic AVF（RCAVF）が最優先にて推奨されており，筆者らもこれを原則としている（図1a）．いわゆるタバコ窩のAVFの選択も容認されているが，瘤化しやすく上着の袖から見えてしまうという欠点があり（図1b），特に女性においては慎重に選択すべきと考える．その他，静脈荒廃例においては前腕のAVG（図1c），あるいは下肢のAVG（図1d）などもまれ

4　VAトラブルに対する治療の現況

　VAのトラブルとして一般的なものを表2にまとめた．最も頻度が高いものは内シャントの狭窄や閉塞であり，早急な対応をしないと透析の継続が不可能となる．正確な統計は存在しないが，現在ではこれらに対する治療としてかなりの割合を血管内治療（vascular access interventional therapy：VAIVT）が占めている．VAIVTは症例によってはエコー下で可能であり，比較的短時間で容易に施行できて良好な効果が得られるため，透析関連施設において透析内科医によって行われることも多い．しかし複雑な高度狭窄病変，中心静脈の病変など難度の高い症例もあり，高度なカテーテル技術を要する場合には専門施設で施行すべきである．

表2　VAトラブル
1. 狭窄・閉塞
2. 瘤化
3. 静脈高血圧症
4. スチール症候群
5. 過剰血流
6. 感染
7. 血清腫
8. アクセス関連疼痛
9. カテーテルトラブル

一方，VAIVTの適応外あるいは不成功症例などにおいてはやはり再建手術の対象となる．再建の方法はケースバイケースであるが，既存のシャント静脈を温存できれば再建後即時使用可能であるため，まずは同側の中枢側再建を検討する．不可能と判断されれば，対側肢での再建あるいはAVG，動脈表在化などを検討することとなるが，各施設の環境にて方針は異なる．入院加療か外来手術なのか，患者の年齢やperformance status（PS）などのバックグラウンド，見込まれる予後などによって臨機応変に決定すべきであり，やはり血管外科医としての経験と判断力が求められる．筆者らは再建手術も日帰りの外来手術を原則としており，特にPS良好な生産年齢の患者にはその日に穿刺可能な状態として帰宅できることの優先度が高いと考えている．

その他，日常のVA診療においてしばしば遭遇する病態としては瘤，感染，過血流シャント，静脈高血圧による手指うっ滞（いわゆるソアサム），スチール症候群等がある．いずれも程度の差はあるが，重症化すると透析の維持に支障をきたすのみならず著しいADLの低下を引き起こし，ときには致死的にもなりうるため外科的加療が必要となる．詳細は成書に譲るが，重症化した症例の治療は困難となり予後も不良であるため，正確な診断を得て積極的に治療介入する必要がある．この分野においても当然であるが十分な経験と知識のある血管外科医がイニシアチブを取るべきである．

VA診療は血管外科においてまだまだ軽視されがちな分野であるが，患者の増加や予後の改善などによってより高度な治療を要する症例が年々増加しており，血管外科手技ならびに血管内治療手技に長けた医師の役割が一層重要となっている．

この分野に携わる外科医の心がけとして，まずは基礎に立ち返っての知識と技術の吸収と整理，そして常に最新の知識習得は透析患者のQOL改善のために必須であると心得るべきであろう．

文献
1) 日本透析医学会：透析会誌 44：855-937, 2011

【原田裕久】

 Take Home Message（編集者より）
- VAの質＝透析患者のQOLである．
- トラブルシューティングとVAIVTにも十分精通する必要がある．

2 バスキュラーアクセスの作製・再建手術

透析患者において，安定した維持透析を継続できるかどうかは死活問題である．そのため，バスキュラーアクセス（VA）を作製するにあたり，外科医は十分な見識と経験が求められる．透析用 VA とはただ単に動静脈瘻を作製すればよいのではなく，開存性，抗感染性，各種合併症の発生の可能性を考慮するのみならず，穿刺のしやすさや透析中の患者の快適性，将来の展望なども考慮したうえで作製しなければならない．そのような配慮なしでは VA 外科医としてメスを握る資格はないと考える．

1 初回 VA 作製の方針

a 留意事項

「慢性血液透析用バスキュラーアクセスの作製および修復に関するガイドライン（2011 年版，以下ガイドライン）」（表 1）[1]にも示されているように，原則非利き腕の末梢から作製すべきで，第一選択は AVF（arteriovenous fistula）であることに論を俟たない．使用に耐えない VA が作製されてしまう不幸な症例が散見されるため，作製にあたり表 2 の項目を十分検討し作製部位を決定すべきである．また，これらの評価に術前超音波は非常に重要である．

なお，AVF に適した血管が認められない場合は，初回から AVG 作製や動脈表在化の適応となるが，これらについては後述する．

b AVF 作製の実際

作製可能部位は図 1 のとおりである．ガイドライン上ではタバチエール AVF か手関節部での橈骨動脈と橈側皮静脈の AVF（RCAVF）のどちらも第一選択としているが，筆者は RCAVF を基本としている．タバチエール AVF は再建時に手関節部 RCAVF を選択できる

表 1 ガイドラインの要点

AVF（arteriovenous fistula）
慢性透析用の VA は，AVF ができ得る限り第一選択とすることを推奨する（1-B）
手関節部もしくはタバチエールの AVF を第一選択とする（1-B）
前腕での作製が困難，不可能と判断した場合は，肘窩や上腕での作製を考慮する（1-C）
吻合法としては，機能的な動脈側-静脈端吻合が望ましい（2-C）
primary AVF では術後 2 週間以降の穿刺が望ましい（2-C）
AVG（arteriovenous graft）
心機能が問題なく末梢循環不全もない AVF 作製困難症例に対する AVG 作製（1-B）
人工血管の植込部位は上肢を第一選択とするが，下肢も可能である（1-B）
植込形態はストレート型，ループ型が可能である（1-C）
術中ヘパリンの全身投与は必要とする場合もある（2-C）
予防的抗菌薬投与は術前あるいは術中投与が奨められる（O）
初回穿刺は術後 3〜4 週間を経て行うのが望ましい（O）
動脈表在化
動脈表在化の適応は以下の場合が推奨される（1-C）
内シャントによる心負荷に耐えられないと予想される症例（EF 30〜40%以下が目安）
表在静脈の荒廃や吻合する適当な静脈が存在せず内シャント手術が困難な症例
静脈高血圧症やスチール症候群が予想される症例もしくは既に起こっている症例
頻回に VA トラブルを起こす症例のバックアップ
作製部位の第一選択は上腕動脈がよい．大腿動脈は他部位での作製困難時に選択（1-C）
皮膚切開は表在化動脈から十分な距離を取り切開線が穿刺部と重ならないようにする（1-C）
表在化の皮膚からの深さは深すぎず浅すぎずが大切．穿刺ができる十分な長さを取る（1-C）
初回穿刺までは AVF よりも長い期間をおく．皮下と動脈が十分癒着してから穿刺する（2-C）

（日本透析医学会：透析会誌 44：855-937，2011 より引用）

表2 VA作製部位決定のための評価項目

患者の全身状態（心機能など），ADL，予後
中心静脈狭窄が疑われる病歴の把握
　肢の浮腫（特に左右差がある症例）
　肢や前胸部の側副血行路が発達している症例
　中心静脈カテーテルやVAカテーテル留置歴
　ペースメーカー留置，乳癌手術，上肢や頸部の手術の既往
肢の観察（浮腫，肥満，腫脹，麻痺，肘関節拘縮，感染など皮膚異常，末梢循環不全の有無）
動脈径（1.5 mm以上）と壁の石灰化の程度
静脈径（駆血後2.0 mm以上）と血管の連続性
動静脈の走行と相互の位置関係

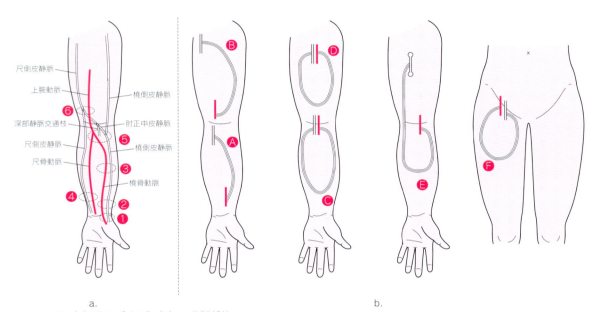

図1　AVF（a）およびAVG（b）の作製部位

AVF作製部位
①タバコ窩内シャント（タバチエール内シャント），②手関節上橈骨動脈－橈側皮静脈内シャント（RCAVF），
③前腕部橈骨動脈－橈側皮静脈内シャント，④尺骨動脈－尺側皮静脈内シャント，
⑤肘部内シャント（上腕動脈・橈骨動脈－肘正中皮静脈・橈側皮静脈・深部静脈交通枝），
⑥上腕尺側皮静脈転位内シャント

AVG作製部位
Ⓐ橈骨動脈－正中皮静脈・橈側皮静脈，Ⓑ上腕動脈－尺側皮静脈・上腕伴走静脈，
Ⓒ上腕動脈・橈骨動脈－正中皮静脈，Ⓓ上腕動脈－上腕伴走静脈，
Ⓔ上腕動脈・橈骨動脈－尺側皮静脈・上腕伴走静脈，Ⓕ総大腿動脈－浅大腿動脈－大腿静脈・大伏在静脈

AVGのルートを決めるにあたり，筆者は関節屈曲の影響を考慮して，動脈側吻合部が肘関節より中枢なら上腕のルートとし，肘関節以下なら前腕ループとしている．また，静脈側吻合部が肘部直下にあると，関節屈曲に伴い血流停滞から閉塞の可能性があるため注意を要する．

利点はあるが，十分な血流が得られない場合があること，手関節部での狭窄リスクが高く，同部位のvascular access interventional therapy（VAIVT）も困難例が多いこと，吻合部近傍で瘤化しやすく，疼痛や美容的な問題があることなどの欠点がある．また，橈側で作製できない場合は，肘窩の前に尺側での作製の可能性も検討すべきである．

前腕RCAVF作製の例を図2に示した．

c その他の自家血管による作製方法

1）上腕尺側皮静脈転位法

自家血管という観点から，AVGよりも優先して選択すべきであるが，やや穿刺しにくいこと，静脈挙上部中枢の屈曲や弁による狭窄をきたしやすいことは留意すべきである．

2）大伏在静脈を用いたAVF

経験上狭窄しやすく，開存率も満足いくものではな

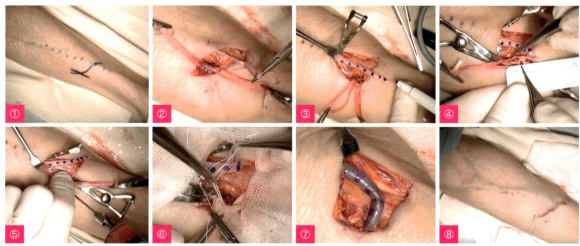

図2 AVF 作製手順
①局所麻酔は 1% lidocaine や TLA を使用し，皮切は中枢と末梢へ延長できるように S 字を基本としている．
②静脈確保の際は術後の拡張不全や狭窄の原因となるため，静脈鞘と血管周囲結合組織を十分に剥離する．また，分枝結紮は本幹のくびれを生じさせないように本幹より 1 mm 程度離して行う．動脈確保の際は神経が接して走行しているため，血管鞘にも局所麻酔を追加すると操作中の疼痛が認められない．また，作製部位に応じて，必要時は腕橈骨筋や上腕二頭筋腱膜を部分切除する．
③静脈は末梢端切離後中枢側にヘパリン加生食をカニューレ針にて注入し狭窄がないことを確認しつつ，圧を加えることで血管の拡張も行う．また，吻合の際にねじれを予防するために，前壁にマーキングすることが望ましい．
④動脈は前壁を長軸方向に切開することを基本としており，切開径は前腕部で 6〜7 mm，肘窩では術後過剰血流やスチール症候群も考慮し 5〜6 mm としている．
⑤動脈壁切開口より動脈中枢側にヘパリン加生食をカニューレ針にて 20 mL 注入し，遮断に伴う血栓形成を予防するとともに，動脈血流の程度も確認している．
⑥吻合はガイドラインでは機能的端側吻合を推奨しているが，吻合口が鋭角となる．筆者は後の VAIVT のしやすさを考慮し，吻合後の静脈がややループ状になるようにデザインし動脈側-静脈端吻合している．その他，側側吻合と端端吻合があるが，前者ではソアサム，後者では末梢虚血の可能性があり推奨しない．糸は 7-0 非吸収性モノフィラメント糸を用い，連続縫合を基本とする．筆者は Gore-Tex Suture®（CV-8）によるパラシュート縫合（pitch・bite は 1 mm 程度）を好んで用いている．Gore-Tex Suture® はやや高価であり，生体適合性，ハンドリング特性，後締めが可能，プラーク付着が少ないなどの特徴がある．パラシュート縫合はやや煩雑ではあるが，heel の吻合が確実であり，石灰化を伴う細径の血管の吻合でも安定した成績が得られる．縫合糸を結紮する際は動脈末梢の遮断を解除し，吻合部を拡張させた状態で結紮することで連続縫合による締め過ぎを防ぐことができる．
⑦吻合後は可視範囲内で結合織や皮下組織などによるシャント血管の狭窄や屈曲がないか確認し，必要時は結合織や皮下組織を切除することが大切である．
⑧閉創は SSI（surgical site intection），異物による創傷治癒遅延や感染の観点から，吸収糸による抜糸可能な方法で埋没縫合を行い，術後 2 週間で抜糸している．また，術後スパスムで血流が低下することがあるが，その場合は閉塞予防に heparin 2,000 単位を必要に応じて静注する．スパスムは通常 30〜60 分程度で改善する．

い．
3）大腿静脈転位法
　大腿静脈をほぼ全長にわたり露出し，ループ状に表在化させた後に浅大腿動脈と端側吻合する方法である．筆者らは両上肢の静脈が荒廃した VA 作製困難症例に対して大腿静脈転位法による VA を作製しており，術後 3 年での補助一次開存率は 100％ という好成績を得ている．
4）動脈表在化
　適応などは表 1 を参照．開存率では AVG より優れているが，血栓形成，瘤形成や破裂，感染，穿刺困難などの合併症もあり，適応症例以外での長期使用は勧められない．

2　VA 再建の方針

a　留意事項

　VA 狭窄・閉塞に対しては VA の温存性や低侵襲性から VAIVT を第一選択とする場合が多いが，閉塞後長時間（48 時間以上が目安）経過し VAIVT が困難と予想される症例，VA 感染，瘤による血栓狭窄・閉塞，スチール症候群や過剰血流など VAIVT にて有効な治療効果が得られにくい症例では外科的治療を第一選択としてもよい．また，短期間（特に VAIVT 後 3 ヵ月以内）に狭窄・閉塞を繰り返す症例も，経済的な観点から合理的な外科的修復が選択される．

454　第2部：第Ⅸ章　バスキュラーアクセス

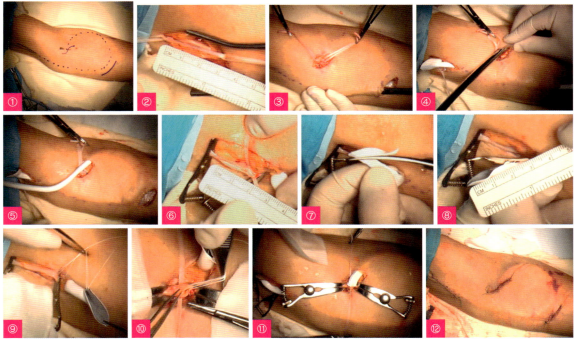

図3　AVG作製手順
①マーキングは，人工血管のループが鋭角とならないような滑らかな曲線を意識し，前腕遠位2/3程度まで使用とする．また，肘部では関節運動による人工血管のねじれや屈曲の影響を最小限にするために，内側上顆の内側を直線的に通るルートとする．局所麻酔はTLAを使用している．TLAを人工血管のルート内皮下に十分量注入することで，トンネラーも通しやすく疼痛も認めない．皮切は動脈側が2 cmのS字切開で，静脈側は術前尺側皮静脈マーキングに沿って3 cm切開している．
②尺側皮静脈を露出する際に難渋する症例では，尺骨神経を目標に探すとよい．尺側皮静脈は3 cm長確保する．
③この部位での動脈確保は上腕二頭筋腱膜を一部切開する必要がある．また，露出の際は疼痛予防に血管鞘にTLAを追加局注する．上腕動脈を操作する場合は正中神経の損傷に注意する．
④・⑤人工血管はトンネラーにて留置するが，グラフトの深さについては，浅すぎると特に高齢者で皮膚壊死にてグラフト露出が起こり，致命的なグラフト感染の原因となりうるため，皮下脂肪が薄く残る程度がよい．また，ルートの中継の皮切を前腕部に置くが，皮切がグラフトの直上にならないよう注意する．
⑥～⑪基本的な血管吻合はAVF作製と同様であるが，静脈側吻合径はカフ型の構造を活かせるように20 mmと大きく取っている．これにより，端側吻合でも端端吻合のようなスムースな流れが得られる．また，吻合に先立ち皮下ルートに人工血管を通した後にheparin 2,000単位の静注を行っている．
⑫AVFと同様に理由で，抜糸可能な埋没縫合で閉創している．

　狭窄病変の好発部位としては血管にshear stressがかかる部位であり，AVF吻合部やその近傍，分枝や分岐部，関節部，人工血管静脈吻合部とその流出路に認められやすい．その他，静脈弁の肥厚や穿刺部も原因となりうる．このようにVAの種類や作製部位による傾向があることも再建を行ううえでは熟知する必要がある．
　再建部位に関しては表2に示した項目も考慮すべきで，AVFの中枢再建ができるならば第一選択となる．血栓閉塞時も血栓除去後に閉塞していた静脈の状態がよければ中枢再建が可能である．AVF困難症例ではAVG再建となるが，再建方法は種々あり（図1参照），症例に応じて選択すべきである．

b　AVG作製の実際

　筆者が行っている基本的な術式である前腕ループ型の肘下橈骨動脈-上腕尺側皮静脈AVGについて図3に示す．人工血管は表3に挙げるように3種類の素材があるが，筆者は人工血管の選択は早期穿刺の必要性があればPUで，それ以外はePTFEを選択している．
　人工血管の製品の種類は多いが（表4），ePTFEはカーボンコーティング・カフ型人工血管を好んで用いている．静脈側をカフ型とすることで，吻合部でのshear stressを減ずることが可能であり，静脈吻合径も大きく取れ，VAIVTや血栓除去にも有利であると考える．また，適切な尺側皮静脈が存在しない場合は，上腕深部静脈へ吻合してもよい．

表3 人工血管の種類と特徴

	ePTFE	PU	PEP
表面	平滑	ゴム様	やや粗い
構造	1〜3層	3層	3層
抗屈曲性	高い	低い	やや高い
術中操作性	高い	低い	やや高い
皮下トンネル	通しやすい	やや通しにくい	通しやすい
縫合時針孔出血	多い	少ない	ほとんどない
術後浮腫	数日から2週間程度	なし〜軽度	なし
血清腫	約5%	なし	なし
穿刺時期	術後2〜3週間	術後24時間	術後24時間
抜針後止血	不良	良好	良好
超音波検査	可能	不可能	可能

ePTFE：expanded polytetrafluoroethylene，PU：polyurethane，PEP：polyolefin-elastomer-polyester

表4 各種透析用人工血管

素材	メーカー	製品名	形状	径（mm）	長さ（cm）	特徴
PU	GOODMAN	THORATEC	ストレート	5, 6	20, 40, 50	セルフシーリング型．部分密補強・全密補強・祖補強タイプあり．専用トンネラー使用．
PEP	TERUMO	Grasil	ストレート	5, 6	45	3層構造によるセルフシーリング型．
ePTFE	TERUMO	MAXIFLO	ストレート	5, 6	20, 40, 50	強度向上，血漿漏出低減目的に外周にePTFEを二重にラップ．
ePTFE	TERUMO	SEALPTFE	ストレート	5, 6	20, 40, 50	血漿漏出抑制目的にMAXIFLOの外表面をゼラチンでシーリング．
ePTFE	TERUMO	Taperflo	テーパー	4-6, 4-7	40, 50	SEALPTFEのテーパードタイプ．
ePTFE	MAQUET	Exxcel Soft	ストレート	4, 5, 6, 7, 8	40, 50, 60	長年の臨床実績あり．柔らかく扱いやすい．サイズが豊富．
ePTFE	MAQUET	Exxcel Soft	テーパー	4-6	40, 50	
ePTFE	LeMaitre	LIFESPAN	ストレート	4, 5, 6, 7, 8	10, 20, 40, 50	耐キンク用にセンターサポートリング付もある．サイズが豊富．
ePTFE	LeMaitre	LIFESPAN	ステップド	4-7	50	センターサポートリング付もある．
ePTFE	LeMaitre	LIFESPAN	テーパー	4-7	40, 50	リングサポートなし．
ePTFE	BARD	VENAFLO	ストレート	6	50	先端カフ型で乱流軽減．内腔のカーボンコーティングが血小板蓄積とフィブリン沈着を減少．ステップドはセンターサポート付もある．
ePTFE	BARD	VENAFLO	ステップド	4-6, 4-7	25, 40, 45	
ePTFE	GORE	STRETCH	ストレート	5, 6	10, 20, 40	外側に補強膜があり，耐拡張性，高い縫合糸保持力がある．縮んだ状態で包装．使用時に全体をよく伸ばして使用する．
ePTFE	GORE	STRETCH	テーパー	4-6	45	
ePTFE	GORE	PROPATEN	ストレート	5, 6	10, 40, 60	基本性能はSTRETCHと同様．内腔のヘパリンコーティングが抗血栓性をもたらす．
ePTFE	GORE	PROPATEN	テーパー	4-6, 4-7	45	
ePTFE	GORE	ACUSEAL	ストレート	6	40	内腔にヘパリンコーティング．3層構造で早期穿刺可．

＊PUとPEPは保険上，セルフシーリンググラフトとなっており，ePTFEと区別される．
＊人工血管には動脈側を細くしたtaperedあるいはstepped型や静脈側カフ付き型もある．taperedやstepped型は動脈径が細い症例や過剰血流やスチール症候群が予想される症例に用いる．カフ付き型の開存率は他の人工血管と比較し優れているとの報告もある．
＊2016年1月より早期穿刺可能なヘパリン使用型ePTFE製人工血管（ACUSEAL，GORE社）が使用可能となっている．早期穿刺可能だが材質が硬く厚いという欠点があり，特に細径の静脈に端側吻合する際にはハンドリングに難渋することがあるため，静脈側は端端吻合が勧められる．

3 その他特殊な病態への対応

a 人工血管感染

AVG 感染は短期間で敗血症から致死的な経過をたどることもあり，外科的な介入の時期を逸してはならない．局所感染の場合は，切開排膿ドレナージと抗菌薬使用後に感染巣から十分距離を取ったルートでの再建が可能である．しかし，発熱を認め敗血症に陥った場合は，動脈吻合部含めて人工血管を全摘出すべきで，遺残人工血管は後に感染巣や破裂の原因になる．

再建は血流感染に準じて抗菌薬の全身投与を 2 週間行い，血液培養陰性を確認後に行うべきで，可能ならAVF が望ましい．また，MRSA の有無は確認すべきである．

b シャント瘤

シャント瘤を認めた場合の早期手術の適応として，感染のほか，皮膚の光沢やびらん壊死，疼痛や神経障害，大量の血栓形成，急速増大例や仮性瘤が挙げられる．それらがなければ最大短径 3 cm 程度が手術を行う目安と考える．術式は可能なら瘤切除と再建であるが，重要なことは術中破裂に対応できるようにまず初めに瘤中枢の動脈を確保することである．癒着などで瘤切除困難な症例は瘤を空置しシャントルート変更を行う．また，シャント再建のみを行って二期的に血管内治療にて瘤を塞栓する方法もある．

c 過剰血流

血流抑制手術としては VA の流入動脈または流出静脈の縫縮術（結紮，人工血管を巻き付ける）や 4 mm の細径人工血管による部分置換などが有用である．

d 静脈高血圧症，スチール症候群

詳細は他項に譲るが，いずれもシャント再建あるいは VAIVT の適応となる．

VA 外科医の技量が開存率に影響することは明らかである．VA 外科医はVAが透析患者にとって生命線であることを認識した診療を行うべきである．

文献
1) 日本透析医学会：透析会誌 44：855-937, 2011

【庄司高裕・原田裕久】

> **Take Home Message**（編集者より）
> - 開存性，抗感染性のみならず，穿刺のしやすさ，透析中の患者の快適性なども考慮してバスキュラーアクセスを作製する．
> - 術前エコーが有用である．
> - 定期的な観察と狭窄の際の VAIVT が重要である．

3 バスキュラーアクセスの血管内治療

1 治療の目的

　バスキュラーアクセス血管内治療（VAIVT）の目的は，バスキュラーアクセス（VA）の使用期間を延長し，次期VA作製までの時間を延ばすことにある．動静脈狭窄部の拡張（PTA）が主な手技で，血栓吸引術，ステント挿入術も含まれる．狭窄による脱血不良，閉塞，再循環，静脈高血圧症がVAIVTの対象となり，過剰血流・スチール症候群，感染，瘤は外科的治療となる．閉塞例は，狭窄例に比べると成功率・開存率ともに低下し，手技時間も長くなるので，閉塞に至る前の狭窄の段階で治療したほうがよい．

　また，VAIVT後は再狭窄となることが多く，繰り返すことを想定して患者説明し，治療に臨む．

2 適応

　適応については，「慢性血液透析用バスキュラーアクセスの作製および修復に関するガイドライン（2011年版）」[1]に準ずるが，50％以上の狭窄と脱血不良・静脈圧上昇等の臨床症状があるものとされている．また，3ヵ月以内に2回以上治療が必要な症例は，血管内治療を続けず，手術的治療が勧められている．

3 使用器具

　1回の治療に使えるデバイスは保険上，シース，ガイドワイヤ，バルンカテーテルそれぞれ1つずつで，必要に応じてステント，血栓吸引カテーテル，各種Fogartyカテーテルを使用する．

a シースイントロデューサ

　4〜6 Fr，3〜4 cm長のショートシースが使いやすい．

b ガイドワイヤ

　通常は0.035インチ・アングルを使用するが，通過困難が予想される場合には0.018インチを選択する．

c バルンカテーテル

　さまざまな製品があり，術者の考え方・好みより選択されている．バルン径は，血管と同径〜アンダーサイズを選択し，バルン長・シャフト長は，病変に合わせて選択するが，4 cm・40 cm長が汎用性が高く使用しやすい．また，VAでは静脈の狭窄が多く，拡張圧が14気圧以上の高圧になることもしばしばある．そのような場合には，高圧バルンやカッティングバルンを用意する．

4 術前評価・準備

a マッピング

　エコーもしくは造影検査をもとに，血管の走行を図示しておくと有益である．病変部の部位，数，種類を確認する．詳細は他書に譲るが，エコーでは，血管径のほか，血流量，血管抵抗指数（RI）等を測定でき，適応の指標にしたり，経過・治療効果を客観的データとして残すことができる．

b 治療戦略を決める

　穿刺部は病変部から4 cm以上離れた病変のない穿刺しやすい部位にする．病変が複数ある場合は，順行性でも逆行性でもよいので，なるべく，静脈1ヵ所の穿刺ですべての病変が治療できる部位を設定する．デバイスの種類をあらかじめ決めておくとよい．

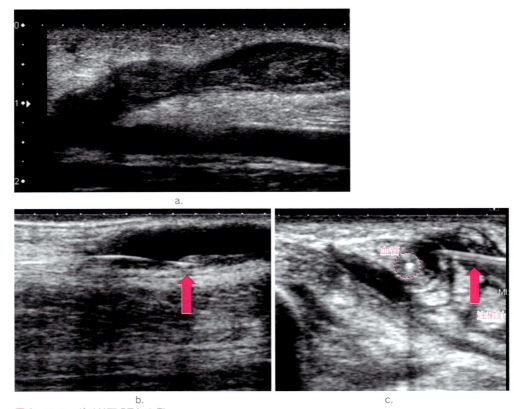

図1 エコーガイド下PTAの例
a：血栓性閉塞．AVF吻合部から血栓を認める．エコーでは血管壁，血栓の範囲を認識できる．
b：ガイドワイヤが肥厚した内膜下に入り込んでいる．このような場合にはガイドワイヤを戻して，真腔に通し直す．
c：麻酔．エコー下に血管周囲に麻酔液を浸潤させる．

c 薬剤

基本的に患者が服用している抗血小板薬，抗凝固薬の中止は必要ない．術中は heparin を使用するが，使用できない症例では，argatroban で代用する．

5 エコーガイド下PTA

筆者の所属施設では，ほぼエコーガイド下に行っている．中心静脈以外，ほぼ全例エコーガイドで行うことができ，PTAのほか，ステント挿入，血栓吸引が可能である．慣れないうちは，透視・造影を併用するのがよい．

a 利点

放射線被曝がない，造影剤アレルギー症例にも行える以外に，構造が詳細にわかる，立体関係の把握が容易，造影剤の回らない血管も認識できることが大きなメリットである（図1a）．

造影と違い，血管壁の性状も知ることがき，ガイドワイヤを内腔に安全確実に通すことができ，内膜下迷入・穿孔の危険が減る（図1b）．閉塞血管も認識でき，確実にデバイスを通すことができ，遺残血栓の確認もできる．0.014～0.018インチのガイドワイヤ，バルンカテーテルのマーカー，カッティングバルンのブレード，ステントもしっかり認識できる．また，拡張前に局所麻酔薬を投与し，疼痛を緩和することができる（図1c）．

b 欠点

プローブの幅制限から全体像がわかりにくい．中心静脈，石灰化の強い血管，ポリウレタン（PU）グラフトでは超音波が通過せず血管内腔が描出できない（難しい）．ただ，筆者の経験では，少なくとも95％以上は，エコーガイド下に施行できると考える．

3. バスキュラーアクセスの血管内治療　459

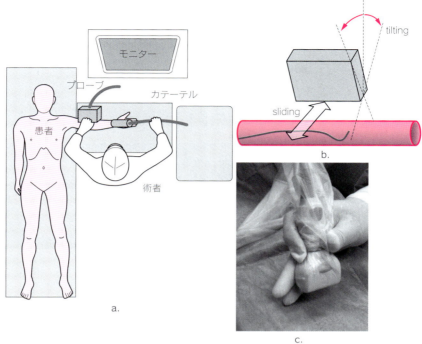

図2　エコーガイド下 PTA のコツ
a：配置の一例．エコーガイド法は，プローブ操作とカテーテル操作を1人で行う1人法と，分業して行う2人法がある．慣れてきたら1人法のほうがよい．
b：tilting と sliding．プローブを細かく振りながら，血管内のデバイス・分枝を確認する．
c：滅菌袋に入れたプローブと持ち方．薬指・小指でプローブを浮かし，静脈を圧迫しないようにする．

c エコーガイド下 PTA をうまく行うための要点

何よりもプローブ操作に習熟する（図2）．プローブは 12 MHz 以上を使用する．コツとしては，①圧迫しすぎないこと（特に静脈），②短軸・長軸を適宜組み合わせる，③tilt scan（tilting）を頻回に行う．tilt scan は立体関係を見るため，血管内のデバイスの把握に重要である（図2b）．

6　狭窄症例に対する手技の実際（エコーガイド下手技を中心に）（図3）

①まず，術者がざっとシャント血管全体をエコーで見て確認する．
②消毒・準備：腕を消毒し，覆布をかけて，治療に必要最小限の部位を開ける．滅菌袋にエコープローブを入れ，術野に設置する．あらかじめ決めていたデバイスを用意する．
③穿刺とシース挿入：設定した部位に局所麻酔薬を浸潤させ，穿刺後ガイドワイヤ越しにシースを挿入する．エコーガイド下に穿刺すると確実である．挿入後，シースより heparin を 2,000～3,000 単位を投与する．
④ガイドワイヤ・バルンカテーテル操作：単純な症例では，まずガイドワイヤだけを進めて病変部を通過することが可能である．蛇行屈曲が強い・瘤状・内膜肥厚が強い・弁性狭窄など複雑な症例では，「ガイドワイヤを進める→カテーテルを追従する」と，カテーテルをバックアップにして繰り返すことで通過させることが可能である．AVF 近くの狭窄では，逆行性アプローチで動脈中枢側にガイドワイヤを通しておく．
⑤麻酔：拡張前にエコーガイド下に針先を確認しながら，浅在筋膜内の血管周囲に局所麻酔薬を浸潤させる．これによりかなり疼痛を緩和できる．
⑥病変部の拡張：エコーガイドでは，カテーテル位置をミリ単位で調整できる．拡張は術者によってさまざまである（筆者の所属施設における拡張の方法は図3の説明を参照）．
⑦拡張が悪い場合は，拡張を何度か繰り返す．複数病

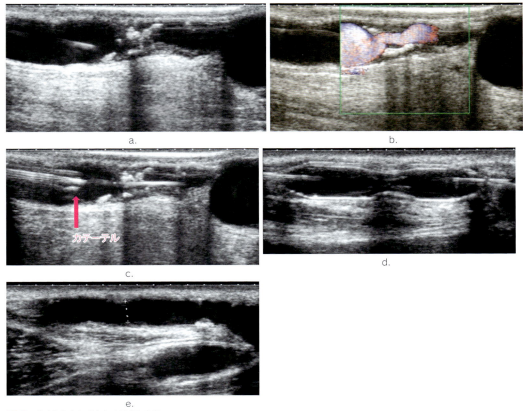

図3 複雑病変に対する拡張手技
a, b：プローブの tilting. カラーで真腔の形状を認識する.
c：バルンカテーテルをバックアップにステップ・バイ・ステップで真腔に確実にガイドワイヤを通していく.
d：本症例では, カッティングバルンで拡張を行った.
e：拡張後.
筆者の所属施設では, バルン拡張は 30 秒に 1 気圧ずつ上げていく. そして狭窄がとれたら圧を下げて（なるべく 6 気圧以下）120～180 秒拡張する. ゆっくり拡張するのは, 血管穿孔を予防し, 疼痛を和らげるためである. また, 低圧・長時間で拡張するのは, 再内膜肥厚を予防し開存率延長を期待してである.

変では，他病変に同様の操作を行う．拡張後の評価を行ってエンドポイントを決める．

⑧デバイスを抜去して，シース刺入部の圧迫止血をする．止血困難が予想されるときは，刺入部皮膚に 5-0 ナイロン糸などで水平マットレス縫合をかけてシース抜去と同時に結紮すると早く止血できる．抜糸は翌日行う．

7 閉塞症例の場合

閉塞の原因の 90％以上は，狭窄であるので，血栓除去だけでは再閉塞しやすく，狭窄部の PTA が必要になる．少なからず血栓を"飛ばす"ことになるが，臨床的肺塞栓症になることは，ほとんど報告されていない．手技に慣れない場合，血栓を飛ばすことに不安がある場合は，外科的血栓除去術を選択するのがよいであろう．

a AVF

短い閉塞であれば通常の PTA で再開通することができる．血栓が残るようなら，カテーテルなどで血栓を飛ばす．長い閉塞症例では，以下の AVG の手技に準じて行う．

b AVG

AVG では，多くの症例でグラフト全長の血栓性閉塞，グラフト-静脈吻合部の狭窄が見られる．エコーガ

イド下では，造影剤なしで血栓・狭窄の確認が容易である．

c 手順

① 閉塞部動脈側に順行性に，静脈側に逆行性にシース（筆者は，6 Fr を使用する）を挿入し，シース間の血栓を吸引する．適宜，吸引カテーテル・各種 Fogarty カテーテルを使用したり，urokinase を注入したり，体表から"マッサージ"をして血栓を溶解・粉砕しできるだけ吸引する．
② 静脈側吻合部の狭窄部にバルンカテーテルを通して PTA を行う．これで静脈側が開通するので，heparin を注入する．
③ 動脈側の血栓を除去，もしくは PTA を行う．これで，AVG が再開通する．遺残の狭窄・血栓を確認して，必要があれば追加治療を行う．

8 合併症とその対処

a 出血，血腫，血管穿孔・損傷

バルン拡張による損傷を避けるため，適正径で拡張を高圧にしないようにする．完全拡張できなくても無理をせず，終えるようにする．デバイスを通す際の穿孔・出血では，内膜下への迷入や特に細い枝に入らないように注意する．

エコーガイドでは，造影剤を使わずカラードプラですぐに出血の有無もわかる．出血点を確認してバルンを低圧（0.5〜2 気圧）で拡張して体表からの圧迫を繰り返すことで止血を試みる．

b 再狭窄

一般的に再狭窄率は高く，3〜5 ヵ月で再狭窄をきたし，PTA を繰り返すことが多い．内膜肥厚が強いもの，血管径の細いもの，石灰化の強いものは，短期の再狭窄となる可能性が高いといわれている．カッティングバルン等の使用を考慮する．

血管内治療は，低侵襲が"売り"であるので，無理をせず，出血・穿孔等の合併症を起こさないことが肝要である．

文献
1) 日本透析医学会：透析会誌 44：855-937，2011

【岩嵜友視】

Take Home Message（編集者より）
- さまざまな方法があるバスキュラーアクセスに対する血管内治療を，エコーガイドの視点で解説いただいた．
- 狭窄と閉塞によって手技をアレンジしていく必要があり，他の方法に関しても習熟を要する．

中心静脈への血管内治療

　日本透析医学会の報告によると2015年のわが国の慢性透析患者数は324,986人と依然増加の一途である．透析患者のバスキュラーアクセス（VA）のほとんどは動脈と静脈を吻合する内シャントであるが，このVA部より中枢側の静脈（腕頭静脈，鎖骨下静脈，腋窩静脈，橈側皮静脈など）に狭窄ないし閉塞が生じると静脈高血圧をきたしVA側上肢の著明な浮腫，うっ滞，疼痛，皮下静脈の怒張などの症状が出現する（図A）．病変が上腕部など比較的末梢の場合は手部のみの症状の場合もある．また症状以外にも透析効率の低下，返血圧の上昇などが問題となることがある．

中心静脈狭窄の診断

　診断は通常前述の身体所見から中心静脈病変の存在を疑い，造影CTにて病変部位を特定する．また血管エコーにてシャント血流量を測定し，シャント流量が1,500 mL/minを超える過剰血流VAでないかを評価する．診断目的に血管造影を行う場合は18Gサーフローを挿入し造影を行えば外来でも時間を要さず簡便に評価でき，止血も容易である．ただし中心静脈狭窄症の原因として胸骨と腕頭動脈による圧迫や鎖骨と第1肋骨による胸郭出口での圧迫など，外部からの圧迫により狭窄していることも多々あり，CTであれば圧迫の原因となっている血管外の評価も可能なため積極的に施行する．慣れると血管造影でも病変の位置と造影所見で圧迫病変か否かがおおむね判断可能である．

　IVUSを施行すると著しく扁平化した血管が観察でき（図B），かつ圧迫部全長をIVUSマーキングにて正確に特定できるため，圧迫部をステントでフルカバーする際に有用である．

　治療が必要な狭窄かどうかの判断は，病変部の圧較差を評価してもよいが，造影にて側副血行の発達が著明で，上大静脈の血流が側副血行路から得られるような場合はおおむね静脈高血圧をきたしうる病変と判断し，治療適応としてよい．狭窄が血行動態的に有意な病変であれば，治療後に側副血行路は消失し症状も改善する（図C）．

手技のコツ

　ワイヤリングに関しては，静脈は動脈と異なり血管壁に弁を有することから通常は末梢側から（順行性）が圧倒的に通過させやすい．血管造影上，完全閉塞しているように見える場合も圧迫病変であれば機能的閉塞のみで器質的には開存している場合もあり容易にワイヤリングが可能であることも多い．

　拡張方法に関しては，単純な狭窄病変であれば通常はバルン拡張のみで経過を見る．完全閉塞や圧迫

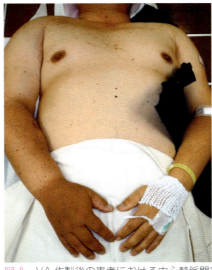
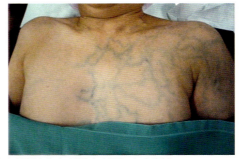

図A　VA作製後の患者における中心静脈閉塞を原因とした静脈高血圧による症状
VA側の上肢の浮腫，うっ滞や皮下の静脈の怒張を認める

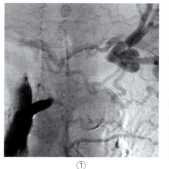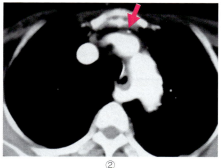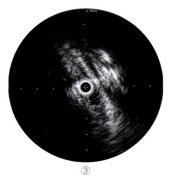

① ② ③

図B　左 AVG 作製後の症例
左上肢の浮腫，発赤，表在血管の怒張を主訴に受診．大腿静脈および AVG を穿刺し同時造影を行うと左腕頭静脈は完全閉塞していた（①）．CT では左腕頭静脈は，腕頭動脈と胸骨に圧迫され（②矢印），同部を IVUS にて観察すると血管は著明に扁平化していた（③）．

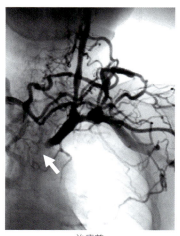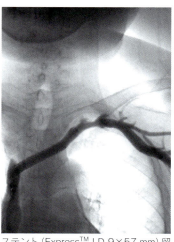

治療前　　　　　　　　　ステント（Express™ LD 9×57 mm）留置後

図C　AVG 作製後の症例
左顔面および上肢の浮腫を主訴に受診．左 AVG を穿刺し造影すると，左腕頭静脈は閉塞し（矢印），著明に発達した側副血行路を認め，内頸静脈は逆行性に頭部まで造影された．ステント留置後は側副血行路はおおむね造影されなくなり，内頸静脈の逆流も消失した．

病変の場合はバルン拡張のみで良好な血流が得られる可能性は乏しく，ステント留置が必要になる．この場合は胸骨と腕頭動脈の圧迫であればバルン拡張型ステントの留置を検討してもよいが，鎖骨と第一肋骨の圧迫に対するバルン拡張型ステントは中長期に複雑な変形をきたすことがあり，自己拡張型ステントを留置する．しかし，いずれにせよ同部の治療は再狭窄の可能性が非常に高いことに留意する必要がある．圧迫病変に対するバルン拡張型ステント留置後のステント変形に対する再治療はガイドワイヤが容易にステントストラットを通過することがあり，この状態で拡張するとステント内腔が潰れステント内の取り直しが不可能になるため，ガイドワイヤが通過した後 IVUS で確認するほうがよい．

下肢の VA の場合

　上肢の VA トラブルを繰り返し，最終的に大腿動静脈に VA を作製されている症例があるが，下肢 VA 症例に腸骨静脈狭窄が出現した場合の治療は，圧迫病変（May-Thurner syndrome など）であっても，筆者の経験上ステントの開存率は上肢と比べ良好と考えており，安易にシャント閉鎖や外科手術に踏み切るよりも，まずは積極的にインターベンションを検討すべきと考えている．

中心静脈の治療の課題

　中心静脈に対するカテーテル治療は，標準手技の確立，再狭窄の克服，胸郭出口症候群に対する至適治療方法など，まだまだ未確立な部分が多く，そもそもステントも off-label use である．安全性に関しては IVUS にて血管径を評価したうえでバルン，ステントのサイズを選択し，さらに拡張に伴う疼痛を確認しながら slow inflation すればおおむね安全に行うことができる．しかし著明に固い閉塞病変に遭遇することもしばしばあり，ガイドワイヤ通過に難渋することがある．この場合はワイヤ穿孔などのリスクも上がると思われ，ワイヤリング技術，合併症対処などに習熟している必要がある．また手技成功を得られても，一次開存率は極めて不良であり，複数回の治療が必要になることをあらかじめ患者に説明しておく必要がある．

　シャント閉鎖は最終的な手段と考えているが，症状が強く，病変の再疎通不成功の場合ないし再狭窄を繰り返す場合には，透析医と相談したうえで検討する．

【山田典弘】

Take Home Message（編集者より）

- 物理的圧迫機転を考慮しなければならない中心静脈への血管内治療の注意点を解説いただいた．
- 再狭窄リスクは高く，透析医や血管外科医との連携が重要となる．

手指虚血への血管内治療

手指虚血（critical hand ischemia：CHI）は重症下肢虚血（CLI）と比較してまれな疾患であるが，診断，治療に難渋することが多い．多くは，バスキュラーアクセスを作製した上肢に見られることが多く，CLI とは違い，創傷治癒と，バスキュラーアクセスの温存という 2 つが目的となることが多い．

手指虚血を見た際には，まずは 3 つの原因を考える必要がある．①動脈硬化性病変，②盗血（スチール症候群），③distal arteriopathy の 3 つであり，これらが重なりあって病態を作っていることが多い[1]．

distal arteriopathy に対しては，基本的に治療介入できることはほとんどないので，動脈硬化性病変と，盗血現象の管理がその治療となる．動脈硬化性病変に関しては起始部から，指先までの正確な血管造影が基本となる．

現在は CLI におけるテクニックを利用することで，小径の血管や慢性完全閉塞性病変でも治療を行うことができるので，血管内治療で管理できうる動脈硬化性病変を見逃さないことが大切である（図 A）[2]．

盗血に関しては，さまざまな手術法が報告されているが[3]，実際はシャントを閉鎖するしかない状況となることもまれではない．またそういう患者の多くは新たなシャント造設が難しい場合も多く，治療介入することができる動脈硬化性疾患を見逃さず，積極的に治療介入していくことが重要である．

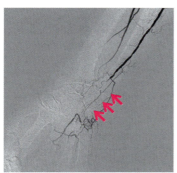
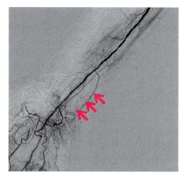
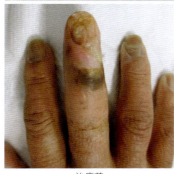
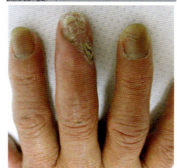

治療前　　　　　　　　　　　治療後

図 A　CHI の治療例
右第 3 指先端（シャント側）の難治性潰瘍で来院した．上腕動脈と橈側皮静脈のシャントであり，前医ではシャント閉鎖を勧められていた症例である．血管造影を行うと，橈骨動脈，骨間動脈，尺骨動脈の 3 血管いずれも閉塞しており，尺骨動脈にインターベンションを行うことで，創は治癒し，シャントを閉鎖することなく，創傷治癒に至った．

文献
1) Leon C, et al：Clin J Am Soc Nephrol **2**：175-183, 2007
2) Higashimori A, et al：J Vasc Access **15**：431, 2014
3) Zamani P, et al：Vasc Med **14**：371-376, 2009

【東森亮博】

 Take Home Message（編集者より）
- 手指重症虚血は透析患者のバスキュラーアクセス側に生じることが多く，予後不良であることが報告されている．
- 安易なシャント閉鎖ならびに対側へのアクセス造設は，後々のアクセス造設困難のみならず対側の手指虚血を惹起することにもつながる．
- 橈骨動脈，尺骨動脈ならびに骨間動脈への血管内治療は重要な治療選択となる．

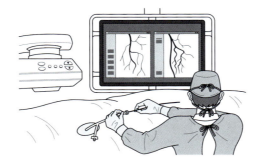

手指虚血に対する外科的アプローチ

スチール症候群の病態

　バスキュラーアクセス（VA）作製後，スチール症候群は1〜9％に発生すると報告されている[1]．前腕部VAでのスチール症候群発生は0.35〜1.8％に対して，上腕動脈を使用したVAでは4〜9％と発症頻度が高い[1]．軽症では手指の冷感，透析時や運動時に出現する疼痛を自覚し，重症化すると安静時疼痛や手指潰瘍・壊疽が出現する．疼痛が著明な場合や手指潰瘍・壊疽を有する症例では，手術が必要となる．

　スチール症候群の治療において考慮すべきポイントは，①VA機能温存，②虚血症状改善の2点である．VA閉鎖は確実な虚血症状の改善が得られるが，新規VA作製が必要となる．既存のVAを温存しつつ，血行再建を行うさまざまな術式が存在する．

外科的治療法

　日本透析医学会の「慢性血液透析用バスキュラーアクセスの作製および修復に関するガイドライン（2011年版）」[1]における，スチール症候群の治療方針決定に関するプロトコルを図Aに示す．過剰血流を伴う症例では流量制御のための手術（外科的バンディングなど）を検討する．一方で過剰血流を伴わない症例において，radiocephalic AVF（RCAVF）では末梢橈骨動脈結紮，肘部または上腕のAVF，AVGではDRIL（distal revascularization and interval ligation）の施行を検討するとされている[1]．

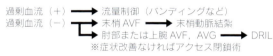

図A　スチール症候群に対する治療プロトコル
（日本透析医学会：透析会誌 44：855-937, 2011 より引用，改変）

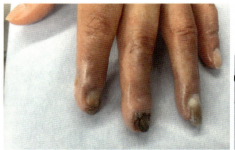
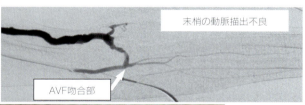
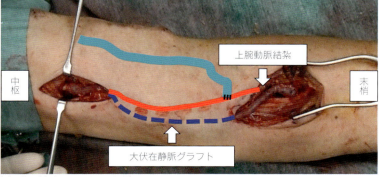

図B　スチール症候群に対するDRILの1例

DRILは静脈グラフトを使用し，中枢動脈からVA吻合部を越えて末梢動脈へバイパスを作製し，逆流防止のためにバイパス末梢吻合部の中枢側で動脈を結紮する術式である．DRILのポイントは，①バイパスの中枢吻合部を内シャント吻合部から7cm以上（原法は5cm）中枢とする，②良質な静脈グラフト使用する，の2点である．

　スチール症候群に対する外科的治療としては，DRIL以外にもRUDI（revision using distal inflow）やPAI（proximalization of arterial inflow）などさまざまな術式が存在する．症例に応じた手術法の選択が必要である．

症例提示（図B）

　55歳男性．ループス腎炎のため透析導入後15年経過．導入時に左RCAVFを作製するも閉塞し，左肘部AVFが作製されていた．左肘部AVF作製後，透析中の手指疼痛が出現．その後症状増悪し，手指潰瘍および安静時疼痛が出現．超音波検査では過剰血流を認めず．術前に血管撮影検査を行い，スチール症候群と診断．DRILを施行し，著明な虚血症状の改善が得られた．

　本症例では全身麻酔下に手術を施行．大伏在静脈グラフトを使用し，中枢の上腕動脈からシャント吻合部を越えて，上腕動脈分岐部へバイパスを作製，バイパス末梢吻合部のすぐ中枢で上腕動脈を結紮した．術後，手指潰瘍の治癒が得られた．

文献
1) 日本透析医学会：透析会誌 44：855-937, 2011

【関本康人・原田裕久】

Take Home Message（編集者より）

- スチール症候群の治療のポイントは，VA機能温存と虚血症状改善である．

索　引

和文索引

ア

圧迫圧　437
圧迫法　407,409,435
圧迫療法　438
アテレクトミー　77
アテローム血栓症　12
アンジオサム　31,143,150

イ

遺残坐骨動脈　33
胃十二指腸動脈瘤　384
萎縮　44
一次性静脈瘤　432
一次切断　115
一過性脳虚血発作　329
5つのP　92
医療関連機器圧迫創傷　439
医療連携　168,422
インソール　133
陰部静脈瘤　442

ウ

うっ血性潰瘍　438
運動療法　75,159

エ

腋窩動脈　341
エコーガイドCAS　327
エコーガイド穿刺　208
エコーガイドPTA　458
エコーガイドワイヤリング　208
壊疽　44
遠位弓部大動脈瘤　234
炎症性動脈瘤　305
エンドリーク　242,253,276
エントリー切除　289

オ

黄色靱帯のたわみ　39
オピオイド　142

カ

開窓式ステントグラフト　268
外腸骨動脈　21
回復・総運動時間比　55
潰瘍　44
解離瘤　234
角化ケア　129
下行大動脈瘤　234
下肢潰瘍　38
下肢虚血　47,296
下肢静脈フィルター　420
下肢静脈瘤　432
下肢動脈　21
下肢の感染症　138
下肢末梢動脈疾患　☞PAD
下肢末梢動脈疾患指導管理加算　17
仮性（動脈）瘤　234,376,391,392
下腿動脈　28
下腸間膜動脈　21
合併型間欠性跛行　40
カテーテル血栓溶解療法　95,97,103,411,417
ガドリニウム造影剤　64
カフ付きステントグラフト　268
加齢による脊椎の変形　39
間欠性跛行　7,34,37,39,42,75,83,170
　――，鑑別　52
　　合併型――　40
監視下運動療法　75
患肢予後　6,7
乾燥ケア　129
肝動脈瘤　383
眼病変　302

キ

偽腔　184,193

索　引

偽腔閉塞型 A 型解離　288
喫煙　9,70,235
逆行性アプローチ　143,174,192
急性下肢虚血　☞ALI
急性期血栓　409
急性大動脈解離　280,283
　　——，急性期内科的治療　286
　　——，経皮的開窓術　299
　　——，外科的治療　288
　　——，ステントグラフト治療　292
　　——，慢性期内科的治療　287
急性大動脈症候群　280,283
急性腸管虚血　386
急性腸間膜動脈解離　377
急性腸間膜動脈狭窄・閉塞　374,376
弓部大動脈瘤　234
　　——，外科的治療　246
　　——，ハイブリッド治療　255
　　——，ステントグラフト治療　254
胸郭出口症候群　350,428
強制環流　98
胸腹部大動脈瘤　234,237
　　——，外科的治療　265
　　——，ステントグラフト治療　268
胸部大動脈瘤　234,237
　　——，外科的治療　246
　　——，ハイブリッド治療　255
　　——，ステントグラフト治療　251
局所陰圧閉鎖療法　137,164
虚血再灌流障害　90,94,111,112,386
虚血性潰瘍　43,135
虚血性腸炎　381
虚血耐性　386
亀裂ケア　129
近位下行大動脈瘤　234
近位型血栓　407
禁煙　70,152
近赤外線法　54
筋膜切開　91,115

ケ

鶏眼ケア　129
経口避妊薬　403
頸椎後方固定術　329
頸動脈狭窄症　310

頸動脈ステント留置術　314
頸動脈内膜剝離術　314
経皮的開窓術　299
経皮的 Fogarty カテーテル血栓除去術　105
経皮的不全穿通枝焼灼術　441
頸部分枝再建　254
頸肋　350,428
外科的血栓除去術　90
外科的除圧術　430
外科的肺動脈血栓内膜切除術　424
血液凝固能亢進　400
血液透析　6
血管エコー　57
血管再生治療　159
血管造影　67
血管内焼灼術　441,443
血管内皮障害　400
血管内レーザー治療　443
血管吻合　223
血栓移動　103
血栓化静脈　409
血栓吸引　101,377,386
　　——カテーテル　103
血栓後症候群　438
血栓症　89,93
血栓内膜切除（摘除）術　81,212
血栓破砕　101
血栓溶解薬（療法）　95,97,103,411,417
血中フィブリノーゲン値　290
血糖コントロール　15
血流うっ滞　400
血流誘発法　408
血流量　57
顕微鏡下肝動脈再建　227

コ

降圧薬　74
硬化療法　440
抗凝固療法　115,411
高血圧　10,71
　　腎血管性——　354,361
抗血小板薬　73
抗血栓療法　86,88
高齢　8
呼吸法　408

和文索引

骨格異常　302
骨髄炎　139
骨盤うっ滞症候群　442
孤立性腸骨動脈瘤　273
コレステリン結晶　365
コレステリン塞栓症　363,367
コンパートメント症候群　90,115

サ

最大歩行距離　53
在宅運動療法　76
在宅NPWTシステム　166
在宅管理　164
在宅治療チーム　165
鎖骨下動脈　342
鎖骨下動脈狭窄症　332,348

シ

自家静脈グラフト　147,217
脂質異常症　11,71
歯周病菌　4
膝下動脈（領域）　28,79,84,183
膝窩動脈　15,21,24,180
　──送血　288
膝窩動脈外膜嚢腫　26,90
膝窩動脈捕捉症候群　25,90
膝窩動脈瘤　24,89,112
脂肪酸分画　11
シャント瘤　456
重症下肢虚血　☞CLI
手指虚血　465,467
術中直接穿刺造影　148
順行性アプローチ　174
症候性頸動脈狭窄症　311
上行大動脈真腔送血　289
上行大動脈瘤　234
上腸間膜動脈解離　394
静脈エコー　407
静脈血栓塞栓　400,412
静脈性（うっ滞性）潰瘍　43,45
心因性疼痛　141
侵害受容性疼痛　141
腎機能障害　8
心筋虚血　295
真腔　184,189,193

神経因性疼痛　141
神経根　39
腎血管性高血圧　354,361
心血管病　302
人工血管感染　456
腎性全身性線維症　65
真性（動脈）瘤　234,376,391
心尖部送血　289
心タンポナーデ　288
腎動脈狭窄症　354,368
　──画像診断　358
　──臨床症状　358
腎動脈瘤　383
深部感染症　138
深部静脈　432
深部静脈血栓症　400
心房細動　93

ス

膵十二指腸動脈瘤　384
スタチン　73
スチール症候群（現象）　336,467
ステント（治療）　77,86,110,199
　──血栓症　195
　──再狭窄　195
　──留置禁止部位　180
ステントグラフト　242,251
　──留置後のエコーでのフォローアップ　276
ストリッピング　440

セ

正中弓状靱帯症候群　376
生命予後　6,7,48
脊髄虚血　269
脊髄刺激療法　142
脊椎固定術　40
石灰化（病変）　15,18,148,183,194
　──，EVT　202
切断　136
線維筋性異形成　355,359,368
潜在的重症下肢虚血　171
浅大腿動脈　21,84,199
選択的脳分離体外循環法　289
穿通枝　432
線溶療法　115

索引

ソ

造影MRA　64
臓器虚血（臓器灌流障害）　112,288,295
総頸動脈　313,342
創傷管理　135
創傷専門看護師　165
総大腿動脈　21,84,180,212
蒼白化　44
足関節近傍　148
足趾動脈　29
塞栓子　410
塞栓症　89,93
足動脈　28
側副血行路　22,174,192
組織欠損　8
ゾンデ法　139

タ

退院調整　164
大腿膝窩動脈（領域）　21,68,182,195
大腿深動脈　21
大腿動脈送血　288
耐糖能障害　15
大動脈　83
大動脈解離　280,302
大動脈基部（病変）　303,304
大動脈弓　313
大動脈スーパーネットワークシステム　290
大動脈腸骨動脈（領域）　21,78,80,182
大動脈壁中膜　302
大動脈弁閉鎖不全症　288
大動脈瘤　234,237
　──，外科治療後合併症　275
　──，合併遺伝性症候群　236
　──，ステントグラフト治療　242
大伏在静脈グラフト　148,217
段階的圧迫圧　437
炭酸ガス造影　365
弾性ストッキング　437

チ

チアノーゼ　44
地域包括ケアシステム　165
地域連携　130
中心静脈狭窄　462
中足動脈　29
腸管壊死　386
腸管虚血　295
腸間膜動脈　374
腸骨圧迫症候群　404
腸骨動脈　21,67,84
腸骨動脈瘤　237,271
直接経口抗凝固薬　411

ツ

椎弓切除術　40
椎骨動脈　328,337,343
　──塞栓症　348
爪ケア　128

テ

低アルブミン血症　8
低侵襲性血管外科手術　258
低BMI　8
デブリードマン　135,156
臀筋跛行　271
臀部拍動性腫瘤　34

ト

透析（患者）　11,17,147,168,448
疼痛管理　141
糖尿病　9,15,46,70,147
糖尿病性潰瘍　43
動脈硬化　12,70,235,310,332,354
特発性孤立性上腸間膜動脈解離　394
トレッドミル　75

ナ・ニ

内頸動脈　313
内視鏡下筋膜下不全穿通枝切離術　441
内臓動脈　374
内腸骨動脈　21,206
　──，血管内治療　391
　──，コイル塞栓　271,392
内翻法　440
内膜下造影法　189
内膜切除術　81,212
難治性高血圧　368
難治性疼痛　141

難治性皮膚潰瘍　156

二次性静脈瘤　432,438

ノ

脳虚血　295
脳梗塞　310,329
嚢状瘤　234

ハ

敗血症　138
肺塞栓症　410
バイパス術　79,80,216,384
ハイブリッド治療　81,90,103,117,220
跛行出現距離　53
バスキュラーアクセス　335,448,465,467
パッチ形成　214
馬尾神経　39
バルン拡張　77,199
バルン肺動脈形成術　424

ヒ

非がん性疼痛　142
脾動脈瘤　383
皮膚灌流圧　☞SPP
腓腹神経障害　438
表在静脈　432
病診連携　165
びらん　44

フ

フィブリリン1遺伝子　302
フィルターデバイス　364,367
腹部大動脈瘤　234,237
　──，外科的治療　258
　──，ステントグラフト治療　261
腹部内臓動脈解離　375
腹部内臓動脈瘤　374,376,382,383
腹部分枝再建　266
不全穿通枝　435,441
腹腔動脈　374
　──起始部圧迫症候群　375
フットウエア　132
フットケア　128,169
浮遊血栓　409

プラーク安定化　348
プロカルシトニン　139

ヘ

閉塞性血栓血管炎　4,152
閉塞性動脈硬化症　4
ペダルアーチ　29
胼胝ケア　129

ホ

放射線被曝　327
紡錘状瘤　234
歩行不能　8
勃起障害（勃起不全）　206

マ

マイクロカテーテル　188
マゴット療法　156
末梢神経障害性皮膚潰瘍　46
末梢神経神経挫滅術　142
末梢塞栓予防　346,364,367
末梢動脈狭窄の判定基準（パルスドプラ）　58
末梢（閉塞性）動脈疾患　☞PAD
マトリックスメタロプロテアーゼ　235
慢性期血栓　409
慢性血栓塞栓性肺高血圧症　424
慢性腎不全　11,17
慢性潜在性下肢虚血　171
慢性腸間膜動脈狭窄・閉塞　374

ミ

脈波検査　434
ミルキング法　408,435

ム・モ

無症候性頸動脈狭窄症　311,317
無症候性鎖骨下動脈狭窄症　333
無症候性PAD　7,172

網状皮斑　44

ヤ

薬剤溶出性ステント　86,198
薬剤溶出性バルン　79,198

ユ

有症候性 PAD　7
誘発試験　350

ヨ

腰部伸展位　39
腰部脊柱管狭窄症　37,39

リ

リエントリーデバイス　187
リモデリング　394
両方向性アプローチ　178,193

ロ

ロコモティブシンドローム　40
肋間動脈 graft interposition 法　266
肋間動脈島状再建法　266

欧文索引

A

AAA（abdominal aortic aneurysm）　234
AAS（acute aortic syndrome）　280,283
ABI（ankle brachial pressure index）　49
　——回復時間　53
　負荷——　52
ADAM　244
air plethysmography　434
ALI（acute limb ischemia）　34,89,95,97,103,110,112
　——，重症度　94
Angiographic calcium score　202
apixaban　411
ASO（arteriosclerosis obliterans）　4
aspirin　86,317
ATIS（atherothrombosis）　12
AVF　449,451
　——閉塞　460
AVG　449,454
　——閉塞　460

B

Babcock 法　440
back wall technique　228
BAD FORM 法　176,203
Baker 嚢腫　435
BASIL trial　7,143
Bentall 手術　303
β遮断薬　302
bi-directional approach　203
black-blood MRI 法　314
blue toe 症候群　363
bow hunter's syndrome　328
BPA（balloon pulmonary angioplasty）　424
branched endograft　268
Brockenbrough 針　301
Buerger 病　4,152

C

CAD（coronary artery disease）　12
CAESAR　244
Cannon 法　203

CAS（carotid artery stenting） 314,323
　　エコーガイド下―― 327
CDT（catheter-directed thrombolysis）
　95,97,103,115,377,417
CEA（carotid endarterectomy） 314,320
CEAP 分類 432
central wiring technique 209
cilostazol 86
CLI（critical limb ischemia）
　15,83,123,143,147,152,156,161,164,220
　　――，運動療法 159
　　――，血行再建治療 143,147,150
　　――，予後 120
clopidogrel 86,317
CORAL 試験 355
coronary-subclavian steal 現象 336
complicated type（Stanford B 型） 292,295
Crawford 分類 265
Crosser® 188
CTA 61
CTEPH（chronic thromboembolic pulmonary hypertension） 424
CTO 178,187,192
CVD（cerebrovascular disease） 12

D

D-ダイマー 283,403
DeBakey 分類 280
debranching TEVAR 257,289,341
direct flow 143
DISSECT 分類 284
distal bypass 147,216
distal filter protection 法 324
DOAC（direct oral anticoagulant） 411
DP（distal puncture） 175
DREAM trial 242,261
DRIL（distal revascularization and interval ligation） 467
DSA 67
D-SSFP 法 65
D-TSE 法 65
DVT（deep vein thrombosis） 400
　　isolated distal―― 411
duplex 超音波 358,435
dynamic obstruction 295,299

E

ECST 法 314
edoxaban 411
effort thrombosis 428
Ehlers-Danlos 症候群 236
elephant trunk 290
embolism 89
empiric therapy 140
entry tear 301
EPA/AA 比 11
ETA（endovenous thermal ablation） 441,443
EUROSTAR 研究 243
EVAR trial 1 242,261
EVAR trial 2 244
eversion 法 321
EVLA（endovenous laser ablation） 443

F・G

FBN1 302
fenestrated endograft 268
fenestration 299,301
flow reversal 法 325
FMD（fibromuscular dysplasia） 355,359,368
Fogarty カテーテル 105,112,117,387
Fontaine 分類 37,42,47
Fountain カテーテル™ 97
frozen elephant trunk 290
full moon 203

GETABI 研究 7

I

IFU（instruction for use） 243,252
IgG4 関連疾患 305
ILA（transluminal angioplasty/intraluminal angioplasty） 184
IMH（intramural hematoma） 280,283
IMT（intima-media thickness） 317
in situ fenestration 256
intra-media 184
intra-plaque 184
isolated distal DVT 411
IVUS 188,193,299
　　――ナックル 194

J・K

JET study　315

knuckle wire 法　187

L

LDL アフェレーシス　18,365
Leriche 症候群　22
Loeys-Dietz 症候群　236
looped (knuckle) wire　203

M

malperfusion　112,295
Marfan 症候群　236,302
May-Thurner 症候群　404
MDRPU (medical device related pressure ulcer)　439
MES (microembolic signal)　317
MIVS (minimally invasive vascular surgery)　258
MMP (matrix metalloproteinase)　235
MNMS (myonephropathic metabolic syndrome)　90,94,111,112
MRA　64

N

NASCET 法　314
NIRS (near-infrared spectroscopy)　54
NOMI (non-occlusive mesenteric ischemia)　365,375
non stenting zone　180
non-touch technique　363
NPWT (negative pressure wound therapy)　137,164
NSF (nephrogenic systemic fibrosis)　65

O

OLIVE registry　7,143
OMT (optimal medical therapy)　362
OVAR trial　261

P

PACSS (proposed peripheral arterial calcium scoring system)　202
PAD　4
　──，一次予防　47
　──，疫学　36
　──，重症度分類　41,47
　──，治療ガイドライン　83
　──，定義　5
　──，二次予防　47
　──，病歴聴取　37
　──，部位別カテーテル治療　78
　──，保険適用のある薬剤　126
　──，無症候性　172
　──，有病率　6
　──，罹患率　6
　──，リスクファクター　9,36
　軽度──　52
Paget-Schrötter syndrome　350,428
PAPs (percutaneous ablation of perforators)　441
PAU (penetrating atherosclerotic ulcer)　280,283
PCS (pelvic congestion syndrome)　442
PEA (pulmonary endarterectomy)　424
PGE_1　40
photo-plethysmography　434
PIERCE technique　203
PIVOTAL　244
plasminogen activator　95
POBA　195
pressure wire　363
profunda plasty　213
PSA (persistent sciatic artery)　33
PTRA/PTRAS (percutaneous transluminal renal artery angioplasty/stenting)　356,362
pull-through 法　263
PVD (polyvascular disease)　18,310,332

R

RAI (recovery ability index)　55
Ratschow's test　43
REACH registry　7,12
rendezvous technique　176,178
RFA (radiofrequency ablation)　443
RIAI (radiation-induced arterial injury)　346
rivaroxaban　411
Rutherford 分類　37,47,52

S

San Diego 分類　424
SCP (selective cerebral perfusion)　289
SEPS (subfascial endoscopic perforator surgery)　441
shagginess score　244

shaggy aorta　238,265
shear stress　240
SIA（sub-intimal recanalization/sub-intimal angioplasty）　184
SISMAD（spontaneous isolated superior mesenteric artery dissection）　394
sleeve reinforcement　259
SMA 解離　394
SMA 血栓症　374,376
smaller SMV sign　376
snorkel EVAR　262
SPP（skin perfusion pressure）　49,143,152
stab avulsion 法　440
Stanford 分類　280
Stanford A 型大動脈解離　287
Stanford B 型大動脈解離　287,292,299
　　──，ステントグラフト治療　292
　　──，病期分類　292
static obstruction　295,299
stiff ワイヤ引き抜き法　263
stump　193
subclavian steal 現象　336
subclinical CLI　15,18,171
sub-intima　184
SUICA（sub-intimal contrast angiography）法　189

T

TAA（thoracic aortic aneurysm）　234
TAAA（thoracoabdominal aortic aneurysm）　234
TAO（thromboangiitis obliterans）　4,152
TASC-Ⅱ　4
TBI（toe brachial pressure index）　49
TCA（trans collateral approach）　174
tcPO$_2$　51
TEA（thromboendarterectomy）　212
TEVAR（thoracic endovascular aortic repair）　251
thrombosis　89
TOF 法　64
TurboHawk®　204
turn up 変法　250

U

UKSAT　244
ULP（ulcer-like projection）　280,283
uncomplicated type（Stanford B 型）　292
urokinase　96,98,387,418

V

VAIVT（vascular access interventional therapy）　449,457
VFI（venous filling index）　434
Viabahn®　204,393
Virchow の三徴　400

W・Z

Wells スコア　403
WIfI 分類　124
WIQ（walking impairment questionnaire）　42
wound blush　143,150

zone 分類　251

末梢血管疾患診療マニュアル

2018年3月5日　第1版第1刷発行	編集者 東谷迪昭，尾原秀明，金岡祐司，
2018年4月30日　第1版第2刷発行	水野　篤

発行者 小立鉦彦
発行所 株式会社 南 江 堂
〒113-8410 東京都文京区本郷三丁目42番6号
☎（出版）03-3811-7236（営業）03-3811-7239
ホームページ http://www.nankodo.co.jp/

印刷・製本 三報社印刷
装丁 渡邊真介

Complete Manual of Peripheral Vascular Disease
© Nankodo Co., Ltd., 2018

定価はカバーに表示してあります．
落丁・乱丁の場合はお取り替えいたします．
ご意見・お問い合わせはホームページまでお寄せください．

Printed and Bound in Japan
ISBN 978-4-524-25223-7

本書の無断複写を禁じます．

JCOPY〈（社）出版者著作権管理機構委託出版物〉

本書の無断複写は，著作権法上での例外を除き，禁じられています．複写される場合は，そのつど事前に，（社）出版者著作権管理機構（TEL 03-3513-6969，FAX 03-3513-6979，e-mail: info@jcopy.or.jp）の許諾を得てください．

本書をスキャン，デジタルデータ化するなどの複製を無許諾で行う行為は，著作権法上での限られた例外（「私的使用のための複製」など）を除き禁じられています．大学，病院，企業などにおいて，内部的に業務上使用する目的で上記の行為を行うことは私的使用には該当せず違法です．また私的使用のためであっても，代行業者等の第三者に依頼して上記の行為を行うことは違法です．